NUTRIÇÃO NO ENVELHECER

3ª edição

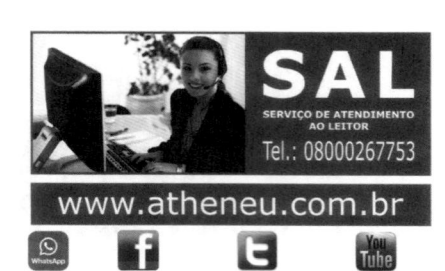

NUTRIÇÃO NO ENVELHECER

3ª edição

Organizadora e Autora

Andréa Abdala Frank

Mestre em Nutrição Humana pela Universidade Federal do Rio de Janeiro – UFRJ.
Doutora em Ciências Nutricionais – UFRJ. Professora Adjunta do Departamento de
Nutrição e Dietética – Instituto de Nutrição Josué de Castro – INJC-UFRJ.

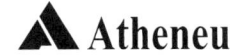
Atheneu

Rio de Janeiro • São Paulo
2020

EDITORA ATHENEU

São Paulo —	Rua Avanhandava, 126 – 8º andar
	Tel.: (11) 2858-8750
	E-mail: atheneu@atheneu.com.br
Rio de Janeiro —	Rua Bambina, 74
	Tel.: (21) 3094-1295
	E-mail: atheneu@atheneu.com.br

CAPA: Equipe Atheneu
PRODUÇÃO EDITORIAL: Adielson Anselme

CIP-BRASIL. CATALOGAÇÃO NA PUBLICAÇÃO
SINDICATO NACIONAL DOS EDITORES DE LIVROS, RJ

F91n
3. ed.

   Frank, Andréa Abdala
     Nutrição no envelhecer / Andréa Abdala Frank.- 3. ed.- Rio de Janeiro :
Atheneu, 2020.
     ; 24 cm.

     Inclui bibliografia e índice
     ISBN 978-85-388-1074-2

     1. Geriatria. 2. Idosos- Nutrição. 3. Envelhecimento- Aspectos nutricionais. I. Título.

20-62760	CDD: 618.97
	CDU: 616-053.9

Vanessa Mafra Xavier Salgado – Bibliotecária – CRB-7/6644

04/02/2020   11/02/2020

Colaboradores

Advá Griner
Nutricionista pela Universidade Federal do Rio de Janeiro – UFRJ.
Especialista em Geriatria e Gerontologia pela UFRJ. Mestre em Ciências Médicas – UERJ.

Aline Alves Ferreira
Professora Adjunta do Instituto de Nutrição Josué de Castro – Universidade Federal do
Rio de Janeiro – INJC-UFRJ. Nutricionista pela Universidade do Estado do Rio de Janeiro – UERJ.
Mestrado em Saúde Pública e Doutorado em Epidemiologia pela Escola Nacional de Saúde
Pública Sergio Arouca – Fundação Oswaldo Cruz – ENSP-Fiocruz.

Amanda Azevedo
Especialista em Nutrição Clínica pela Universidade Federal do Rio de Janeiro – UFRJ.

Ana Maria Florentino
Nutricionista, Mestre em Psicologia da Saúde. Docente da Universidade Estácio de Sá – UNESA –
nos Cursos de Medicina (Disciplinas da Saúde da Família) e de Nutrição (Nutrição em Geriatria).

Beatrice Fátima da Silveira Carvalho
Nutricionista Saúde do Idoso – Secretaria de Estado de Saúde – SES-RJ. Especialista em
Gerontologia pela Sociedade Brasileira de Geriatria e Gerontologia – SBGG. Especialista
em Gestão da Saúde do Idoso pela Universidade Candido Mendes – UCAM.

Celina Szuchmacher Oliveira
Nutricionista Graduada pela Universidade Federal do Estado do Rio de Janeiro – UNIRIO.
Mestre em Nutrição Humana pela Universidade Federal do Rio de Janeiro – UFRJ.
Fiscal do Conselho Regional de Nutricionistas – 4ª Região.

Daniele de Almeida Carvalho
Nutricionista Graduada pela Universidade de Fortaleza – Unifor. Especialista em Comportamento Alimentar pelo Instituto de Pesquisas Ensino e Gestão em Saúde – IPGS. Especialista em Nutrição Clínica pela Universidade Federal do Rio de Janeiro – UFRJ. Mestranda em Nutrição Humana pela UFRJ.

Dayana Rodrigues Farias
Nutricionista pela Universidade Federal do Rio de Janeiro – UFRJ. Mestre em Nutrição Humana pela UFRJ. Doutora em Ciências Nutricionais pela UFRJ. Professora Adjunta do Departamento de Nutrição Social e Aplicada – Instituto de Nutrição Josué de Castro – INJC-UFRJ.

Débora Martins dos Santos
Nutricionista pela Universidade Santa Úrsula – USU. Mestre em Epidemiologia pelo Instituto de Nutrição Social pela Universidade do Estado do Rio de Janeiro – UERJ. Doutora em Ciências do Consumo Alimentar e Nutrição pela Faculdade de Ciências da Alimentação e Nutrição da Universidade do Porto – Portugal – FCNAUP.

Eloah Costa de Sant'Anna Ribeiro
Nutricionista. Especialista em Nutrição Clínica pelo Instituto de Nutrição Josué de Castro – Universidade Federal do Rio de Janeiro – INJC-UFRJ.

Gabriela Przewodowska Bustamante Nebbia
Nutricionista. Especialista em Nutrição Clínica pelo Instituto de Nutrição Josué de Castro – Universidade Federal do Rio de Janeiro – INJC-UFRJ.

Glaucia Cristina de Campos
Nutricionista pela Universidade do Estado do Rio de Janeiro – UERJ. Especialista em Nutrição Clínica pela Universidade Federal Fluminense – UFF. Mestre em Ciências pela Escola Nacional de Saúde Pública Sergio Arouca – Fundação Oswaldo Cruz – ENSP-Fiocruz. Doutora em Saúde Coletiva pelo Instituto de Medicina Social – IMS-UERJ. Pós-Doutoranda em Saúde Coletiva pela Universidade Federal do Espírito Santo – UFES. Especialista em Gerontologia pela Sociedade Brasileira de Geriatria e Gerontologia – SBGG. Pesquisadora Colaboradora do Laboratório de Pesquisa em Envelhecimento Humano – GeronLab/UERJ.

Jady de Freitas Baptista Salles
Nutricionista pela Universidade Federal do Rio de Janeiro – Campus Macaé – UFRJ. Graduanda em Nutrição Clínica pela Universidade Cathedral – UniCathedral.

Jaqueline Lepsch da Costa
Nutricionista pela Universidade Federal do Rio de Janeiro – UFRJ. Mestre em Nutrição Humana pela UFRJ. Doutora em Ciências Nutricionais pela UFRJ. Professora e Coordenadora do Curso de Graduação em Nutrição da Universidade Santa Úrsula – USU.

Juliana Pereira Stelet Ferreira
Nutricionista. Especialista em Nutrição Clínica pelo Instituto de Nutrição Josué de Castro – Universidade Federal do Rio de Janeiro – INJC-UFRJ.

Liliane C. Pacheco

Especialista em Envelhecimento e Saúde do Idoso pela Escola Nacional de Saúde Pública Sergio Arouca – Fundação Oswaldo Cruz – ENSP-Fiocruz. Nutricionista do Núcleo de Atenção do Idoso pela Universidade Aberta da Terceira Idade da Universidade do Estado do Rio de Janeiro – UnATi-UERJ. Preceptora da Residência Multiprofissional em Saúde do Idoso pelo Núcleo de Atenção ao Idoso – NAI-UnATi-UERJ.

Luciana Branco da Motta

Médica Geriatra pela Sociedade Brasileira de Geriatria e Gerontologia – SBGG. Mestrado e Doutorado em Saúde Coletiva pelo Instituto de Medicina Social da Universidade do Estado do Rio de Janeiro – IMS-UERJ. Especialização em Educação nas Áreas da Saúde – Brasil-UFC. Coordenadora do Núcleo de Atenção ao Idoso – NAI – Universidade Aberta da Terceira Idade – UnATi-UERJ – e do Programa de Residência Médica em Geriatria da UERJ.

Márcio José de Medeiros

Bacharel em Estatística pela Universidade Federal do Ceará – UFC. Mestre em Estatística e Doutor em Epidemiologia pela Universidade de São Paulo – USP. Professor Adjunto da Universidade Federal do Rio de Janeiro – Campus Macaé – UFRJ.

Melissa Côrtes da Rosa

Nutricionista pelo Centro Universitário Medodista IPA. Especialização em Terapia Nutricional Parenteral e Enteral pela Pontifícia Universidade Católica do Rio Grande do Sul – PUCRS. Mestre em Gerontologia Biomédica pela PUCRS. Coordenadora do Grupo de Interesse em Nutrição da Sociedade Brasileira de Geriatria e Gerontologia – SBGG-RS.

Natália Gomes Pimenta

Nutricionista. Especialista em Nutrição Clínica pelo Instituto de Nutrição Josué de Castro – Universidade Federal do Rio de Janeiro – INJC-UFRJ.

Renata Borba de Amorim Oliveira

Nutricionista. Especialista em Gerontologia pela Sociedade Brasileira de Geriatria e Gerontologia – SBGG. Especialista em Terapia Nutricional pela Sociedade Brasileira de Nutrição Parenteral e Enteral – SBNPE. Mestre em Nutrição Humana pela Universidade Federal do Rio de Janeiro – UFRJ. Doutora em Ciências pela Universidade do Estado do Rio de Janeiro – UERJ. Professora Adjunta da UFRJ – Campus Macaé.

Thayana Adrine Castro Batista

Nutricionista. Especialista em Nutrição Clínica pelo Instituto de Nutrição Josué de Castro – INJC-UFRJ.

Virgilio Garcia Moreira

Médico Geriatra. Mestre em Ciências Médicas pela Universidade Federal do Rio de Janeiro – UFRJ. Doutor em Medicina pela UFRJ. Pesquisador do Laboratório de Pesquisa em Envelhecimento Humano – GeronLab.

"Ninguém corta um remendo de roupa nova para costurá-lo em roupa velha. Caso contrário, o novo rasga o velho, e o remendo de roupa nova não combina com a roupa velha. Ninguém põe vinho novo em odres velhos, porque o vinho novo arrebenta os odres, e perdem-se o vinho e os odres. Vinho novo em odres novos." E disse ainda: "Ninguém que tomou vinho envelhecido deseja vinho novo, pois diz: 'O velho é melhor'."

(Lucas 36:39)

Jesus Cristo

Homenagem ao Meu Pai
(*Antonio Augusto Frank*)

Pai, com a permissão dos amigos escritores,
eu dedico esta terceira edição do livro
Nutrição no Envelhecer, *do fundo*
da minha alma, a você.
Aqui, eu te apresento aos nossos leitores
e peço apenas uma prece, uma oração,
um olhar carinhoso, para a pessoa
maravilhosa que você sempre foi.
Andréa Abdala Frank
Abril/2020

Prefácio

O envelhecimento populacional é, sem dúvida, um fenômeno de caráter universal, atribuído a uma diversidade de fatores relacionados com o conceito de saúde-doença com reflexos positivos no aumento da expectativa de vida. O ato de envelhecer é fisiológico e as consequências dessas alterações fisiológicas associadas à elevada prevalência de doenças crônicas não transmissíveis nessa faixa etária podem comprometer a autonomia, a capacidade funcional e a qualidade de vida desses indivíduos.

Sem dúvida, todos querem viver mais; contudo, se formos perguntados em que condições gostaríamos que isso acontecesse, com certeza a resposta seria que envelhecer valeria a pena desde que pudéssemos manter a dignidade de conduzir nossas vidas, gerir nosso tempo e principalmente saber conciliar o processo de doença com o decurso da vida, sendo minimamente afetado pelas adversidades clínicas. Nesse contexto, surge – o conceito de "Envelhecimento Saudável", difundido pela Organização Mundial de Saúde, que, embora muito discutido na atualidade, pouco se vê de efetividade prática por parte do governo desse conceito. Há uma preocupação emergente com a questão do mercado de trabalho e gastos com previdência, mas não se discute com tanta ênfase a questão das adaptações de estrutura que garantam o direito de ir e vir desses idosos em locais públicos e privativos. Ainda é incipiente o incentivo à questão de organização familiar para o convívio com o idoso, este não deveria mais um membro da casa, apenas contribuinte de alguma parcela econômica, mas sim deveria ser encarado como a pessoa mais experiente, com tantas histórias para contar e tão poucos querendo ouvir. Nossos idosos precisam ser ouvidos, com respeito e atenção e, sobretudo, com aplicação prática daquilo que nos ensinam. Precisam de nossa mobilização enquanto sociedade para garantir desde o direito de receber um tratamento médico adequado até as possibilidades de participar de uma vida ativa em comunidade.

Envelhecer com saúde perpassa pelo aspecto de nutrir a vida, assim o presente trabalho – *Nutrição no Envelhecer* –, ora em sua 3ª edição, propõe uma abordagem multidisciplinar e prática que permitem a sua aplicação diária nos cuidados com o idoso. Mas também leva a uma reflexão do ser idoso e de como isso se define além dos limites conceituais teóricos. Ao se preocupar em discutir assuntos como educação nutricional, práticas educativas, qualidade de vida e atividade física, o livro abrange uma gama de possibilidades de atuação profissional com esse público que vem aumentando de forma expressiva.

Para finalizar, nos brinda com o capítulo intitulado "Alimentação com Sabor de Saúde", que é convidativo pelo título e conteúdo, uma vez que propõe a alimentação saudável acessível e com sabor. E nada melhor do que nutrir com conhecimento e principalmente com sabores. Nesse caso, o sabor de viver, o saber envelhecer e o sabor de cuidar do seu próximo, como gostaria de ser cuidado daqui a alguns anos.

Avany Fernandes Pereira
Professora Doutora do
Departamento de Nutrição e Dietética
Universidade Federal do Rio de Janeiro – UFRJ

Ah, este Envelhecer

"Quando a velhice é vivida
Sob a luz do bem, que é o sol,
O entardecer de uma vida
Tem lampejos de arrebol!"
(Walter, Waeny, 1994)

Envelhecer explodindo de vida, alimentando-se do prazer. Envelhecer com os amigos, com os vizinhos, sem importar-se muito com o dogma e a sombra do preconceito. Envelhecer na santa paz de Deus, com a genética que Ele nos deu, envelhecer com Fé. Fé, paciência divina, que sustenta o espírito e faz da alma um menino travesso, sapeca e feliz... Fé de um guerreiro e de um aprendiz.

Envelhecer com a saliva e o paladar presentes na boca, com as lágrimas banhando os olhos, com a pele bronzeada pelo sol e pela lua, envelhecer com um sorriso largo no rosto afável, envelhecer como o bem que se quis, enxergando-se à frente do nariz.

Envelhecer não é tão doloroso assim.

Para alguns, é o fim do mundo. E eu me pergunto: – O mundo tem fim?

Envelhecer é ganhar do tempo o tempo exato e lapidado para saber aproveitar, compartilhar, multiplicar todas as belezas e obras do sol nascente. Por que a sua idade mente? Envelhecer é fazer da abobrinha o prato do dia e do açúcar a festa de domingo. Envelhecer é comer pela manhã, exercitar o corpo à tarde e relaxar ao anoitecer. É ir à praia, ao mercadinho, ao cinema, ao shopping, é ver novela, é estar perto do que temos direito, é ser livre, é valorizar a pátria das células, o sangue que transita nas veias, e controlar a oxidação dos tecidos. Envelhecer é trazer no peito a medalha dos filhos, dos netos, dos bisnetos... é ver a cegonha várias vezes por ano, milhares de vezes sobrevoando o céu. Envelhecer é dar o colo confortável, o ombro, o abraço, o beijo apaixonado na face de um mimo querido. Saber envelhecer é qualquer carinho!

O que são as doenças? Elas dão na gente e não nas pedras, dizia a minha avó. Nunca escolhe o dia mais certo ou o mais errado para chegar e nem mesmo bate a nossa porta como uma convidada exemplar. Doença é coisa de velho... Você tem certeza do que fala ou pensa? Cuidado com a sua crença.

O controle da mente, a vontade de existir, a mão firme mesmo que frágil, um dia menos triste, espanta qualquer vírus, nos livra da maca, do convênio e da emergência.

Envelhecer é estar de bem com as árvores, é ver o pássaro colorido, é respeitar o tempo da felicidade, é gostar-se como se gosta dos amigos. Envelhecer é cantar, dançar, acreditar na sabedoria. Envelhecer é algo que me anima, possui ritmo e melodia. É experimentar prazeres e galgar descobertas.

Ah, esse envelhecer transformou-se em arte, Van Gogh, Monet, Sinatra. Envelhecer é dar bombom aos netos, é brindar a tecnologia. Meu avô, minha avó... Velhos amados, que eu pude ter. Estar velho, antigo, idoso, seja qual for o nome dado, importa muito pouco o rótulo. Importa muito mais a garantia de vida. Os hormônios e a atividade física são recursos que podemos optar sem desmerecê-los. O sexo está no desejo e devemos a ele saciar.

Amigos, aproveitem, envelheçamos sem preconceitos, quero vê-los na casa dos 90 com os nossos 30, 40, 50, etc.

Quero estar onde vocês estiverem, com ou sem rugas, com ou sem cabelos brancos, mas repletos de paz e alegria! A vida não se aprende nas cartilhas, ela está em nossas mãos! Envelhecer exige, acima de tudo, perseverança e muita paixão.

Andréa Abdala Frank

Avó

Vejo suas mãos cansadas pelo tempo
apoiadas ternamente na bengala
e elas não lamentam este peso da vida,
elas não desistem de caminhá-la.
Elas aparam este sorriso aberto,
um sorriso sincero, decerto
de quem conhece muitas estradas
caminhos, trilhas, bruxas e fadas.
E, com doce serenidade, os observa
na certeza de quem ainda os vence
apesar do trêmulo, pacato e lento,
mas decidido andar que a paz reserva.

Vai,
Vó Natalia,
Vó Elsa, Vó Bela,
Vó Carmita, Vó Santa,
Vó Sinhá, Vó Neném,
Vó Ceição, Vó Judith,
Vó Fininha, Vó Ló,
Vó Bernardinha,
Vó Angiolina,
Vó Preta,
todas minhas Vós!

Caminhe pelas claras alamedas
alvas como seus iluminados cabelos
do jardim que ajudou a plantar.
Persiga com seu sorriso e olhar
a bonança que seu amigo Deus
há, por certo, de lhe ofertar.

Benção!

Gabriel Ribeiro

Sumário

Aspectos Socioeconômicos e Psicológicos e Sua Relação no Estado Nutricional do Idoso

Ana Maria Florentino • Amanda Azevedo

O caráter dinâmico e abrangente que reveste o desafio da longevidade no contexto contemporâneo, associado aos dados do Relatório Mundial sobre Envelhecimento e Saúde da Organização Mundial da Saúde (OMS, 2015), concluiu que o número de pessoas com mais de 60 anos no Brasil, deverá crescer muito mais rápido que a média mundial. Enquanto a quantidade de idosos vai duplicar no mundo até o ano de 2050, ela quase triplicará no Brasil: a porcentagem atual, de 12,5% de idosos, deve alcançar os 30% até a metade do século. Ou seja, logo seremos considerados uma "nação envelhecida". A OMS confere essa classificação aos países com mais de 14% da população constituída de idosos, como são hoje a França, Inglaterra e Canadá, por exemplo.

No relatório, a OMS (2015) recomenda que o enfrentamento dessas mudanças deve ser por formulação de políticas em saúde e prestação de serviços de saúde às populações que estão envelhecendo, substituindo os modelos curativos baseados na doença pela prestação de atenção integrada e centrada nas necessidades dos adultos maiores. O relatório baseia suas recomendações na análise das mais recentes evidências a respeito do processo de envelhecimento, e observa que muitas percepções e suposições comuns sobre as pessoas mais velhas são baseadas em estereótipos ultrapassados.

Camargo (2017) expõe que para alguns o envelhecimento pode significar encontro com novos projetos de vida, busca da ressignificação para uma nova existência, conquista da liberdade e um viver com intensidade e felicidade. Assim, passou-se a valorizar a prática da atividade física no envelhecimento como mais uma forma de garantir saúde e jovialidade. Ainda a autora, observa-se que algumas pessoas buscam outros modos de viver o envelhecimento; ao contrário de viver a vida com passividade, procuram protagonizar a própria história por meio da criação de mundos simbólicos, tornam-se mais proativas, conseguindo interagir e conviver como meio de obter qualidade de vida e satisfação pessoal.

Em 2018, a Sociedade Italiana de Gerontologia e Geriatria adotou adiar a velhice em 10 anos, porque hoje, uma pessoa de 65 anos de idade, possui as condições físicas e cognitivas de uma de 40 ou 45, de 30 anos atrás; então, a Itália adota o conceito de idosos a partir da idade mínima de 75 anos. Hoje, uma pessoa de 70 anos de idade faz aquilo que fazia quando tinha 50, só que com mais experiência e capacidade intelectual. Para retardar isso é preciso tomar iniciativas que produzam riqueza, cultura e vida social (Sigg, 2018).

Na sociedade brasileira, predomina na área urbana uma tendência mais acelerada no processo de envelhecimento, registra projeções para o século XXI de 82% de idosos residindo nas cidades, principalmente nas regiões Sul e Sudeste, que se apresentam como as mais urbanizadas e, com as melhores possibilidades de emprego, disponibilidade de serviços públicos e oportunidades de melhores alimentação, moradia e assistência médica e social.

Algumas alterações no Estatuto do Idoso estão sendo sugeridas, visando adequá-lo à nova realidade demográfica e social, tendo como parâmetro o princípio básico do Plano de Ação Internacional sobre o Envelhecimento (2002), conhecido como o Plano de Madri, que exige mudanças das atitudes, das políticas e das práticas em todos os níveis e em todos os setores, para que possam se concretizar as enormes possibilidades que oferece o envelhecimento no século XXI.

> Uma sociedade para todas as idades possui metas para dar aos idosos a oportunidade de continuar contribuindo com a sociedade. Para trabalhar neste sentido é necessário remover tudo que representa exclusão e discriminação contra eles (Plano de Ação Internacional sobre o Envelhecimento (parágrafo 19), Madrid, 2002).

Dentre estas, citam a mudança no limite inferior da idade que define a população idosa de 60 para 65 anos. Além de repercutir no nível psíquico, destacando a depressão e a baixa autoestima, devido à aposentadoria; que, além da perda salarial, existe o estereótipo da perda de capacidade para o trabalho.

Um fato que vem despertando a vigilância em saúde é o aumento de suícidios a partir de 70 anos de idade. Depressão é o mais relevante fator explicativo associado a sofrimento físico crônico, perdas, abandonos, solidão e conflitos familiares. Outros como diferenças de gênero, etnia, avanço da idade, questões sociais e traços culturais foram apresentados como determinantes sociais em que os idosos estão expostos e, que se constituem como um problema social emergente de agravo à saúde dos idosos. Há uma preocupação crescente no cenário mundial com a prevenção da depressão e do suicídio, e com a necessidade de fortalecer o apoio do profissional da Atenção Primária e da Saúde Mental (Minayo & Cavalcante, 2015).

No Brasil, com suas profundas desigualdades sociais, este crescimento gera um impacto social com reflexo na saúde do idoso em função das circunstâncias sociais e econômicas em que vive, além de trazer desafios importantes para o sistema de saúde por ainda não estar preparado para lidar com esta demanda nos serviços e o estabelecimento de fontes de financiamento que ajudem a família a cuidar do idoso dependente, tanto no domicílio quanto no hospital. Além da inclusão nos serviços de saúde de ações que possam promover uma morte digna para aqueles que se encontram acometidos por uma doença terminal.

Nesse sentido, o objetivo deste capítulo é ressaltar que o envelhecimento saudável é mais que apenas a ausência de doença e para a maioria dos adultos maiores (60-80 anos), a manutenção da habilidade funcional é mais importante e, nesse sentido, buscou-se contribuir para a prática cotidiana do nutricionista, enfatizado num atendimento centrado na pessoa idosa, em que a relação alimentação–idoso deve pontuar os aspectos psicossociais e econômicos que interferem no acesso, na disponibilidade alimentar e na utilização biológica, influenciando no estado nutricional da pessoa idosa.

Aspectos que interferem na saúde e nutrição no envelhecer

Devido à inserção da mulher no mercado de trabalho, ficam reduzidas as possibilidades de assistência familiar ao idoso, além do que há a transformação daquela família extensa do campo na família nuclear urbana e, com o aumento da expectativa de vida, essas famílias passaram a ser constituídas por várias gerações.

Acrescenta-se a esse fato a dependência econômica dos idosos, que, muitas vezes, em sua maioria, vão residir com familiares próximos, geralmente os filhos, por não ter como se autossustentar, se colocando como um pesado fardo para os filhos. Esses idosos passam a conviver com os netos, gerando conflito de gerações, fato que, aos poucos, vai gera no idoso um sentido de isolamento social, baixa autoestima, entre outros sentimentos negativos, que podem ser as causas para a depressão do idoso, interferindo no seu estado psicológico.

Os fatores de risco para o estado nutricional dos idosos são compreendidos como a característica de ocorrer o aumento de probalidade de problemas individuais comprometendo o seu estado nutricional. Destacam-se: o acidente vascular encefálico (AVE) e os estados demenciais.

Percebe-se que os fatores guardam uma semelhança, salvo as características de cada população. Esses fatores podem se manifestar em diferente idade cronológica. No Brasil, os fatores de risco são semelhantes aos dos Estados Unidos, incluindo a saúde oral e o alcoolismo.

Inúmeros autores de diversos países (Inglaterra, Canadá, Rússia e Estados Unidos) vêm identificando diferentes fatores que põe em risco o estado nutricional do idoso. Esses fatores devem ser identificados num protocolo de consulta ambulatorial, a fim de uma melhor intervenção alimentar e nutricional.

A apresentação desses fatores de risco para o estado nutricional do idoso está agrupada pela sua área de abrangência, de modo que possibilite a identificação da magnitude do problema, sumarizados no Quadro 1.1.

Quadro 1.1 Fatores de risco para o estado nutricional	
País	**Fatores de risco**
Inglaterra	Depressão, DPOC (bronquite e enfisema), gastrectomia, solidão, ausência de dentes/ dificuldade de mastigação
Canadá	Alcoolismo, pobreza, múltiplas medicações, solidão, incapacidade física e mental, perda de peso
Rússia	Dependência, saúde oral deficiente, múltiplas medicações, pobreza, isolamento social, alteração de peso involuntariamente
Estados Unidos	Ingestão inadequada de alimentos, pobreza, isolamento social, dependência, incapacidade, doenças crônicas, utilização de medicamentos, idade avançada

Fonte: White, Jane V. Inc: Nutrition in old age, 1994.

Aspectos socioeconômicos do envelhecer

A situação de desigualdade social no Brasil entre os idosos com mais de 60 anos é verificada na Pesquisa Nacional por Amostra de Domicílios realizada em 2012 (Figura 1.1), que apresenta os dados de anos de estudo; previdência; rendimento mensal; de todas as fontes e, o rendimento mensal *per capita*.

Este cenário nos remete a uma reflexão político-social da longevidade, sua repercussão na saúde e no estado nutricional desse indivíduo, no seu processo de envelhecimento (na vida adulta), na fase da terceira idade (idoso de 60 a 80 anos) e na quarta idade (ancião/ velhice extrema a partir de 81 anos em diante).

É crescente o aumento da população idosa no trabalho, dados da Pesquisa Nacional por Amostra de Domicílios (PNAD) de 2014, aponta que 900 mil idosos entraram na população ocupada entre 2013 e 2014. O grupo de trabalhadores com mais de 60 anos cresceu 12,6% em um ano, maior alta entre todas as faixas etárias. Esse retorno ou a permanência no mundo do trabalho não o faz sair da situação de vulnerabilidade ou do estado de pobreza. O retorno ao trabalho é justificado pelo valor do benefício que é insuficiente para prover as despesas, que só aumentam após a velhice, ou ainda por continuar como o provedor ou provedora da família.

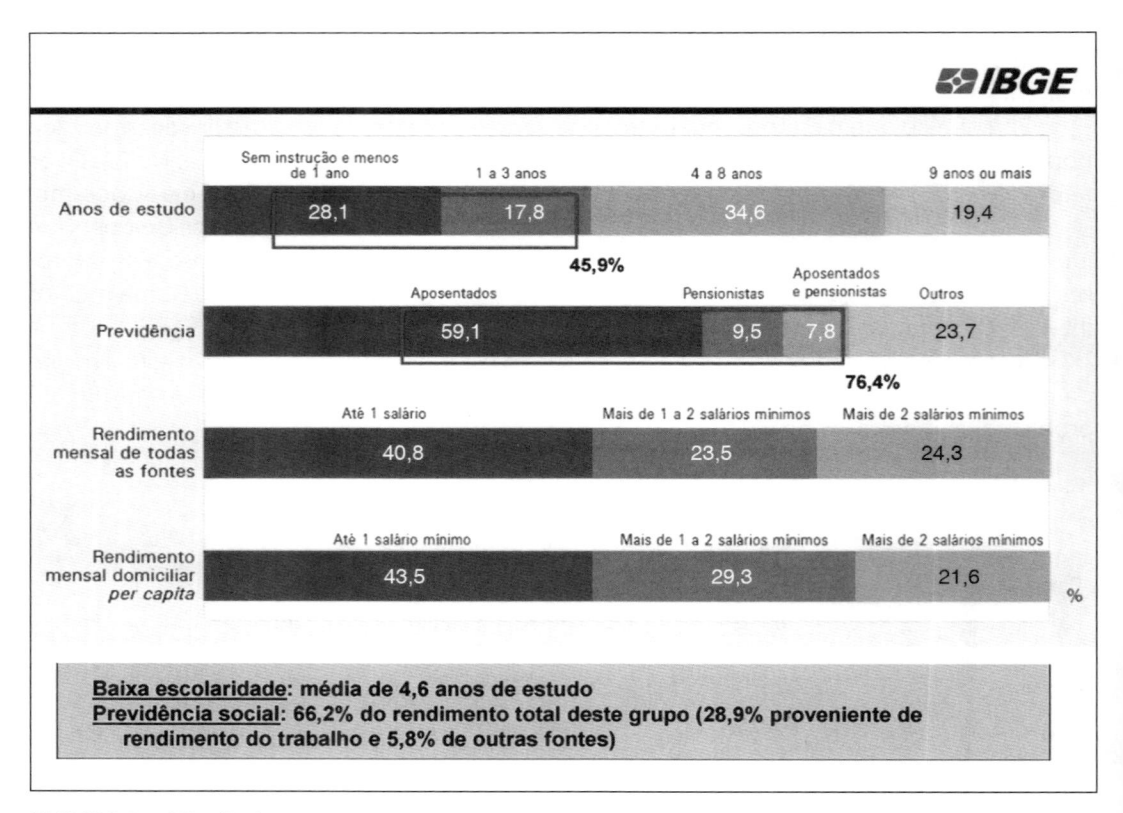

FIGURA 1.1 Distribuição percentual das pessoas de 60 anos ou mais de idade, segundo os anos de estudo, a previdência, o rendimento mensal de todas as fontes e o rendimento mensal domiciliar *per capita* – Brasil, 2012.
Fonte: IBGE, Pesquisa Nacional por Amostras de Domicílios, 2012.

Para complementar a PNAD, vamos buscar nas Pesquisas de Orçamento Familiar (POF) detalhamento das condições de vida da população a partir da investigação dos diversos temas e suas múltiplas aplicações, tais como: contribuir com informações para subsidiar políticas públicas na área social para melhoria das condições de vida da população, incluídas as políticas públicas temáticas nos campos da nutrição, orientação alimentar, saúde, moradia, entre outras. É preponderante no seu exercício profissional que o nutricionista tenha conhecimento dessa pesquisa, por ser útil na definição de estratégias de abordagem ao idoso.

A POF 2002-2003 (IBGE, 2004) analisou os dados sobre a aquisição de gêneros alimentícios e evidenciou que as famílias com renda mensal de até R$ 400,00 designavam 3,6% dos gastos com alimentação para a aquisição de frutas e 3,3% para verduras e legumes. Em contrapartida, as famílias com renda mensal maior que R$ 4.000,00 destinavam 23,5% e 12,7% dos gastos com alimentação para a aquisição de frutas, verduras e legumes, respectivamente.

Essa mesma pesquisa ainda observou que a baixa escolaridade pode influenciar no consumo e na pequena variabilidade de frutas e hortaliças pela adoção de hábitos alimentares inadequados. Assim, à medida que a escolaridade e a renda *per capita* são maiores, aumenta significativamente o consumo de frutas e hortaliças.

Na última POF de 2009,1 observou-se que 72,48%, estão na faixa de < de um quarto do salário mínimo (SM) a mais de 1 a 2 SM (Tabela 1.1). Considerando que na época o salário mínimo foi de R$ 415,00 (quatrocentos e quinze reais) vigente em 15 de janeiro de 2009, data de referência da pesquisa.

Percebamos agora como são as participações nos gastos de consumo segundo grupamentos e que elas diferiram fortemente entre as situações urbana e rural. Para os dois grupamentos mais importantes isso também ocorreu: na alimentação a proporção nos gastos totais da situação rural (27,6%) superou a da urbana (19%); e na habitação essa relação se invertia, com a participação da urbana (36,4%) tendo suplantado a da rural (30,6%).

Tabela 1.1
População residente, absoluta e relativa, segundo as classes de rendimento total e a variação patrimonial mensal familiar *per capita* – Brasil, 2008-2009

Classes de rendimento total e variação patrimonial mensal familiar *per capita*	População residente	
	Absoluta	%
Total	190.519.297	100,00
Até 1/4 salário mínimo	12.328.412	6,47
Mais de 1/4 a 1/2 salário mínimo	27.573.375	14,47
Mais de 1/2 a 1 salário mínimo	47.461.874	24,91
Mais de 1 a 2 salários mínimos	50.727.731	26,63
Mais de 2 a 5 salários mínimos	37.771.022	19,83
Mais de 5 salários mínimos	14.656.884	7,69

Fonte: IBGE, Diretoria de Pesquisas, Coordenação de Trabalho e Rendimento, Pesquisa de Orçamentos Familiares 2008-2009.

---

[1]Disponível na biblioteca do IBGE: https://biblioteca.ibge.gov.br/visualizacao/livros/liv45130.pdf

Na Figura 1.2, é apresentada a distribuição da renda familiar por tipos de despesas e os maiores gastos estão na moradia (35,9%), seguidos da alimentação (19,8%) e do transporte (19,6%).

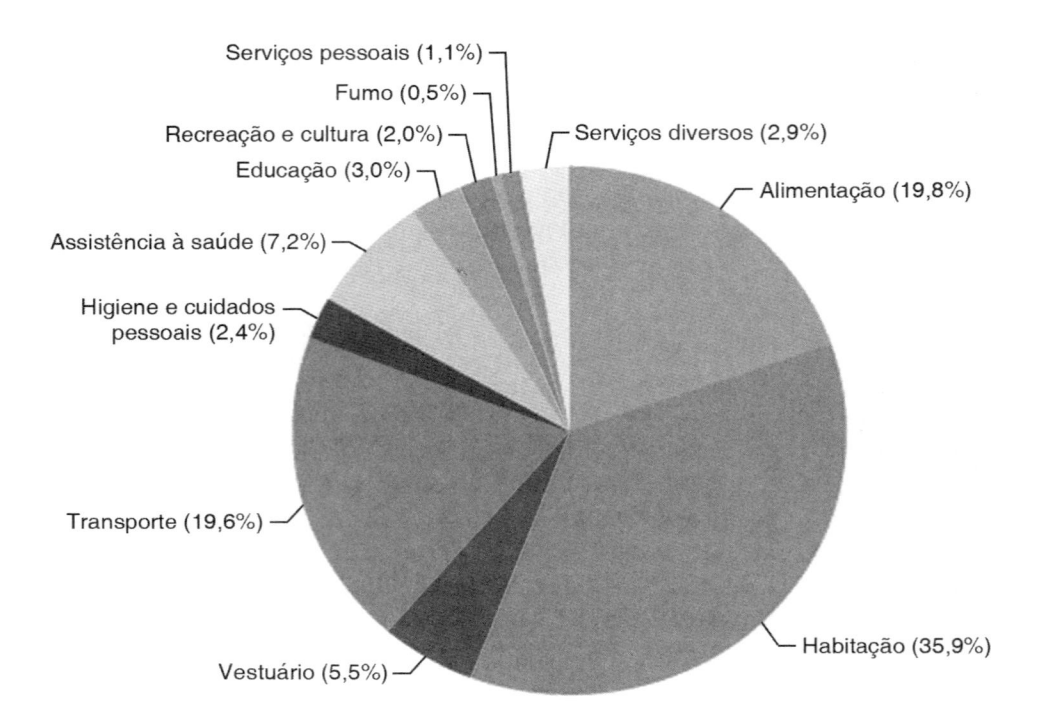

FIGURA 1.2 Distribuição das despesas de consumo monetária e não monetária média mensal familiar, por tipos de despesa – Brasil, 2008-2009.
Fonte: IBGE, Diretoria de Pesquisas, Coordenação de Trabalho e Rendimento, Pesquisa de Orçamentos Familiares 2008-2009.

Este cenário nos faz refletir sobre a questão do Direito Humano à alimentação adequada que

> É um direito humano básico que envolve a garantia ao acesso permanente e regular, de forma socialmente justa, a uma prática alimentar adequada aos aspectos biológicos e sociais do indivíduo e que deve estar em acordo com as necessidades alimentares especiais; ser referenciada pela cultura alimentar e pelas dimensões de gênero, raça e etnia; acessível do ponto de vista físico e financeiro; harmônica em quantidade e qualidade, atendendo aos princípios da variedade, equilíbrio, moderação e prazer; e baseada em práticas produtivas adequadas e sustentáveis (MS, 2014:08).

O consumo de frutas e hortaliças é, em parte, determinado pelas condições socioeconômicas da população. Em estudos recentes, a baixa renda familiar mostrou-se associada a práticas alimentares inadequadas, especialmente ao baixo consumo diário de frutas, legumes e verduras (Viebig et al., 2009).

Quanto à inadequação desses alimentos *in natura*, pode-se relacionar com a renda mensal *per capita* dos idosos, a qual foi abordada anteriormente e refletir que o consumo de alimentos (os grupos mais afetados são leite e derivados, frutas e carnes) está diretamente relacionado com o nível de renda dessa população de idosos. Com relação aos idosos de renda maior, a inadequação pode estar associada aos fatores sociais, como a solidão e o isolamento social, pelo hábito de suprimir o jantar e no acesso maior aos alimentos não saudáveis.

Nesse sentido, o acesso a uma alimentação saudável em qualidade e quantidade é deficiente, principalmente os grupos das carnes, hortaliças e frutas, leite e derivados. Cabe ressaltar que em estudos recentes sobre consumo alimentar em idosos, principalmente em relação ao consumo de frutas, legumes e verduras, foi verificado uma monotonia nesse grupo.

Outro ponto a ser enfatizado é o crescimento da população idosa, que a faz ser bem vista para a publicidade de alimentos e, é crescente a quantidade de matérias na televisão, rádio, revistas e internet com informações e recomendações sobre alimentação e saúde (MS, 2014:105).

A Estratégia Global em Alimentação, Atividade Física e Saúde, aprovada em 2004 pela Assembleia Mundial da Saúde, com o firme apoio do governo brasileiro (OMS, 2004), orienta o consumo diário de cinco porções ou mais de frutas e hortaliças e o incentivo à atividade física. Essa recomendação objetiva em mudanças de estilo de vida visando a prevenir e minimizar a prevalência mundial das doenças crônicas não transmissíveis. O consumo aumentado desses alimentos atua na redução do risco das principais doenças crônicas, especialmente devido à maior oferta de vitaminas, minerais antioxidantes e fibras alimentares.

Nesse sentido, a Secretaria de Atenção à Saúde/Departamento de Atenção Básica (SAS/DAB, 2014), apresentou as primeiras diretrizes alimentares oficiais para a nossa população no Guia Alimentar para a População Brasileira, publicado em 2006, que se constitui em uma das estratégias para implementação da diretriz de promoção da alimentação adequada e saudável que integra a Política Nacional de Alimentação e Nutrição.

O Guia Alimentar para a População Brasileira e os Dez Passos da Alimentação Saudável para pessoas com mais de 60 anos (Anexo 1) se constituem como instrumentos para apoiar e incentivar práticas alimentares saudáveis no âmbito individual e coletivo, bem como para subsidiar políticas, programas e ações que visem a proteger e promover a saúde e a segurança alimentar e nutricional da população idosa.

Este Guia foi elaborado a partir de cinco princípios:

1. Alimentação é mais que ingestão de nutrientes- alimentação diz respeito à ingestão de nutrientes, como também aos alimentos que contêm e fornecem os nutrientes, a como os alimentos são preparados e combinados entre si, a características do modo de comer e às dimensões culturais e sociais das práticas alimentares. Todos esses aspectos influenciam a saúde e o bem-estar.
2. Recomendações sobre alimentação devem estar em sintonia com seu tempo – recomendações feitas por guias alimentares devem levar em conta o cenário da evolução da alimentação e das condições de saúde da população.
3. Alimentação adequada e saudável deriva de sistema alimentar social e ambiental-mente sustentável – recomendações sobre alimentação devem levar em conta o

impacto das formas de produção e distribuição dos alimentos sobre a justiça social e a integridade no ambiente.

4. Diferentes saberes geram o conhecimento para a formulação de guias alimentares – em face das várias dimensões da alimentação e da complexa relação entre essas dimensões e a saúde e o bem-estar das pessoas, o conhecimento necessário para elaborar recomendações sobre alimentação é gerado por diferentes saberes.

5. Guias alimentares ampliam a autonomia nas escolhas alimentares – o acesso a informações confiáveis sobre características e determinantes da alimentação adequada e saudável contribui para que pessoas, famílias e comunidades ampliem a autonomia para fazer escolhas alimentares e para que exijam o cumprimento do direito humano à alimentação adequada e saudável.

Aspectos psicossociais do envelhecer

O conhecimento dos aspectos psicossociais pelo nutricionista é de suma importância na intervenção alimentar e nutricional do idoso. Muitas vezes, a relação do idoso com a alimentação fica afetada pelas desordens afetivas que os idosos são acometidos, determinando, assim, seu comportamento alimentar, como as perdas de amigos e parentes próximos, isolamento social, ausência de um papel social que o valorize; a própria aposentadoria tem a função de reduzir esta valorização e, ainda, reforça o preconceito do "velho" improdutivo.

A depressão se constitui como um dos maiores problemas psicológicos na saúde do idoso, agravados pela sua inserção social, verificado na etiopatogenia da doença, que é a desordem afetiva, a baixa autoestima, as múltiplas enfermidades e a sua autoimagem (narcisismo negativo). Das enfermidades mais associadas à depressão encontramos as doenças cardiovasculares, reumatológicas, neoplasias, diabetes melito.

Por outro lado, a presença de doenças crônicas não transmissíveis, recentes hospitalizações, traumas e infecções recorrentes predispõem o idoso a risco nutricional. A imposição a uma dieta muitas vezes traz uma reação de negação, a partir do momento que percebem a velhice e, a doença atrelada a ela, a proximidade da morte. Essa negação à dieta é manifestada como: "Se não posso comer o que gosto, é melhor morrer."

Admite-se que as características gerais do comportamento são: não reflexiva; determinada por estímulos, regras e hábitos já aprendidos ou estabelecidos para o controle e direcionamento da conduta e de processos cognitivos e afetivos; sua ocorrência não demanda a interpretação de fatos e situações, e seu domínio de aplicação é intra e interespecífico (Krüger, 1994). Se o comportamento é não reflexivo conforme o exposto, então, o que desencadeia um comportamento?

O comportamento é derivado de um conjunto de ações. Ação e comportamento possuem noções diferentes. A ação é resultante da realidade sociocultural como também das características, condições e processos psicológicos particulares de cada um. Nessa abordagem, a ação reflete uma demanda de autoconsciência; há intencionalidade; depende de atribuição de significado à situação em que as pessoas se encontram ou com a qual se deparam; e é de aplicação intraespecífica (Krüger, 1994).

Portanto, todas as ações praticadas em torno da alimentação, como selecionar os alimentos; preparação dos alimentos; seguir ou não a orientação de uma dieta; a relação afetiva e cognitiva com o alimento; o significado simbólico da "comida", enquanto reflexo do modo de pensar, sentir e interagir no interior das relações sociais é exemplo que caracteriza o comportamento alimentar na pessoa idosa.

O isolamento social e a solidão fragilizam o idoso, tornando-o suscetível as influências externas, manifestadas na imagem corporal negativa e baixa autoestima. O que repercutirá na qualidade do seu autocuidado, preferindo alimentos de rápido preparo e, muitas das vezes não saudáveis. Com relação às mulheres viúvas e que moram sozinhas, o ato de preparar uma refeição traz recordações do convívio familiar, de confraternização em família, que as fazem optar em realizar as refeições fora da residência ou fazer lanches rápidos.

As condições físicas exercem grande influência no estado nutricional dos idosos, como dificuldades de visão ou de locomoção devido a problemas osteoarticulares, tremores, entre outros e, que acarretam uma maior vulnerabilidade social. Nesse sentido o nutricionista deve avaliar na sua anamnese a capacidade funcional, a qual é verificada por meio das Atividades de Vida Diária (AVD), que subdividem-se em Atividades Básicas da Vida Diária (ABVD) e Atividades Instrumentais da Vida Diária (AIVD). As ABVD são atividades elementares da vida do idoso e estão relacionadas com o autocuidado: alimentar-se; banhar-se, vestir-se, mobilizar-se, deambular, ir ao banheiro, manter controle sobre suas necessidades fisiológicas. As AIVD estão relacionadas com a socialização e o grau de autonomia do idoso: utilizar meio de transporte, manipular medicamentos, realizar compras, realizar tarefas domésticas leves e pesadas, utilizar o telefone, preparar refeições, cuidar das próprias finanças (MS, 2010).

O grau de comprometimento para as ABVD e AIVD é avaliado por meio de escalas e/ou índices. No caso das ABVD, o Índice de Katz (Anexo 2) é recomendado pelo Ministério da Saúde. Da mesma forma, no caso das AIVD, a Escala de Lawton (Anexo 3) é a mais utilizada, constituindo-se uma limitação para a realização das atividades da vida diária (AVD) (MS, 2010).

Portanto, a manutenção da capacidade funcional é de suma importância para a qualidade de vida do idoso. O conceito de capacidade funcional é caracterizado pela manutenção das habilidades físicas e mentais, necessárias para uma vida independente e autônoma. Por isso, para se obter uma avaliação completa do estado de saúde dos idosos, é preciso deixar de lado o conceito de "estado de saúde" ou "ausência de doenças" para utilizar a capacidade funcional como parâmetro.

Outra característica psicológica decorrente do processo de envelhecimento que interfere na relação do idoso com o alimento é a depressão, frequentemente diagnosticada nos idosos. Associa-se ao estado nutricional pela redução de apetite. É desencadeado pela conscientização das perdas funcionais e sociais, comprometendo intensamente sua qualidade de vida, sendo considerada fator de risco para processos demenciais. É uma condição que coloca em risco a vida, sobretudo daqueles que têm alguma doença crônica não transmissível ou incapacitante, pois há uma influência recíproca na evolução clínica do paciente (Aranha, 2007).

Para ilustrar a falta de apetite associada à depressão, relata-se uma experiência ocorrida durante uma atividade de sala de espera, em 2000, realizada por estagiários do curso de Nutrição e a sua preceptora, numa instituição pública de atendimento a idosos localizada na Zona Norte, do município do Rio de Janeiro. Os alunos estavam informando a importância de uma alimentação adequada, o número de refeições ao dia e a função dos alimentos seguindo o Guia Alimentar para a população brasileira. Quando iniciaram o debate com os idosos, uma senhora relatou que ela não tinha nenhuma vontade de comer, que sua rotina era levar a neta à escola de manhã, voltar e dormir o dia inteiro (não forrava nem a cama para não ter trabalho quando voltasse), e não sentia fome.

As estagiárias se entreolharam, como dissessem: e aí, o que faremos? Na fala daquela senhora havia um problema de desajuste emocional qualquer e não adiantaria encaminhá-la para o ambulatório de nutrição. Foi perguntado se ela gostaria de ser encaminhada para conversar com uma psicóloga, a partir do consentimento, foi referenciada para o serviço de psicologia. Passados dois meses, ela procurou o serviço de nutrição para agradecer o encaminhamento e ainda informou que estava seguindo as orientações dadas naquela sala de espera. Esta vivência demonstra a importância de se identificar nas falas durante uma amnese ou uma atividade educativa a relação que a pessoa idosa estabelece com o alimento e, consequentemente, integrar seu trabalho com a dos outros membros da equipe de saúde.

Considerações finais

A abordagem central deste capítulo foi apresentar os aspectos socioeconômicos e psicológicos que interferem na alimentação e nutrição da pessoa idosa para uma adequação do exercício do nutricionista repensar o papel do nutricionista numa equipe de saúde e na sociedade com o compromisso de apoiar a saúde do idoso e contribuir na promoção de um envelhecer saudável.

É poder acrescentar no debate que não é a prescrição dietética ou a "medicalização" da alimentação que resolverá o problema de saúde do idoso e sim, que a ação de políticas públicas garanta ao idoso e a sua família condições estruturantes para as escolhas individuais e coletivas, com preservação da sua autonomia, o que tornará o idoso protagonista no seu processo de envelhecimento.

Cabe reforçar a necessidade de implementação ou a continuidade e o fortalecimento de políticas públicas que, centrada na integralidade do cuidado e na responsabilização, garantam os centros de convivência ou as Universidades Abertas à Terceira Idade (UNATI) como espaços de promoção da saúde e cidadania.

A falta de difusão do conhecimento da gerontologia e geriatria na formação do nutricionista tem contribuído, decisivamente, para as dificuldades na abordagem alimentar e nutricional da pessoa idosa. A maioria das instituições de ensino superior do país ainda não está sintonizada com o atual processo de transição demográfica e suas consequências no sistema de saúde.

Referências bibliográficas

Aranha VC. Aspectos psicológicos do envelhecimento. In: Papaléo Netto M. Tratado de gerontologia. São Paulo: Atheneu; 2007. pp. 255-65.

Brasil. Ministério da Saúde. Secretaria de Atenção à Saúde. Departamento de Ações Programáticas e Estratégicas. Atenção à saúde da pessoa idosa e envelhecimento/Ministério da Saúde, Secretaria de Atenção à Saúde, Departamento de Ações Programáticas e Estratégicas, Área Técnica Saúde do Idoso. – Brasília, 2010. 44 p. il. – (Série B. Textos Básicos de Saúde) (Série Pactos pela Saúde 2006, v. 12).

Brasil. Ministério da Saúde. Secretaria de Atenção à Saúde. Departamento de Atenção Básica. Caderno de Atenção Básica. Envelhecimento e Saúde da Pessoa Idosa. Brasília, 2010.

Brasil. Ministério da Saúde. Secretaria de Atenção à Saúde. Departamento de Atenção Básica. Guia Alimentar para a População Brasileira/Ministério da Saúde. Secretaria de Atenção à Saúde, Departamento de Atenção Básica. 2. ed. Brasília: Ministério da Saúde, 2014. 156 p. il.

Camarano AA. Envelhecimento da população brasileira: uma contribuição demográfica. In: Freitas EV et al. Tratado de geriatria e gerontologia. Rio de Janeiro: Guanabara; 2002. Cap. 6, p. 58-71.

Camargo TCA. (Re) inventando o envelhecimento pelas práticas corporais: escolhas possíveis no cotidiano que se revela na intergeracionalidade. 2017, 91 f. Tese (Doutorado em Ciência do Exercício e do Esporte) – Instituto de Educação Física e Desportos, Universidade do Estado do Rio de Janeiro, Rio de Janeiro, 2017.

Claro RM, Carmo HCE, Machado FMS, Monteiro CA. Renda, preço dos alimentos e participação de frutas e hortaliças na dieta. Rev Saúde Pública. 2007;41(4):557-64.

Ham RJ. (Guest editor). Primary care: clinics in office practice - nutrition in old age. Philadelphia: W.B. Saunders Company; 1994. Volume 21, number 1.

Instituto Brasileiro de Geografia e Estatística (IBGE). Pesquisa Nacional por Amostra de Domicílios (PNAD). Rio de Janeiro, 1998.

Instituto Brasileiro de Geografia e Estatística (IBGE). Pesquisa de orçamentos familiares 2008-2009: despesas, rendimentos e condições de vida. Rio de Janeiro: IBGE; 2010.

Krüger H. Ação e comportamento (mimeo). Rio de Janeiro: Universidade Gama Filho, 1994.

Organização Mundial da Saúde. Resumo do Relatório Mundial de Envelhecimento e Saúde. Genebra; 2015.

Minayo MCS, Cavalcante FG. Tentativas de suicídio em idosos: uma revisão da literatura (2002/2013). Ciênc. Saúde Coletiva, Rio de Janeiro, v. 20, n. 6, p. 1751-1762, junho de 2015.

Papaléo Neto M, Kitadai FT, Salles RFN, Carvalho MCG. A quarta idade: o desafio da longevidade. São Paulo: Atheneu; 2015.

Plano de Ação Internacional sobre o Envelhecimento, 2002 / Organização das Nações Unidas; tradução de Arlene Santos, revisão de português de Alkmin Cunha; revisão técnica de Jurilza MB de Mendonça e Vitória Gois. – Brasília: Secretaria Especial dos Direitos Humanos, 2003. p. 86: 21 cm. – (Série Institucional em Direitos Humanos, v. 1)

Stella F, Gobbi S, Corazza DI, Costa JLR. Depressão no idoso: diagnóstico, tratamento e benefícios da atividade física. Motriz, Rio Claro, ago/dez 2002, v. 8, n. 3, pp. 91-8. Disponível em: http://www. rc.unesp. br/ib/efisica/motriz/08n3/Stela.pdf

63° Congresso Nazionale Società Italiana di Gerontologia e Geriatria (SIGG) che si è tenuto a Roma. Quando si diventa "anziani"? Roma alla fine di Novembre del 2018.

Anexo 1

Alimentação Saudável para Pessoas com mais de 60 Anos:
Siga os Dez Passos

1. Faça pelo menos 3 refeições (café da manhã, almoço e jantar) e 2 lanches saudáveis por dia. Não pule as refeições!
2. Inclua diariamente 6 porções do grupo dos cereais (arroz, milho e trigo pães e massas), tubérculos como batata, raízes como mandioca/macaxeira/aipim, nas refeições. Dê preferência aos grãos integrais e aos alimentos naturais.
3. Coma diariamente pelo menos 3 porções de legumes e verduras como parte das refeições e 3 porções ou mais de frutas nas sobremesas e lanches.
4. Coma feijão com arroz todos os dias ou, pelo menos, 5 vezes por semana. Esse prato brasileiro é uma combinação completa de proteínas e bom para a saúde.
5. Consuma diariamente 3 porções de leite e derivados e 1 porção de carnes, aves, peixes ou ovos. Retirar a gordura aparente das carnes e a pele das aves antes da preparação torna esses alimentos mais saudáveis!
6. Consuma, no máximo, 1 porção por dia de óleos vegetais, azeite, manteiga ou margarina.
7. Evite refrigerantes e sucos industrializados, bolos, biscoitos doces e recheados, sobremesas doces e outras guloseimas como regra da alimentação. Coma-os, no máximo, 2 vezes por semana.
8. Diminua a quantidade de sal na comida e retire o saleiro da mesa.
9. Beba pelo menos 2 litros (6 a 8 copos) de água por dia. Dê preferência ao consumo de água nos intervalos das refeições.
10. Torne sua vida mais saudável. Pratique pelo menos 30 minutos de atividade física todos os dias e evite as bebidas alcoólicas e o fumo.

Coordenação Geral da Política de Alimentação e Nutrição
www.saude.gov.brnutricao cgpan@saude.gov.br

Anexo 2

Escalas de Avaliação Funcional
Atividades Básicas de Vida Diária – Katz

Atividade	Independente	Sim	Não
1. Banho	Não recebe ajuda ou somente recebe ajuda para uma parte do corpo		
2. Vestir-se	Pega as roupas e se veste sem nenhuma ajuda, exceto para amarrar os sapatos		
3. Higiene pessoal	Vai ao banheiro, usa o banheiro, veste-se e retorna sem nenhuma ajuda (pode usar andador ou bengala)		
4. Transferência	Consegue deitar na cama, sentar na cadeira e levantar sem ajuda (pode usar andador ou bengala)		
5. Continência	Controla completamente urina e fezes		
6. Alimentação	Come sem ajuda (exceto para cortar carne ou passar manteiga no pão)		

Escore: 6 pontos (independência para AVD); 4 pontos (dependência parcial); 2 pontos (dependência importante). Modificado de Katz et al. Gerontologist, 1970; 10:20-30.

Anexo 3

Escalas de Avaliação Funcional
Atividades Instrumentais de Vida Diária (AIVD) de Lawton

1. Consegue usar o telefone?	Sem ajuda	3
	Com ajuda parcial	2
	Não consegue	1
2. Consegue ir a locais distantes, usando algum transporte, sem necessidade de planejamento especial?	Sem ajuda	3
	Com ajuda parcial	2
	Não consegue	1
3. Consegue fazer compras?	Sem ajuda	3
	Com ajuda parcial	2
	Não consegue	1
4. Consegue preparar suas próprias refeições?	Sem ajuda	3
	Com ajuda parcial	2
	Não consegue	1
5. Consegue arrumar a casa?	Sem ajuda	3
	Com ajuda parcial	2
	Não consegue	1
6. Consegue fazer os trabalhos manuais domésticos, como pequenos reparos?	Sem ajuda	3
	Com ajuda parcial	2
	Não consegue	1
7. Consegue lavar e passar sua roupa?	Sem ajuda	3
	Com ajuda parcial	2
	Não consegue	1
8. Consegue tomar seus remédios na dose certa e horário correto?	Sem ajuda	3
	Com ajuda parcial	2
	Não consegue	1
9. Consegue cuidar de suas finanças?	Sem ajuda	3
	Com ajuda parcial	2
	Não consegue	1

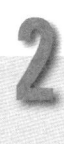

Estado Nutricional de Idosos com Risco ou Sintomas de Depressão: Estudo de Revisão

Gabriela Przewodowska Bustamante Nebbia • Andréa Abdala Frank

Introdução

O aumento da proporção de idosos na população brasileira pode ser explicada pelo aumento da expectativa de vida, somado à queda das taxas de fecundidade e mortalidade. Segundo estimativa do Instituto Brasileiro de Geografia e Estatística (IBGE), o número de idosos, que no ano de 2013 era de 7,4% da população (14,9 milhões), passará para 26,7% da população (58,4 milhões) em 2060 (IBGE, 2010).

A depressão é uma das dez doenças mais prevalentes no mundo, e em 2017 os transtornos depressivos foram considerados a terceira principal causa de anos vividos com incapacidade (GBD, 2018), sendo também uma das doenças de maior prevalência entre os idosos. Com relação aos sintomas depressivos, a prevalência é de 15,2%, especialmente no sexo feminino, associados ao nível socioeconômico, ao desemprego, a imobilidade, a ocorrência de doenças crônicas, dor e autoavaliação de saúde (Hellwing, 2016).

Os fatores de risco que levam ao desenvolvimento da depressão no final da vida incluem vulnerabilidade genética, predisposição fisiológica, tendência hereditária, alterações biológicas no sistema nervoso e estresse. A insônia também é uma das causas, muitas vezes negligenciada e frequentemente relatada nessa população (Fiske, 2009).

A depressão em idosos está relacionada com maiores riscos de morbidade, suicídio, declínio da capacidade funcional, social e cognitiva, e a uma maior autonegligência, consequentemente aumento da mortalidade (Blazer, 2003).

Além do grande sofrimento psicológico para o próprio idoso e para sua família, a depressão pode interferir nos relacionamentos interpessoais e no desempenho das atividades de vida diária, diminuindo a autonomia e a independência, assuntos estes de relevância apontados na Política Nacional de Saúde da Pessoa Idosa (PNSPI, 2006).

As mudanças no peso associadas à depressão são complexas e multifatoriais, influenciadas por fatores específicos da doença, como alterações no apetite, inatividade e efeitos colaterais das drogas antidepressivas, muitas vezes utilizadas (Peixoto, 2008).

Apesar da alta prevalência de obesidade e depressão na população brasileira, existem poucas evidências científicas a respeito, o ganho de peso pode ser explicado como consequência do tratamento farmacológico realizado (Michelson, 1999). Sintomas depressivos podem contribuir para a obesidade abdominal por meio do consumo de dietas com alta densidade energética. Alguns estudos encontraram associação do perímetro da cintura e a obesidade com o aumento do risco de sintomas depressivos (Grossniklaus, 2012). Dessa forma, o estado de saúde mental deve ser monitorado e avaliado nesses casos.

A relação entre depressão e desnutrição está ligada a alteração no apetite, que pode ser consequência do tratamento farmacológico, porém as evidências mostram que a diminuição do apetite em pacientes depressivos em tratamento possui um efeito transitório, levando a perda de peso não significativa nas primeiras semanas de uso e após esse período possui o efeito contrário (Peixoto, 2008). A depressão está associada a anorexia entre idosos frágeis residentes em instituições geriátricas, que por sua vez está associada a maior taxa de mortalidade independemente da idade e de outras variáveis clínicas e funcionais. Os idosos com depressão possuem um risco quase duas vezes maior de anorexia em comparação aos que não possuem a doença (Landi, 2013).

O presente estudo se propõe a avaliar as evidências científicas que abordam a relação entre o risco ou sintomas de depressão e o estado nutricional de idosos; descrever a prevalência e a incidência de casos de desnutrição ou risco de desnutrição que possam ter relação com a depressão e descrever a prevalência e a incidência de casos de sobrepeso e/ou obesidade que possam ter relação com a depressão.

No contexto geral, a depressão é uma doença incapacitante e crônica, prevalente na população de idosos, exercendo impacto na qualidade de vida, com risco do aumento da fragilidade e agravos de outras doenças crônicas, entre elas a obesidade e a desnutrição.

A relação entre depressão e seu impacto no estado nutricional representa um desafio para os sistemas de saúde no cuidado, sendo assim uma maior atenção deve ser dada para a identificação de sintomas depressivos precocemente nessa população de idosos, visando fundamentar políticas e planejamentos de intervenções como parte integral da avaliação do estado nutricional.

O presente capítulo trata-se de uma revisão sistemática na qual a pesquisa foi realizada nas seguintes bases de dados: Scielo, PubMed e Bireme. Seguindo a metodologia Prisma foram buscados artigos completos escritos em português, inglês ou espanhol; publicados no período entre 2014 e 2018 e utilizando as seguintes palavras-chave: idosos, depressão e estado nutricional. A busca bibliográfica foi realizada entre os meses de junho e agosto de 2019.

Foram considerados elegíveis artigos com publicações completas nos últimos cinco anos, com dados de homens e mulheres, de qualquer etnia ou país, com idade igual ou acima de 60 anos, demonstrando alteração ou não do estado nutricional em pacientes com risco ou sintomas de depressão.

Os critérios de exclusão utilizados na busca foram: artigos com restrição de acesso na íntegra, artigos do tipo revisão, artigos não relacionando diretamente as variáveis depressão e estado nutricional, uso de questionários próprios, autorrelato da doença ou histórico médico sem confirmação do diagnóstico, exceto pesquisas realizadas em centros especializados em saúde mental para diagnostico da depressão; indivíduos com doenças ou condições que poderiam ter relação direta ou indireta com as alterações do estado nutricional (câncer, síndrome metabólica, doenças renais, problemas de mastigação, entre outras).

Resultados

Na busca bibliográfica nas bases de dados foram identificados ao todo 731 artigos, e após a remoção de duplicatas foram selecionados 632 artigos. Após a triagem realizada com a leitura dos títulos e resumos foram excluídos artigos sem correspondência ao tema ou nos quais não foi possível acesso ao conteúdo na íntegra (n = 60), artigos de revisão (n = 20), fora da faixa etária ou apenas nonagenários (n = 30), publicações que relacionavam a depressão com outras doenças (n = 344), com metodologia para depressão que não realizaram a aplicação de questionários padronizados/validados, e sim que utilizaram o relato do histórico médico sem diagnóstico, exceto para estudos realizados em centros de saúde mental (n = 7), não relacionando diretamente os descritores (n = 87) e indivíduos de apenas um sexo (n = 3), sendo incluídos 157 artigos.

Aplicando os critérios de elegibilidade foram selecionados 41 artigos para leitura completa. Desses, 30 artigos, em inglês, espanhol e português foram incluídos nessa revisão. A Figura 2.1 apresenta o diagrama da seleção dos artigos seguindo o modelo PRISMA.

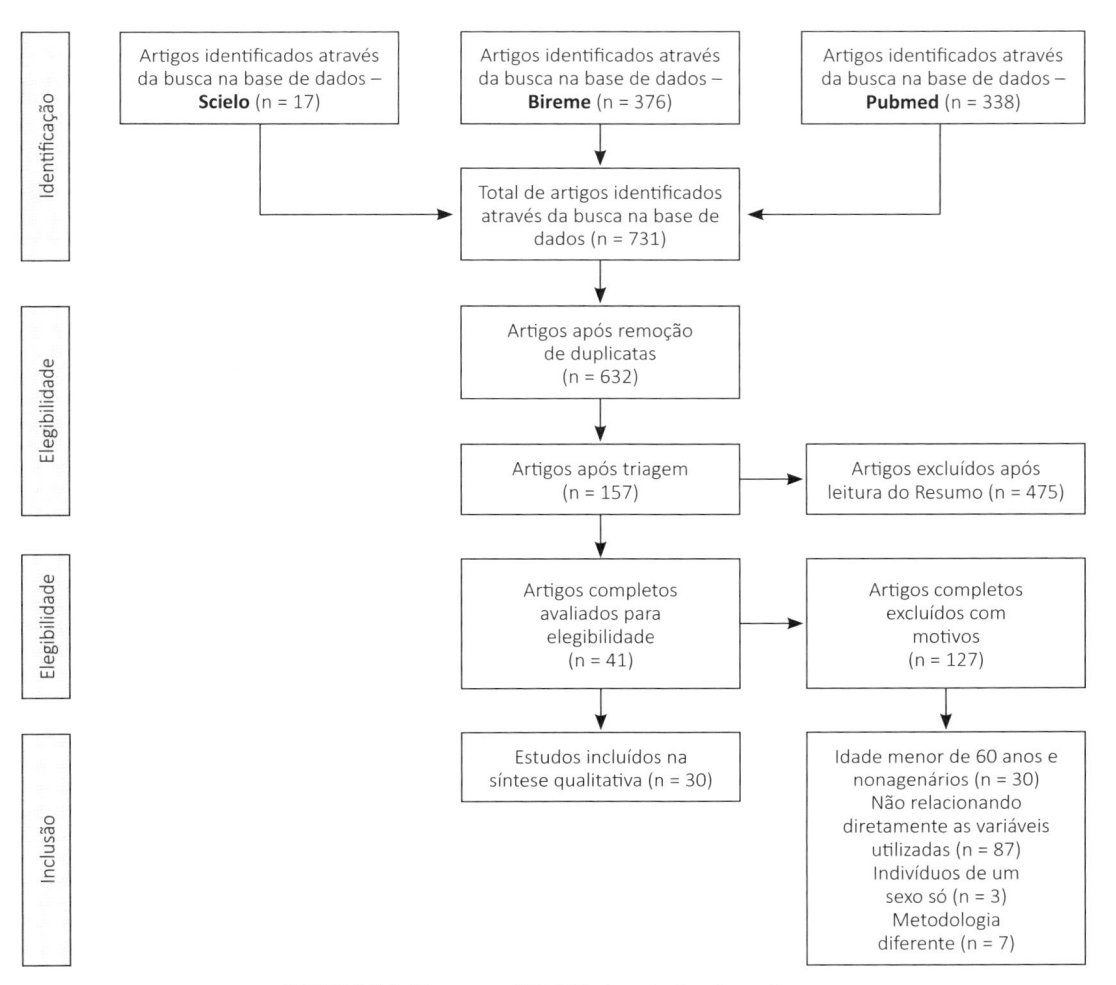

FIGURA 2.1 Diagrama PRISMA da seleção dos artigos.

Essa revisão incluiu idosos com faixa etária de 60 anos ou mais, utilizando como referência a classificação da Organização Mundial de Saúde (OMS). Ainda, Whan et al. (2014) usaram dois critérios diferentes dependendo da região estudada, sendo, 65 anos ou mais para indivíduos da região de Mãori (Nova Zelândia) e 75 anos ou mais para os demais.

A maioria dos artigos usou como critério para avaliação nutricional a classificação de risco nutricional pela ferramenta validada Miniavaliação Nutricional (MNA), seja na forma reduzida ou completa. Nos artigos internacionais, verificou-se ainda a utilização da MNA validada para a população local, como os artigos que utilizaram a versão árabe. Outras formas de avaliação do estado nutricional foram o uso apenas do Índice de Massa Corporal (IMC), *The Short Nutritional Assessment Questionnaire 65+* (SNAQ65+), *Skeletal Muscle Index* (SMI) medido por bioimpedância e o *Australian Nutrition Screening Initiative* (ANSI).

Para a avaliação da depressão foram utilizados pela maioria dos artigos dois questionários, a *Geriatric Depression Scale* (GDS) e a *Center for Epidemiologic Studies Depression Scale* (CES-D), com duas exceções: Mitri et al. (2016) que utilizaram o questionário de 5 itens *WHO Well Being Index* e o questionário aplicado por Fernandez Filha et al. (2018) no diagnóstico psiquiátrico em um ambulatório de neuropsiquiatria onde o estudo foi realizado. Ainda, dois artigos utilizaram o questionário GDS validado para a população coreana.

Para melhor compreensão os resultados dos artigos selecionados foram apresentados separadamente em dois quadros.

No Quadro 2.1, foram descritos os estudos internacionais (n = 26), e no Quadro 2.2 foram descritos separadamente os estudos nacionais (n = 4).

Quadro 2.1
Características dos estudos internacionais selecionados publicados entre 2014-2018

Autor/ano de publicação/ local	População estudada	Metodologia para avaliação da depressão	Metodologia para avaliação nutricional	Resultados
Ghimire et al., 2018 Nepal	289 idosos Ambulatório da faculdade de medicina 60 anos ou mais	GDS-15 SF	MNA-SF	A depressão e a desnutrição foi prevalente em 6,9% dos participantes. Na análise de regressão ajustada para idade e sexo, a depressão ($\beta = -0,18$; IC95% BCa $= -0,26, -0,10$), foi inversamente associada ao estado nutricional pelo MNA.
Madeira et al., 2018 Portugal (continente, Açores e Madeira	1.186 idosos Residentes em instituições geriátricas Sistema de Vigilância do Estado Nutricional dos Idosos Portugueses (PEN-3S) 65 anos ou mais	GDS-15	MNA	A regressão logística mostrou (OR; IC95%) que os idosos com sintomas de depressão (2,6; 1,6; 4; 2) tinham maiores chances de serem desnutridos ou estarem em risco de desnutrição.

(Continua)

Quadro 2.1

Características dos estudos internacionais selecionados publicados entre 2014-2018 (*continuação*)

Autor/ano de publicação/ local	População estudada	Metodologia para avaliação da depressão	Metodologia para avaliação nutricional	Resultados
Mantzorou et al., 2018 Grécia	2.092 idosos Amostra de 7 diferentes cidades 65 anos ou mais	GDS	MNA IMC PB PP	Os idosos desnutridos apresentaram 12,9% risco de serem diagnosticados com sintomas depressivos ($p < 0,001$). O estado psicológico dos idosos foi associado ao estado nutricional, avaliado pela MNA ($p < 0,0001$). Na análise de regressão logística múltipla, o estado nutricional associou-se significativamente ao psicológico ($p < 0,001$), independente dos níveis de IMC e PB e da PP.
El-Desouky et al., 2017 Egito	320 idosos População de uma aldeia 60 anos ou mais	GDS-5	MNA-SF (versão árabe)	Dos idosos desnutridos ou em risco de desnutrição 37% apresentaram sintomas depressivos em comparação aos eutróficos.
Cho et al., 2017 República da Coreia	10.197 idosos Pesquisa de base de 2008 utilizada no Perfil de Vida de Pessoas Idosas (LPOPS) 60 anos ou mais	GDS-K-15	IMC Classificação pelos critérios do Pacifico Asiático (WHO/IASO/ IOTF, 2000)	Os resultados sugerem que o baixo peso e sobrepeso/obesidade, estão positivamente associados a depressão tardia em idosos coreanos.
Jung et al., 2017 EUA	171 idosos Residentes em comunidade rural 65 anos ou mais	GDS-10	MNA-SF	Os resultados demonstraram que o estado depressivo teve uma relação negativa significativa com o estado nutricional ($\beta = -0,30$, $p < 0,01$).
Kurkcu et al., 2017 Holanda	404 idosos Ambulatório de geriatria Idade média de 80 anos	GDS-15	MNA	O risco de desnutrição estava principalmente associado a sintomas depressivos.

(*Continua*)

Quadro 2.1
Características dos estudos internacionais selecionados publicados entre 2014-2018 (*continuação*)

Autor/ano de publicação/ local	População estudada	Metodologia para avaliação da depressão	Metodologia para avaliação nutricional	Resultados
Araújo et al., 2016 Portugal	97 idosos Residentes de instituições geriátricas no norte, centro e rural 65 anos ou mais	CES-D	MNA	Todos os idosos desnutridos e 73,1% dos sujeitos com risco de desnutrição apresentaram maior possibilidade de depressão.
El-Sherbiny et al., 2016 Egito	2.219 idosos Amostra de 6 distritos da província de Fayoum 60 anos ou mais	GDS-LF (Versão árabe)	MNA-SF (Versão árabe)	Houve uma associação significativa entre a desnutrição e estado de depressão (p < 0,05). A desnutrição e a depressão estavam presentes em 62,1% dos idosos. Na análise de regressão logística multivariada, a depressão e DCNTs apresentaram risco de desnutrição quatro vezes maior [OR 4,3–95% IC (3,5; 5,4)] e [OR 3,7–95% IC (2,1; 6,4)], com (p < 0,0001)
Krzyminska- -Seimaszko et al., 2016 Polônia	3.751 idosos Residentes na comunidade Projeto PolSenior 65 anos ou mais	GDS-15	MNA-SF IMC	Sintomas de depressão [OR 11,52 (9,24-14,38)] foi independentemente correlacionado com estado nutricional inadequado.
Maseda et al., 2016 Espanha	749 idosos Frequentavam 43 centros para idosos 65 anos ou mais	GDS-SF	MNA-SF IMC (WHO, 2006)	8,1% dos participantes apresentaram sintomatologia depressiva Maiores escores da GDS-SF foram observados entre os idosos com (risco de) desnutrição No modelo de regressão logística a presença de sintomas depressivos estava significativamente associada a desnutrição ou risco de desnutrição na população total (p < 0,015).

(*Continua*)

Quadro 2.1
Características dos estudos internacionais selecionados publicados entre 2014-2018 (*continuação*)

Autor/ano de publicação/ local	População estudada	Metodologia para avaliação da depressão	Metodologia para avaliação nutricional	Resultados
Mitri et al., 2016 Líbano	905 idosos Amostra da população da cidade e subúrbio 65 anos ou mais	5 itens WHO Well Being Index (versão árabe)	MNA (versão árabe)	O transtorno depressivo foi uma das variáveis associadas ao estado nutricional inadequado (OR 1,76, IC95% 1,30–2,40).
Park et al., 2016 Coreia	258 idosos 2 centros regionais de idosos 65 anos ou mais	GDS-Korean (Kim et al., 2009)	IMC Classificado com Critério asiático (Seo et al., 2008)	O IMC não foi relacionado com depressão nos idosos.
Pols-Vijbrief et al., 2016 Holanda	300 idosos Assistência domiciliar 65 anos ou mais	CES-D 10	SNAQ65 +	Os sintomas de depressão foram considerados limítrofes significativamente associados à (risco de) desnutrição (p = 0,053).
Van der Schueren et al., 2016 Holanda	475 idosos Ambulatório de geriatria Média de idade 80 (7)	GDS-15	MNA IMC PC	Os participantes com desnutrição tiveram mais sintomas depressivos (maior escore GDS) do que aqueles com estado nutricional adequado.
Wu et al., 2016 China	1.046 idosos Subúrbio da China 60 anos ou mais	GDS-30	Índice de massa muscular esquelética (SMI) medido por bioimpedância	Tanto a massa muscular quanto a força muscular estão inversamente associadas aos sintomas depressivos em idosos chineses.
Naidoo et al., 2015 África do Sul	984 idosos Amostra da população 60 anos ou mais	CES-D	MNA-SF	Nos modelos de regressão logística, as pessoas deprimidas tinham 2,803 (p < 0,001) vezes mais chances de estarem em risco ou estarem desnutridas do que as não deprimidas.

(*Continua*)

Quadro 2.1
Características dos estudos internacionais selecionados publicados entre 2014-2018 (*continuação*)

Autor/Ano de publicação/ Local	População estudada	Metodologia para avaliação da depressão	Metodologia para avaliação nutricional	Resultados
Narainsamy et al., 2015 África do Sul	1.008 idosos Amostra da população 60 anos ou mais	CES-D10	MNA-SF	Os desnutridos ou em risco de desnutrição relataram maior frequência de sintomas depressivos (74,2% e 60,2%, respectivamente) em comparação com aqueles com um estado nutricional adequado (37,5%). Sintomas depressivos estiveram fortemente associados à má nutrição ($\chi^2 = 63,3$, $p < 0,001$).
Noronha et al., 2015 Portugal	84 idosos Residentes em instituições geriátricas (centro e rural) 65 anos ou mais	CES-D	MNA IMC (OMS, 1995) PB PP	81,8% dos participantes com risco de desnutrição/desnutrição foram classificados com risco de depressão. Na análise multivariada, foi observado um aumento no risco de depressão de três vezes mais entre os participantes nutricionalmente em risco OR = 3,47 (1,05-11,46).
Shi et al., 2015 China	558 idosos Departamento de geriatria e Centro de saúde da comunidade 60 anos ou mais	GDS-30	MNA-SF IMC	A análise univariada mostrou que a depressão foi um fator que contribuiu para o risco de desnutrição/desnutrição.
Boulos et al., 2014 Líbano	1.200 idosos Residentes rurais vivendo nos 24 distritos 65 anos ou mais	GDS-5	MNA (versão árabe)	Na análise multivariada a variável transtorno depressivo permaneceu independentemente associada à desnutrição.

(*Continua*)

Quadro 2.1
Características dos estudos internacionais selecionados publicados entre 2014-2018 (*continuação*)

Autor/Ano de publicação/ Local	População estudada	Metodologia para avaliação da depressão	Metodologia para avaliação nutricional	Resultados
Cruz et al., 2014 México	96 idosos Ambulatório de geriatria 65 anos ou mais	GDS	MNA IMC (OMS)	A análise de regressão múltipla revelou que a depressão e o sexo masculino são fatores preditores independentes da desnutrição.
El Zoghbi et al., 2014 Líbano	111 idosos 65 anos ou mais Três instituições geriátricas	GDS-5	MNA	A análise multivariada mostrou que a depressão foi independentemente correlacionada ao estado nutricional de idosos.
Koo et al., 2014 Singapura	465 idosos Comunidade e instituições geriátricas que recebem a assistência pública 55 anos ou mais Idade média de 76 anos	GDS-SF	MNA DETERMINE	O risco de desnutrição foi independentemente associado ao risco de depressão em ambos os grupos.
Torres et al., 2014 França	692 idosos Zona rural e urbana 65 anos ou mais	CES-D	MNA	Ter sintomatologia depressiva parece estar associado de forma independente do risco de desnutrição/ desnutrição.
Whan et al., 2014 Nova Zelândia	3.893 idosos Pacientes de clínicas gerais 75 anos ou mais (ou 65 anos ou mais, se em Māori)	GDS-15	Australian Nutrition Screening Initiative (ANSI)	Ter sintomas depressivos foi um dos fatores associados com maior risco nutricional.

Fonte: Elaborado pelo pesquisador/autor.

Quadro 2.2 Características dos estudos nacionais selecionados publicados entre 2014-2018				
Autor/Ano de publicação/ Local	População estudada e faixa etária	Metodologia para avaliação da depressão	Metodologia para avaliação nutricional	Resultados
Fernandez Filha et al., 2018 São Paulo	217 idosos sendo 107 com DEP (49,3%) 2 ambulatórios de neuropsiquiatria 60 anos ou mais	Diagnostico psiquiátrico no ambulatório	MNA IMC (Classificação pelo SABE) PB PP	A depressão estava associada ao risco de desnutrição em 67,3% dos idosos e a desnutrição em 14%. Os participantes com depressão apresentaram 29% de IMC baixo < 23, 16,8% de IMC indicando obesidade e 13,1% sobrepeso. 30% dos idosos deprimidos apresentaram PB e PP abaixo do percentil 25.
Costa et al., 2017 São Paulo	826 idosos Estudo SABE: Saúde, Bem-estar e Envelhecimento Coortes de 2006 e 2010 65 anos ou mais	GDS-15	IMC (OPAS, 2002)	21,35% dos idosos deprimidos entre 60 e 74 anos, apresentaram obesidade e 18,52% sobrepeso. 21,71% dos idosos deprimidos com mais de 75 anos apresentaram obesidade e 42,61% sobrepeso. Os sintomas depressivos não apresentaram associações estatisticamente significativas com o estado nutricional.
Pereira MM et al., 2015 Piauí	91 idosos Cadastrados no Programa Hiperdia 60 anos ou mais	GDS-15	IMC (Lipschitz, 1994) PC	Os idosos com sobrepeso pelo IMC tinham depressão mínima ou moderada em 67,6% dos casos. Pela avaliação do PC 61,8% dos idosos com depressão mínima ou moderada tinham risco para doenças cardiovasculares. Não houve relação estatística significativa entre o perfil nutricional dos idosos e a prevalência de depressão.
Pereira MLAS et al., 2015 Bahia	359 idosos Residentes em instituições geriátricas 60 anos ou mais	GDS-15	MNA-SF	A suspeita de depressão e risco de desnutrição estiveram presentes em 41,6% dos idosos (p = 0,048).

Fonte: Elaborado pelo pesquisador e autor.

Discussão

As evidências científicas indicam a associação entre o estado nutricional e a morbidade depressiva. O baixo peso corporal, assim como o excesso de peso, é fator de risco para a depressão (Noh, 2015). O mecanismo dessa relação ainda não está elucidado, mas sabe-se que o baixo peso corporal está associado a fragilidade física e esta por sua vez tem sido intensamente relacionada com diversos distúrbios cerebrais envolvendo hormônios e neu-rotransmissores. Assim, o ganho de peso e a obesidade estão relacionados com as doenças crônicas em geral, as quais aumentam o estado inflamatório, incluindo a neuroinflamação e distúrbios neurológicos (Kempuraj, 2017).

Poucos estudos nacionais publicados que investigam o estado nutricional de idosos com transtornos psiquiátricos foram encontrados, porém as pesquisas realizadas nos últimos cinco anos tinham amostras grandes. Como exemplo, o estudo de Costa et al. (2017) utilizou dados de 826 idosos do estudo multicêntrico brasileiro SABE: Saúde, Bem-estar e Envelhe-cimento dos Coortes de 2006 e 2010, e avaliou a relação entre sobrepeso e obesidade com sintomas depressivos. Os principais resultados encontrados foram: 21,35% dos idosos depri-midos entre 60 e 74 anos, apresentaram obesidade e 18,52% sobrepeso; 21,71% dos idosos deprimidos com mais de 75 anos apresentaram obesidade e 42,61% sobrepeso. Porém, não encontrou associações estatisticamente significativas com o estado nutricional.

Pereira et al. (2015) encontram relação entre excesso de peso e depressão, com 91 idosos do estado do Piauí cadastrados no Programa Hiperdia. Observou-se uma prevalência alta de idosos com depressão mínima ou moderada (61,5%) e não foi encontrada relação significativa entre o perfil nutricional dos idosos e a prevalência de depressão. No entanto, encontrou-se proporções maiores de idosos com depressão mínima ou moderada e obesidade pelo perímetro da cintura (61,8%) e com sobrepeso pelo IMC (67,6%).

Fernandez Filha et al. (2018) avaliaram idosos com depressão atendidos em ambulatórios de neuropsiquiatria, quanto ao risco nutricional pela MNA e medidas antropométricas. Dados dos estudos apontaram: maiores prevalências de idosos com depressão e risco nutricional (67,3%) ou desnutrição (14%) pela MNA; 29% dos idosos com IMC baixo < 23; 16,8% com obesidade e 13,1% com sobrepeso, de acordo com o IMC. Cerca de 30% dos idosos com DEP apresentaram um risco de baixa massa muscular pelos percentis do perímetro da panturrilha e perímetro do braço abaixo de 25°.

Com característica diferente na população estudada, Pereira et al. (2015) avaliaram idosos residentes em instituições geriátricas na Bahia e verificaram que a suspeita de de-pressão estava associada ao risco de desnutrição em 41,6% (p = 0,048). Porém, na análise multivariada não encontrou dados estatisticamente significativos. Tais evidências apontam para a vulnerab..idade nutricional do idoso institucionalizado.

Nos estudos internacionais, os trabalhos de Madeira et al. (2018), Araújo et al. (2016) e Noronha et al. (2015) realizados em Portugal com residentes em instituições geriátricas encontraram que os idosos que apresentaram sintomas de depressão possuíam maiores chances de estarem desnutridos ou em risco de desnutrição. Onde, todos os idosos desnu-tridos e 73,1% dos sujeitos com risco de desnutrição revelaram possibilidade de depressão. Entre os participantes desnutridos e os participantes em risco de desnutrição, observou-se um aumento de mais de três vezes no risco de depressão. Por outro lado, diferenças signi-ficativas entre risco de depressão e as características antropométricas como peso, estatura, perímetro do braço, perímetro da panturrilha e IMC não foram encontradas. Dessa forma, se concluiu que o MNA foi o indicador de avaliação nutricional que melhor previu o risco de depressão nessa população.

Para os estudos realizados com populações europeias em residências institucionais geriátricas, observou-se que os participantes com estado nutricional normal apresentaram escores no GDS significativamente melhores, em comparação com aqueles com risco de desnutrição; os idosos desnutridos e com mais sintomas depressivos apresentaram maiores es cores no GDS do que aqueles com estado nutricional adequado (Van Der Schueren et al., 2016). Assim como o grupo com sintomas depressivos apresentou menores escores de MNA-SF, indicando maior presença de desnutridos e/ou risco de desnutrição. Os escores da GDS-SF foram significativamente diferentes entre grupos: bem nutridos: 1,32 (DP 1,84); desnutridos/com risco de desnutrição: 2,64 (DP 2,91), apenas 8,1% dos participantes apresentaram sintomatologia depressiva (Maseda et al., 2016).

Os idosos desnutridos apresentavam risco 12,9% maior de serem diagnosticados com sintomas depressivos (p < 0,001) (Mantzorou et al., 2018). Constatando-se que ter sintomatologia depressiva parece estar associado de forma independente com pobre estado nutricional (Kurkcu et al., 2017; Krzyminska-Seimaszko et al., 2016 e Torres et al., 2014).

O estudo de El Zoghbi et al. (2014) com idosos institucionalizados da Ásia encontrou um percentual moderado de desnutrição (12,6%). Koo et al. (2014) encontraram uma prevalência de desnutrição baixa entre os recebedores de auxílio financeiro do governo tanto em casa como em instituições geriátricas, porém, verificaram uma alta prevalência de risco de desnutrição, com a população residente em instituições geriátricas tendo uma prevalência maior. O estudo sugere que este achado interessante pode ser atribuído a disponibilidade de refeições padronizadas preparadas na casa de repouso. Em relação a depressão, ambos observaram que o risco de desnutrição foi independentemente associado ao risco de depressão.

Os trabalhos com idosos residentes em instituições geriátricas verificaram que os maiores escores de depressão foram inversamente associados a menores escores nutricionais da MNA; assim, o transtorno depressivo foi uma das variáveis associadas ao pior estado nutricional (Mitri et al., 2016; Shi et al., 2015 e Boulos et al., 2014). A comorbidade entre depressão e desnutrição foi prevalente entre 6,9% dos participantes (Ghimire et al., 2018).

Os resultados do estudo de Cho et al. (2017) sugerem que os fatores de risco modificáveis do estilo de vida, como baixo peso e sobrepeso/obesidade, estão positivamente associados à depressão tardia em idosos coreanos. Verificou-se que os homens com baixo peso apresentaram maior taxa de inatividade física e depressão do que os homens normais, com sobrepeso ou obesos. As mulheres com baixo peso apresentaram maiores taxas de inatividade física e depressão do que as mulheres normais, com sobrepeso ou obesas. Já Park et al. (2016) não encontraram associação entre o IMC e a depressão, tanto nos idosos homens como nas mulheres. Já no trabalho de Wu et al. (2016) tanto a massa muscular quanto a força muscular foram inversamente associadas aos sintomas depressivos em idosos chineses.

No continente africano, os estudos encontraram entrevistados que estavam desnutridos ou em risco de desnutrição. Eles apresentaram maior frequência de sintomas depressivos (74,2% e 60,2%, respectivamente) em comparação com aqueles com um estado nutricional normal (37,5%). Houve uma associação significativa entre a desnutrição e estado de depressão (p < 0,05) (Narainsamy et al., 2015; El-Sherbiny et al., 2016). Já o estudo de El-Desouky et al. (2017) encontrou prevalências menores de idosos desnutridos ou em risco de desnutrição apresentando sintomas depressivos (37%). Observando-se nos modelos de regressão logística, 2,803 (p < 0,001) vezes mais chances de pessoas deprimidas estarem em risco ou desnutridas do que as não deprimidas (Naidoo et al., 2015).

Dos estudos realizados na América, ambos encontraram uma relação negativa significativa da depressão com o estado nutricional (Jung et al., 2017). Sendo o estudo de Cruz et al. (2014) no México, o que encontrou maiores prevalências de risco de desnutrição (72,2%), desnutrição (11,3%) e depressão (63,9%), assim como forte associação entre eles.

No único estudo realizado na Oceania, Whan et al. (2014) verificaram na população da Nova Zelândia que em torno de dois terços dos participantes foram identificados com maior risco nutricional e possuíam sintomas depressivos.

Em resumo, os estudos nacionais são poucos e apresentam uma maior variação na prevalência, o que pode ser explicado pelo uso de diferentes critérios e instrumentos de avaliação, tamanho e diferenças nas populações estudadas. Já os estudos internacionais, por sua vez, utilizaram amostra populacionais maiores encontrando prevalências mais parecidas.

Conclusão

Nos estudos recentes observou-se forte associação entre a depressão e a desnutrição, porém são escassos os trabalhos que os relacionam com sobrepeso e/ou obesidade. As evidências apontam para a depressão como mais um fator de vulnerabilidade nutricional do idoso, residentes em instituições geriátricas ou residências próprias, enfatizando a importância do cuidado nutricional voltado a essa população, uma vez que a desnutrição nesse grupo está associada ao aumento da morbidade e dependência.

Lista de siglas, abreviaturas e símbolos

ANSI   Australian Nutrition Screening Initiative
CES-D   Center for Epidemiologic Studies Depression Scale
PB   Perímetro do braço
PC   Perímetro da cintura
PP   Perímetro da panturrilha
DNTs   Doenças Crônicas Não Transmissíveis
DEP   Depressão
GDS   Geriatric Depression Scale
IMC   Índice de Massa Corporal
MNA   Mini Nutritional Assessment
MNA-SF Mini Nutritional Assessment Short-Form
OMS   Organização Mundial da Saúde
SNAQ65+ The Short Nutritional Assessment Questionnaire 65+
SMI   Skeletal Muscle Index

Referências bibliográficas

Araújo DA, Noronha MB, Cunha NA, Abrunhosa SF, Rocha AN, Amaral TF. Low serum levels of vitamin B12 in older adults with normal nutritional status by mininutritional assessment. European Journal of Clinical Nutrition. 2016; 70(7), 859-62.

Blazer DG. Depression in late life: review and commentary. J Gerontol A Biol Sci Med Sci. 2003; 58(3):249-65.

Boulos C, Salameh P, Barberger-Gateau P. Factors associated with poor nutritional status among community dwelling Lebanese elderly subjects living in rural areas: Results of the AMEL study. The Journal of Nutrition, Health & Aging. 2014; 18(5), 487-94.

Brasil. Ministério da Saúde. Portaria GM n. 2.528, de 19 de outubro de 2006. Aprova a Política Nacional de Saúde da Pessoa Idosa – PNSPI. Diário Oficial da União, Poder Executivo, Brasília, DF, 20 out. 2006.

Brasil. Ministério do Planejamento, Orçamento e Gestão. Instituto Brasileiro de Geografia e Estatística – IBGE. Pesquisa Nacional por Amostra de Domicílios – PNAD. Brasília, 2010.

CHO J, Jin Y, Kang H. Weight status, physical activity, and depression in korean older adults. Journal of Epidemiology. 2018; 28(6), 292-9.

COSTA MJM. Sintomas depressivos, atividade física e obesidade de idosos residentes no município de São Paulo – Estudo SABE: Saúde, Bem-estar e Envelhecimento. 2017. 72f. Tese (Doutorado em Saúde Pública) – Faculdade de Saúde Pública, Universidade de São Paulo, 2017.

Cruz EP, Sanchez DCL, Esteves MM. Asociación entre desnutrición y depresión en el adulto mayor. Nutr. Hosp., Madrid, v. 29, n. 4, p. 901-906, abr. 2014.

De van der Schueren MAE, Lonterman-Monasch S, van der Flier WM, Kramer MH, Maier AB, Muller M. Malnutrition and risk of structural brain changes seen on magnetic resonance imaging in older adults. Journal of the American Geriatrics Society. 2016; 64(12), 2457-63.

El-Desouky R, Abed H. Screening of malnutrition and its correlates among a sample of rural elderly in Qalyobeya Governorate, Egypt. Journal of Egyptian Public Health Association. Article 3, Volume 92, Issue 3, September 2017, p. 156-66.

El-Sherbiny NA, Younis A, Masoud M. A comprehensive assessment of the physical, nutritional, and psychological health status of the elderly populace in the Fayoum Governorate (Egypt). Archives of Gerontology and Geriatrics. 2016; 66, 119-26.

El-Zoghbi M, Boulos C, Awada S, Rachidi S, Al-Hajje A, Bawab W, Saleh N, Salameh P. Prevalence of malnutrition and its correlates in older adults living in long stay institutions situated in Beirut, Lebanon. J Res Health Sci. 2014 Winter; 14(1):11-7.

Fernandez-Filha AH, Silva GWM, Cipolli G, Ribeiro SML. Nutritional risk in outpatients of a geriatric neuropsychiatry clinic. Nutrire. 2018; 43(1).

Fiske A, Wetherell JL, Gatz M. Depression in older adults. Annual Review of Clinical Psychology. 2009; 5, 363-89.

Galvão TF, Pansani TSA, Harrad D. Principais itens para relatar revisões sistemáticas e metanálises: a recomendação PRISMA. Epidemiol. Serv. Saúde, Brasília, v. 24, n. 2, p. 335-342, June, 2015.

GBD 2017, Global, regional, and national incidence, prevalence, and years lived with disability for 354 diseases and injuries for 195 countries and territories, 1990-2017: a systematic analysis for the Global Burden of Disease Study 2017 Disease and Injury Incidence and Prevalence Collaborators. The Lancet, Volume 392, issue 10159, P1683, November 10, 2018.

Ghimere S, Baral BK, Pokhrel BR, Pokhrel A, Acharya A, Amatya D, Amatya P, Mishra SR. Depression, malnutrition, and health related quality of life among Nepali older patients. BMC Geriatr. 2018 Aug 24; 18(1):191.

Grossniklaus DA, Grossniklaus SB et al. Dietary energy density: a mediator of depressive symptoms and abdominal obesity or independent predictor of abdominal obesity? European Journal of Cardiovascular Nursing, v. 11, n. 4, pp. 423-31, 2012.

Hellwig N, Munhoz TN, Tomasi E. Sintomas depressivos em idosos: estudo transversal de base populacional. Ciênc. Saúde Coletiva, Rio de Janeiro, v. 21, n. 11, p. 3575-84, Nov. 2016.

Jung SE, Bishop AJ, Kim M, Hermann J, Kim G, Lawrence J. Nutritional status of rural older adults is linked to physical and emotional health. Journal of the Academy of Nutrition and Dietetics. 2017; 117(6), 851-8.

Kempuraj D et al. Brain and peripheral atypical inflammatory mediators potentiate neuroinflammation and neurodegeneration. Front Cell Neurosci. 2017; 11:216.

Koo YX, Kang ML, Auyong A, Liau GZ, Hoe J, Long M, Koh G. Malnutrition in older adults on financial assistance in an urban Asian country: a mixed methods study. Public Health Nutrition. 2014; 17(12), 2834-43.

Krzyminska-Siemaszko R. Health status correlates of malnutrition in the polish elderly population – Results of the Polsenior Study. Eur Rev Med Pharmacol Sci. 2016 Nov; 20(21):4565-73.

Kurkcu M, Meijer RI, Lonterman S, Muller M. The association between nutritional status and frailty characteristics among geriatric outpatients. Clinical Nutrition ESPEN. 2018; 23, 112-6.

Landi F, Lattanzio F, Dell'Aquila G, Eusebi P, Gasperini B, Liperoti R, Belluigi A, Bernabei R, Cherubini A. Prevalence and potentially reversible factors associated with anorexia among older nursing home residents: results from the ULISSE project. Journal of the American Medical Directors Association, Volume 14, Issue 2, 119-24, 2013.

Madeira T, Peixoto-Plácido C, Sousa-Santos N, Santos O, Alarcão V, Goulão B, Gorjão Clara J. Malnutrition among older adults living in Portuguese nursing homes: the PEN-3S study. Public Health Nutrition. 2018; 1-12.

Mantzorou M, Vadikolias K, Pavlidou E, Serdari A, Vasios G, Tryfonos C, Giaginis C. Nutritional status is associated with the degree of cognitive impairment and depressive symptoms in a Greek elderly population. Nutritional Neuroscience. 2018; 1-9.

Maseda A, Gómez-Caamaño S, Lorenzo-López L, López-López R, Diego-Diez C, Sanluís-Martínez V, Millán-Calenti JC. Health determinants of nutritional status in community-dwelling older population: the Verisaúde study. Public Health Nutrition. 2016; 19(12),2220-8.

Michelson D, Amsterdam JD, Quitkin FM, Reimherr FW, Rosenbaum JF, Zajecka J et al. Changes in weight during a 1- year trial of fluoxetine. Am J Psychiatry. 1999; 156(8):1170-6.

Mitri R, Boulos C, Adib SM. Determinants of the nutritional status of older adults in urban Lebanon. Geriatrics & Gerontology International. 2016; 17(3),424-32.

Naidoo I, Charlton KE, Esterhuizen T, Cassim B. High risk of malnutrition associated with depressive symptoms in older South Africans living in KwaZulu-Natal, South Africa: a cross-sectional survey. Journal of Health, Population and Nutrition. 2015; 33(1).

Narainsamy J, Chipps J, Cassim B. Depressive symptoms in community-dwelling persons aged ≥ 60 years in Inanda, Ntuzuma and KwaMashu in eThekwini, KwaZulu-Natal. South African Journal of Psychiatry. 2015; 21(1),13.

Noh JW, Kwon YD, Park J, Kim J. Body mass index and depressive symptoms in middle aged and older adults. BMC Public Health. 2015; 31(15):310.

Noronha MB et al. Undernutrition, serum vitamin B12, folic acid and depressive symptoms in older adults. Nutr. Hosp., Madrid, v. 32, n. 1, p. 354-61, jul. 2015.

Park Y-H, Choi-Kwon S, Park K-A, Suh M, Jung Y. Nutrient deficiencies and depression in older adults according to sex: A cross sectional study. Nursing & Health Sciences. 2016; 19(1), 88-94.

Peixoto HGE et al. Antidepressivos e alterações no peso corporal. Rev. Nutr., Campinas, v. 21, n. 3, p. 341-8, June 2008.

Pereira MLAS et al. Nutritional status of institutionalized elderly Brazilians: a study with the Mini Nutritional Assessment. Nutr. Hosp., Madrid, v. 31, n. 3, p. 1198-204, 2015.

Pereira MM, Rufino MH, Nascimento LC, Macedo RC, Oliveira RK, Freire JA. Depressão e estado nutricional de idosos participantes do Programa Hiperdia, Rev Rene. 16(5):731-7. Set-Out, 2015.

Shi R, Duan J, Deng Y, Tu Q, Cao Y, Zhang M, Lü Y. Nutritional status of an elderly population in Southwest China: A cross-sectional study based on comprehensive geriatric assessment. The Journal of Nutrition, Health & Aging. 2015; 19(1), 26-32.

Torres MJ, Dorigny B, Kuhn M, Berr C, Barberger-Gateau P, Letenneur L. Nutritional status in community-dwelling elderly in France in urban and rural areas. PLoS ONE. 2014; 9(8), e105137.

Van der Pols-Vijlbrief R, Wijnhoven HA, Molenaar H, Visser M. Factors associated with (risk of) undernutrition in community dwelling older adults receiving home care: a cross-sectional study in the Netherlands. Public Health Nutr. 2016 Aug; 19(12):2278-89.

Wham CA, McLean C, Teh R, Moyes S, Peri K, Kerse N. The bright trial: what are the factors associated with nutrition risk? The Journal of Nutrition, Health & Aging, 2014.

Wu H, Yu B, Meng G, Liu F, Guo Q, Wang J, Niu K. Both muscle mass and muscle strength are inversely associated with depressive symptoms in an elderly Chinese population. International Journal of Geriatric Psychiatry. 2016; 32(7),769-786.

3

Avaliação Antropométrica em Idosos

Dayana Rodrigues Farias • Aline Alves Ferreira

Introdução

Segundo a Organização Mundial da Saúde (WHO, 1999) idosos são indivíduos com idade cronológica maior ou igual a 60 anos em países em desenvolvimento e 65 anos em países desenvolvidos. No Brasil, a classificação também é baseada na idade cronológica, e considera-se idoso o indivíduo com idade maior ou igual a 60 anos (Brasil, 2003). Apesar de as definições basearem-se na idade cronológica é importante destacar que o tempo *per se* só não é um bom marcador para as mudanças que acompanham o envelhecimento. Fatores como estado de saúde, capacidade funcional e independência do indivíduo devem ser considerados.

Ao longo das últimas décadas houve aumento expressivo da população idosa no Brasil e no mundo. Em 2015, 7,9% do total da população brasileira tinha 65 anos ou mais e em 2040, estima-se que esse percentual chegue a 23,8%, com uma proporção de 153 idosos para cada 100 jovens menores de 15 anos (IBGE, 2015). Em 2015, a expectativa de vida já tinha ultrapassado os 75 anos (71,9 anos para homens e 79,1 anos para mulheres) (IBGE, 2015). Em países desenvolvidos, como Suíça, Espanha, Itália, dentre outros, a expectativa de vida da população ultrapassa os 82 anos, em contrapartida, em países da África Subsaariana, como Malaui e Moçambique, é inferior a 60 anos (WHO, 2016). Mesmo no Brasil, observamos diferenças importantes entre Estados e Regiões, dados de 2015 mostram média de expectativa de vida de 78,7 anos em Santa Catarina *versus* 70,4 anos no Maranhão (IBGE, 2015).

Envelhecer é um processo fisiológico e contínuo, no qual são observadas alterações anatômicas, metabólicas e funcionais. Essas modificações são influenciadas pela interação de inúmeros fatores, como carga genética, questões ambientais e de estilo de vida (Labat-Robert; Robert, 2015). Além disso, o processo de envelhecimento inclui outras características do meio em que o indivíduo está inserido que tendem a influenciar a condição de alimentação e nutrição, como o isolamento social, diminuição da renda, doenças, incapacidades, além das alterações fisiológicas e biológicas. Isso tende a ser relacionados com a perda progressiva da capacidade de adaptação ao meio e aumento da vulnerabilidade do indivíduo idoso (Ahmed; Haboubi, 2010).

Durante o processo de envelhecimento, são observadas importantes modificações da composição corporal, incluindo diminuição da densidade óssea, aumento de massa corporal gorda, especialmente na região abdominal e perda de força e de tecido muscular. Estima-se que até os 60 anos de idade exista tendência ao aumento de massa corporal nos indivíduos, quando então, começa-se a perder peso de forma involuntária (média de 0,5% do peso corporal por ano) (Wallace et al., 1995). Em idosos, a perda de massa corporal involuntária e em curto espaço de tempo é clinicamente importante e apresenta alta correlação com o aumento da mortalidade, sendo mais importante para este indicador do que o excesso de peso (Ahmed; Haboubi, 2010). No Brasil, são observadas maiores prevalências de baixo peso em indivíduos com mais de 70 anos que vivem em áreas rurais e nas Regiões Nordeste e Centro-Oeste (Pereira; Spyrides; Andrade, 2016).

Dessa forma, a avaliação do estado nutricional, bem como o monitoramento das condições de alimentação e nutrição em idosos, são medidas fundamentais para a saúde do indivíduo. Uma das maneiras de se avaliar a saúde e o estado nutricional de idosos é a antropometria. A avaliação antropométrica em idosos permite avaliar alterações comuns nos compartimentos corporais decorrentes do processo fisiológico de envelhecimento, aquelas associadas ao aparecimento de doenças crônicas não transmissível (DCNT) e a redução da capacidade funcional do indivíduo. É possível identificar mudanças estruturais e de composição corporal como a diminuição da estatura e massa livre de gordura, e a redistribuição de gordura corporal, onde há o aumento do tecido adiposo central e diminuição do tecido adiposo periférico (Baumgartner, 2000). Desse modo, a antropometria pode ser uma importante ferramenta para a identificação precoce de alterações do estado nutricional possibilitando a realização de estratégias de prevenção e controle de agravos à saúde em idosos.

Neste capítulo, descreveremos as principais medidas antropométricas utilizadas para avaliação do estado nutricional de idosos, destacando as vantagens e as limitações das principais medidas, índices e indicadores.

Aspectos que influenciam a avaliação antropométrica de idosos

A antropometria nutricional é um método relativamente fácil, rápido, com boa precisão e de baixo custo, quando comparado a outros métodos de avaliação nutricional. É um método amplamente utilizado para avaliação do estado nutricional nos diferentes ciclos da vida e muito útil na prática clínica e epidemiológica (Barros, 2010). Contudo, em indivíduos idosos, diversos fatores podem comprometer a obtenção de medidas acuradas e a realização de diagnóstico preciso.

Em adultos, nos quais temos um organismo maduro e sem processo de crescimento, a antropometria tem como principal objetivo avaliar o percentual de massa gorda e magra. Contudo, sua aplicação em idosos requer cuidados, pois trata-se de um grupo com importantes alterações fisiológicas e físicas inerentes à idade, a Tabela 3.1 apresenta as principais alterações da composição corporal e agravos relacionado com o envelhecimento. É comum encontrarmos problemas como: redução da estatura, modificações posturais ou dificuldades de mobilidade; presença de edema ou desidratação e alteração na composição corporal

Tabela 3.1	
Alterações de composição corporal e agravos relacionados ao envelhecimento	
Alterações	**Agravos**
• Redução de massa muscular	• Sarcopenia e redução da capacidade funcional
• Redução da água corporal	• Desidratação
• Redução da massa mineral óssea	• Osteoporose
• Aumento e redistribuição de gordura corporal	• Obsedidade, diabetes, dislipidemias, doenças cardiovasculares

Fonte: adaptada de Tavares et al. (2015).

(redução de tecido muscular e de densidade óssea, aumento e redistribuição da gordura corporal), junto com a diminuição da elasticidade e compressibilidade da pele. Estes são fatores que podem interferir na aferição de medidas antropométricas (Sampaio, 2004).

A seguir, serão apresentados alguns cuidados que devem ser considerados ao aferir medidas corporais e calcular índices e indicadores antropométricos em idosos.

Estatura

A estatura reduz gradativamente ao longo dos anos. Esse processo inicia-se por volta dos 40–50 anos e torna-se mais acentuado com o avançar da idade. Não existe consenso em relação ao valor de redução da estatura com o passar dos anos, contudo, estudos estimam redução de 0,1 cm por ano e uma redução total durante o período de envelhecimento que varia de 2 a 4 cm, sendo mais importante em mulheres do que homens (Fernihough; Mcgovern, 2015; Peter et al., 2014). Algumas das razões para este declínio são: achatamento das vértebras, redução dos discos intervertebrais, cifose dorsal, escoliose, arqueamento dos membros inferiores e/ou achatamento do arco plantar. Além disso, existem situações em que a realização da medida da estatura não é possível, como em idosos acamados ou amputados (Tavares et al., 2015) (Figura 3.1).

Quando não for possível obter a informação da estatura de fonte segura ou em problemas posturais acentuados que dificultem ou impeçam a realização da medida, é possível estimar a estatura por meio da avaliação de segmentos corporais como envergadura do braço e a altura do joelho (Sampaio, 2004). A avaliação da meia envergadura do braço consiste na medida da distância entre o meio da fúrcula esternal até a ponta do dedo médio, que deve ser realizada com o indivíduo com o braço levantado em posição horizontal para o lado. Por essa razão, esta medida pode ser de difícil obtenção quando existir rigidez nas articulações, alteração observada com frequência em idosos (Kac; Sichieri; Gigante, 2007). Por outro lado, a altura do joelho tem apresentado pequena variação com a idade e boa correlação com a estatura (Melo et al., 2014).

Na Tabela 3.2, são apresentadas as principais equações utilizadas para estimar a estatura em idosos. As equações de Chumlea; Roche; Steinbaugh (1985) são as mais utilizadas na literatura. Apesar da ampla utilização, deve-se sempre considerar o possível viés de trabalhar com equações que foram estabelecidas utilizando como base outras populações. As estimativas de estatura obtidas a partir da fórmula proposta por Bassey (1986) apresentaram resultados semelhantes aqueles obtidos por meio da medida direta da estatura, e concordância superior à da estimativa da estatura pela fórmula da OMS (WHO, 1999) para uma amostra de indivíduos idosos de Bambuí, MG, Brasil (Siqueira et al., 2012).

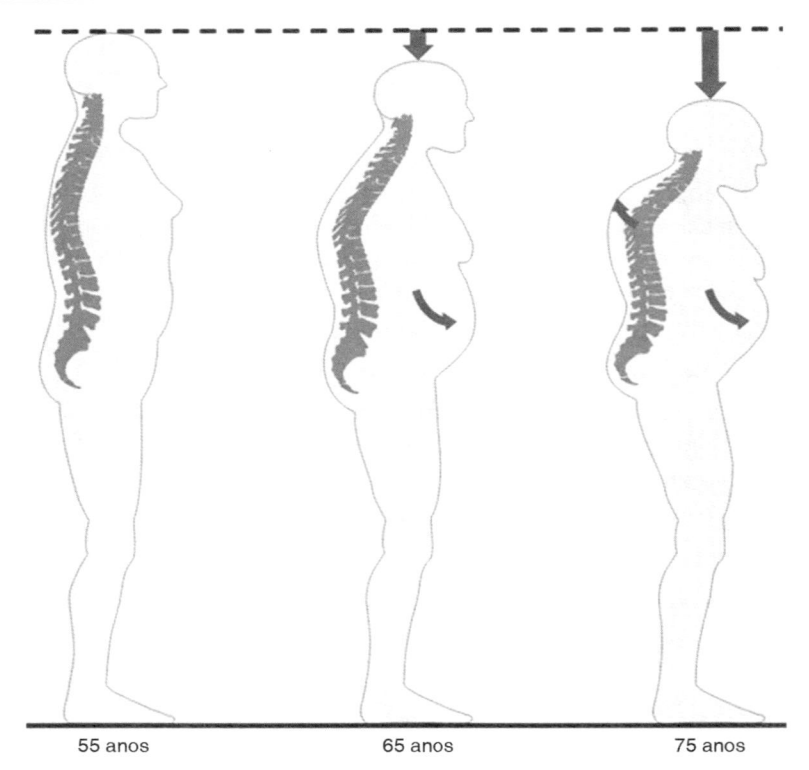

| 55 anos | 65 anos | 75 anos |

FIGURA 3.1 Redução progressiva da estatura ao longo das décadas, devido a fraturas vertebrais.
Fonte: Krisztián (2011).

Tabela 3.2 Equações para estimativa da estatura a partir da medida da altura do joelho e meia envergadura do braço para indivíduos idosos			
Autores (ano)	**Sexo**	**População de referência**	**Equações – Estatura (cm)**
Chumlea et al. (1985)	Masculino	Americana	$64,19 + (2,03 \times AJ) - (0,04 \times idade)$
	Feminino	Americana	$84,88 + (1,83 \times AJ) - (-0,24 \times idade)$
Chumlea (1998)	Masculino	Não hispânico branco	$78,31 + (1,94 \times AJ) - (0,14 \times idade)$
		Não hispânico preto	$79,69 + (1,85 \times AJ) - (0,14 \times idade)$
		México-americano	$82,77 + (1,83 \times AJ) - (0,16 \times idade)$
	Feminino	Não hispânica branca	$82,21 + (1,85 \times AJ) - (0,21 \times idade)$
		Não hispânica preta	$89,58 + (1,61 \times AJ) - (0,17 \times idade)$
		México-americana	$84,25 + (1,82 \times AJ) - (0,26 \times idade)$
Bassey (1986)	Masculino	Europeia	$(1,40 \times meia\ envergadura) + 57,8$
	Feminino	Europeia	$(1,35 \times meia\ envergadura) + 60,1$
WHO (1999)	N.E.	$(0,73 \times [2\times meia\ envergadura\ do\ braço]) + 0,43$	

Nota: AJ = Altura do joelho (cm); idade (anos); meia envergadura (cm)
Abreviações: N.E. = Não especificado
Fonte: Elaboração própria.

Massa corporal

A variação da massa corporal de indivíduos idosos pode ser considerada um indicador do estado nutricional (Brasil, 2011). De forma geral, os indivíduos tendem a apresentar aumento de massa corporal até as idades aproximadas de 65 anos para homens e 75 anos para mulheres, quando então pode ser observada redução progressiva do peso corporal. As causas da diminuição da massa corporal podem estar relacionadas à perda de água corporal e tecido muscular (WHO, 1995).

Em indivíduos saudáveis, estima-se que a partir dos 50 anos inicia-se o processo de perda da massa muscular; perda que pode chegar entre 1 e 2% por ano e é mais acentuada em pessoas mais velhas (Hughes et al., 2002). A perda de massa muscular influencia diretamente na perda de massa corporal e é considerada um dos principais determinantes da perda de força no envelhecimento. A fraqueza muscular é consistentemente relatada como um fator de risco independente para morbimortalidade em adultos mais velhos (Goodpaster et al., 2006).

A sarcopenia consiste na perda de massa muscular associada à idade e é acentuada por estilo de vida sedentário, alimentação não saudável e doenças crônicas. Ela é um importante fator na diminuição da força observada com o envelhecimento (Goodpaster et al., 2006). A sarcopenia tem sido relatada como um quadro comum em idosos com perda de massa corporal e fraqueza muscular (Bales; Ritchie, 2002; Goodpaster et al., 2006; Pícoli; Figueiredo; Patrizzi, 2011). Contudo, a perda de massa corporal, a fragilidade muscular e o declínio da capacidade funcional podem ocorrer sem que haja necessariamente sarcopenia em idosos; mas, geralmente essas alterações aparecem de forma combinada, especialmente quando o declínio funcional se desenvolve de forma mais insidiosa (Bales; Ritchie, 2002).

A perda de massa corporal, especialmente se involuntária, não é considerada normal do processo de envelhecimento e geralmente é indicativa de doença subjacente (Bales; Ritchie, 2002). A perda ou ganho de peso involuntário em curto espaço de tempo é indicativo de alteração do estado nutricional e deve ser considerada como um sinal de alerta. O aumento do peso está relacionado com o aumento do risco para o aparecimento de doenças crônicas e complicação do quadro das doenças já existentes. A redução, por outro lado, compromete a resposta imunológica do indivíduo e sua capacidade funcional, e está associada ao aumento da mortalidade (Oreopoulos et al., 2009). O Ministério da Saúde (Brasil, 2016) destaca que perda de peso não intencional de 4,5 kg ou de 5,0% do peso corporal no último ano indica a necessidade de medidas para estabilizar e/ou recuperar o peso corporal, por meio da promoção de uma alimentação saudável e da prática de exercícios físicos. Para o cálculo do percentual de perda de peso utiliza-se a fórmula apresentada a seguir.

$$\text{Perda de peso (\%)} = \frac{(\text{Peso habitual} - \text{Peso atual})}{\text{Peso habitual}} \times 100$$

Peso habitual = Peso do indivíduo quando se encontra hígido, exercendo suas atividades normais.
Peso atual = Peso obtido no momento da avaliação

Fonte: Blackburn et al. (1977)

A Tabela 3.3 apresenta percentuais de perda de peso indicativos de comprometimento nutricional.

Em situações nas quais o indivíduo apresenta dificuldade de ficar em pé, ou a balança não estiver disponível o peso corporal pode ser estimado por meio da aferição de outras medidas antropométricas, como perímetros, dobras cutâneas e altura do joelho e aplicação de equações de predição (Tavares et al., 2015).

Ressalta-se que as equações apresentam elevada margem de erro e necessitam de avaliação de várias medidas corporais [perímetro da panturrilha (PP) e do braço (PB), altura do joelho (AJ) e dobra cutânea subescapular (DCSE)]. Assim, levando-se em consideração essas limitações e a ausência de equações baseadas na população brasileira, elas devem ser interpretadas com cautela. Atualmente, a equação mais utilizada para estimativa do peso corporal em idosos é a proposta por Chumlea et al. (1998). Existem outras equações disponíveis na literatura como a proposta por Rabito et al. (2006) que inclui apenas medidas de perímetros e foi construída tendo como base a população adulta brasileira hospitalizada (Tabela 3.4).

Tabela 3.3
Classificação da gravidade da perda de peso em diferentes períodos de tempo

Tempo	Perda significativa (%)	Perda grave (%)
1 semana	1 a 2	> 2
1 mês	5	> 5
3 meses	7,5	> 7,5
6 meses	10	> 10

Fonte: Blackburn et al. (1977).

Tabela 3.4
Equações para estimativa do peso a partir de medidas corporais

Equações – Peso (kg)	
Chumlea (1989)	
Homens	$(0,98 \times PP) + (1,16 \times AJ) + (1,73 \times PB) + (0,37 \times DCSE) - 81,69$
Mulheres	$(1,27 \times PP) + (0,87 \times AJ) + (0,98 \times PB) + (0,4 \times DCSE) - 62,35$
Rabito et al. (2006)	$0,4808 (PB) + 0,5646 (PAbdominal) + 1,3160 (PP) - 42,2450$

Nota: PP = perímetro da panturrilha; AJ = altura do joelho; PB = perímetro do braço; PAbdominal = Perímetro abdominal; DCSE = dobra cutânea subescapular.

Índice de massa corporal

O índice antropométrico calculado a partir da divisão do peso corporal pelo quadrado da estatura, denominado Índice de Massa Corporal (IMC), é considerado um bom preditor da gordura corporal total e do risco nutricional, especialmente em nível populacional (Ortega et al., 2016).

$$IMC\ (kg/m^2) = \frac{Peso\ corporal\ (kg)}{Estatura^2\ (cm)}$$

IMC = Índice de massa corporal

Na avaliação de idosos, este índice apresenta algumas limitações. A primeira delas relaciona-se com a redução da estatura observada com o passar dos anos. Com isso, haveria uma tendência de superestimação do IMC. Alguns autores predizem mudanças no IMC associadas à diminuição da estatura com aumento de até 1,5 kg/m^2 para homens e 2,5 kg/m^2 para mulheres (Sorkin; Muller; Andres, 1999).

Não obstante, como mencionado anteriormente, durante esse ciclo da vida há aumento da massa gorda e redução do tecido muscular. Essas alterações da composição corporal podem ocorrer sem que haja necessariamente modificação significativa do peso corporal, não sendo, portanto, identificadas pela classificação do IMC (Gallagher et al., 2000). A Figura 3.2 apresenta o aumento no percentual de gordura corporal observado com o avançar da idade, em ambos os sexos. Esse aumento ocorre em todos os estratos de classificação do IMC.

O acréscimo de gordura corporal com o passar dos anos tende a ser maior nas regiões visceral, subcutânea, intramuscular e intra-hepática, muito relacionadas com o aumento do risco de doenças crônicas as quais o IMC não consegue discriminar (Beaufrere; Morio, 2000; Horani; Mooradian, 2002).

Apesar das limitações, o IMC ainda é um bom preditor para a saúde e tem sido amplamente utilizado para avaliar e monitorar o estado nutricional de idosos. No Brasil, o Ministério da Saúde (Brasil, 2011) recomenda a utilização dos pontos de corte propostos pela Nutrition Screening Initiative (NSI) (Lipschitz, 1994). Há estudos que enfatizam que os pontos de corte propostos pela NSI são os que apresentam melhor sensibilidade e especificidade para idosos no Brasil (Vasconcelos et al., 2010).

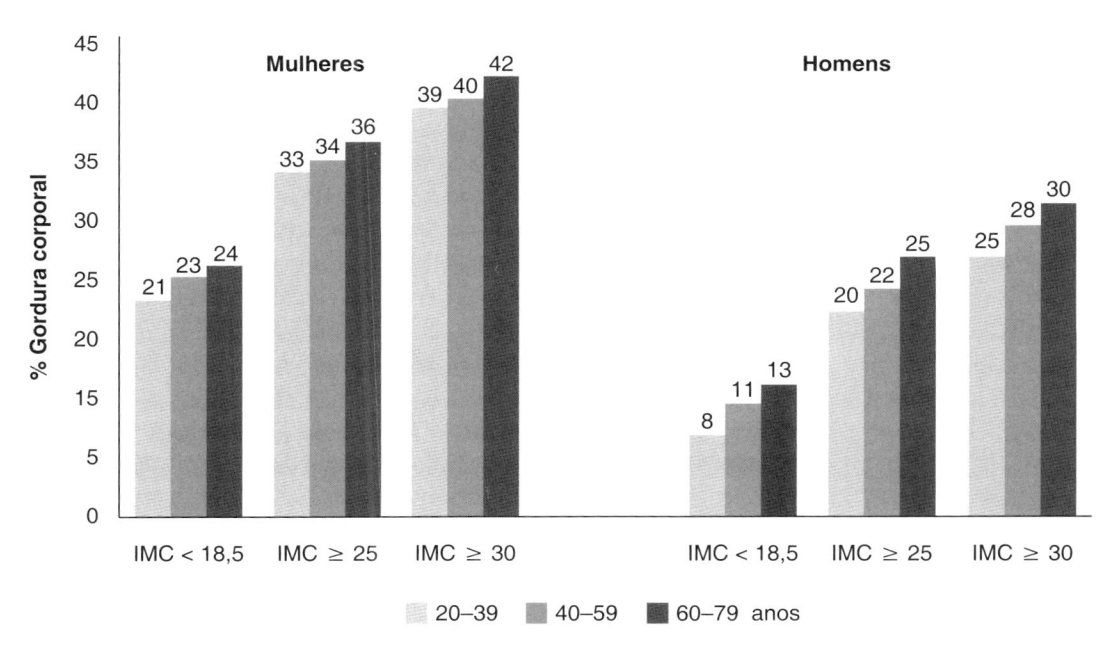

FIGURA 3.2 Percentual de gordura corporal de acordo com idade e IMC, em indivíduos brancos americanos.
Fonte: adaptada de Gallagher et al. (2000).

O Ministério da Saúde recomenda o uso do IMC como critério prioritário a ser utilizado no diagnóstico e monitoramento do estado nutricional de idosos. Na Caderneta de Saúde do Idoso, há uma seção de dados antropométricos, onde o IMC é um dos índices recomendados para serem utilizados nesse segmento populacional (Brasil, 2016).

Não há consenso sobre a melhor referência para classificação do IMC em idosos. Estudos têm indicado diferentes pontos de corte para o IMC, a Tabela 3.5 apresenta os principais pontos de corte descritos na literatura.

Além das controvérsias apresentadas, há autores que alegam que o IMC elevado não prediz mortalidade por doenças crônicas cardiovasculares em idosos, como mostrou o Estudo Longitudinal de Envelhecimento (Longitudinal Study of Aging – LSOA) (Grabowski; Ellis, 2001). O excesso de peso é amplamente descrito como um importante fator de risco para doenças cardiovasculares, diabetes melito, dislipidemias e hipertensão arterial sistêmica, além de estar diretamente relacionado com a mortalidade por todas as causas (Stevens et al., 1998). No entanto, estudos recentes em idosos têm descrito o "paradoxo da obesidade", no qual, observa-se que a obesidade está associada a um menor risco de mortalidade nesse grupo etário (Cetin; Nasr, 2014).

Há também uma discussão sobre a necessidade de existirem pontos de cortes diferenciados por grupos de idade, dentro da faixa etária considerada idosa (Rolland-Cachera et al., 1991), e sexos (Calle et al., 1999). Se analisado à luz das modificações corporais que ocorrem durante o processo de envelhecimento, essa reflexão deveria ser mais aprofundada.

Vale destacar que se faz necessário complementar a avaliação do IMC com outras medidas antropométricas e informações obtidas por outros métodos.

Perímetros corporais

Os perímetros corporais são medidas de execução simples, demandam menos tempo e possuem menor custo, que permitem quantificar o volume de determinado segmento corporal, sendo muito úteis em serviços de saúde. Alguns perímetros ainda apresentam forte correlação com DCV, contribuindo para uma avaliação mais completa do estado nutricional de indivíduos idosos (Norton, 2005). Os principais perímetros utilizados para avaliação nutricional de idosos são os perímetros da panturrilha, do braço e da cintura.

O perímetro da panturrilha (PP) é uma medida sensível às variações de tecido muscular em idosos. É uma das primeiras medidas a apresentar alteração quando há comprometimento

Tabela 3.5
Diferentes pontos de corte de Índice de Massa Corporal (IMC) para idosos

	Pontos de corte de IMC (kg/m²)			
	Baixo peso	Adequação	Excesso de peso ou sobrepeso	Obesidade
Lipschitz (1994)	< 22	22 – 27	> 27	
WHO (1998)	< 18,5	≥ 18,5 e < 25	≥ 25 e < 30	≥ 30
OPAS (2011)	≤ 23	> 23 e < 28	≥ 28 e < 30	≥ 30
Harris; Haboubi (2005)	< 24	≥ 24 e < 27	≥ 27	
CDC (1991)			> 27,3 (mulheres) > 27,8 (homens)	

Fonte: adaptada de Tavares et al. (2015).

da massa magra (Kac et al., 2007; Norton, 2005). Valores de PP inferiores a 31 cm são indicativos de comprometimento muscular e redução da mobilidade (WHO, 1995), mas não há um consenso internacional sobre o melhor ponto de corte a ser utilizado.

O perímetro da panturrilha é uma das medidas antropométricas consideradas de triagem pelo Ministério da Saúde, para a avaliação da massa muscular em idosos. Também está presente na Caderneta de Saúde do Idoso e pode ser avaliada e monitorada por meio da Figura 3.3, e por meio de pontos de cortes que se dividem em "Acompanhamento de rotina", "Atenção" e "Ação" (Brasil, 2016).

O perímetro do braço relaciona-se a composição corporal total e é menos sensível às modificações na musculatura do indivíduo. No entanto, quando associado à medida da dobra cutânea tricipital (DCT) permite estimar a reserva muscular a partir do perímetro muscular do braço (PMB). O PMB pode ser calculado utilizando-se a fórmula apresentada a seguir:

$$PMB = PB - (0,34 \times DCT)$$

PMB = Perímetro muscular do braço, em cm.
PB = Perímetro do braço
DCT = Dobra cutânea tricipital
Fonte: Gibson, 2005.

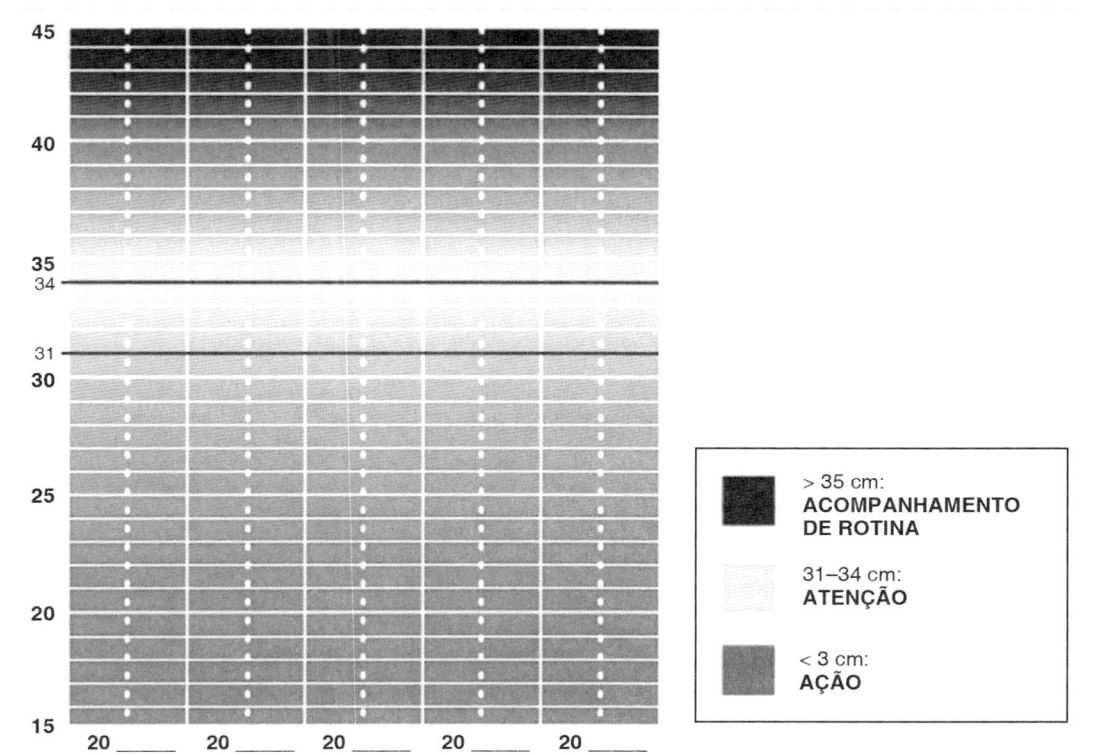

PERÍMETRO DA PANTURRILHA (em cm)

> 35 cm:
ACOMPANHAMENTO DE ROTINA

31–34 cm:
ATENÇÃO

< 3 cm:
AÇÃO

FIGURA 3.3 Gráfico de acompanhamento do perímetro da panturrilha em idosos, na Caderneta de Saúde do Idoso, do Ministério da Saúde.
Fonte: Brasil, 2016, p. 32.

A Tabela 3.6 apresenta os valores de referência para PB e PMB construídos para a população americana com base nos dados do *Third National Health and Nutritional Examination Survey* (NHANES III).

O perímetro do braço, conforme sinalizado em parágrafos anteriores, não deve ser utilizado sozinho para a avaliação da massa muscular em idosos. Mas pode ser útil em avaliações de triagem ou monitoramento da desnutrição e perda de peso. Para esses fins, Frisancho (1988) recomenda o ponto de corte de 22 cm. Porém, esse ponto deve ser utilizado com cautela e em casos específicos.

Já o perímetro da cintura, avaliado no ponto médio entre as costelas inferiores e a crista ilíaca, apresenta boa correlação com a gordura visceral (Barros, 2010; Camhi et al., 2011). Essa medida, apesar de não apresentar pontos de corte específicos para idosos, pode ser considerada apropriada para estimar excesso de gordura corporal e risco cardiovascular. Atualmente, os pontos de corte para essas medidas são os mesmos utilizados para

Tabela 3.6
Valores de referência para idosos de perímetro do braço e perímetro muscular do braço, construídos para população americana NHANES III

Homens	Percentis						
	10	15	25	50	75	85	90
Perímetro do braço (cm)							
50-59 anos	29,2	30,0	31,1	33,7	35,6	37,2	37,9
60-69 anos	28,4	29,2	30,6	32,7	35,2	36,2	37,0
70-79 anos	27,5	28,2	29,3	31,3	33,4	35,1	36,1
> 80 anos	25,5	26,2	27,3	29,5	31,5	32,6	33,3
Perímetro muscular do braço (cm)							
50-59 anos	25,6	26,2	27,4	29,2	31,1	32,1	33,0
60-69 anos	24,9	25,6	26,7	28,4	30,0	30,9	31,4
70-79 anos	24,4	24,8	25,6	27,2	28,9	30,0	30,5
> 80 anos	22,6	23,2	24,0	25,7	27,5	28,2	28,8
Mulheres	Percentis						
	10	15	25	50	75	85	90
Perímetro do braço (cm)							
50-59 anos	26,6	27,5	28,7	32,0	35,3	37,5	39,2
60-69 anos	26,2	26,9	28,3	31,2	34,3	36,5	38,3
70-79 anos	25,4	26,1	27,4	30,1	33,1	35,1	36,7
> 80 anos	23,0	23,8	25,5	28,4	31,5	33,2	34,0
Perímetro muscular do braço (cm)							
50-59 anos	20,4	20,9	21,5	23,3	25,4	26,5	27,8
60-69 anos	20,6	21,1	21,9	23,5	25,4	26,6	27,4
70-79 anos	20,3	20,8	21,6	23,0	24,8	26,3	27,0
> 80 anos	19,3	20,0	20,9	22,6	24,5	25,4	26,0

Fonte: Kuczmarski; Kuczmarski; Najjar (2000).

população adulta brasileira (Tabela 3.7). Há estudos de revisão sistemática da literatura que ratificam os valores de perímetro da cintura de ≥ 102 cm para homens e ≥ 88 cm para mulheres idosas como importantes preditores para causas de morbimortalidade (De Hollander et al., 2012).

Dobras cutâneas

As dobras cutâneas são medidas diretamente relacionadas com a composição corporal e muito utilizadas para estimativa de percentual de gordura corporal (veja mais detalhes no Capítulo 4 – *Avaliação da Composição Corporal em Idosos*). A partir da aferição de dobras cutâneas é possível estimar a gordura subcutânea (de reserva) localizada abaixo da superfície da pele. É uma técnica de baixo custo, mas que necessita de um maior treinamento e padronização, quando comparadas às demais medidas antropométricas (Norton, 2005).

A gordura corporal é o componente corporal mais variável do nosso corpo e, como mencionado, modifica-se com o passar dos anos, incluindo sua redistribuição. Isso se torna uma das limitações para o uso em idosos. A redistribuição da gordura corporal subcutânea modificada com a idade poderia inferir na acurácia desta técnica, além das alterações nos locais de gordura subcutânea intramuscular ou intraperitoneal (Hughes et al., 2004).

Outra importante limitação consiste na modificação das propriedades viscoelásticas e de espessura da pele e na hidratação corporal. Isso influencia no pinçamento da dobra cutânea, onde se deve separar o tecido adiposo subcutâneo do tecido muscular. Além disso, ao pinçar a dobra cutânea, é realizado uma leve compressão nos adipócitos (células subcutâneas que armazenam gordura). Essas células, em idosos, também são envelhecidas, podendo sofrer uma compressibilidade maior.

Assim, tem sido observada tendência de subestimação da gordura corporal total em idosos, com o uso de dobras cutâneas (Hughes et al., 2004). E seu uso deve ser limitado na prática clínica e direcionado ao objetivo de aferir gordura corporal total em idosos.

Instrumentos que utilizam medidas antropométricas de idosos

A Caderneta de Saúde da pessoa idosa faz parte de uma gama de iniciativas direcionadas à qualificação e atenção à saúde da população idosa no Sistema Único de Saúde. Trata-se de um instrumento que é utilizado no auxílio e monitoramento da saúde do idoso e é direcionada aos profissionais de saúde, aos próprios idosos e familiares/cuidadores.

Tabela 3.7
Pontos de corte de perímetro da cintura indicativos de risco aumentado para doenças cardiovasculares para homens e mulheres

	Perímetro da cintura (cm)	
	Risco aumentado[1]	Risco muito aumentado[2]
Homens	≥ 94	≥ 102
Mulheres	≥ 80	≥ 88 cm

Fonte: [1]Brasil (2011); [2]De Hollander et al. (2012).

Atualmente encontra-se na 4ª edição, lançada em 2017. Pode ser obtida pelo link: http://portalarquivos2.saude.gov.br/images/pdf/2017/setembro/27/CADERNETA-PESSOA-
-IDOSA-2017-Capa-miolo.pdf. A avaliação da pessoa idosa incluída na caderneta consiste em alguns pontos, incluindo medidas antropométricas. As medidas prioritárias e recomendadas para a aferição em idosos são peso, estatura e perímetro da panturrilha.

Outro importante instrumento na avaliação clínico-funcional do idoso é a Mini Avaliação Subjetiva Global. A Mini Avaliação Nutricional é um instrumento muito utilizado para identificar pacientes desnutridos com idade maior ou igual a 65 anos. Consiste em um questionário, dividido em triagem (com avaliação antropométrica – peso, estatura, perímetro do braço e panturrilha), avaliação global, avaliação dietética e autoavaliação. A partir das medidas antropométricas, é calculado o IMC e avaliada a perda de peso corporal. A partir das respostas, é feito o somatório dos pontos, e o escore possibilita identificar o estado nutricional do indivíduo e possíveis riscos a sua saúde. Trata-se de um importante instrumento na prática clínica (Cereda, 2012; Vellas et al., 2006).

Considerações finais

A avaliação antropométrica compreende um conjunto de técnicas para avaliação nutricional e de saúde em idosos em nível clínico e epidemiológico. Apesar das limitações, é considerada boa preditora de morbimortalidade na população geriátrica e apresenta boa correlação com a gordura corporal.

Em idosos, o monitoramento da gordura e massa muscular corpórea é especialmente importante. Trata-se de um segmento populacional onde verificamos importantes modificações na composição corporal, e tanto o excesso de gordura como a redução do tecido muscular representam importante risco à saúde do indivíduo.

Vale lembrar que o profissional que realiza medidas antropométricas em idosos, deve ser treinado, capacitado, padronizado e constantemente atualizado, com habilidades críticas, sendo capaz de compreender que nenhuma medida antropométrica (ou índice) isolada será capaz de satisfazer às necessidades das dimensões envolvidas na saúde do idoso. Apesar da sua importância, a avaliação antropométrica é apenas um dos parâmetros que compõem a saúde integral da pessoa idosa, devendo ser aplicada de forma cuidadosa e considerando a heterogeneidade do processo de envelhecer.

Referências bibliográficas

Ahmed T, Haboubi N. Assessment and management of nutrition in older people and its importance to health. Clin Interv Aging, v. 5, p. 207-16, Aug 9 2010.

Bales CW, Ritchie CS. Sarcopenia, weight loss, and nutritional frailty in the elderly. Annu Rev Nutr, v. 22, p. 309-23, 2002.

Barros DC. SISVAN: Instrumento para o combate aos distúrbios nutricionais em serviços de saúde: a antropometria. Rio de Janeiro: Fundação Oswaldo Cruz, 2010. 144p.

Bassey EJ. Demi-span as a measure of skeletal size. Ann Hum Biol, v. 13, n. 5, p. 499-502, Sep-
-Oct 1986.

Baumgartner RN. Body composition in healthy aging. Ann N Y Acad Sci, v. 904, p. 437-48, May 2000.

Beaufrere B, Morio B. Fat and protein redistribution with aging: metabolic considerations. Eur J Clin Nutr, v. 54 Suppl 3, p. S48-53, Jun 2000.

Blackburn GL et al. Nutritional support in cardiac cachexia. J Thorac Cardiovasc Surg, v. 73, n. 4, p. 489-96, Apr 1977.

BRASIL. Decreto n. 10.741, de 1 de out. de 2003 Dispõe sobre o Estatuto do Idoso e dá outras providências, mar. 2003 2003.

BRASIL. Orientações para a coleta e análise de dados antropométricos em serviços de saúde: Norma Técnica do Sistema de Vigilância Alimentar e

Nutricional - SISVAN. Ministério da Saúde, Secretaria de Atenção à Saúde, Departamento de Atenção Básica. – Brasília : Ministério da Saúde, p. 76 p., 2011.

Nutricional - SISVAN. Manual para utilização da caderneta de saúde da pessoa idosa Ministério da Saúde, Secretaria de Atenção à Saúde, Departamento de Ações Programáticas Estratégicas. – Brasília : Ministério da Saúde., p. 85 p, 2016.

Calle EE et al. Body-mass index and mortality in a prospective cohort of U.S. adults. N Engl J Med, v. 341, n. 15, p. 1097-105, Oct 7 1999.

Camhi SM et al. The relationship of waist circumference and BMI to visceral, subcutaneous, and total body fat: sex and race differences. Obesity (Silver Spring), v. 19, n. 2, p. 402-8, Feb 2011.

CDC. National Center for Health Statistic. Atlanta: National Heart, Lung and Blood Institute, 1991.

Cereda E. Mini nutritional assessment. Curr Opin Clin Nutr Metab Care, v. 15, n. 1, p. 29-41, Jan 2012.

Cetin DC, Nasr G. Obesity in the elderly: more complicated than you think. Cleve Clin J Med, v. 81, n. 1, p. 51-61, Jan 2014.

Chumlea WC et al. Stature prediction equations for elderly non-Hispanic white, non-Hispanic black, and Mexican-American persons developed from NHANES III data. J Am Diet Assoc, v. 98, n. 2, p. 137-42, Feb 1998.

Chumlea WC, Roche AF, Steinbaugh ML. Estimating stature from knee height for persons 60 to 90 years of age. J Am Geriatr Soc, v. 33, n. 2, p. 116-20, Feb 1985.

De Hollander EL et al. The association between waist circumference and risk of mortality considering body mass index in 65- to 74-year-olds: a meta-analysis of 29 cohorts involving more than 58 000 elderly persons. Int J Epidemiol, v. 41, n. 3, p. 805-17, Jun 2012.

Fernihough A, Mcgovern ME. Physical stature decline and the health status of the elderly population in England. Econ Hum Biol, v. 16, p. 30-44, Jan 2015.

Frisancho AR. Nutritional anthropometry. J Am Diet Assoc, v. 88, n. 5, p. 553-5, May 1988.

Gallagher D et al. Healthy percentage body fat ranges: an approach for developing guidelines based on body mass index. Am J Clin Nutr, v. 72, n. 3, p. 694-701, Sep 2000.

Gibson RS. Principle of nutritional assessment. Oxford: Oxford University Press, 2005.

Goodpaster BH et al. The loss of skeletal muscle strength, mass, and quality in older adults: the health, aging and body composition study. J Gerontol A Biol Sci Med Sci, v. 61, n. 10, p. 1059-64, Oct 2006.

Grabowski DC, Ellis JE. High body mass index does not predict mortality in older people: analysis of the Longitudinal Study of Aging. J Am Geriatr Soc, v. 49, n. 7, p. 968-79, Jul 2001.

Harris D, Haboubi N. Malnutrition screening in the elderly population. J R Soc Med, v. 98, n. 9, p. 411-4, Sep 2005.

Horani MH, Mooradian AD. Management of obesity in the elderly: special considerations. Treat Endocrinol, v. 1, n. 6, p. 387-98, 2002.

Hughes VA et al. Longitudinal changes in body composition in older men and women: role of body weight change and physical activity. Am J Clin Nutr, v. 76, n. 2, p. 473-81, Aug 2002.

Hughes VA et al. Anthropometric assessment of 10-y changes in body composition in the elderly. Am J Clin Nutr, v. 80, n. 2, p. 475-82, Aug 2004.

IBGE. I. B. D. G. E. E. Tábua completa de mortalidade para o Brasil. 2015.

Kac G, Sichieri R, Gigante DP. Epidemiologia nutricional. Rio de Janeiro, RJ: Editora Fiocruz: Atheneu, 2007. 579 p. ISBN 9788575411469.

Krisztián K. Molecular and Clinical Basics of Gerontology. University of Pécs, 2011.

Kuczmarski MF, Kuczmarski RJ, Najjar M. Descriptive anthropometric reference data for older Americans. J Am Diet Assoc, v. 100, n. 1, p. 59-66, Jan 2000.

Labat-Robert J, Robert L. Longevity and aging. Mechanisms and perspectives. Pathol Biol (Paris), v. 63, n. 6, p. 272-6, Dec 2015.

Lipschitz DA. Screening for nutritional status in the elderly. Prim Care, v. 21, n. 1, p. 55-67, Mar 1994.

Melo APF et al. Métodos de estimativa de peso corporal e altura em adultos hospitalizados: uma análise comparativa. Revista Brasileira de Cineantropometria & Desempenho Humano, v. 16, p. 475-484, 2014.

Norton KO, Tim A, Farias NM. Antropométrica: um livro sobre medidas corporais para o esporte e cursos da área de saúde. Porto Alegre: ArtMed, 2005.

Opas. Encuesta Multicéntrica Salud Bienestar y Envejecimiento (SABE) en América Latina y el Caribe: informe preliminar.Washington, D.C: OPAS, 2011.

Oreopoulos A et al. The obesity paradox in the elderly: potential mechanisms and clinical implications. Clin Geriatr Med, v. 25, n. 4, p. 643-59, viii, Nov 2009.

Ortega FB et al. Body Mass Index, the Most Widely Used But Also Widely Criticized Index: Would a Criterion Standard Measure of Total Body Fat Be a Better Predictor of Cardiovascular Disease Mortality? Mayo Clin Proc, v. 91, n. 4, p. 443-55, Apr 2016.

Pereira IFDS, Spyrides MHC, Andrade LDMB. Estado nutricional de idosos no Brasil: uma abordagem multinível. Cadernos de Saúde Pública, v. 32, 2016.

Peter RS et al. Change in height, weight, and body mass index: longitudinal data from Austria. Am J Hum Biol, v. 26, n. 5, p. 690-6, Sep-Oct 2014.

Pícoli TDS, Figueiredo LLD, Patrizzi LJ. Sarcopenia e envelhecimento. Fisioterapia em Movimento, v. 24, p. 455-462, 2011.

Rabito EI et al. Weight and height prediction of immobilized patients. Revista de Nutrição, v. 19, p. 655-661, 2006.

Rolland-Cachera MF et al. Body Mass Index variations: centiles from birth to 87 years. Eur J Clin Nutr, v. 45, n. 1, p. 13-21, Jan 1991.

Sampaio LR. Avaliação nutricional e envelhecimento. Revista de Nutrição, v. 17, p. 507-514, 2004.

Siqueira VDO et al. Different equations for determining height among the elderly: the Bambuí cohort study of aging. Cadernos de Saúde Pública, v. 28, p. 125-134, 2012.

Sorkin JD, Muller DC, Andres R. Longitudinal change in the heights of men and women: consequential effects on body mass index. Epidemiol Rev, v. 21, n. 2, p. 247-60, 1999.

Stevens J et al. The effect of age on the association between body-mass index and mortality. N Engl J Med, v. 338, n. 1, p. 1-7, Jan 1 1998.

Tavares EL et al. Avaliação nutricional de idosos: desafios da atualidade. Revista Brasileira de Geriatria e Gerontologia, v. 18, p. 643-650, 2015.

Vasconcelos FA et al. Sensitivity and specificity of the body mass index for the diagnosis of overweight/obesity in elderly. Cadernos de Saúde Pública, v. 26, p. 1519-1527, 2010.

Vellas B et al. Overview of the MNA - Its history and challenges. J Nutr Health Aging, v. 10, n. 6, p. 456-63; discussion 463-5, Nov-Dec 2006.

Wallace JI et al. Involuntary weight loss in older outpatients: incidence and clinical significance. J Am Geriatr Soc, v. 43, n. 4, p. 329-37, Apr 1995.

WHO. Physical status: the use and interpretation of anthropometry : report of a WHO Expert Committee. Geneva: World Health Organization, 1995.

WHO. Management of severe malnutrition : a manual for physicians and other senior health workers. Geneva: World Health Organization, 1999. vi, 60 p. ISBN 9241545119.

WHO. World health statistics 2016: monitoring health for the SDGs, sustainable development goals. Geneva: World Health Organization, 2016. ISBN 978 92 4 156526 4.

4

Avaliação da Composição Corporal em Idosos

Aline Alves Ferreira • Dayana Rodrigues Farias

O processo de envelhecimento tem variação interindividual e interpopulacional, constituindo um processo contínuo e gradual, mas com ritmos e formas diferenciadas. Essa variabilidade pode ocorrer devido a diferentes aspectos do estilo de vida e saúde que o indivíduo mantém ao longo da vida, incluindo condição socioeconômica, estado nutricional, atividade física, doenças, saúde mental, apoio social, entre outros (Buffa et al., 2011).

Consequentemente, as modificações corporais associadas ao processo de envelhecimento podem variar entre indivíduos, apresentando riscos diferenciados à saúde. Entretanto, esses riscos em pessoas idosas não podem ser avaliados simplesmente em termos de quantidade e distribuição de gordura corporal, à medida que as alterações na composição corporal com o envelhecimento apresentam impactos não apenas na saúde destes indivíduos, mas também em sua capacidade funcional e qualidade de vida.

Idosos apresentam menos massa muscular, massa óssea, volumes de fluidos extracelulares e massa celular reduzida, quando comparados com adultos e jovens (Baumgartner, 2000). Ou seja, os componentes não gordurosos da composição corporal desempenham papéis importantes que influenciam a saúde em idosos, podendo aumentar o risco de mortalidade (Roediger et al., 2019).

Contudo, a saúde em idosos deve ser definida de forma ampla, relacionando as dimensões funcional, cognitiva, física e nutricional. Logo, as alterações na composição corporal não podem ser reduzidas apenas como resultado de mudanças no equilíbrio entre consumo e gasto de energia. Elas envolvem mudanças complexas nos hormônios que regulam o metabolismo, alterações relacionadas com a idade na ingestão, absorção e metabolismo da dieta e capacidade funcional.

A composição corporal é mais difícil de ser avaliada em idosos do que em pessoas mais jovens (Baumgartner, 2000; Buffa et al., 2011), sobretudo em algumas situações fisiológicas como a sarcopenia, muito prevalente nesse segmento etário, onde ocorre a atrofia muscular esquelética associada a uma condição de obesidade (Woodrow, 2009). A identificação precisa da obesidade sarcopênica exige métodos precisos que sejam capazes de aferir simultaneamente componentes de gordura e de massa magra. Portanto, esses métodos e técnicas precisas são necessários para avaliar a massa muscular, mineral e óssea, além da distribuição de fluidos corporais e de gordura corporal, o que não seria possível por meio de medidas/índices antropométricos.

Assim, considerando a composição corporal de extrema importância para identificação precoce de alterações no estado nutricional de idosos, e a grande relação que ela apresenta com o processo de saúde e doença nessa fase da vida, este capítulo tem como objetivo descrever as técnicas de avaliação da composição corporal mais utilizadas em idosos e discutir as suas vantagens e limitações, além de resgatar conceitos básicos importantes no debate de composição corporal humana.

Relembrando alguns conceitos e definições de composição corporal

A composição corporal pode ser definida como a divisão da massa corporal em dois ou mais compartimentos, segundo critérios químicos, anatômicos e/ou funcionais. Ou seja, a avaliação da composição corporal consiste na aferição dos distintos compartimentos do corpo humano (Heyward; Stolarczyk, 2000; Lohman, 1986; Wells; Fewtrell, 2006).

Sua avaliação é muito importante na identificação de riscos à saúde, seja pelo excesso ou falta de gordura ou massa magra; monitoramento de mudanças na composição corporal associadas a doenças, intervenções nutricionais, envelhecimento, crescimento, maturação sexual, gestação e lactação; disponibilização de informações necessárias à elaboração de prescrições dietéticas e programas de atividade física (Lohman, 1986; Wells; Fewtrell, 2006).

No atual contexto epidemiológico, com a epidemia de obesidade em curso, a avaliação da composição corporal em curto e longo prazos é fundamental para a mensuração detalhada dos componentes corporais em idosos, diretamente relacionados com o processo saúde--doença em idosos, e cada vez mais valiosa na prática clínica. Uma melhor compreensão das relações entre composição corporal e envelhecimento, pode distinguir a evolução fisiológica da condição patológica, sendo de grande relevância para ações preventivas, de diagnóstico e de tratamento.

Os principais meios de se avaliar a composição corporal têm como pressupostos ou base dois modelos teóricos: o bicompartimental e o multicompartimental. Os modelos teóricos são utilizados para a obtenção de medidas de referência de composição corporal e no desenvolvimento de métodos e equações de predição de percentual de gordura corporal (Heyward; Stolarczyk, 2000).

No modelo clássico de dois compartimentos (2-C ou bicompartimental), a massa corporal é dividida em duas partes: compartimentos de gordura (todos os lipídeos do corpo) e todos os demais compartimentos, que são agrupados no que denominamos massa livre de gordura (MLG) (Siri, 1956). O modelo 2-C desempenha um papel fundamental nas técnicas mais modernas voltadas para a avaliação da gordura corporal e sua aplicabilidade segue alguns pressupostos, como a densidade da MLG sendo assumida como uma constante (Heyward; Stolarczyk, 2000). Vale ressaltar que há uma diferença entre MLG e massa magra. A primeira refere-se a massa corporal com ausência total de todo lipídeo existente no organismo, incluindo lipídeos essenciais. A segunda inclui os lipídeos essenciais do organismo. A Figura 4.1 ilustra essas definições.

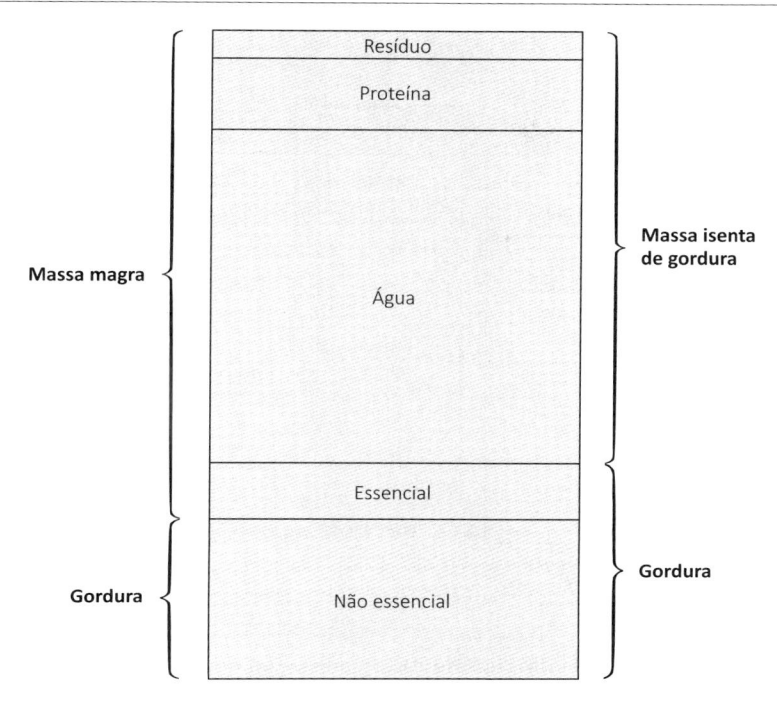

FIGURA 4.1 Esquema didático para distinção de massa livre (isenta) de gordura e massa magra.
Fonte: o autor (adaptada de Heyward; Stolarczyk, 2000).

Com idosos, o modelo de 2-C tem uma aplicabilidade limitada, principalmente porque a análise desses dois componentes é realizada por métodos que verificam a densidade corporal total, como o método de hidrodensitometria (por meio da técnica da pesagem hidrostática). A utilização de MLG como constantes, baseada em um grupo referencial de adultos saudáveis, também é outra importante limitação.

Em contrapartida, o modelo chamado multicompartimental tem sido proposto e mais utilizado em idosos. Como o próprio nome diz, trata-se de um modelo teórico no qual é possível mensurar diferentes compartimentos do corpo humano. Esses modelos superam a simplicidade e as limitações do modelo bicompartimental, que desconsidera as variações de alguns dos componentes corporais, são mais precisos e por isso, muito úteis para a análise da composição corporal nesses indivíduos. São exemplos de técnicas que utilizam o modelo multicompartimental os métodos de imagem, como ultrassonografia e ressonância magnética.

O modelo multicompartimental mais utilizado é o descrito por Wang et al. (1997). Com objetivo inicial de organizar os estudos de composição corporal, os autores propuseram um modelo abrangente de composição corporal, consistindo em cinco níveis distintos e de complexidade crescente, no qual cada nível possui componentes definidos: (i) atômico; (ii), molecular; (iii), celular; (iv), sistema de tecido; e (v), corpo inteiro (Figura 4.2). Vale ressaltar que a cada componente adicional, pode ser possível estender o número de compartimentos no modelo de composição corporal. Porém, cada componente adicional deve ser independente da composição das medições anteriores.

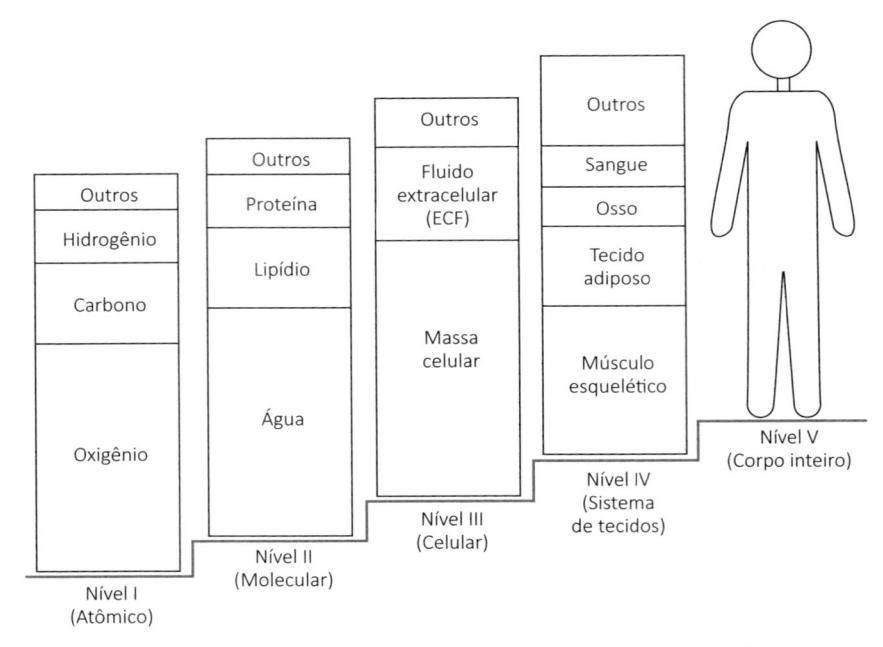

FIGURA 4.2 Modelo teórico multicompartimental de avaliação da composição corporal.
Fonte: Wang. 1997 (p. 19).

Modificações na composição corporal e o processo de envelhecimento

Considerada como componente metabólico e funcional, a composição corporal sofre mudanças significativas com o envelhecimento, que se expressam, principalmente, por uma diminuição na massa livre de gordura (MLG), principalmente da massa muscular e aumento da massa gorda (MG), especialmente na região visceral (Baumgartner, 2000; Buffa et al., 2011; Woodrow, 2009).

Em proporções variadas, as maiores causas de variação da massa corporal advêm dos três maiores grupos: ossos, músculos e gordura (Heyward; Stolarczyk, 2000). Em média, um indivíduo na idade adulta, com cerca de 70 kg, tem cerca de 70–75% do seu corpo constituído de água (intra e extracelular). A Figura 4.3 esquematiza uma divisão de alguns dos compartimentos do corpo humano.

Em idosos, além da perda de massa muscular, percebe-se uma importante diminuição da massa óssea e da água corporal total. A massa óssea pode aumentar até os 30 anos, aproximadamente. Posteriormente, há progressiva diminuição, que alguns autores denominam "osteopenia" (Buffa et al., 2011). De acordo com Heyward e Stolarczyk (2000), o conteúdo mineral ósseo em indivíduos com mais de 65 anos é 20% menor do que em adultos de 19 a 34 anos. O padrão de variação do compartimento é semelhante em homens e mulheres até 50 anos (0,7 a 1,0% por ano), mas após a menopausa, a diminuição da quantidade e densidade óssea ocorre mais rapidamente em mulheres (2,0 a 3,0% por ano). Depois dos 70 anos de idade a perda de massa óssea aumenta em ambos os sexos (Buffa et al., 2011; Heyward; Stolarczyk, 2000).

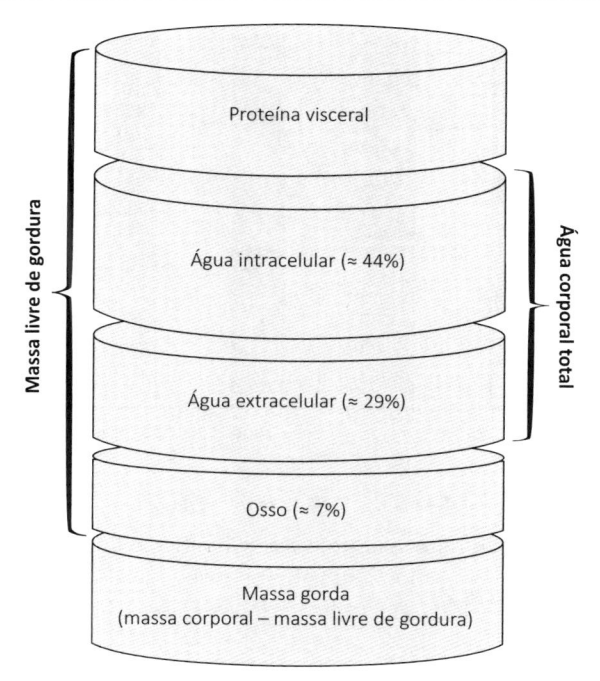

FIGURA 4.3 Esquema didático da divisão de alguns dos compartimentos do corpo humano utilizados na avaliação da composição corporal.
Fonte: o autor (informações adaptadas de Heyward; Stolarczyk, 2000).

A água corporal total diminui com o passar dos anos, principalmente devido a diminuição do componente muscular. Estima-se que em homens, a perda de água corporal total seja de 0,3 kg/ano, a partir dos 70–80 anos. Em mulheres, essa diminuição é em torno de 0,7 kg/ano, principalmente a partir dos 70 anos de idade (Buffa et al., 2011). As Figuras 4.4 e 4.5 apresentam as principais variações de componentes corporais que ocorrem com o envelhecimento.

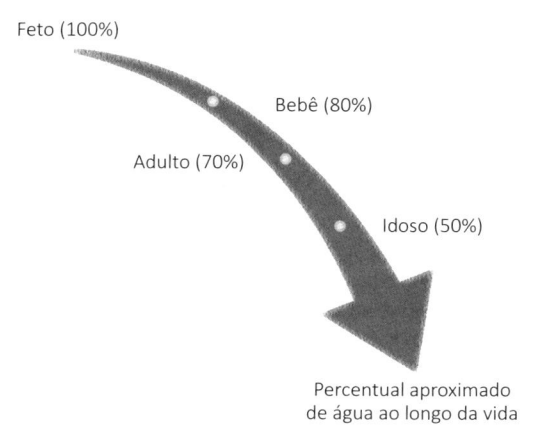

FIGURA 4.4 Modificações do percentual de água corporal ao longo da vida.
Fonte: o autor. Informações adaptadas de Schoeller (1989) e Buffa et al. (2011).

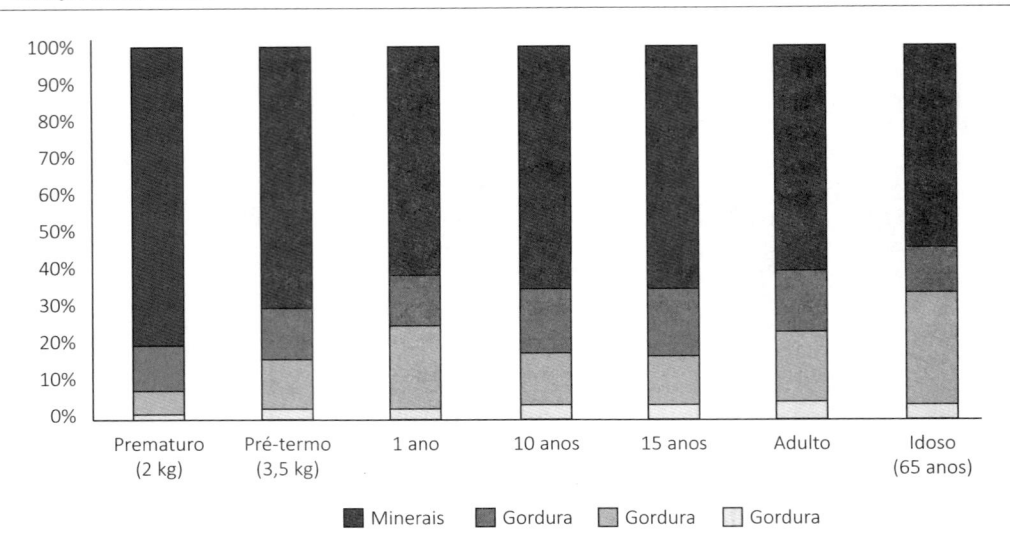

FIGURA 4.5 Percentual médio de minerais, gordura, proteínas e água corporal, de acordo com a faixa de idade.
Fonte: o autor. Adaptada de Puig (1996).

Por outro lado, há uma tendência de aumento de massa corporal, principalmente pelo aumento da massa gorda. Ocorre aumento progressivo do tecido adiposo durante a vida adulta de forma semelhante entre os sexos, até a sexta ou sétima década de vida (Buffa et al., 2011). Há uma espécie de platô nessa tendência de aumento de massa gorda até cerca de 65 anos no sexo masculino e 75 anos no sexo feminino. A partir de então, verifica-se tendência à diminuição da massa corporal total, incluindo componentes dos tecidos adiposo, muscular e ósseo (WHO, 1995).

Quanto à distribuição do tecido adiposo em idosos do sexo masculino, percebe-se uma tendência à centralidade e internalização da gordura. Nas mulheres, há uma tendência a maior distribuição periférica do tecido adiposo, resultando em uma menor adiposidade visceral. A diminuição da massa gorda especificamente tende a ocorrer entre 75 e 80 anos, sendo mais acentuada em mulheres. Por isso que, após uma determinada idade, há uma redução fisiológica do dimorfismo típico que existe em relação ao sexo e massa gorda na idade adulta (maior massa de gordura em mulheres) (Buffa et al., 2011).

De modo geral, idosos apresentam um aumento da gordura visceral. De maneira que, comparada com a gordura da região visceral, a massa gorda subcutânea diminui consideravelmente com o avanço da idade (Buffa et al., 2011).

Outra modificação corporal importante em idosos é a diminuição da estatura em consequência do achatamento dos discos intervertebrais e, principalmente pela perda de massa muscular (Buffa et al., 2011). Mais detalhes no Capítulo 3 – *Avaliação Antropométrica em Idosos*.

Vale lembrar que as mudanças na composição corporal relacionadas com o envelhecimento não são determinadas apenas pelo desequilíbrio entre consumo e gasto energético. Elas incluem mudanças complexas relacionadas com o avanço da idade cronológica, o estilo de vida prévio, a alimentação saudável ao longo da vida, a prática de atividade física, além da influência de hormônios reguladores do metabolismo. As mudanças fisiológicas e biológicas associadas à idade são de difícil aferição e muito dependentes do modo de vida do indivíduo desde a infância, a presença de doenças (pregressas e atuais) e a composição genética. Portanto, as idades cronológicas em que ocorrem algumas das modificações corporais mencionadas nesta seção podem apresentar ampla variação de indivíduo para indivíduo, bem como entre os sexos, entre os grupos étnicos e entre as populações.

Técnicas de avaliação da CC mais usuais e passíveis de serem aplicadas em idosos

As técnicas de avaliação da composição corporal podem ser classificadas em métodos diretos, indiretos e duplamente indiretos. O primeiro grupo é caracterizado por técnicas que medem diretamente o componente de interesse, ou seja, não há medidas intermediárias na estimação dos componentes. A dissecação física ou físico-química de cadáveres é a única técnica utilizada para o método direto de avaliação da composição corporal. Como envolve dissecação de corpos humanos e as inúmeras questões éticas envolvidas, há poucos estudos que envolvam esses procedimentos, não sendo utilizados em idosos. Porém, apresenta importantes vantagens, uma vez que é o único método que permite o acesso direto à medida de interessa, dando precisão e suporte teórico para a avaliação indireta (Costa, 2001).

Os métodos indiretos compreendem a manipulação dos componentes a partir de processos químicos e físicos, visando a extrapolação da quantidade de gordura corporal ou massa magra. Trata-se de técnicas precisas, mas com limitada aplicação no cotidiano, devido ao elevado custo financeiro e recursos humanos. São validadas pelo método direto e muito úteis para validar os métodos duplamente indiretos. Técnicas densiométricas e de imagem são alguns dos exemplos (Costa, 2001). Por fim, os métodos duplamente indiretos, que precisam ser validados pelos métodos indiretos. São métodos menos precisos e rigorosos, porém com aplicação prática e clínica, devido ao menor custo financeiro, quando comparado com os demais métodos. São os métodos mais utilizados na avaliação da composição corporal de idosos. A antropometria e a bioimpedância elétrica (BIA) são alguns dos exemplos mais utilizados (Costa, 2001).

Distintos métodos de análise de composição corporal podem ser utilizados no estudo do processo de envelhecimento e avaliação nutricional de idosos. A aplicabilidade desses métodos é importante na compreensão e interpretação das modificações corporais com o avançar dos anos, contudo, é fundamental entender as limitações das várias técnicas de análise de composição corporal aplicadas a indivíduos idosos sem patologias. A seguir, apresentaremos, de modo breve, algumas das técnicas de avaliação da composição corporal mais utilizadas atualmente em idosos.

Antropometria

A antropometria é uma das técnicas mais utilizadas para a avaliação da composição corporal de idosos, por ser de baixo custo, apresentar relativa facilidade na aplicação e possuir boa predição de doenças cardiometabólicas e gordura corporal quando comparada às demais técnicas. É considerada um método não invasivo que, e de acordo com Chumlea e Baumgartner (1989), pode ser usado na predição da composição corporal em indivíduos idosos se as equações disponíveis forem apropriadas e validadas com métodos diretos. O uso de dobras cutâneas, nesse sentido, tem sido recomendado.

A utilização das dobras cutâneas parte do princípio que são capazes de fornecer boa estimativa da gordura subcutânea, sendo a distribuição de gordura semelhantes em todos os indivíduos (independente do sexo). Assim, a partir da estimativa da gordura subcutânea de vários sítios anatômicos, é possível estimar a gordura corporal total (Heyward; Stolarczyk, 2000).

A predição da densidade corporal por dobras cutâneas é importante em indivíduos idosos, ainda que possa haver a superestimação da densidade corporal como limitação do método, particularmente em mulheres. Contudo, alguns pesquisadores desencorajam a utilização de dobras cutâneas para avaliação de idosos. Com o envelhecimento, há uma redistribuição do tecido adiposo, elevando os níveis de gordura subcutânea e visceral na região do tronco e não mais nas extremidades (Chumlea; Baumgartner, 1989). A redução na elasticidade da pele e a diminuição a hidratação das células de gordura relacionadas com o avanço da idade também podem influenciar na compressibilidade das células de gordura na aferição das dobras cutâneas.

As equações validadas para predição de gordura corporal mais utilizadas nas literaturas nacional e internacional são as de Durnin e Womersley (1974); Jackson e Pollock (1978); Tran e Weltman (1989) e Deurenberg et al. (1991), entre outras. No Brasil, há alguns estudos que validam equações para idosos (Petroski, 1995; Rech et al., 2010), mas seu uso tem sido limitado, devido à população do estudo.

A equação proposta por Durnin e Womersley (1974) tem sido a mais amplamente identificada em estudos com idosos. A partir de uma fórmula estatística que leva em consideração números constantes diferentes de acordo com o sexo e as dobras cutâneas subescapular, triciptal, suprailíaca e biciptal, consegue-se predizer a densidade corporal e depois aplicar em equações de predição de gordura corporal. A mais usualmente utilizada tem sido as propostas por Siri (1961) e Brozek et al. (1963). Na literatura brasileira há contradições quanto a sua capacidade de predição, comparadas a outros métodos considerados padrão-ouro, havendo subestimação do percentual de gordura corporal (Moreira et al., 2009) ou muito boa concordância (Barbosa et al., 2009), por exemplo.

A grande vantagem do uso do método antropométrico na avaliação da composição corporal em idosos é que, além do baixo custo, não apresenta nenhuma restrição na aplicabilidade com o envelhecimento, além de permitir avaliação individual ou coletiva. Entretanto, os resultados obtidos a partir das análises comparativas de equação de predição de densidade corporal em idosos devem ser analisados com cautela. A maioria das equações foi desenvolvida com idosos não brasileiros e que, com certeza, apresentam diferenças na composição corporal.

Bioimpedância Elétrica (BIA)

A BIA baseia-se no princípio da condutividade elétrica, levando em consideração a oposição à passagem de corrente elétrica em função da resistência e reatância. Essa oposição, chamada impedância (Z), tem dois vetores, Resistência (R) e Reatância (Xc). A partir da aplicação desses vetores, e outras medidas antropométricas, como altura e perímetro da cintura, em equações de predição, é possível estimar a gordura corporal, específica para idades mais avançadas (Heyward; Stolarczyk, 2000).

Este método tem como pressuposto que o corpo é um "cilindro perfeito" e que os componentes corporais oferecem resistência diferente a passagem da corrente elétrica (ossos e gordura, que apresentam uma pequena quantidade de água, seriam um meio de baixa condutividade ou alta resistência a corrente elétrica; e músculos e outros tecidos ricos em água e eletrólitos, seriam melhores condutores, ocasionando mais facilmente a passagem da corrente elétrica). É considerado um método relativamente rápido e não invasivo (Heyward; Stolarczyk, 2000).

Em idosos, seu uso gera controvérsias, pois o método baseia-se na condutibilidade elétrica via água corporal e com o avançar da idade, conforme mencionado anteriormente, há diminuição da água corporal total nesse grupo (Buffa et al., 2011). Outra limitação refere-se a maior chance da presença de edemas causados por medicamentos e insuficiência cardíaca congestiva. O principal cuidado é a seleção de uma equação validada e adequada à realidade do idoso (ou grupo de idosos) que está sendo avaliado (Smale et al., 2013).

Apesar das limitações, um relatório do *European Working Groupon Sarcopenia in Older People* afirmou que a BIA poderia ser considerada uma alternativa portátil para o DEXA na aferição de massa muscular. Além disso, a técnica de BIA oferece pouco ou nenhum risco para a saúde dos idosos, sendo considerado método barato, rápido e relativamente fácil de implementar, com um treinamento mínimo de recursos humanos (nenhum técnico especial requerido). Além disso, muitos idosos apresentam problemas de mobilidade e há versões portáteis, facilmente transportadas, que são muito úteis na prática clínica (Smale et al., 2013).

DEXA

O DEXA é um considerado atualmente um dos métodos mais precisos para a análise da composição corporal em indivíduos. Sua aplicabilidade e precisão são altas, independentemente do sexo, grupo de idade e raça/cor. A sigla DEXA (ou DXA) vem do termo em inglês *Dual Energy X-Ray Absorptiometry* e significa absorção dos raios X ou absortometria radiológica de dupla energia (Haarbo et al., 1991; Lohman, 1996; Visser et al., 2003).

Seu princípio físico é o mesmo que a absortometria de fóton duplo (*Dual Photon Absorptiometry* – DPA), mas utiliza ondas de raios X. Como a atividade de radiação é muito mais estável, o DEXA tende a mostrar menos erros de precisão (Haarbo et al., 1991). Vale lembrar que o nível de exposição de radiação para o ser humano nessa técnica é muito baixo (Lohman, 1996).

Essa técnica pressupõe que o corpo é formado por três compartimentos: gordura corporal, tecido mineral ósseo e tecido magro não ósseo (Haarbo et al., 1991; Lohman, 1996). A partir da atenuação de energia que incide sobre o corpo do indivíduo e nas diferentes densidades que os tecidos apresentam pode-se calcular o %GC. Isso é uma vantagem, pois a maioria dos métodos faz extrapolações para estimar alguns compartimentos corporais (Haarbo et al., 1991; Visser et al., 2003).

O DEXA tem sido cada vez mais utilizado para avaliar a composição corporal em pessoas idosas. Trata-se de um método validado por outros métodos indiretos (tomografia computadorizada, ressonância magnética etc.) sendo, portanto, um método duplamente indireto. Tem apresentado boa reprodutibilidade, com coeficiente de variação para a massa corporal total de 2–3%; para massa corporal total sem gordura corporal e tecido magro de 1–2%, e massa magra de 1–2% (Visser et al., 2003).

Além disso, em contraste com muitos outros métodos que analisam composição corporal, o DEXA tem o potencial de avaliar a composição do corpo total e de regiões do corpo. Portanto, pode ser um método sensível para avaliar pequenas mudanças na composição corporal, o que seria fundamental para avaliar o envelhecimento ou os processos de intervenção nessa fase da vida (Visser et al., 2003).

Porém, o DEXA incorpora um modelo de composição corporal de três compartimentos, pressupondo que a hidratação do tecido magro isento de minerais é constante (Clasey et al. 1997). Dependendo do *software* utilizado, há uma superestimava de hidratação corpórea (Lohman, 1996) e, como mencionado no início do capítulo, há mudanças na composição corporal de idosos, que inclui uma diminuição do nível de hidratação dos tecidos corporais. Com base nessa premissa, alguns autores criticam a utilização do % GC em populações mais idosas, alegando que poderiam resultar em erros não aceitáveis (Clasey et al. 1997). Mas isso não tem sido uma unanimidade entre os autores.

Uma das grandes limitações dessa técnica ainda consiste no alto custo de aquisição e manutenção do equipamento e espaço físico adequado. Há necessidade de um especialista para manusear o equipamento e realizar a medida. Contudo, há cada vez mais modelos/ marcas de DEXA no mercado, com diferentes versões de *software* e avanços tecnológicos nos últimos anos.

Pletismografia (ADP)

A pletismografia é um método de densitometria por deslocamento de ar que emergiu como uma boa alternativa para técnicas consideradas mais tradicionais e padrão-ouro de composição corporal. Baseada no modelo teórico multicompartimental e com uma câmera hermeticamente fechada (popularizado pelo *BodPod®* – Life Measurement, Inc., Concord, CA, EUA), utiliza como princípio a lei de Boyle (volume corporal = volume de ar dentro da câmera vazia – volume de ar dentro da câmera com o indivíduo). Os princípios básicos dessa técnica são do século XVII, mas só nos anos 1990, tornou-se um sistema viável para utilização na análise de composição corporal (Fields; Hunter, 2004; Heyward; Stolarczyk, 2000).

A sigla ADP advém do termo em inglês *Air Displacement Plethysmography* e tem sido considerado por alguns autores como um dos métodos padrão-ouro. Isso porque se trata de um método com boas precisão e acurácia, relativamente rápido e seguro, que utiliza a superfície corporal para determinar a densidade corpórea e, consequentemente, o %GC e massa magra. Além disso, não apresenta *a priori* restrições para idosos (Fields; Hunter, 2004; Heyward; Stolarczyk, 2000).

Para Fields e Hunter (2004) o ADP é uma aplicação considerada inovadora e muito promissora para a determinação da composição corporal em uma população geriátrica. Esta tecnologia ofereceria inúmeras vantagens em relação às técnicas de composição corporal mais utilizadas. Devido à estimativa de densidade corporal, a única outra técnica capaz de realizar isso é a pesagem hidrostática, que é utilizada em laboratórios e necessita de colaboração do participante para a imersão em água. E para muitos idosos, especialmente com problemas articulares e pulmonares, seria muito desagradável. Além disso, o ADP tem apresentado bons resultados para indivíduos com amputações em membros.

Há estudos que sinalizam uma superestimação de massa gorda do ADP, quando comparado ao DEXA em idosos (Bosy-Westphal et al., 2003; Lara et al., 2014). Mas isso não inviabilizaria a validade do método em populações mais velhas (Bosy-Westphal et al., 2003). Entre as dificuldades para sua execução destaca-se o fato de algumas pessoas com algum grau de claustrofobia poderem sentir-se desconfortáveis ao realizar o exame, pois trata-se de uma câmara hermeticamente fechada. Além disso, as condições ambientais também influenciam na medida, sendo necessária uma temperatura que varie aproximadamente entre 21 e 27°C.

Considerações finais

A avaliação da composição corporal em idosos é de grande relevância para o acompanhamento das transformações corporais relacionadas com a idade, aparecimento de doenças e capacidade funcional e é essencial para o monitoramento e o diagnóstico nutricional em idosos. Existe uma gama de técnicas disponíveis, algumas dessas técnicas produzindo dados mais precisos, denominados padrão-ouro ou métodos de referência. Em geral, elas apresentam desvantagens de custo, disponibilidade limitada e exigem recursos físicos e humanos especializados para sua utilização.

Há outras técnicas não descritas no texto que poderiam ser aplicadas em idosos, mas são mais recentes e menos consolidadas na literatura de avaliação da composição corporal de idosos.

A escolha de uma técnica para avaliação da composição corporal de idosos deve levar em consideração as limitações e potencialidades que cada uma apresenta. Não há uma técnica única a ser escolhida para todos os grupos e situações. Avanços tecnológicos têm permitido mudanças constantes em algumas técnicas e barateamento de outras. Portanto, a seleção da técnica dependerá do público-alvo (grupo de idosos a ser avaliado) e das disponibilidades física, financeira e pessoal que terá disponível.

Referências bibliográficas

Baumgartner RN. Body Composition in Healthy Aging. Annals of New York Academy of Sciences, v. 904, p. 437-48, 2000.

Barbosa AR, Santarém JM, Jacob Filho W, Meirelles ES, Marucci MFN. Comparação da gordura corporal de mulheres idosas segundo antropometria, bioimpedância e DEXA. Archivos Latino-americano de Nutrición, v. 51, n. 1, 2001.

Bosy-Westphal A, Mast M, Eichhorn C, Becker C, Kutzner D et al. Validation of air displacement plethysmography for estimation of body fat mass in healthy elderly subjects. European Journal of Nutrition, v. 42, p. 207-16, 2003.

Brozek J, Grande F, Anderson T, Keys A. Densitometric analysis of body composition: revision of some quantitative assumptions. Annals of New York Academy of Science, v. 26, n. 110, p. 113-40, 1963.

Buffa R, Floris GU, Putzu PF, Marini E. Body composition variations in ageing. Collegium Antropologicum, v. 35, n. 1, p. 259-65, 2011.

Chumlea WC, Baumgartner RN. Status of anthropometry and body composition data in elderly subjects. American Journal of Clinical Nutrition, v. 50, n. 5, p. 1158-66, 1989.

Clasey JL, Hartman ML, Kanaley J, Wideman L, Teates C et al. Body composition by DEXA in older adults: accuracy and influence of scan mode. Medicine & Science in Sports & Exercise, v. 29, n. 4, p. 560-7, 1997.

Costa RF. Composição corporal - teoria e prática da avaliação. São Paulo: Manole, 2001.

Deurenberg P, Weststrate J, Seidell J. Body mass index as a measure of body fatness: Age- and sex-specific prediction formulas. British Journal of Nutrition, v. 65, n. 2, p. 105-14, 1991.

Durnin JV, Womersley J. Body fat assessed from body density and its estimation from skinfold thickness: Measurements on 481 men and women aged from 16 to 72 years. British Journal of Nutrition, v. 32, p. 77-97, 1974.

Fields DA, Hunter GR. Monitoring body fat in the elderly: application of air displacement plethysmography. Current Opinion in Clinical Nutrition & Metabolic Care, v. 7, p. 11-4, 2004.

Haarbo J, Gotfredsen A, Hassager C, Christiansen C. Validation of body composition by dual energy X-ray absorptiometry (DEXA). Clinical Physiology, v. 11, p. 331-41, 1991.

Heyward VH, Stolarczyk LM. Avaliação da composição corporal aplicada. São Paulo: Manole, 1996.

Jackson AS, Pollock ML. Generalized equations for predicting body density of men, British Journal of Nutrition, v. 40, p. 497-504, 1978.

Lara J, Siervo M, Bertoli S, Mathers JC, Battezzati A et al. Accuracy of three novel predictive methods for measurements of fat mass in healthy older subjects. Aging Clinical and Experimental Research, v. 26, n. 3, p. 319-25, 2014.

Lohman TG. Applicability of body composition techniques and constants for children and youths. Exercise and Sport Sciences Reviews, v. 14, p. 325-57, 1986.

Lohman TG. Dual Energy X-Ray Absorptiometry. In: Roche AF, Heymsfield SB, Lohman TG. (editors). Human Body Composition. Human Kinetics: Champaign, 1996.

Moreira AJ, Nicastro H, Cordeiro RC, Coimbra P, Frangella VS. Composição corporal de idosos segundo a antropometria. Revista Brasileira de Geriatria e Gerontologia, v. 12, n. 2, p. 201-13, 2009.

Petroski EL. Desenvolvimento e validação de equações generalizadas para a estimativa da densidade corporal em adultos. Tese de Doutorado. Santa Maria, RS: UFSM, 1995.

Puig M. Body composition and growth. In: Walker WA, Watkins JB. Nutrition in Pediatrics. 2. ed. Ontario: BC Decker, 1996.

Rech CR, Lima LRA, Cordeiro BA, Petroski EL, Vasconcelos FAG. Validade de equações. Antropométricas para a estimativa da gordura corporal em idosos do sul do Brasil. Revista Brasileira de Cineantropometria e Desempenho Humano, v. 12, n. 1, p. 1-7, 2010.

Roediger MA, Marucci MFN, Dourado et al. Body composition changes and 10-year mortality risk in older Brazilian adults: analysis of prospective data from the SABE study. The journal of nutrition, health & aging, v. 23, n. 1, p. 51-9, 2019.

Schoeller DA. Changes in total body water with age. American Journal of Clinical Nutrition, v. 50, n. 5 Supl., p. 1176-81, 1989.

Siri WE. Body Composition from fluid spaces and density: analysis of methods. Technical Report Archive e Image& Library. Universidade da Califórnia, 1956. Disponível em: https://babel.hathitrust.org/cgi/pt?id=mdp.39015077284332;view=1up;seq=1. Acesso em: 05/03/2018.

Siri WE. Body composition from fluid spaces and density: analyses of methods. In: Techniques for measuring body composition. Washington: Natl Acad. Sci. National Res. Council, p. 223-44, 1961.

Smale KB, Mcintosh EI, Vallis LA. Comparison of Bioelectrical Impedance Analysis and Air Displacement Plethysmography in Community-Dwelling Older Adults. Journal of Applied Gerontology, v. XX, n. X, p. 1-15, 2013.

Visser M, Pahor M, Tylavsky F, Kritchevsky SB, Cauley JA et al. One-and two-year change in body composition as measured by DXA in a population-based cohort of older men and women. Journal of Applied Physiology, v. 94, p. 2368-74, 2003.

Tran ZV, Weltman A. Generalized equation for predicting body density of women form girth measurements. Medicine and Science in Sports and Exercise, v. 21, p. 101-4, 1989.

Wang Z. Human body composition model sand methodology: theory and experiment. Tese de Doutorado. Grafisch Service Centrum Van Gils B.V.: Alemanha, 1997.

Wells JCK, Fewtrell MS. Measuring body composition. Archives of Disease in Childhood, v. 91, n. 7, p. 612-7, 2006.

Woodrow G. Body composition analysis techniques in the aged adult: indications and limitations. Current Opinion in Clinical Nutrition and Metabolic Care, v. 12, p. 8-14, 2009.

WHO. World Health Organization. Physical status: The use and interpretation of anthropometry. Report Series n. 854. Geneva: WHO, 1995.

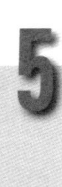

Avaliação do Consumo Alimentar e Necessidades Nutricionais do Idoso

Andréa Abdala Frank • Advá Griner • Débora Martins dos Santos

As condições de nutrição impactam sobre a saúde (WHO, 1990; WHO, 2003), e a qualidade da alimentação ao longo da vida é apontada como elemento-chave para uma vida longa e saudável. A dieta desempenha papel importante na longevidade entre indivíduos (Mathers, 2013). Evidências epidemiológicas têm relacionado determinados padrões dietéticos com condições de saúde, magnitude da sobrevivência e ocorrência de desordens associadas ao envelhecimento (Ahmed e Haboubi, 2010; Sofi et al., 2014; De Groot, 2016). O papel da alimentação como agente modulador do processo de envelhecimento, da etiologia de doenças e do declínio funcional associado com a idade ressaltam a importância de se caracterizar o consumo alimentar e determinar as necessidades nutricionais dos idosos. O uso de metodologia de inquéritos alimentares pode auxiliar na detecção precoce de desequilíbrios nutricionais e alimentares auxiliando os profissionais de saúde no diagnóstico e promoção de ações ajustadas à recuperação de quadros adversos. Considerando a complexidade das questões alimentares e nutricionais dos idosos e a crescente necessidade de aprofundarmos o entendimento sobre o tema, apresentaremos, neste capítulo, sugestões metodológicas que podem ser usadas na avaliação do consumo alimentar e no cálculo das necessidades nutricionais de idosos.

Avaliação do consumo alimentar de idosos

Os desafios impostos pela caracterização e monitoramento do consumo alimentar e nutricional de idosos ultrapassam as questões inerentes ao método a ser usado (Vries, De Groot e Van Staveren, 2009; Thompson e Subar, 2013; Volkert e Schrader, 2013). Isso porque os idosos podem apresentar condições clínicas, emocionais e/ou de autonomia e independência que podem dificultar ainda mais o acesso às informações sobre o consumo alimentar. Em alguns casos, o entrevistado pode ter pouco ou nenhum envolvimento na aquisição ou preparação de alimentos, em outros, o comprometimento cognitivo e/ou da memória pode restringir a capacidade de recuperar informações sobre a ingestão.

As limitações físicas também podem afetar a capacidade do idoso registrar a ingestão. Assim, quando pretendemos escolher o método mais adequado a ser usado entre idosos precisamos considerar que este grupo é heterogêneo, variando de um idoso saudável e fisicamente ativo até aquele que é completamente dependente (Vries, De Groot e Van Staveren, 2009). A Tabela 5.1 exemplifica algumas das alterações relacionadas com o envelhecimento que podem interferir na avaliação do consumo alimentar de idosos (Volkert e Schrader, 2013).

Nesse sentido, a tomada de decisão quanto ao método a ser usado, exige que também sejam levantadas informações adicionais sobre alguns dos determinantes do consumo alimentar de idosos para que sejam esclarecidas especificidades dos indivíduos que serão avaliadas (Campos, 2000; Moriguiti et al., 2001; Ahmed e Haboubi, 2010; Bernstein et al., 2012). Recomenda-se a realização de teste de capacidade cognitiva antes da aplicação do método de inquérito alimentar de interesse (Volkert e Schrader, 2013).

Identificar o local da realização do inquérito – local de residência e/ou estadia (idosos residentes em domicílios domésticos privados, em instituição asilar ou hospitalizados), e características do idoso como grau de independência, capacidade funcional e/ou grau de fragilidade do idoso (Clegg et al., 2013) integra importante passo para escolha do método de avaliação do consumo a ser usado. Informações sobre estado de saúde, rede de apoio (social e emocional) e condição socioeconômica e cultural também são fundamentais para a caracterização do consumo alimentar desses indivíduos (Davis et al., 1985; Campos et al., 2000; Hernandes e Armaiz, 2005; Galesi et al., 2008; Almeida, Guimarães e Rezende, 2011; Mayén et al., 2014; Berstein e Munoz, 2015; Hanna e Collins, 2015). Por exemplo, o número de residentes no domicílio pode interferir na dinâmica alimentar dos idosos. Idosos que moram e comem sozinhos tendem a apresentar mais inadequações no consumo alimentar. O cenário alimentar pode ainda ser pior se esses idosos forem do sexo masculino e pertencerem a níveis socioeconômicos mais baixos (Tani et al., 2015; Hanna e Collins, 2015).

Dados sobre a escolha, aquisição e preparo dos alimentos também podem complementar a caracterização do consumo alimentar, servindo para indicar a capacidade do

Tabela 5.1		
Alterações relacionadas com o envelhecimento que podem interferir na condução de inquéritos alimentares em idosos		
1. Capacidade reduzida para lidar com o estresse		
2. Limitações físicas	a. Deficiência visual b. Problemas auditivos c. Dificuldades em escrever	
3. Comprometimento mental	a. Memória reduzida b. Declínio cognitivo, demência c. Capacidade de comunicação diminuída: limitada atenção, divagação	
4. Não comprometimento com o preparo das refeições		

Fonte: adaptada de Volkert e Schrader, 2013.

indivíduo em realizar essas atividades e/ou a existência de rede de apoio. Isto porque a perda da autonomia e/ou da capacidade para compra e preparo de alimentos são aspectos que merecem atenção, pois podem influenciar o consumo alimentar dos idosos (Brasil, 2006; Brasil, 2008; Volkert e Schrader, 2013; Tavares et al., 2015).

Outro ponto que merece atenção é a inserção de abordagem qualitativa na análise do fenômeno alimentar, justificada pela necessidade de identificar questões de natureza sociocultural (Fonseca et al., 2011; Lima, Neto & Farias, 2015; Nieuwendyk et al., 2016). Nesse sentido, informações sobre a comensalidade e o ambiente alimentar (domiciliar e do entorno, em uma abordagem mais ampla) servem de exemplo, tendo em vista que podem ajudar a reportar a estrutura de vida cotidiana, as relações e símbolos identitários do grupo no qual o idoso se insere. Vale ainda destacar a necessidade da percepção de que os aspectos alimentares e nutricionais, especialmente entre os idosos, transcendem a necessidade biológica e também envolvem um complexo sistema simbólico permeado por aspectos sociais, políticos, religiosos, éticos e estéticos, reportando de alguma forma o "cumulativo" do modo de vida a que estes indivíduos estiveram expostos (Menenzes et al., 2012; Tavares et al., 2015) .

Normalmente, quando desenvolvemos avaliação do consumo alimentar, queremos, em linhas gerais, esclarecer a relação entre a ingestão alimentar e nutricional e o "desen-volvimento e/ou prevenção e/ou tratamento" de doenças. Estes propósitos, por si sós, já nos dão razões suficientes para medirmos a ingestão de alimentos, suplementos e de água. Entretanto, outros motivos são apontados, dentre os quais podemos citar: caracterizar os hábitos alimentares, identificar indivíduos ou grupos que estão sob risco, averiguar a relação entre dieta e doença, comparar diferenças entre os requerimentos alimentares e nutricionais, reconhecer fatores etiológicos relacionados com desequilíbrios nutricionais, averiguar a necessidade do uso de alimentos e de suplementos alimentares e/ou desen-volver assistência especial.

Os métodos atualmente utilizados servem para caracterizar a ingestão média de alimentos ou grupos de alimentos (incluindo observação das variações), estimar a adequa-ção/inadequação do consumo de alimentos e nutrientes (magnitude relativa da ingestão de alimentos/nutrientes), monitorar tendências de ingestão de alimentos e nutrientes, planejar e avaliar políticas públicas de intervenção, produção e distribuição de alimentos, conforme bem sinalizado por Fisberg et al. (2005). Eles ressaltam ainda que, do ponto de vista fisiológico, as investigações podem também permitir a apreciação de como os nu-trientes atuam na expressão de genes que podem estar envolvidos no processo etiológico das doenças crônicas.

Os inquéritos dietéticos contribuem para a obtenção de diagnósticos nutricionais e possibilitam acompanhar a intervenção profissional (Acuña e Cruz, 2004; Machado et al., 2009). Estudo de Volkert e Schrader (2013) discorre sobre os métodos de avaliação dietéti-ca de idosos incluindo na sua abordagem a preocupação, cada vez mais crescente, de que estamos diante de uma população cada vez mais envelhecida a qual também precisaremos avaliar o consumo alimentar. Dessa forma, reconhece a necessidade de que se proceda uma avaliação precisa da dieta dos mais velhos considerando seus propósitos diante das bases para sua condução, a saber: prática clínica, pesquisa epidemiológica e/ou fins práticos e individuais para a promoção do cuidado conforme descrito na Tabela 5.2.

Tabela 5.2
Objetivos da avaliação do consumo alimentar segundo contextos de seu uso
Contextos da avaliação do consumo alimentar

Pesquisa epidemiológica	Pesquisa e prática clínica
a. Caracterização da dieta b. Identificação das características da dieta associadas com envelhecimento bem-sucedido c. Avaliação das recomendações nutricionais d. Identificação dos determinantes do consumo alimentar e. Documentação de efeitos de intervenção	a. Caracterização de inadequações alimentares e nutricionais b. Identificação de pessoas em situação de risco nutricional c. Avaliação de prognóstico clínico d. Monitoração de efeitos das intervenções nutricionais

Fonte: Volkert e Schrader, 2013.

Métodos de inquéritos alimentares: avaliando o consumo alimentar individual em idosos

Este tópico visa descrever os principais métodos de inquéritos alimentares (também denominados inquéritos dietéticos, métodos de avaliação do consumo alimentar) utilizados na avaliação do estado nutricional do idoso. Entre as técnicas empregadas para avaliação do estado nutricional, os métodos dietéticos auxiliam na detecção de inadequações do consumo, estágios iniciais de deficiência nutricional (Lopes et al., 2005).

Em verdade, estamos nos referindo a um conjunto de metodologias que são utilizadas para quantificar e qualificar a ingestão de alimentos por uma pessoa em um período específico, seja em uma refeição, em um dia ou em um período de tempo (dieta habitual- média de consumo alimentar em um período diante de um "padrão" constante de consumo; ou atual - média de consumo alimentar em um curto período) (Fisberg et al., 2005). Entretanto, para que as informações produzidas tenham sua qualidade assegurada precisamos reconhecer a complexidade dos muitos fatores que podem interferir na precisão, na variabilidade e na reprodutibilidade dos métodos usados. Cada método possui forças e limitações. Como são métodos indiretos de avaliação do estado nutricional, estão sujeitos a erros inerentes à natureza do objeto analisado (consumo alimentar) e outros aspectos como aqueles associados à medidas autorrelatadas (Costa et al., 2006; Willett, 2012).

Entretanto, esforços contínuos vem sendo realizados para melhorar a precisão da avaliação da ingestão alimentar e aumentar sua viabilidade em diferentes contextos. Importante considerar que não existe "método perfeito" que garanta que a informação obtida reflita exatamente a ingestão real (Pereira e Uehara, 2008), mas aquele que é adequado à situação de interesse salvaguardando-se suas vantagens (Pereira e Uehara, 2008; Ortiz-Andrellucchi et al., 2009; Willett, 2012; Volkert e Schrader, 2013; Shim et al., 2014; Fao, 2018; Marchioni e Gorgulho, 2019). Considerando as limitações de cada método muitas vezes se recomenda o emprego associado de vários indicadores do estado nutricional para aumentar a precisão diagnóstica.

A escolha do método para avaliação do consumo alimentar dependerá, das carcterísticas do público idoso (conforme anteriormente citado), contextos de sua aplicação e propósitos da análise. Uma análise dos desafios e possibilidades do uso de diferentes métodos de inquéritos alimentares entre idosos sugere que também sejam considerados: a precisão do método eleito, sua adequação para o grupo investigado e identificação da necessidade de adaptações/combinações de métodos. Isto porque a aplicação de instrumentos em estudos de avaliação do consumo de alimentar neste público muitas vezes requer considerações especiais no que tange ao planejamento e condução dos inquéritos. Procurar envolver pessoas do convívio do idoso (cuidadores, familiares e/ou pessoas próximas) na condução do inquérito, reservar mais tempo para a realização do inquérito alimentar e desenvolver treinamento específico dos entrevistadores estão entre alguns dos cuidados indicados.

Pontos centrais para seleção do método de inquérito alimentar

- Avaliação do consumo alimentar deve incluir abordagem integrativa que contemple apreciação de aspectos qualitativos tendo em vista as questões de natureza sociocultural relacionadas com o consumo alimentar.
- Declínios funcionais associados ao processo de envelhecimento podem dificultar a condução de inquéritos alimentares.
- O aumento da prevalência de transtornos de saúde entre os idosos pode exigir abordagens específicas quanto aos métodos de inquéritos alimentares.
- Métodos habituais para avaliação dietética são válidos para pessoas idosas (quanto sua aplicação direta ao sujeito), desde que sejam física e mentalmente saudáveis.
- A seleção dos métodos de inquéritos alimentares deve considerar o objetivo da avaliação e as características do grupo ou indivíduo sob análise.
- A condução de inquéritos alimentares em indivíduos com maior comprometimento da saúde (detentores de fragilidades e/ou outras questões de saúde mais graves) levará tempo extra e pode exigir mais habilidade por parte do entrevistador.

A seguir serão apresentados os principais métodos de inquéritos alimentares levando-se em conta questões pertinentes às características dos idosos. Para tanto, serão descritos aspectos metodológicos indicados para a sua realização.

Recordatório de 24 horas

Trata-se de uma metodologia que visa resgatar detalhes sobre o tipo de refeição, alimentos e bebidas ingeridos pelo indivíduo no dia anterior ao levantamento ou nas últimas 24 horas que o antecederam. As informações coletadas sobre os alimentos consumidos e suas respectivas quantidades podem, então, ser avaliadas e quantificadas em termos de energia e nutrientes (Fisberg, Marchioni e Colucci, 2009).

O instrumento pode ser digital e/ou em papel. O desenvolvimento de tecnologias computacionais que aliam ao recolhimento dos dados à formatação automatizada de bases de dados vem sendo um dos grandes avanços metodológicos da atualidade (Thompson e Subar, 2013; Arens-Volland et al., 2015; Barufaldi et al., 2016; Fao, 2018).

A qualidade da informação coletada dependerá da memória e da cooperação do entrevistado, assim como da capacidade do entrevistador em estabelecer diálogo e coletar as informações sobre o consumo. Assim, existem preocupações quanto a adequação dessa metodologia para o público idoso, quanto para aqueles com comprometimento de memória (McNeill et al., 2009).

Tradicionalmente o inquérito é conduzido por um entrevistador treinado a extrair detalhes cruciais para a reconstituição da dieta do entrevistado. Horário e local da refeição; forma de preparo dos alimentos e seus principais ingredientes; tipo de alimentos utilizados e sua marca comercial; quantidades das porções consumidas; itens normalmente esquecidos nos relatos, como manteiga, açúcar, molhos, óleo, balas etc.; e o consumo nos pequenos lanches ao longo do dia são informações que devem ser recuperadas integralmente (Thompson e Byeks, 1994; Bonomo, 2000; Kamimura et al., 2005; Pereira e Uehara, 2008). Detalhamento quanto a ingestão de líquidos, especialmente de água também deve ser inquerido.

Uso de metodologia padronizada para a condução da entrevista favorece a qualidade dos dados obtidos. Nesse sentido, Conway et al. (2003) desenharam técnica de entrevista composta por cinco etapas que vem sendo identificada como adequada para estimulação dos processos cognitivos de lembrança. A aplicação dessa técnica consiste em estimular o entrevistado a recordar os alimentos consumidos no dia anterior através de cinco etapas: listagem rápida dos alimentos e bebidas consumidos; questões a respeito de alimentos que são usualmente omitidos; horário em que cada alimento foi consumido; descrição detalhada dos alimentos e respectivas quantidades, revendo as informações sobre horário e ocasião do consumo; revisão final das informações e sondagem sobre alimentos que tenham sido consumidos e que não foram relatados (omissões são novamente apreciadas).

Kamimura et al. (2005) alertam para os cuidados que o entrevistador deve tomar ao coletar as informações. Um treinamento padronizado é imprescindível. O entrevistador deve manter uma postura neutra diante do que lhe é revelado, de modo a não constranger ou condicionar os dados que lhe são expostos enquanto insiste para que lhe sejam contados detalhes das refeições.

Além do treino, da habilidade e da paciência do entrevistador, a qualidade das informações coletadas depende da memória e da cooperação do entrevistado. A idade avançada é um fator que muito influencia nas respostas, principalmente quando associado a um quadro de demência. Esse método não é recomendado para avaliação do consumo alimentar de indivíduos com comprometimento cognitivo, a não ser que familiares ou cuidadores que acompanhem a dieta do idoso se responsabilizem pela resposta (Pereira e Uehara, 2008; Fisberg, Marchioni e Colucci, 2009).

Para facilitar a mensuração, são utilizadas porções e medidas caseiras. Vale comentar que é comum a não familiaridade com essas grandezas, principalmente entre os indivíduos do sexo masculino. Para facilitar a identificação das quantidades ingeridas, o responsável pela entrevista pode se apoiar em álbuns fotográficos, modelos tridimensionais de alimentos, kits de utensílios e medidas caseiras, embalagens e *softwares* aprimorados que garantem a identificação de quantidades com maior exatidão (Fisberg, Marchioni e Colucci, 2009; Thompson e Subar, 2013; Monego et al., 2013).

A grande vantagem desse método é a proximidade que prevê entre o momento do inquérito e o consumo das refeições que procura mapear. Além disso, sua aplicação é relativamente fácil, rápida e de baixo custo. A técnica aplicada não exige que o informante seja alfabetizado mas requer que tenha memória preservada.

Um recordatório de 24 horas, justamente por levantar o que foi consumido em um dia, não é representativo em termos da dieta habitual (Fisberg, Marchioni e Colucci, 2009; Willett, 2012; Rossato e Fuchs, 2014). Para uma estimativa mais precisa do padrão de ingestão, é recomendável o levantamento da média de recordatórios aplicados a um mesmo idoso em três ou mais dias alternados, incluindo um dia de fim de semana (Marchioni, Slater e Fisberg, 2004; Willett, 2012).

Alguns estudos epidemiológicos, no entanto, sustentam-se em médias obtidas a partir de recordatórios aplicados uma única vez a indivíduos diferentes. Lançam mão, assim, dos valores médios do grupo. Esse fato é observado no Third National Health and Nutrition Examination Survey (NHANES III), pesquisa com amostra representativa da população norte-americana e por Morimoto et al. (2008), ao estudar fatores associados à qualidade da dieta de adultos residentes na região metropolitana de São Paulo, que utilizou um recordatório de 24 horas como metodologia de inquérito alimentar. Já Galesi et al. (2008) avaliaram o perfil alimentar e nutricional de idosos residentes numa instituição de longa permanência, no leste do estado de São Paulo, com base na média de consumo obtida a partir da aplicação de dois recordatórios de 24 horas.

Apesar de evidências indicarem que muitos indivíduos tendem a sub-relatar o seu consumo quando avaliados, a literatura não é consensual no que se refere ao grupo dos idosos. Ferrari et al. (2002) apontam o grupo dos idosos como o menos propenso a sub-relatos ao avaliar a prevalência de sub e super-relatos e seus determinantes nos recordatórios de 24 horas obtidos no estudo da European Prospective Investigation into Câncer and Nutritition (EPIC). Por sua vez, em um estudo realizado em 2001, Johansson et al. observam 28% mais sub-relatos entre idosos em comparação com jovens. A menor capacidade de concentração dos idosos e seus prováveis lapsos de memória foram apontados como causas prováveis.

Questionário de frequência de consumo alimentar

Este método implica o registro ou descrição da ingestão habitual de um indivíduo com base em uma lista pré-estabelecida de alimentos, que pode variar de acordo com tipos, grupos e número de itens, dependendo dos objetivos do estudo. O intuito é avaliar qualitativamente o consumo de alimentos ou grupos alimentares, por meio da frequência com que são consumidos segundo unidade de tempo específica (ano, mês, semana, dia) (Kamimura et al., 2005; Willett, 2012). Teoricamente este método não permite estimar o consumo total de alimentos e se fundamenta na possibilidade de medir a intensidade da exposição, o que viabiliza dividir os indivíduos segundo categorias de consumo. Dessa maneira, em estudos epidemiológicos, possibilita estimar associação das categorias de consumo com desfechos em saúde (Pereira e Sichieri, 2007).

Os itens que compõem o checklist correspondem a alimentos ou grupos alimentares (origem animal, leite e derivados, verduras e legumes, gorduras, doces etc.) que são fontes do nutriente que se deseja investigar. Já a frequência é comumente categorizada em: diariamente, 4 a 6 vezes por semana, 2 a 3 vezes ao mês, raramente ou nunca, entre outros intervalos possíveis. Quando a unidade de tempo se refere à frequência em meses ou anos, o Questionário de Frequência Alimentar (QFA) permite estudar a dieta habitual, que reflete o consumo durante um longo período de tempo.

Pesquisa de Najas et al. (1994), fez uso dessa ferramenta para avaliar a ingestão habitual por parte de idosos de diferentes estratos socioeconômicos, residentes em municípios de

São Paulo. O estudo verificou que pessoas de diferentes grupos sociais possuíam um mesmo padrão alimentar no que diz respeito aos alimentos energéticos, mas que as classes de menor poder aquisitivo costumavam substituir o pão pelo arroz. No que diz respeito à classe dos alimentos proteicos, estratos mais favorecidos privilegiam o leite e seus substitutos; os menos favorecidos, o feijão. Recente estudo, analisando associação de características nutricionais com a ocorrência de síndrome da fragilidade entre idosos residentes em uma comunidade do Rio de Janeiro também empregou esta metodologia e seus resultados apontaram maior consumo de cereais e menor de feijão e frutas entre idosos detentores de fragilidade. Idosos caracterizados no estágio de pré-fragilidade apresentaram maior consumo de vegetais, laticínios e alimentos ricos em açúcar e gordura (Mello et al., 2017).

Por ser uma ferramenta que permite identificar o padrão alimentar dos indivíduos, vem sendo amplamente utilizada em estudos epidemiológicos, auxiliando na investigação da associação entre a dieta consumida (fatores de risco dietéticos) e a ocorrência de desfechos clínicos, em geral relacionados com as doenças crônicas não transmissíveis (Fisberg et al., 2008; Fisberg, Marchioni e Colucci, 2009; Cardoso e Stocco, 2000). Os resultados podem ser utilizados no desenvolvimento de estratégias educacionais, visando melhorar o estado nutricional de indivíduos de diferentes faixas etárias, inclusive os idosos. Estudo analisando a validade do uso do QFA entre idosos, mostrou bons resultados embora valores inferiores de reprodutibilidade tenham sido encontrados entre idosos com algum grau de comprometimento da função cognitiva (McNeill et al., 2009).

Na prática clínica, as informações obtidas com este método permitem detectar a necessidade de modificações na dieta, indicando a inclusão ou exclusão de alimentos na etapa de orientação dietética (Fisberg, Marchioni e Colucci, 2009).

O Questionário Semiquantitativo de Frequência Alimentar (QSFA), por sua vez, avalia adicionalmente o tamanho de porções ingeridas, com base em medidas caseiras, e a regularidade com que são consumidas. Em vez de informar quantas vezes consome um dado alimento, o entrevistado será solicitado a relatar a frequência com que ingere uma determinada porção desse alimento. Existe ainda outra modalidade do Questionário Quantitativo de Frequência Alimentar (QQFA) que permite que o indivíduo descreva o tamanho da porção usual (Costa et al., 2006; Juzwiak, 2007; Pereira e Uehara, 2008; Fisberg, Marchioni e Colucci, 2009). Os dois últimos tipos de questionário privilegiam o consumo quantitativo, e, de certa forma, negligenciam a variedade de gêneros que compõem uma dieta. Por partirem de uma lista predefinida de alimentos, atêm-se somente àqueles que são fonte do(s) principal(is) nutriente(s) investigado(s) (Fisberg, Marchioni e Colucci, 2009). Assim, pode haver subestimação, caso os alimentos de consumo habitual não estejam descritos na lista (Juzwiak, 2007).

É fundamental para a validação do método que a listagem dos alimentos seja baseada nos hábitos de consumo do grupo estudado. Cardoso e Stocco (2000) desenvolveram um questionário para avaliação da frequência habitual e da quantidade de alimentos e nutrientes consumidos por indivíduos de etnia japonesa residentes em São Paulo. A lista de alimentos foi elaborada a partir de inquérito com registro de consumo alimentar de três dias em amostra aleatória de japoneses de primeira e segunda geração, com faixa etária entre 45 e 70 anos. O Questionário Quantitativo de Frequência Alimentar foi elaborado com 129 itens alimentares, fontes de nutrientes de particular interesse (por exemplo, alimentos e preparações de origem japonesa). Para o desenvolvimento de um instrumento diversos procedimentos são indicados (Pereira e Sichieri, 2007).

A possibilidade de produzir estimativa do consumo usual, de classificar os indivíduos em categorias de consumo, a simplicidade na análise, o baixo custo, a economia de tempo e a não modificação do consumo devido à avaliação são apontadas como algumas das vantagens associadas ao uso do QFA. Por outro lado, as limitações associadas ao emprego desse inquérito se devem ao fato de depender da memória, necessitar de diferentes etapas para a produção do instrumento, envolver entrevista complexa e apresentar dificuldade na precisão da quantidade consumida (Pereira e Sichieri, 2007).

História alimentar

Bastante consagrado na prática clínica, este método é utilizado principalmente no primeiro contato com o paciente. Consiste em uma elaborada entrevista com o propósito de colher o máximo de informações pertinentes ao hábito alimentar, atual e passado do entrevistado.

Uma das limitações recai na possibilidade de o entrevistado passar a responder à entrevista de acordo com o que estima que o entrevistador gostaria de saber a respeito da sua dieta, e não de acordo com o seu real consumo. O método pode ser considerado impróprio para o uso com a terceira idade, por ser demasiado extensivo e dependente da memória do indivíduo. Por outro lado, se aplicado por um profissional bem treinado, favorece uma descrição, tanto quantitativa quanto qualitativa, completa e detalhada da ingestão alimentar habitual (Juzwiak, 2007).

A realização da entrevista pode ser complementada pelo recurso a outros métodos de inquérito, como recordatório 24 horas e questionários de frequência alimentar. Explora ainda, preferências, aversões, intolerâncias, crenças, horários e locais das refeições, formas usuais de preparo dos alimentos, adição de sal, adoçante, açúcar e condimentos e uso de produtos diet e light, assim como uso de suplementos nutricionais. Pode incluir a identificação de outros hábitos de vida como prática de esportes.

Os dados coletados podem ser analisados e confrontados com as recomendações à população estabelecidas pelos principais órgãos de saúde. Podem ser utilizadas as recomendações populacionais para alimentação saudável de organismos internacionais e nacionais (WHO, 2003; Brasil, 2006; Brasil, 2008). No Brasil, a apreciação pode ser pautada ante as recomendações do Guia Alimentar para a População Brasileira (Brasil, 2014), desenvolvido pelo Ministério da Saúde, e a Estratégia Global para a Promoção da Alimentação Saudável, Atividade Física e Saúde, proposta pela Organização Mundial da Saúde (OMS) (Fisberg, Marchioni e Colucci, 2009).

Registro alimentar

Método prospectivo, que consiste no registro diário de todos os alimentos e bebidas ingeridos. As informações devem ser registradas em detalhe pelo próprio avaliado, por um familiar próximo ou por um acompanhante responsável no momento do consumo. Deve-se especificar o tipo de alimento, marca, método de preparação, porção consumida, ingredientes utilizados e receita, se necessário.

As quantidades consumidas podem ser expressas em medidas caseiras e/ou estimadas com base em fotografias ou modelos tridimensionais de alimentos (Monego et al., 2013). Outra maneira de se efetuar o registro é pesando o alimento antes de consumi-lo. Devem-se pesar também as sobras, ao término da refeição, e registrar-se a ingestão de qualquer alimento consumido fora de casa e fora das refeições. Deve-se especificar o tipo de alimento, marca, método de preparação, porção consumida, ingredientes utilizados e receita, se necessário.

O período de registros pode durar entre um e sete dias. Três dias, no entanto, são considerados, além de suficientes, uma boa medida para não cansar o responsável pelo preenchimento. Os dias de registro devem ser alternados e incluir um dia do final de semana (Thompson e Byeks, 1994).

Há formulários especialmente desenhados para as anotações, que não devem ser efetuadas em papel comum. Gravadores de voz são excelentes ferramentas para auxiliar idosos no ato do registro, ajudando a driblar dificuldades motoras e de preenchimento escrito de documentos.

Muitos profissionais preferem este tipo de inquérito para mensurar o consumo atual dos pacientes, por privilegiar o registro imediato e, assim, reduzir os vieses da memória. O registro alimentar que inclui peso do alimento consumido permite estimar com maior precisão a porção ingerida e, com isso, os nutrientes e compostos bioativos do alimento (Fisberg, Marchioni e Colucci, 2009). Por esses motivos, quando comparado aos demais métodos, o registro alimentar se aproxima mais do padrão-ouro – método que garantiria, como já mencionado, uma coincidência entre a informação obtida e a real ingestão (Thompson e Byeks, 1994; Thompson e Subar, 2013).

No entanto, registrar os alimentos antes de ingeri-los pode acarretar mudanças nas escolhas dos alimentos e/ou nas quantidades consumidas. Condutas do tipo alteram o comportamento alimentar e prejudicam a mensuração pelo método. Alguns autores (Thompson e Byeks, 1994) consideram esse fato como vantajoso, uma vez que implica maior controle da dieta. Vale lembrar, no entanto, que o registro não é permanente, e que implicaria, na maioria das vezes, uma mudança pontual, e não regular, do consumo.

O módulo da pesquisa relativo ao consumo alimentar individual foi aplicado ao longo do ano em uma subamostra aleatória da Pesquisa de Orçamentos Familiares (POF) 2008–2009 que incluía moradores com 10 anos ou mais de idade que residiam nos domicílios selecionados (IBGE, 2011). Os entrevistados foram orientados a registrar todos os alimentos e bebidas, com exceção de água, consumidos ao longo de 24 horas durante dois dias não consecutivos. Foi fornecido material instrucional aos participantes da pesquisa que preenchiam as cadernetas. Os registros foram revisados pelos agentes de pesquisa por meio de sondagem de alimentos usualmente omitidos (pequenos lanches, balas, doces, bebidas), refinamento das informações sobre o tipo de preparação utilizada para alimentos específicos, (como carnes e legumes), estimativa da quantidade consumida, verificação do número de itens consumidos no dia e intervalo de consumo de alimentos entre as refeições. Em seguida, as informações foram incluídas em um computador portátil no próprio domicílio, utilizando programa específico para entrada de dados de consumo alimentar. Detalhes sobre o pré-teste, treinamento, validação do instrumento de coleta e digitação dos dados foram publicados pelo IBGE (2011). Alguns estudos analisam as informações de consumo desta base para adultos, incluindo os idosos. Um deles especificamente estima a prevalência de ingestão inadequada de nutrientes na população idosa brasileira. Seus resultados revelam situação preocupante tendo em vista que foram encontradas, para ambos os sexos, inadequações superiores a 50% para as vitaminas E, D, A, cálcio, magnésio e piridoxina (Fisberg et al., 2013).

Métodos de inquérito de consumo alimentar em idosos – considerações adicionais

Ao avaliarmos dietas em idosos, as várias abordagens devem ser consideradas à luz das características do grupo/indivíduo sob análise. Entre os idosos saudáveis, pode não ser um problema utilizar método de recordatório alimentar ou QFA. Por outro lado, entre idosos sem comprometimento cognitivo, podem ser utilizados os instrumentos recordatório de 24 horas e QFA, cabendo ao entrevistador ou pesquisador a escolha que se adeque ao objetivo da sua avaliação ou pesquisa. Entretanto, os métodos de registros parecem ser os mais indicados para uso em idosos.

A ingestão dietética pode ser avaliada utilizando-se método de história dietética ou de recordatório alimentar adaptado, embora a lembrança dos alimentos consumidos possa ser imprecisa, especialmente entre os indivíduos que apresentam deficiência cognitiva. Caso o idoso esteja em um ambiente de cuidados de saúde, pode-se aplicar o recordatório de 24 horas por 3 dias, o que ajuda na determinação do consumo atual de calorias totais e descrição dos macronutrientes.

Conforme referido por Tavares et al. (2015), quando estamos impossibilitados de usar métodos mais completos para análise da dieta podem ser usados, de forma alternativa, métodos mais indiretos para caracterizar o consumo alimentar. Eles são inquéritos que buscam identificar características da dieta e/ou do comportamento alimentar reconhecidos como fatores de risco e/ou de proteção para doenças crônicas e, também, aspectos associados ao aumento dos anos de vida com qualidade.

O Sistema de Vigilância de Fatores de Risco e Proteção para Doenças Crônicas Não Transmissíveis por Inquérito Telefônico, o Vigitel, exemplifica o emprego desses marcadores de padrão alimentar (Brasil, 2014). É um sistema de monitoramento que acompanha essas condições por meio de entrevistas telefônicas realizadas continuamente em amostras probabilísticas da população adulta de capitais brasileiras. Correspondem a itens apresentados sob a forma de questões isoladas e/ou combinadas, na maioria das vezes definidos como marcadores de consumo de alimentos saudáveis e não saudáveis como: consumo de frutas e hortaliças (marcador de desfecho favorável) (Mondini, 2010), e consumo diário ou quase diário de refrigerantes (marcador de desfecho desfavorável) (WHO, 1990; WHO, 2003; Monteiro et al., 2008; Brasil, 2014). Esses marcadores também foram incorporados em questionário de avaliação de frequência de consumo de itens alimentares para atenção básica, proposto no Protocolo SISVAN (Brasil, 2008).

Vale mencionar ainda que informações sobre o consumo alimentar para idosos sob risco nutricional, especialmente nos contextos hospitalares, podem ser obtidas a partir de ferramentas de triagem nutricional (Pirilich e Lochs, 2001; Wells e Dumbrell, 2006; Mueller et al., 2011). Estas incluem múltiplas dimensões associadas às condições de saúde e são sugeridas para identificação de risco nutricional. Alguns destes instrumentos podem pontuar aspectos relativos ao consumo alimentar, mas não chegam a quantificar e/ou qualificar de forma mais profunda características da ingestão alimentar. Normalmente esses instrumentos incluem como metodologia de inquérito história dietética e/ou marcadores do consumo alimentar associados a identificação de condições adversas (Detsky, 1987; Guigoz, 2006; Silva Fink et al., 2015), isto porque a triagem, avaliação e intervenção nutricional em pacientes desnutridos e/ou sob risco nutricional são componentes chave dos cuidados nutricionais.

Resumindo, convém identificar as características do idoso a ser avaliado e também as possibilidades e limitações apresentadas pelos principais inquéritos de consumo alimentar. A Tabela 5.3 apresenta de forma sintética as vantagens e desvantagens dos métodos de inquérito do consumo alimentar e pode servir de base para a tomada de decisão quanto ao método de inquérito a ser utilizado (adaptado de Fisberg et al., 2009; Thompson e Subar, 2013).

Dentre as possibilidades de uso dos métodos de inquéritos dietéticos, atenção especial deve ser dada as questões de calibração dos métodos para seu uso entre idosos tendo em vista o atendimento às peculiaridades deste público (De Vries et al., 2009; Willett, 2012; Volkert e Schrader, 2013). Indicações quanto ao desenvolvimento de novas tecnologias na avaliação dietética representam avanços em curso para melhorar a precisão, dar mais velocidade ao emprego dos instrumentos, minimizar os custos e inconvenientes da avaliação das dietas. Nesse sentido, destaca-se o trabalho de Thompson et al. (2010). O estudo reporta como as tecnologias digitais podem ser usadas nos diversos métodos de inquérito de consumo alimentar. A premissa dos avanços parte do princípio de que todos os métodos de autorrelato apresentam desafios. Os indivíduos ao serem perguntados sobre seu consumo geralmente não se lembram, não conseguem identificar ingredientes e porções consumidas. Além disso, fatores como sexo, idade e peso podem prejudicar os relatos sobre o que foi consumido. O recordatório de 24 horas, o registro alimentar e o questionário de frequência alimentar são os métodos de inquérito do consumo alimentar mais usados e, cada um tem fortalezas e debilidades (conforme descrito resumidamente na Tabela 5.3). Indicadores biológicos do consumo alimentar não sofrem erros de autor-resposta mas apresentam como limitação o fato de geralmente não reportarem o consumo mas sim o status do nutriente ao qual se relaciona. Outro item que dificulta seu emprego é o fato de serem caros e invasivos (Thompson e Subar, 2013; Volkert e Schrader, 2013; Fao, 2018; Marchioni e Gorgulho, 2019).

Discussão quanto às especificidades associadas ao uso dos métodos de inquéritos de consumo alimentar para idosos ainda são tímidos (Ortiz-Andrellucch et al., 2009; Vries et al., 2009; Volkert e Schrader, 2013). Nesse sentido, precisamos continuar a buscar avanços que possibilitem difundir novas abordagens no uso dessas ferramentas, especialmente para o público idoso.

Dietary reference intakes na avaliação da ingestão de nutrientes para idosos

A avaliação da ingestão de nutrientes é parte da avaliação nutricional. É utilizada para a tomada de decisão quanto à adequação do consumo alimentar do indivíduo, ao planejamento de intervenções nutricionais e à construção de orientação dietética.

Tabela 5.3
Resumo das principais vantagens e limitações dos principais métodos para avaliação do consumo alimentar

	Vantagens	Limitações
Avaliação quantitativa da ingestão de nutrientes		
Recordatório de 24 horas (Rec 24 h)	• Rápida aplicação • Não altera a ingestão de alimentos • Pode ser usado em indivíduos com baixa literacia • Baixo custo	• Depende da memória do entrevistado • Depende da capacidade do entrevistador em estabelecer comunicação • Requer múltiplos Rec 24 h para captar ingestão habitual • Ingestão relatada pode ser atípica
Registro alimentar	• Alimentos anotados no momento do consumo • Não depende da memória • Ocorre redução de erros quando há orientação detalhada para o registro • Mede consumo atual • Identifica alimentos e preparações consumidas e horários das refeições	• Consumo pode ser alterado (o indivíduo sabe que está sendo avaliado) • Requer grau de literacia • Há dificuldade para estimar porções • Exige múltiplos registros para capturar consumo habitual • Exige alto nível de motivação e colaboração • Menor adesão por indivíduos do sexo masculino • Sobras são computadas como alimento ingerido • Requer tempo • Indivíduo deve conhecer medidas caseiras
Avaliação do consumo de alimentos ou grupos de alimentos		
Questionário de frequência alimentar	• Estima ingestão habitual do indivíduo • Não altera o padrão de consumo • Baixo custo • Classifica indivíduos em categorias de consumo • Estima variações de consumo no dia a dia • A digitação e a análise do inquérito são relativamente simples quando comparadas a outros métodos	• Depende da memória dos hábitos alimentares e de habilidades cognitivas para estimar o consumo médio ao longo do período de tempo pregresso • Desenho e validação do instrumento requer esforço e tempo • Dificuldades para a aplicação conforme o número e complexidade da lista de alimentos • Quantificação pouco exata • Não estima o consumo absoluto, visto que nem todos os alimentos consumidos pelo indivíduo podem constar na lista
Avaliação do padrão alimentar		
História alimentar	• Elimina as variações de consumo do dia a dia • Leva em consideração a variação sazonal • Fornece a descrição da ingestão habitual em relação aos aspectos quantitativos e qualitativos	• Requer entrevistadores treinados • Depende da memória do entrevistado • Longo tempo de administração

Fonte: adaptada de Fisberg et al., 2009; Thompson e Subar, 2013; FAO, 2018; Marchioni e Gorgulho, 2019.

A quantificação da ingestão de nutrientes requer o uso de tabelas de composição oficiais de alimentos ou de programas de computador (*software*). O cálculo das quantidades ingeridas, consiste em converter os alimentos consumidos em energia e nutrientes (relato do entrevistado), e então confrontar os valores obtidos com as necessidades nutricionais estimadas.

Assim, as Dietary Reference Intakes (DRI) são uma ferramenta disponível aos nutricionistas. Apontam valores de referência de ingestão de nutrientes para indivíduos saudáveis, segundo estágio de vida e gênero (Franceschini, Priore e Euclydes, 2005). Essas necessidades foram estimadas por comitês de especialistas do Food and Nutrition Board, do Institute of Medicine da National Academy of Sciences dos Estados Unidos, e do Health Canada, e encontram-se disponíveis para consulta na internet, no site www.nap.edu.

As DRI buscam otimizar a saúde de indivíduos e grupos com embasamento nos últimos entendimentos sobre os requisitos nutricionais. As DRI englobam quatro tipos de recomendações de nutriente para indivíduos saudáveis apresentando as recomendações segundo valores preconizados distribuídos em: ingestão adequada (AI), necessidade média estimada (EAR), nível de ingestão dietética recomendada (RDA) e os níveis superiores de ingestão toleráveis (UL). O objetivo dessas divisões é de atender casos específicos. Conforme indicado a seguir:

Composta por diferentes tipos de referência:

- **EAR (Necessidade Média Estimada):** valor de ingestão para alcançar as necessidades em 50% dos indivíduos de um grupo por estágio de vida e sexo.
- **RDA (Ingestão Dietética Recomendada):** nível de ingestão diária recomendada para atender as necessidades de 97,5% da população em cada estágio de vida e faixa etária. O cálculo é aproximadamente 20% maior que a EAR.
- **AI (Ingestão Adequada):** quando não se tem disponibilidade de se calcular a EAR e, portanto, a RDA, se utiliza da AI. É baseada na ingestão média de nutrientes observados de forma experimental que parece sustentar o estado nutricional.
- **UL (Limite Superior Tolerável):** nível máximo de ingestão de um nutriente que é improvável de causar riscos adversos à saúde de quase todos os indivíduos.
- **AMDR (Faixa de Distribuição Aceitável de Macronutrientes):** faixa de recomendação utilizada para energia, carboidratos e lipídios.

A escolha dos valores que servirão de referência para análise da composição nutricional da dieta partir dos dados das DRI precisa levar em conta alguns aspectos, a Tabela 5.4 apresenta resumo com as indicações consoante ao critério a ser adotado.

É válido lembrar aqui, mais uma vez, que a estimativa de ingestão de nutrientes por meio de inquéritos dietéticos não pode ser usada isoladamente para avaliar o estado nutricional dos indivíduos. Se na avaliação da ingestão habitual do nutriente houver indicações de inadequação, recomenda-se que sejam realizadas avaliações clínicas ou bioquímicas complementares (Marchioni, Slater e Fisberg, 2004).

A seguir, serão apresentadas as necessidades e as recomendações dos macro e micronutrientes para o grupo dos idosos, com base nas diretrizes e DRI atuais. A Tabela 5.5 apresenta indicações quanto aos níveis de atividade física utilizados para se estimar requerimentos energéticos.

Tabela 5.4 Indicações para o uso das diversas referências da DRI para avaliar o estado nutricional e planejar orientações nutricionais de indivíduos e grupos				
Avaliando dietas	**EAR**	**RDA**	**AI**	**UL**
Indivíduos	Ingestão usual abaixo da EAR necessita melhorar. A probabilidade de adequação é 50% ou menos	Não recomendado para avaliação individual	Consumo usual a partir da AI tem baixa probabilidade de inadequação	Consumo usual acima da UL pode colocar o indivíduo em risco de efeitos adversos
Grupos	Utilizado como método de determinação de pontos de corte de prevalência de inadequação dentro de um grupo	Não usado para avaliação de consumo de nutrientes em grupos	Aplicação limitada. Grupos com valores médios e medianos a partir da AI podem ser identificados como detentores de baixa prevalência de ingestão inadequada	Usado para estimar a proporção de um grupo com risco potencial de risco adverso por excesso de consumo do nutriente

Fonte: adaptada de IOM - National Academy Press, 2006.

Estimativas para o cálculo dos requerimentos energéticos – EER (kcal/dia) = Gasto total energético (adultos maiores de 19 anos de idade)
Homens EER = 662 – (9,53 × idade em anos) + AF × [(15,91 × peso em kg) + (539,6 × altura em m)]   Mulheres EER = 354 - (6,91 × idade em anos) + AF × [(9,36 × peso em kg) + (7266 × altura em m)]

AF = atividade física.

Tabela 5.5 Níveis de atividade física para cálculo dos requerimentos energéticos				
	Sedentário (AF 1,0–1,39)	**Baixa atividade (AF 1,4–1,59)**	**Ativo (AF 1,6–1,69)**	**Muito ativo (AF 1,9–2,5)**
	Atividade diárias	Atividade diárias de rotina pelo menos 30–60 minutos de atividade moderada diária	Atividade diárias de rotina pelo menos 60 minutos de atividade moderada diária	Atividades diárias de rotina + pelo menos 60 minutos de atividade moderada diária + 80 minutos de atividade vigorosa ou 120 minutos de atividade moderada
Homem > 19 anos	1,0	1,11	1,25	1,48
Mulher > 19 anos	1,0	1,12	1,27	1,45

Fonte: IOM, 2006.

- Macronutrientes (WHO, 1990; WHO, 2003)
  - Proteínas: 0,9–1,1 g/kg
  - Carboidratos: 45–65% das calorias diárias totais
  - Fibras: 25–30 g/dia, sendo 10–13 g/1000 kcal
  - Lipídeos: 15–30% do valor energético total (VET) da dieta, sendo admitida a utilização de 35% do VET para idosos saudáveis e fisicamente ativos
  - Ácidos graxos saturados: menos de 10%
  - Ácidos graxos poli-insaturados: 6–10%, sendo 5–8% de ácidos graxos ômega-6, entre 1–2% de ácidos graxos ômega-3
  - Ácidos graxos monoinsaturados: o restante (a diferença)

O Tabela 5.6 apresenta síntese das recomendações de micronutrientes para indivíduos idosos segundo sexo e faixas de idade (IOM, 2000; IOM 2002).

Tabela 5.6
Recomendações de micronutrientes segundo sexo e faixas de idade

Nutriente (valor de referência)		Homens		Mulheres	
		50-70 anos	> 70 anos	50-70 anos	> 70 anos
VITAMINAS	A	900 µg	900 µg	700 µg	700 µg
	D	10 µg	15 µg	10 µg	15 µg
	E	15 mg	15 mg	15 mg	15 mg
	K (AI*)	120 µg	120 µg	90 µg	90 µg
	B1 (Tiamina)	1,2 mg	1,2 mg	1,1 mg	1,1 mg
	B2 (Riboflavina)	1,3 mg	1,3 mg	1,1 mg	1,1 mg
	Niacina	16 mg	16 mg	14 mg	14 mg
	B6 (Piridoxina)	1,7 mg	1,7 mg	1,5 mg	1,5 mg
	B9 (Folato)	400 µg	400 µg	400 µg	400 µg
	B12 (Cobalamina)	2,4 µg	2,4 µg	2,4 µg	2,4 µg
	C	90 mg	90 mg	75 mg	75 mg
	Ácido pantetônico	5 mg	5 mg	5 mg	5 mg
MINERAIS	Cálcio (AI*)	1.200 mg	1.200 mg	1.200 mg	1.200 mg
	Magnésio	420 mg	420 mg	320 mg	320 mg
	Sódio (AI*)	1,3 g (55 mEq)	1,2 g (55 mEq)	1,3 g (50 mEq)	1,2 g (50 mEq)
	Potássio	4,7 g (120 mEq)	4,7 g (120 mEq)	4,7 g (120 mEq)	4,7 g (120 mEq)
	Cobre	900 µg	900 µg	900 µg	900 µg
	Selênio	45 µg	45 µg	45 µg	45 µg
	Zinco	9,4 mg	9,4 mg	6,8 mg	6,8 mg
	Ferro	6 mg	6 mg	5 mg	5 mg

Fonte: IOM, 2000; IOM 2002.
*Os valores das DRI são baseados nas RDA, exceto os micronutrientes baseados na Ingestão Adequada (Adequate Intake – AI). Essas siglas são utilizadas porque muitos nutrientes ainda estão em observação e estudos.

Considerações gerais sobre as recomendações nutricionais para idosos

O atendimento das recomendações nutricionais entre os idosos, em linhas gerais, tem como propósito manter condições de envelhecimento compatíveis com o incremento dos anos de vida livres de doenças (WHO, 2004; Lichtenstein et al., 2008; Nascimento et al., 2011; Jankovic et al., 2015). É reconhecido que as necessidades nutricionais são individualizadas e que sofrem influência de diferentes e complexos aspectos. Entre os idosos, observam-se reduções nos requerimentos energéticos devido a desaceleração do metabolismo, e processo semelhante ocorre com a absorção e utilização de muitos nutrientes demandando atenção especial.

Do ponto de vista fisiológico, uma série de alterações podem tornar necessário o aumento da densidade nutricional da dieta. Alterações no apetite, na percepção de aroma e sabor, declínio da saúde oral, debilidades de mobilidade e modificações na microbiota intestinal são exemplos.

Adicionalmente, os idosos apresentam heterogeneidade da capacidade funcional e das condições de saúde e, esta situação aumenta à medida que as pessoas envelhecem. Na fase mais avançada do ciclo vital, o efeito cumulativo da sobrevivência pode oferecer diferentes riscos e necessidades nutricionais específicas, que variam de acordo com características do processo de envelhecimento em curso (Suominen et al., 2014). Além disso, o efeito conjunto da presença de condições crônicas, do uso de medicamentos e sua interação com nutrientes são considerações que também precisam ser analisadas quando se calculam as necessidades nutricionais de idosos.

As necessidades energéticas são determinadas pela taxa de metabolismo basal (TMB), que representa o total de energia necessária para o funcionamento normal de células, órgãos e manutenção de massa sem gordura. O gasto energético é determinado pela taxa de metabolismo basal acrescido do nível de atividade física. Os valores associados à TMB representam cerca de 45–70% do gasto diário de energia, dependendo de idade, gênero, tamanho corporal e composição (FAO, 2001). O nível de atividade física (PAL) aumenta o gasto de energia em 20–30% e a produção de calor em resposta a condições ambientais, ao mesmo tempo em que consome cerca de 10% do gasto total de energia (TEE) (Jakicic 2002, Landsberg et al., 2009). O TEE diminui substancialmente com a idade avançada, resultante das mudanças na taxa metabólica de repouso (RMR) e da atividade física (Manini 2010). Em indivíduos de peso normal, o TEE diário cai por 150 kcal a cada década e o PAL também declina (Roberts e Dallal, 2005).

As necessidades de energia geralmente diminuem a medida que a idade aumenta (Vikstedt et al., 2011). Isso é devido principalmente à redução da atividade física e perda de massa muscular (Morley et al., 2010). Uma diminuição no nível de atividade em homens idosos saudáveis pode ocorrer mais cedo do que em mulheres (Cooper et al., 2013). Por outro lado, as necessidades de proteína e vitamina D podem aumentar (Suominen et al., 2014) em termos de qualidade e quantidade diante de situações de fragilidade (Volkert et al., 2019).

Devido à vasta variação interpessoal no gasto de energia, é difícil apresentar recomendações individualizadas quanto a ingestão de energia. Portanto, essas recomendações são dadas segundo grupos populacionais. O documento do Comitê Integrado das Nações Unidas para Alimentação e da Organização Mundial de Saúde (FAO/WHO/UNU, 2004) discorre sobre o tema e apresenta indicações quanto aos procedimentos para estimar os requerimentos energéticos nas diferentes faixas de idade, incluindo na discussão algumas das peculiaridades relacionadas com os idosos. Os valores recomendados consideram a taxa de metabolismo basal segundo sexo e faixa de idade, nível de atividade física e presença de sobrepeso.

A Autoridade Europeia (EFSA, 2013) publicou recomendações populacionais para as necessidades energéticas. Não foram incluídos dados para pessoas com mais de 79 anos de idade devido à falta de estudos. Alternativamente, as recomendações energéticas foram estabelecidas considerando-se níveis de atividade física. Assim, os valores computados para a taxa metabólica basal dos homens foi de 1416 kcal e 1154 kcal para mulheres, e aqueles com baixos níveis de atividade seriam de cerca de 1984 kcal/d para os homens e de 1614 kcal/d para as mulheres (EFSA, 2013).

Necessidades e recomendações de proteínas

A ingestão proteica ideal em pessoas mais velhas tem sido muito debatida nos últimos anos. Existe um consenso amplamente aceito entre os cientistas de que a necessidade fisiológica para a proteína aumenta à medida que as pessoas envelhecem (Morley et al., 2010, Bauer et al., 2013).

Ademais, a ingestão insuficiente em proteínas e a diminuição da atividade física levam à perda de massa muscular (Morley et al., 2010). A perda de músculo é maior quando a ingestão de proteínas é mais baixa. O termo sarcopenia é usado para indicar a perda de massa muscular e consequente modificação progressiva da função motora (Cruz-Jentoft et al., 2010). Doenças crônicas e agudas podem acelerar o processo de sarcopenia, considerando que as ingestões de energia e proteína podem ser inadequadas e agravadas como consequência de falta de apetite (Covinsky et al., 1999, Inzitari et al., 2011), dentre outras condições adversas.

As DRIs (Murphy e POOS, 2002) indicam valores médios (EAR) de proteínas de 0,66 g/kg/dia para homens e mulheres idosos e a RDA para o mesmo público é de 0,8 g/kg/dia. Em idosos, a massa muscular, o gasto energético e a sensibilidade à insulina diminuem. A prática de atividade física aumenta a resistência e pode melhorar a composição da massa muscular e a capacidade oxidativa. Estudo de Boirie et al. (2014) sugere ingestão de cerca de 1,0–1,5 g de proteína/kg/dia como recomendações para manutenção da condição nutricional e homeostase proteica em idosos.

No entanto, de acordo com a EFSA e as diretrizes nutricionais a ingestão de proteínas para os idosos é a mesma da população adulta: 0,83 g/kg de peso corporal por dia (Tetens, 2012) ou 0,8 g/kg de peso corporal por dia (USDA, 2010). As diretrizes da EFSA e dos EUA baseiam suas recomendações em estudos de balanço nitrogenado (N-balance) conduzidos entre adultos jovens (Pedersen e Cederholm, 2014). Questões como limitações do método em determinar as rotas nitrogenadas, trocas e perdas, curta duração das investigações podem levar a subestimação dos valores recomendados.

Existe evidência de que a resposta anabólica do músculo à proteína dietética é atenuada em pessoas idosas e, como resultado, é necessário mais proteína para obter efeitos anabolizantes. Além disso, a proteína dietética aumenta a insulina circulante como fator de crescimento, que tem efeitos anabolizantes nos músculos e ossos (Gaffney-Stomberg et al., 2009). Estudo de Campbell et al. (2001) indicou que a ingestão de proteína de 0,8 g/kg de peso corporal por dia diminuía a excreção nitrogenada e a área muscular do meio da coxa em pessoas mais idosas. Esses resultados sugerem que a quantidade de proteína recomendada para pessoas mais jovens pode não ser adequada para satisfazer necessidades metabólicas e fisiológicas e preservar a massa muscular em idosos. O balanço nitrogenado pode, portanto, não ser o indicador correto para o equilíbrio proteico em pessoas mais velhas, porque pode não refletir a manutenção de massa muscular (Nordic Nutrition 2014). Diante de necessidades especiais associadas a fragilidade e sarcopenia os valores nutricionais recomendados podem ser diferentes (Volkert et al., 2019), para mais informações veja capítulo dedicado a discussão destes aspectos.

Resultados de estudos prospectivos de coorte sugerem como ingestão segura 1,2–1,5 g de proteína por g/kg de peso corporal por dia ou aproximadamente 15–20% do valor energético total da dieta que representa um consumo ótimo de proteína para idosos (Nordic Nutrition 2014). Devido ao aumento das exigências proteicas para idosos, aumentou para 25% em relação aos adultos mais jovens, embora tenha observado limitações nos estudos que dão suporte para o estabelecimento das recomendações (Nordic Nutrition, 2014).

O painel de peritos em gerontologia estudando esta questão no projeto do grupo proteína-envelhecimento (PROT-AGE) propôs para idosos saudáveis ingestão na ordem de 1,0–1,2 g/kg de peso corporal por dia. Além disso, em caso doença aguda os valores recomendados passam a ser de 1,2–1,5 g/kg de peso corporal por dia e de até 2,0 g/kg de peso corporal por dia no caso de doença grave, lesão ou desnutrição (Bauer et al., 2013).

Considerações gerais sobre as recomendações nutricionais para idosos

- As necessidades de energia geralmente diminuem a medida que a idade aumenta (Vikstedt et al., 2011). Isto é principalmente devido à redução da atividade física e perda de massa muscular (Morley et al., 2010). Uma diminuição no nível de atividade em homens idosos saudáveis pode ocorrer mais cedo do que em mulheres (Cooper et al., 2013). Por outro lado, as necessidades de proteína e vitamina D podem aumentar. Outros nutrientes também são apontados como prioritários para este público (Suominen et al., 2014).
- O consumo de água é tema prioritário entre idosos. Sabe-se que estes indivíduos podem ter maior frequência de desidratação. Existem evidências de que a ingestão hídrica se associe com as condições físicas e desempenho cognitivo. Estima-se que a prevalência de desidratação em adultos varie de 16 a 28% dependendo da idade, entre os idosos os valores são ainda maiores e se associam a outras morbidades (Stookey, 2005). Embora tenhamos recomendações que indicam as quantidades de água segundo sexo e faixa de idade segundo IOM e EFSA (Adan, 2012; Sebastian et al., 2012), apresentado na Tabela 5.7, até recentemente, havia pouco interesse em levantar dados sobre a ingestão de água e bebidas e bebidas (Gandy, 2015).

Tabela 5.7
Valores dietéticos de referência (consumo adequado) para água total segundo recomendações

	Ingestão adequada L/dia			
	EFSA		IOM	
Idosos	Ingestão total de água	Ingestão fluidos	Ingestão total de água	Ingestão fluidos
Homens	2,50	2,00	3,30	2,60
Mulheres	2,00	1,60	2,30	1,80

Fonte: EFSA (ADAN, 2012) e IOM (SEBASTIAN et al., 2012).

- Estudos indicam que sejam suplementados vitamina B12, vitamina B6, cálcio, vitamina D, ferro (mulheres após menopausa em reposição hormonal) desde que os valores não ultrapassem as recomendações diárias (Palmer ME et al., 2003; Kravchenko, 2008).
- Estudo de Kravchenko (2008) discute alguns dos fatores que podem interferir nas necessidades nutricionais, na absorção e utilização de nutrientes e oferece lista das interações entre drogas e nutrientes. O estudo comenta efeitos nas condições de saúde e nutrição de idosos podendo servir de base para a tomada de decisão quanto as recomendações nutricionais a serem adotadas para situações mais específicas.
- Um conjunto de recomendações dietéticas populacionais para alimentação saudável são oferecidas por organismos nacionais e internacionais (WHO, 2003; Lichtenstein et al., 2017). Os dados são pautados em evidências científicas dos efeitos benéficos de determinadas características dietéticas e desfechos favoráveis de saúde (Brasil, 2008; Brasil, 2006; Brasil, 2014; WHO, 2003). Essas representam recomendações que muitas vezes são empregadas para o delineamento de indicadores de qualidade da dieta, dados que podem ser utilizados na apreciação da dieta de indivíduos e coletividades, salvaguardando as devidas peculiaridades.

Referências bibliográficas

Adan A. Cognitive performance and dehydration. Journal of the American College of Nutrition, v. 31, n. 2, p. 71-78, 2012.

Ahmed T, Haboubi N. Assessment and management of nutrition in older people and its importance to health. Clinical interventions in aging, v. 5, p. 207, 2010.

Alderman H et al. Improving nutrition through multisectoral approaches. World Bank: Washington DC, 2013.

Almeida IC, Guimarães GF, Rezende DC. Hábitos alimentares da população idosa: padrões de compra e consumo. Agroalimentaria, v. 17, n. 33, 2011.

Arens-Volland AG, Spassova L, Bohn T. Promising approaches of computer-supported dietary assessment and management–Current research status and available applications. International journal of medical informatics, v. 84, n. 12, p. 997-1008, 2015.

Barufaldi LA et al. Programa para registro de recordatório alimentar de 24 horas: aplicação no Estudo de Riscos Cardiovasculares em Adolescentes. Revista Brasileira de Epidemiologia, v. 19, p. 464-8, 2016.

Bauer J et al. Evidence-based recommendations for optimal dietary protein intake in older people: a position paper from the PROT-AGE Study Group. Journal of the American Medical Directors association, v. 14, n. 8, p. 542-59, 2013.

Bernstein M, Munoz N. Position of the Academy of Nutrition and Dietetics: food and nutrition for older adults: promoting health and wellness. Journal of the Academy of Nutrition and Dietetics, v. 112, n. 8, p. 1255-77, 2012.

Boirie Y et al. Nutrition and protein energy homeostasis in elderly. Mechanisms of ageing and development, v. 136, p. 76-84, 2014.

Brasil FA et al. Modernidade alimentar e consumo de alimentos: contribuições sócio-antropológicas para a pesquisa em nutrição. Ciência & Saúde Coletiva, v. 16, n. 9, 2011.

Brasil. Ministério da Saúde (MS). Protocolos do Sistema de Vigilância Alimentar e Nutricional-SISVAN na assistência à saúde. Brasília, DF: Ministério da Saúde; 2008.

Brasil. Ministério da Saúde, Secretaria de Atenção à Saúde, Departamento de Atenção Básica. Caderneta de Saúde da Pessoa Idosa. Brasília, DF: Ministério da Saúde; 2006.

Brasil. Ministério da Saúde, Secretaria de Atenção à Saúde, Departamento de Atenção Básica. Envelhecimento e saúde da pessoa idosa. Brasília, DF: Ministério da Saúde; 2006. (Série A. Normas e Manuais Técnicos.) (Cadernos de Atenção Básica, n. 19.)

Brasil. Ministério da Saúde, Secretaria de Atenção à Saúde. Caderneta de saúde da pessoa idosa: proposta preliminar. Brasília, DF: Ministério da Saúde; 2014.

Brasil. Ministério da Saúde, Secretaria de Vigilância em Saúde, Departamento de Vigilância de Doenças e Agravos Não Transmissíveis e Promoção de Saúde. Vigitel Brasil 2013: vigilância de fatores de risco e proteção para doenças crônicas por inquérito telefônico. Brasília, DF: Ministério da Saúde; 2014.

Brasil. Ministério da Saúde. Guia alimentar para a população brasileira. 2. ed. Brasília: Ministério da Saúde, 2014.

Clegg A et al. Frailty in elderly people. The Lancet, v. 381, n. 9868, p. 752-62, 2013.

Conway JM et al. Effectiveness of the US Department of Agriculture 5-step multiple-pass method in assessing food intake in obese and nonobese women. The American journal of clinical nutrition, v. 77, n. 5, p. 1171-78, 2003.

Cooper JA et al. Longitudinal change in energy expenditure and effects on energy requirements of the elderly. Nutrition journal, v. 12, n. 1, p. 73, 2013.

Covinsky KE et al. The relationship between clinical assessments of nutritional status and adverse outcomes in older hospitalized medical patients. Journal of the American Geriatrics Society, v. 47, n. 5, p. 532-8, 1999.

Cruz-Jentoft AJ et al. Sarcopenia: European consensus on definition and diagnosis Report of the European Working Group on Sarcopenia in Older People. v. 39, n. 4, p. 412-23, 2010.

Curioni CC, Brito FSB, Boccolini CS. O uso de tecnologias de informação e comunicação na área da nutrição. Jornal Brasileiro de TeleSSaúde, v. 2, n. 3, p. 51-9, 2013.

Da Silva Fink J, De Mello PD, De Mello ED. Subjective global assessment of nutritional status–a systematic review of the literature. Clinical nutrition, v. 34, n. 5, p. 785-92, 2015.

Davis MA et al. Living arrangements and dietary patterns of older adults in the United States. Journal of Gerontology, v. 40, n. 4, p. 434-42, 1985.

De Carvalho Mello A et al. Consumo alimentar e antropometria relacionados à síndrome de fragilidade em idosos residentes em comunidade de baixa renda de um grande centro urbano. Cad. Saúde Pública, v. 33, n. 8, p. e00188815, 2017.

De Groot L. Nutritional issues for older adults: addressing degenerative ageing with long-term studies. Proceedings of the Nutrition Society, v. 75, n. 2, p. 169-73, 2016.

De Sousa Campos MTF, Monteiro JBR, De Castro Ornelas ANR. Fatores que afetam o consumo alimentar e a nutrição do idoso. Revista de Nutrição, v. 13, n. 3, p. 157-165, 2000.

De Souza Lima R, Farias RCP. Alimentação, comida e cultura: o exercício da comensalidade. Demetra: Alimentação, Nutrição & Saúde, v. 10, n. 3, p. 507-22, 2015.

De Vries JHM, De Groot, LCPGM; Van Staveren, W. A. Dietary assessment in elderly people: experiences gained from studies in the Netherlands. European journal of clinical nutrition, v. 63, n. S1, p. S69, 2009.

Detsky AS et al. What is subjective global assessment of nutritional status? Journal of parenteral and enteral nutrition, v. 11, n. 1, p. 8-13, 1987.

Elmadfa I, Meyer AL. Developing suitable methods of nutritional status assessment: a continuous challenge. Advances in Nutrition, v. 5, n. 5, p. 590S-8S, 2014.

FAO. Food and Agriculture Organization. Human energy requirements. Food and nutrition technical report series. Report of a Joint FAO/WHO/UNU Expert Consultation Rome, 17-24 October 2001.

FAO. Human energy requirements. FAO: Rome, Italy, 2004.

FAO. Dietary Assessment: a resource guide to method selection and application in low resource settings. FAO: Rome, Italy, 2018.

Fisberg RM, Marchioni DML, Slater B. Recomendações nutricionais. In: Inquéritos alimentares: métodos e bases científicas. 2005. p. 190-236.

Fisberg RM, Martini LA, Slater B. Métodos de inquéritos alimentares. In: Inquéritos alimentares: métodos e bases científicos. 2005. p. 1-31.

Food and Nutrition Board / Institute of Medicine. Dietary reference intakes for vitamin C, vitamin E, selenium and carotenoids. Washington (DC): National Academy Press; 2000.

Food and Nutrition Board/Institute of Medicine. Dietary reference intakes for vitamin A, vitamin K, arsenic, boron, chromium, copper, iodine, iron, manganese, molybdenum, nickel, silicon, vanadium and zinc. Washington (DC): National Academy Press; 2002.

Food and Nutrition Board/Institute of Medicine. Dietary reference intakes for Energy, Carbohydrate, Fiber, Fat, Fatty Acids, Cholesterol, Protein and Amino Acids. Washington (DC): National Academy Press; 2002.

Food and Nutrition Board/Institute of Medicine. Dietary reference intakes for water, potassium, sodium, chloride and sulfate. Washington (DC): National Academy Press; 2004.

Food and Nutrition Board/Institute of Medicine. Dietary reference intakes for Energy, Carbohydrate, Fiber, Fat, Fatty Acids, Cholesterol, Protein and Amino Acids. Washington (DC): National Academy Press; 2005.

Food and Nutrition Board/Institute of Medicine. National Academy Press. Dietary reference intakes: the essential guide to nutrient requirements / Jennifer J. Otten, Jennifer Pitzi Hellwig, Linda D. Meyers, editors. Disponível em: https://www.nal.usda.gov/sites/default/files/fnic_uploads/DRIEssentialGuideNutReq.pdf

Food and Nutrition Board/Institute of Medicine. Dietary reference intakes for calcium and vitamin D. Washington (DC): National Academy Press; 2011.

Gaffney-Stomberg E et al. Increasing dietary protein requirements in elderly people for optimal muscle and bone health. Journal of the American Geriatrics Society, v. 57, n. 6, p. 1073-9, 2009.

Gandy J. Water intake: validity of population assessment and recommendations. European journal of nutrition, v. 54, n. 2, p. 11-6, 2015.

Gibson RS. Principles of nutritional assessment. Oxford University Press, USA, 2005.

Guigoz Y et al. The mini nutritional assessment (mna®) review of the literature-what does it tell us?/ discussion. The Journal of Nutrition, Health & Aging, v. 10, n. 6, p. 466, 2006.

Hanna KL, Collins PF. Relationship between living alone, food, and nutrient intake. Nutrition reviews, v. 73, n. 9, p. 594-611, 2015.

Hernandes JC, Armaiz MG. Alimentación "cocina" e identidade cultural. In: Hernandes JC, Armaiz MG. Alimentación y cultura. Perspectivas antropológicas. Ariel, Barcelona, 2005.

Hernandes JC, Armaiz MG. Alimentación y differenciación social. In: Hernandes JC, Armaiz MG. Alimentación y cultura. Perspectivas antropológicas. Ariel, Barcelona, 2005.

Instituto Brasileiro de Geografia e Estatística. Pesquisa de orçamentos familiares, 2008-2009: Análise do consumo alimentar pessoal no Brasil. Rio de Janeiro, 2011b. 150p.

Instituto Brasileiro de Geografia e Estatística. Pesquisa de orçamentos familiares, 2008-2009: Tabela de composição nutricional dos alimentos consumidos no Brasil. Rio de Janeiro, 2011c. 353p.

Instituto Brasileiro de Geografia e Estatística. Pesquisa de orçamentos familiares, 2008-2009: Tabela de medidas referidas para os alimentos consumidos no Brasil. Rio de Janeiro, 2011d. 548p.

Inizitari M et al. Nutrition in the age-related disablement process. The Journal of Nutrition, Health & Aging, v. 15, n. 8, p. 599-604, 2011.

Jankovic N et al. WHO guidelines for a healthy diet and mortality from cardiovascular disease in European and American elderly: the CHANCES project, 2. The American Journal of Clinical Nutrition, v. 102, n. 4, p. 745-56, 2015.

Kravchenko JS. Nutrition and the Elderly. International Encyclopedia of Public Health. 2008; 578-87. doi:10.1016/b978-012373960-5.00107-6

Lichtenstein AH. Optimal Nutrition for the Older Adults. In: Nutrition in Lifestyle Medicine. Humana Press, Cham, 2017. p. 355-66.

Mathers JC. Nutrition and ageing: knowledge, gaps and research priorities. Proceedings of the Nutrition Society, v. 72, n. 2, p. 246-50, 2013.

Mayén AL et al. Socioeconomic determinants of dietary patterns in low-and middle-income countries: a systematic review. The American Journal of Clinical Nutrition, v. 100, n. 6, p. 1520-31, 2014.

Mcneill G, Winter J, Jia X. Diet and cognitive function in later life: a challenge for nutrition epidemiology. European Journal of Clinical Nutrition, v. 63, n. S1, p. S33, 2009.

Marchioni DML, Gorgulho BM, Steluti J (Org.) Consumo alimentar: guia para avaliação. 1. ed. Barueri: Manole, 2019. v. 1. 300p.

Menezes MFGD, Ferreira AA, Tavares EL, Kuwae CA, Prado SD. Alimentação saudável, aposentadoria e projetos de felicidade. In: França L, Stepansky D. Propostas multidisciplinares para o bem-estar na aposentadoria. Rio de Janeiro: Quartet; 2012. p. 101-19.

Mondini L. Frutas, legumes e verduras (FLV): uma comunicação sobre os níveis de consumo da população adulta urbana brasileira. Informações Econômicas, v. 40, p. 36-41, 2010.

Monego E. Alimentos brasileiros e suas porções: um guia para avaliação do consumo alimentar. Rubio, 2013.

Monteiro CA et al. Validity of food and beverage intake data obtained by telephone survey. Revista de Saúde Pública, v. 42, n. 4, p. 582-9, 2008.

Moriguti JC et al. Involuntary weight loss in elderly individuals: assessment and treatment. São Paulo Medical Journal, v. 119, n. 2, p. 72-7, 2001.

Morley JE et al. Nutritional recommendations for the management of sarcopenia. Journal of the American Medical Directors Association, v. 11, n. 6, p. 391-6, 2010.

Mueller C et al. American Society for Parenteral and Enteral Nutrition (ASPEN) Board of Directors. ASPEN clinical guidelines: Nutrition screening, assessment, and intervention in adults. JPEN J Parenter Enteral Nutr, v. 35, n. 1, p. 16-24, 2011.

Murphy SP, Poos MI. Dietary reference intakes: summary of applications in dietary assessment. Public Health Nutrition, v. 5, n. 6a, p. 843-9, 2002.

Najas MS et al. Padrão alimentar de idosos de diferentes estratos socioeconômicos residentes em localidade urbana da região sudeste, Brasil. Revista de Saúde Pública, v. 28, p. 187-91, 1994.

National Academies of Sciences, Engineering, and Medicine. Meeting the dietary needs of older adults: exploring the impact of the physical, social, and cultural environment: workshop summary. National Academies Press, 2016.

Juzwiak CR. Avaliação do estado nutricional - avaliação dietética. In: Tratado de alimentação, nutrição & dietoterapia. Rocca, São Paulo, 2007. p. 147-52.

Nieuwendyk LM et al. How perceptions of community environment influence health behaviours: using the Analysis Grid for Environments Linked to Obesity Framework as a mechanism for exploration. Health promotion and chronic disease prevention in Canada: research, policy and practice, v. 36, n. 9, p. 175, 2016.

Nordic Nutrition Recommendations. Integrating nutrition and physical activity. Nordic Council Ministers 2014. Copenhagen.

Ortiz-Andrellucchi A et al. Dietary assessment methods for micronutrient intake in elderly people: a systematic review. British journal of nutrition, v. 102, n. S1, p. S118-S149, 2009.

Otten JJ et al. Dietary reference intakes: the essential guide to nutrient requirements. National Academies Press, 2006.

Palmer ME et al. Adverse events associated with dietary supplements: an observational study. The Lancet, v. 361, n. 9352, p. 101-6, 2003.

Pedersen AN, Cederholm T. Health effects of protein intake in healthy elderly populations: a systematic literature review. Food & Nutrition Research, v. 58, n. 1, p. 23364, 2014.

Pereira RA, Sichieri R. Métodos de avaliação do consumo de alimentos. In: Kac G, Sichieri R, Gigante DP. Epidemiologia nutricional [online]. Rio de Janeiro: FIOCRUZ/Atheneu, 2007, pp. 181-200.

Pirlich M, Lochs H. Nutrition in the elderly. Best Practice & Research Clinical Gastroenterology, v. 15, n. 6, p. 869-84, 2001.

Posner BM et al. Nutrition and health risks in the elderly: the nutrition screening initiative. American Journal of Public Health, v. 83, n. 7, p. 972-8, 1993.

Rossato SL, Fuchs SC. Manejo de erros aleatórios e vieses em métodos de avaliação de dieta de curto período. Revista de Saúde Pública, v. 48, n. 5, 2014.

Sebastian RS et al. Change in methodology for collection of drinking water intake in What We Eat in America/National Health and Nutrition Examination Survey: implications for analysis. Public Health Nutrition, v. 15, n. 7, p. 1190-5, 2012.

Shim JS, Oh K, Kim HC. Dietary assessment methods in epidemiologic studies. Epidemiology and health, v. 36, 2014.

Sofi F et al. Mediterranean diet and health status: an updated meta-analysis and a proposal for a literature-based adherence score. Public health nutrition, v. 17, n. 12, p. 2769-82, 2014.

Stookey JD. High prevalence of plasma hypertonicity among community-dwelling older adults: results from NHANES III. Journal of the American Dietetic Association, v. 105, n. 8, p. 1231-9, 2005.

Suominen MH et al. Nutritional guidelines for older people in Finland. The Journal of Nutrition, Health & Aging, v. 18, n. 10, p. 861-7, 2014.

Tani Y et al. Combined effects of eating alone and living alone on unhealthy dietary behaviors, obesity and underweight in older Japanese adults: Results of the JAGES. Appetite, v. 95, p. 1-8, 2015.

Tavares EL et al. Avaliação nutricional de idosos: desafios da atualidade. Rev. Bras. Geriatr. Gerontol. v. 18, n. 3, p. 643-50, 2015.

Tetens I. EFSA Panel on Dietetic Products, Nutrition and Allergies (NDA); Scientific Opinion on Dietary Reference Values for Protein. 2012.

Tetens I. EFSA Panel on Dietetic Products, Nutrition and Allergies (NDA); Scientific Opinion on Dietary Reference Values for Energy. 2013.

Thompson FE et al. Need for technological innovation in dietary assessment. Journal of the American Dietetic Association, v. 110, n. 1, p. 48-51, 2010.

Thompson FE, Subar AF. Dietary assessment methodology. In: Nutrition in the Prevention and Treatment of Disease (third edition). 2013. p. 5-46.

Vikstedt T et al. Nutritional status, energy, protein, and micronutrient intake of older service house residents. Journal of the American Medical Directors Association, v. 12, n. 4, p. 302-7, 2011.

Volkert D, Schrader E. Dietary assessment methods for older persons: what is the best approach?. Current Opinion in Clinical Nutrition & Metabolic Care, v. 16, n. 5, p. 534-40, 2013.

Volkert D et al. ESPEN guideline on clinical nutrition and hydration in geriatrics. Clinical Nutrition, v. 38, n. 1, p. 10-47.

Wells JL, Dumbrell AC. Nutrition and aging: assessment and treatment of compromised nutritional status in frail elderly patients. Clinical interventions in aging, v. 1, n. 1, p. 67, 2006.

Willett W. Nutritional epidemiology. Oxford University Press, 2012.

World Health Organization et al. Diet, nutrition, and the prevention of chronic diseases. Report of a WHO Study Group. Diet, nutrition, and the prevention of chronic diseases. Report of a WHO Study Group, n. 797, 1990.

World Health Organization et al. Energy and protein requirements: report of a joint FAO/WHO/UNU expert consultation. In: Energy and protein requirements: report of a joint FAO/WHO/UNU expert consultation. 1985.

World Health Organization. Diet, nutrition, and the prevention of chronic diseases: report of a joint WHO/FAO expert consultation. World Health Organization, 2003.

Anexo 1

Uso das DRIs (Otten et al., 2006)

- **EAR (Necessidade Média Estimada):** Valor de ingestão para alcançar as necessidades em 50% dos indivíduos de um grupo por estágio de vida e sexo.
- **RDA (Ingestão Dietética Recomendada):** Nível de ingestão diária recomendada para atender as necessidades de 97,5% da população em cada estágio de vida e faixa etária. O cálculo é aproximadamente 20% maior que a EAR.
- **AI (Ingestão Adequada):** Quando não se tem disponibilidade de se calcular a EAR e, portanto, a RDA, se utiliza a AI. É baseada na ingestão média de nutrientes observados de forma experimental que parece sustentar o estado nutricional.
- **UL (Limite Superior Tolerável):** Nível máximo de ingestão de um nutriente que é improvável de causar riscos adversos à saúde de quase todos os indivíduos.
- **AMDR (Faixa de Distribuição Aceitável de Macronutrientes):** Faixa de recomendação utilizada para energia, carboidratos e lipídios.

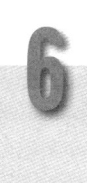

Ácido Fólico, Vitaminas B6 e B12 na Prevenção de Enfermidades Associadas ao Envelhecimento

Andréa Abdala Frank • Jaqueline Lepsch da Costa

A crescente evolução de técnicas diagnósticas e terapêuticas adequadas ao controle de doenças potencialmente letais na área da saúde proporciona, concomitantemente, aumento do indicador de expectativa de vida em nosso país. Hoje é consenso, entre profissionais geriatras e gerontólogos, sobre a maior consolidação de esforços preventivos, a fim de melhorar ou preservar a qualidade de vida, tornando-se indispensável estabelecer medidas de promoção à saúde para indivíduos com idade igual ou superior aos 60 anos.

Já é reconhecida a correlação existente entre inadequação nutricional com distúrbios orgânicos crônicos decorrentes do envelhecimento, desencadeando ou agravando o estado marginal de macro e micronutrientes, o que torna indiscutível a participação efetiva da nutrição no acompanhamento de enfermidades como câncer, diabetes melito e alterações cardiovasculares, responsáveis pelo alto índice de morbidade e mortalidade entre os idosos.

Buscando minimizar os possíveis fatores de risco que possibilitam o desenvolvimento dessas enfermidades crônicas, recomenda-se que se estabeleçam mudanças do estilo de vida, bem como dos hábitos alimentares e da conduta nutricional para os idosos, considerando a importância de cada nutriente na manutenção da saúde como as vitaminas B12 (cobalamina), B6 (piridoxina) e B9 (ácido fólico) (Tabela 6.1 e Figura 6.1).

Inadequação nutricional

A concentração sérica de vitamina B12 apresenta-se diferente nas diversas faixas etárias e seu papel no metabolismo celular é estreitamente entrelaçado com outra vitamina do complexo B, o ácido fólico (Green, 2017). A vitamina B12, além de facilitar o metabolismo do ácido fólico, é necessária para todas as células que sintetizam o DNA. Sua deficiência pode causar neuropatia periférica, anomalias hematológicas e alterações do estado mental (Andrés et al., 2004).

A deficiência maior está entre indivíduos com 40 a 59 anos, tornando-se mais comum entre os idosos com 60 anos ou mais atingindo prevalência superior a 20%, suas manifestações clínicas iniciais são sutis o que pode dificultar o diagnóstico (Dali-Youcef, 2008).

Tabela 6.1
Participação da vitamina B6 nas reações celulares
• Enzimas transaminases
• Metabolismo do triptofano
• Síntese do radical heme
• Síntese de neurotransmissores
• Nos sistemas Imunológico Gliconeogênese Síntese de niacina Formação de hemácias Sistema nervoso Função de hormônios esteroides

Fonte: Parra, 2018.

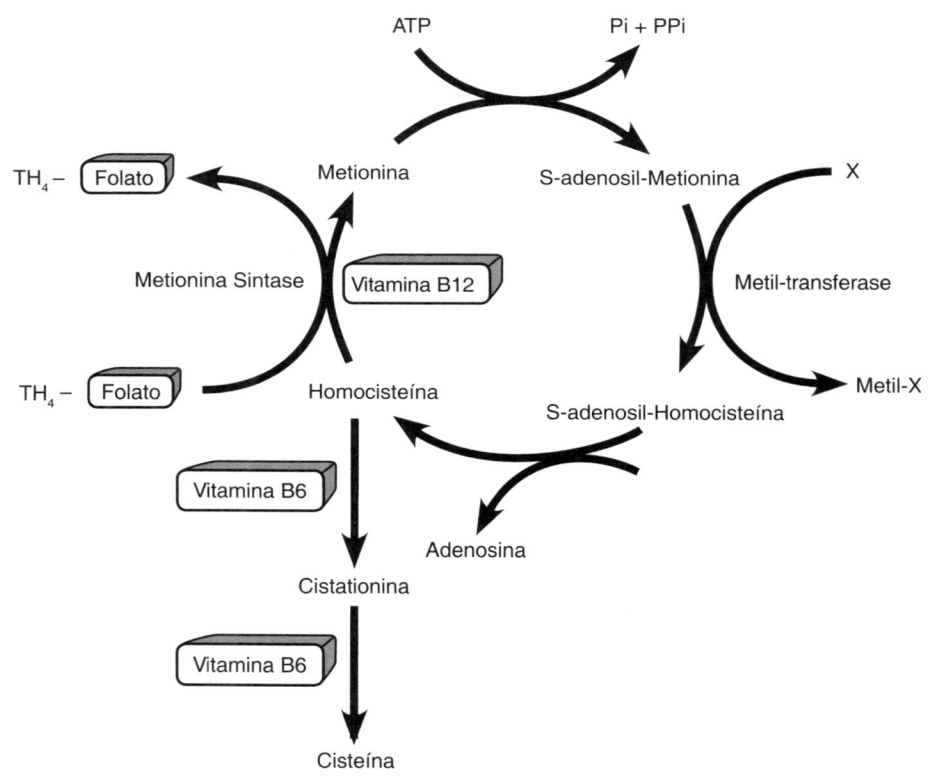

FIGURA 6.1 Participação das vitaminas na produção e redução da homocisteína.

O retardo na detecção dessa deficiência pode provocar graves doenças neuropsiquiátricas e hematológicas (Andrés et al., 2004). Milagres (2014), em estudo observacional, realizado no município de Viçosa, Minas Gerais, com 621 idosos avaliou as concentrações de vitamina B12 e os fatores associados à deficiência. Foi encontrada uma prevalência de deficiência de vitamina B12 de 17,4% na amostra estudada. Além disso, o comprometimento cognitivo mostrou-se como uma variável importante relacionada com a deficiência de vitamina B12, elucidando a associação entre os níveis de vitamina B12 e indicadores das condições de saúde (Milagres, 2014).

Os humanos são incapazes de sintetizar vitamina B12 e, portanto, são completamente dependentes da dieta para sua obtenção. Alterações fisiológicas, pertinentes ao envelhecimento, nas etapas de digestão, absorção e metabolismo do ácido fólico e da vitamina B12 podem resultar em prejuízos ao estado de saúde. As deficiências de ácido fólico e cobalamina podem surgir em situações com acloridria gástrica, como no caso de gastrite atrófica. A redução da acidez no estômago e o consequente aumento do pH gástrico podem impedir a absorção do ácido fólico pelas células epiteliais e afetar diretamente a secreção do fator intrínseco e captação orgânica de vitamina B12. Paralelamente há maior quantidade de bactérias *(Helicobacter pylori)* justificada pela redução de produção ácida, que dificulta sua eliminação. As bactérias absorvem a vitamina B12, prejudicando seu aproveitamento pelos idosos portadores de gastrite atrófica (Charlton, 1997; Regland, 1999; Russel, 1992; Russel, 1997).

A infecção por *Helicobacter pylori,* normalmente presente nos idosos, leva à baixa concentração plasmática de vitamina B12 em decorrência de sua má absorção pelo intestino. Valores séricos de gastrina poderiam ajudar na determinação do pH gástrico em idosos, porém, em muitos casos, esse valor não é expressivo (Carmel, 2001).

Em idosos, a má absorção de vitamina B12 tornou-se causa predominante de sua deficiência, em grande parte pela presença de gastrite atrófica com hipocloridria, no entanto quando se planeja e se oferece alimentos fortificados na dieta a melhora do estado nutricional é perceptível Allen, 2009).

São múltiplos os fatores que desencadeiam déficits nutricionais entre os idosos, a saber: doenças crônicas e inflamatórias, uso simultâneo de múltiplos medicamentos, sangramento gastrointestinal imperceptível, pacientes com síndromes de má absorção, pobreza, inabilidade física para compra e preparo das refeições, alcoolismo e desconhecimento do valor nutricional dos alimentos.

Indicador potencial para risco de doenças cardiovasculares e outras, a homocisteína responde efetivamente quando se intervém com uma alimentação balanceada em vitaminas do complexo B. Essas vitaminas são requeridas no seu metabolismo e guardam efeito positivo sobre a manutenção de seus valores plasmáticos considerados ideais. Dentre as vitaminas, o ácido fólico exerce melhor ação sobre a hiper-homocisteinemia, a adequação do nutriente reduz em até 25% o valor sérico do aminoácido (McLean, 2007).

Estudos envolvendo a fortificação de alimentos com ácido fólico, quando o perfil nutricional de ácido fólico foi restaurado, mostraram que a vitamina B12 desempenhou papel decisivo na redução dos valores plasmáticos da homocisteína (McNulty, 2008).

Objetivando definir manejos terapêuticos eficientes para quadros clínicos de deficiência orgânica de cobalamina e ácido fólico, pesquisadores verificaram melhorias dos indicadores sanguíneos de 69 pacientes, com idade igual ou superior a 70 anos, com a utilização de dose oral e intramuscular das duas vitaminas, ácido fólico e vitamina B12 aos idosos. Com este procedimento, os autores observaram redução no perfil circulante do ácido metilmalônico, a partir da utilização exclusiva de vitamina B12, e a concentração plasmática de homocisteína retornou com êxito à normalidade quando o tratamento foi realizado simultaneamente com as duas vitaminas (Bjorkegren, 1999).

Embora o perfil nutricional de vitamina B12 possa estar frequentemente comprometido entre os idosos, estudos estimaram que a deficiência nutricional dessa vitamina atinge 10 a 15% da população americana, com idade acima dos 60 anos. Esses resultados basearam--se na verificação de baixa concentração de vitamina B12 circulante associada ou não ao aumento sanguíneo do ácido metilmalônico e, com menor frequência, da elevada concentração circulante de homocisteína. Segundo a pesquisa, raramente observaram-se sinais e sintomas clínicos da deficiência de vitamina B12, especialmente a anemia megaloblástica, fato este preocupante na manutenção e integridade da saúde no decorrer do processo de envelhecimento (Bjorkegren, 1999).

Pesquisa realizada na Califórnia mostrou 1,9% de 729 idosos não institucionalizados apresentando sinais clínicos e bioquímicos de anemia perniciosa. Embora a anemia perniciosa seja comum entre idosos, o seu diagnóstico ainda é escasso, poucos são os serviços médicos que solicitam tal exame durante uma consulta clínica, ou mesmo durante a consulta feita por um nutricionista (Allen, 2008; Allen, 2009).

Estudos americanos também indicaram a existência de correlação entre elevadas concentrações de homocisteína como fator de risco para as doenças cardiovasculares quando associadas ao envelhecimento orgânico. Esta verificação foi enfatizada pelos autores uma vez que deficiências subclínicas para as vitaminas B6, B12 e folato podem ocorrer não só pelo processo de envelhecimento como também por um possível comprometimento renal característico da faixa etária ou por manifestações eminentemente patológicas (Moustapha, 1998).

Estudos realizados com idosos noruegueses observaram correlação entre a inadequação dietética que caracterizava baixa ingestão de folato, alto consumo de café, tabagismo e sedentarismo, com a alta concentração de homocisteína plasmática. Dessa forma a elaboração de programas educativos fundamentados no estilo de vida dos idosos contribui para a prevenção de doenças crônicas (Nygard, 1997; Nygard, 1995).

Buscando traçar o perfil nutricional por meio de questionários de frequência de ingestão diária dos alimentos, pesquisas avaliaram o consumo alimentar de idosos entre 65 e 85 anos, residentes em Salisburg (Maryland). Os autores verificaram elevada prevalência de idosos consumindo dietas inadequadas em muitos nutrientes, dentre eles, vitamina B6 e folato, independentemente de sexo, idade e etnia (Cid-Rufaza, 1999).

Pesquisas realizadas na Inglaterra e nos Estados Unidos (EUA) observaram, aproximadamente, 6% de todos os idosos com idade igual ou superior a 60 anos com déficit em vitamina B12, ou seja, valores plasmáticos inferiores a 148 pmol/L. Nos países em desenvolvimento, esta deficiência torna-se ainda maior e mais preocupante por se tratar de populações com restrições econômicas para compra, e consequentemente consumo de carnes e similares (Allen, 2009; Andrade, 1999).

Elevada prevalência de anemia, deficiência orgânica de tiamina e vitamina B12 foram detectadas por meio de indicadores bioquímicos e dietéticos de 204 idosos, de ambos os sexos, em vilarejos de Jakarta (Indonésia). A partir dos resultados obtidos, os autores indicaram ser a suplementação destes nutrientes um recurso urgente e benéfico para a população estudada, considerando residirem em áreas desassistidas social e economicamente (Andrade, 1999).

Pelo fato de serem alimentos de alto custo para a população de baixa renda, as carnes e similares, fontes de vitamina B12, possuem baixo consumo; esta ingestão fica cada vez menor e precária quando são atribuídas condições culturais e religiosas. Os países africanos são os que mais sofrem com esta realidade, pois frequentemente sofrem déficits nutricionais e consumo hipocalórico. A prevalência de deficiência de vitamina B12 é um indicador do estilo de vida dessa população (Allen, 2008; Allen, 2009).

Vitaminas como o ácido fólico, B12, B6 e B2 são fontes de coenzimas necessárias ao metabolismo orgânico. Entre as reações químicas nas quais atuam, destacamos a conversão do folato em tetraidrofolato, síntese de purinas para a formação de RNA e DNA e a transformação de homocisteína em metionina, que é catalisada pela vitamina B12.

Pesquisa espanhola mostrou alta prevalência de deficiência de vitamina B12 e hiper-homocisteinemia entre idosos não institucionalizados. Ante aos dados obtidos, foi constatado que o folato exerceu maior influência sobre a concentração plasmática de homocisteína, contudo o inverso não foi verdadeiro. A hiper-homocisteinemia não pode ser um instrumento para o diagnóstico de déficits de vitaminas, ainda que em situações subclínicas (Gonzalez-Gross, 2007).

Com o objetivo de avaliar a relação existente entre homocisteína e estado nutricional de vitamina B12, investigadores tailandeses recrutaram 1.094 homens e 1.135 mulheres, na faixa etária de 65 a 90 anos, e verificaram os níveis séricos de homocisteína entre eles, e a maior associação foi observada entre idosos que consumiam dietas pobres em folato, vitamina B6 e B12. A hiper-homocisteinemia não foi alterada com a ingestão de vitaminas B6 e B2. Algumas análises sugeriram que a inadequação dietética de folato, B6 e B12 promovem forte correlação com a hiper-homocisteinemia em idosos de ambos os sexos (Chen, 2005).

A produção de metionina, convertida em adenosilmetionina, funciona como um grande doador de grupos metila para DNA, RNA, hormônios, neurotransmissores, membrana lipídica e proteínas. Por tudo isso, o crescimento das pesquisas na área do envelhecimento é vasto e notório. Certas doenças crônicas que afligem a população tornam-se mais prevalentes. Em destaque temos a perda da função cognitiva, a doença de Alzheimer, as doenças cardiovasculares e o câncer; todas elas podem ser explicadas, em parte, pela ingestão inadequada ou pelo estado nutricional desfavorável dessas vitaminas (Selhub, 2006; Selhub, 2008).

A baixa ingestão diária de vitamina B12 e vitamina B9 vem se tornando um problema de saúde pública nos países desenvolvidos e em desenvolvimento, agravada ainda mais na população idosa (Clarke, 2006).

A multiplicidade de fatores associados ao desenvolvimento de doenças crônicas pelo aumento plasmático de homocisteína é algo que muito aflige a população idosa e também as mulheres gestantes, o que ainda não está bem esclarecido. Torna-se questionamento entre os pesquisadores na área de saúde pública, se a homocisteína é meramente um indicador ou o agente determinante e responsável pelos danos gerados à saúde (Selhub, 2006; Selhub, 2008).

Os baixos níveis de vitamina B12 e folato em pessoas idosas geralmente são corrigidos com utilização de suplementos. Smelt et al. (2018), em uma recente metanálise, avaliaram o efeito da suplementação de vitamina B12 e folato em parâmetros hematológicos em idosos e os resultados encontrados, segundo os autores, foram inconclusivos. Essas evidências reforçam a necessidade de pesquisas adicionais antes de recomendações firmes sobre a suplementação de vitamina B12 e folato direcionada para este público.

Câncer

Estudos sobre prevenção e controle de doenças crônicas e promoção de saúde mostraram a relevância nutricional do folato na manutenção da saúde entre os idosos, mediante sua função na redução dos riscos de morbidade e mortalidade para câncer de mama, cólon intestinal, estômago e infarto do miocárdio. A melhor justificativa para esta afirmação recai sobre a essencialidade desse nutriente na transferência de grupamentos metil para substâncias orgânicas em diversas reações químicas. Segundo os autores, a deficiente metilação do DNA pode ter papel fundamental na carcinogênese (Ford, 1998).

O folato é importante cofator na transferência de carbono na síntese, reparo e metilação do DNA. Além de seus efeitos preventivos nas doenças cardiovasculares, estudos epidemiológicos enfatizam a importância do folato na prevenção do câncer. A manutenção adequada do folato circulante, seja por fontes alimentares ou por suplementação pode reduzir significativamente os riscos de câncer pancreático e de mama. O efeito protetor torna-se mais marcante entre homens fumantes e naqueles propensos ao desenvolvimento de câncer pancreático, entre mulheres consumidoras de doses moderadas e regulares de álcool e naquelas que apresentam história familiar de câncer de mama. Evidências mostraram que uma dieta pobre em folato e metionina, quando associada a um consumo excessivo de álcool, aumentava os riscos de ocorrência de cânceres colorretais (Giovannuce, 1993; Kim, 1999).

A fortificação de grãos de cereais com ácido fólico teve seu início nos EUA e no Canadá, nos anos de 1996 e 1997, respectivamente. A ideia principal nos dois países foi a de reduzir o número de crianças nascidas com alterações neuronais. Com a fortificação dos alimentos observou-se, nos dois países, um aumento na taxa de crescimento de novos casos de câncer de cólon e reto. Com isso, ficou estabelecida a hipótese de que a suplementação com ácido fólico poderia estar interferindo no desenvolvimento mais rápido de células neoplásicas preexistentes, cabendo a dose suplementada de folato a responsabilidade sobre o acontecimento. Aconselham-se pesquisas mais criteriosas sobre a questão levantada, a fim de que sejam tomadas as melhores decisões com base nas considerações descritas (Mason, 2007).

Com o propósito de demonstrar a relação inversa entre folato ingerido e risco de desenvolvimento de câncer de cólon e reto, pesquisas recentes atribuíram a suplementação de folato com a aceleração tumoral entre pacientes com histórico de adenoma colorretal. Pesquisa longitudinal com 301 participantes concluiu não haver possibilidade de se pré-diagnosticar a doença com os níveis de folato no sangue, não havendo assim correlação entre os mesmos ou mesmo com a taxa de mortalidade (Wolpin, 2008).

Doenças cardiovasculares

Entre as pesquisas epidemiológicas de expressiva abrangência e confiabilidade, o estudo de Framingham permitiu verificar estreita correlação entre elevadas concentrações de homocisteína sérica, teores inadequados de vitaminas B12, B6 e folato e aumento da prevalência de estenose em artéria carótida, observada em indivíduos idosos. A detecção precoce de hiper-homocisteinemia ou hiper-homocisteinúria exige acompanhamento preventivo contra o tromboembolismo, especialmente em artérias coronarianas (Charlton, 1997).

Com o objetivo de investigar a importância do estado nutricional das vitaminas B12, B6 e ácido fólico sobre o valor circulante total de homocisteína e seu risco para o desenvolvimento das doenças coronarianas, pesquisadores avaliaram 131 pacientes com aterosclerose grave, definida por angiografia, apresentando elevada ou reduzida evidência de esclerose coronariana. Por meio de regressão linear múltipla e ajuste das variáveis- idade, sexo, razão total de HDL e colesterol, tabagismo, ingestão alcoólica, pressão arterial, creatinina sérica e índice de massa corporal (IMC) – foi verificado diferenças significativas na concentração de homocisteína entre os indivíduos com elevadas ou reduzidas taxas sanguíneas para as vitaminas supracitadas. As correlações encontradas neste estudo indicaram efetiva diminuição de homocisteína na presença de altas concentrações de vitamina B12 circulante e de folato eritrocitário. De forma menos significativa, o aumento plasmático de vitamina B6 proporcionou pequena queda da concentração sanguínea de homocisteína. Entretanto, baixas concentrações de vitamina B12 elevaram os riscos de aterosclerose coronariana, sendo esta percebida, de forma mais nítida, quando concomitante foram detectadas concentrações menores para folato e vitamina B6 (Schumann, 1997; Siri, 1998).

Pesquisa realizada na Universidade do Colorado (EUA) testou a hipótese de que a homocisteína poderia estar associada ao desenvolvimento de doenças cardiovasculares e outras complicações orgânicas em pacientes portadores de diabetes melito tipo 2. O estudo contou com a participação de 452 indivíduos, de ambos os sexos, entre 40 e 74 anos de idade, participantes do Program Appropriate Blood Pressure Control in Diabetes (ABCD), tendo sido determinadas as concentrações sanguíneas de homocisteína total e ácido metilmalônico e a correlação destas com aspectos clínicos gerais. Os autores correlacionaram, para o sexo masculino, concentrações sanguíneas elevadas do ácido metilmalônico e da homocisteína com o aumento do nível pressórico arterial e da pressão sanguínea sistólica. Tais resultados não foram observados quando os valores de vitamina B12 sérica e de folato plasmático encontravam-se no limiar de normalidade (Baik, 1999; Russel, 1992; Russel, 1997).

Altas concentrações plasmáticas de homocisteína e baixas de folato foram observadas em mulheres negras na pré-menopausa, quando comparadas a mulheres brancas com as mesmas características fisiológicas. O estudo concluiu que o risco expressivo de desordens coronarianas possa ser atenuado de maneira efetiva com o uso regular de suplementos multivitamínicos ou exclusivamente de ácido fólico ou, ainda, pela maior ingestão de cereais integrais pelas mulheres negras (Gerhard, 1999).

Discute-se ainda a elevação de homocisteína total nas mulheres no período pós-menopausa e sua relação com a redução do hormônio estrogênio. Tomando por base essas observações, as condutas médicas apontam para a reposição medicamentosa, a fortificação e a suplementação alimentar de folato visando benefícios para a saúde de idosas, bem como a administração conjunta de vitamina B12 (Moustapha, 1998).

Pesquisadores franceses valorizaram a correlação entre o aumento de homocisteína plasmática e riscos cardiovasculares em pacientes em hemodiálise. De acordo com as observações do estudo, a suplementação de folato possui efeito parcial sobre a redução da homocisteína circulante; todavia, o efeito não foi decisivo para a redução de morbidade e mortalidade entre esses pacientes, por apresentarem elevada tendência ao desenvolvimento de complicações aterotrombóticas. Mesmo assim, os achados laboratoriais de hiper-homocisteinemia, em pacientes urêmicos, estão sendo reconhecidos como um fator de risco independente para as doenças do coração, merecendo controle e cuidados clínicos constantemente (Koeler, 1997).

Desordens cognitivas

Vale ressaltar que casos de deficiência de cobalamina podem surgir a partir dos 60 anos, tendo como diagnóstico a anemia megaloblástica; contudo, esse sinal clínico poderá ou não estar acompanhado de anormalidades neurológicas. Os estudos alertam para o aparecimento de desordens neuropsiquiátricas decorrentes da inadequação e deficiência de cobalamina, sem que seja necessária a presença da anemia (De Laet, 1999).

Entre os mecanismos prováveis, a correlação existente entre a hiper-homocisteína, estado nutricional inadequado de folato e vitamina B12 com as desordens cognitivas produzem efeito tóxico sobre o endotélio vascular ou sobre as células neuronais observadas na demência senil. Fundamentados em revisão bibliográfica, sugeriram a ocorrência de uma progressiva atrofia do lobo temporal mediano cerebral em pacientes portadores da doença de Alzheimer com elevação sérica de homocisteína (Ubbink, 1998).

Estudos ressaltaram a existência de relação direta entre o estado nutricional de vitaminas com a integridade das funções cognitivas gravemente alteradas no processo de envelhecimento. Para ratificar essa hipótese, foram examinados os efeitos isolados e combinados do perfil nutricional sanguíneo de vitamina B12 e ácido fólico sobre a integridade da memória em idosos entre 90 e 101 anos. Mediante os resultados obtidos, os autores concluíram que a baixa concentração sanguínea de ácido fólico pode ser o indicador mais sensível e crítico na preservação e integridade da memória na idade tardia (Hassing, 1999).

Estudos realizados sobre saúde e envelhecimento, realizados pelo Canadian Study of Healthy and Aging, mostraram a ligação de inúmeros problemas orgânicos vinculados à redução no teor de folato circulante entre os idosos. Estariam incluídos idosos com quadros clínicos de demência e com relato de perda involuntária de peso, baixo índice de massa corporal e hipoalbuminemia. O conjunto dessas alterações comprometeria adicionalmente a integridade das habilidades motoras e psíquicas nas desordens cognitivas, impedindo uma alimentação nutricionalmente adequada. Significativas mudanças do estado nutricional de folato podem ser observadas em idosos portadores de demência, principalmente entre os institucionalizados e deprimidos (Ebly, 1998).

Os efeitos positivos do folato e dos ácidos graxos ômega-3 sobre os quadros depressivos são bem documentados em estudos epidemiológicos. Pesquisa oriental investigou o consumo dietético de 517 participantes, entre 21 e 67 anos, e o grau de depressão apresentados por eles; para tal utilizaram questionário próprio e validado. Os resultados foram significativos para os sintomas depressivos com dietas pobres em ácido fólico; nenhuma correlação foi atribuída ao consumo de gordura poli-insaturada (Murakami, 2008).

Estudo prospectivo realizado com 3.503 adultos com idade média de 65 anos reforçou a hipótese de que quantidades suplementadas de vitamina B6 e B12 protegem o organismo dos sinais de depressão, principalmente naqueles com maior idade. Variáveis do tipo sexo, etnia, grau de instrução, medicamentos, tabagismo, uso de álcool, capacidade funcional, função cognitiva e sedentarismo foram controladas durante a pesquisa.

Quanto maior for a variabilidade genética da apoproteína E em apoproteína E4 (APOE4), menor será a concentração e atividade da enzima metilenotetra-hidrofolato redutase e, consequentemente, a quantidade de folato circulante no organismo. De acordo com Regland et al. (1999) a variação da apoproteína E em APOE4 é o maior risco para o desenvolvimento da demência do tipo Alzheimer. Estudando 140 pacientes portadores da demência do tipo Alzheimer, no Instituto de Neurociência Clínica na Universidade de Gotemburgo (Suécia), foi verificado que 75% desses idosos apresentavam no mínimo um alelo da APOE4, além do balanço orgânico negativo de cobalamina e ácido fólico.

Objetivando determinar a relação entre o folato sérico e sua resposta inversamente associada a agressiva atrofia do córtex cerebral em idosos portadores da doença de Alzheimer, pesquisadores avaliaram, em necropsia, indicadores neuropatológicos e marcadores sanguíneos como lipoproteínas e elementos nutricionais, em 30 integrantes do sexo feminino, com média de idade de 91 anos, recém-falecidas e residentes de um mesmo convento católico (School Sisters of Notre Dame – EUA). Os resultados mostraram valores de correlação significantes (p < 0,0006) entre a atrofia cerebral e lesões demenciais do tipo Alzheimer e o perfil sanguíneo de folato, em 50% dos casos observados, ao passo que as associações não foram significantes no caso de qualquer outro nutriente investigado, inclusive quanto à taxa de lipoproteínas no sangue. Os autores sugeriram estudos sequenciais enfocando ambiente de convívio, estilo de vida e alimentação como fatores importantes nos cuidados preventivos de demência entre os idosos (Snowdown, 2000).

Estudo experimental objetivou determinar de que forma a baixa concentração plasmática de ácido fólico prejudicaria as funções cognitivas mesmo se conhecendo o efeito tóxico desempenhado pela homocisteína (Tabela 6.2). Dos resultados alcançados, o estudo concluiu terem sido as alterações nas frações fosfatidilcolina da membrana, possivelmente o próprio metabolismo da colina, os prováveis indicadores da disfunção cognitiva por déficit de folato (Troen, 2008).

Tabela 6.2
Aspectos a serem considerados na adequação nutricional de folato E e vitamina B12

Folato exerce papel importante na oferta de grupos metila para a síntese de compostos pirimidínicos, como parte do DNA, e enzimáticos

Encontra-se no plasma sanguíneo sob a forma de 5-metiltetra-hidrofólico

Perfil nutricional de folato inadequado pode estar associado ao baixo consumo de alimentos fontes na vitamina, alterações no mecanismo de absorção, tratamento medicamentoso, especialmente com os anticonvulsivantes e ingestão abusiva de álcool

A ausência orgânica de uma das enzimas vitamina B12-dependente, a metilmalonil-CoA, possibilita o surgimento de enfermidades e retardo mental

A capacidade de absorção de vitamina B12 pela mucosa intestinal é limitada. Seu transporte na célula e no sangue, pela transcobalamina, garante o armazenamento hepático do nutriente, além da oferta aos demais tecidos

Muito pouca quantidade de vitamina B12 é excretada como produto da filtração glomerular. Grande parte da vitamina presente na composição da bile é reaproveitada pela circulação entero-hepática

Tanto a deficiência de folato como a de B12 levam à anemia megaloblástica por ausência da enzima metionina sintetase

A deficiência de vitamina B12 decorre da inadequação dietética, má absorção intestinal. Interação do nutriente com algumas drogas e do consumo elevado de bebidas alcoólicas

A vitamina B12 está presente nas carnes e alimentos de origem animal. Os vegetarianos, assim como aqueles que restringem radicalmente o consumo de carnes e similares, devem ficar atentos à saúde. Acredita-se que doses intramusculares de B12 compensariam a deficiência do nutriente, oriunda de uma alternativa alimentar ou de uma alimentação mal planejada nos grupos alimentares

A vitamina B6 participa diretamente no metabolismo dos aminoácidos e do carboidrato

Síndromes de má absorção, procedimentos de diálise renal e história de alcoolismo crônico são fatores de risco para a deficiência de vitamina B6 no organismo, bem como de diversas outras vitaminas hidrossolúveis. Muitas são as drogas terapêuticas capazes de depletar a vitamina B6

A forma mais comum para a avaliação do estado nutricional, além dos inquéritos alimentares, em vitamina BB é por meio do valor plasmático de piridoxal fosfatase e do coeficiente de ativação da transaminase eritrocitária

Altas doses de vitamina B6 estão associadas com sinais neurotóxicos. Nos alimentos encontram-se boas quantidades da vitamina B6 nas carnes, nos peixes e na banana

Fonte: Allen, 2008; Parra, 2018.

O declínio cognitivo e algumas formas de demência, incluindo a do tipo Alzheimer, estão associados com baixos níveis plasmáticos de folato. A suplementação é considerada segura; no entanto, o seu excesso pode exacerbar consequências neurológicas por déficit de vitamina B12 (D'Anci, 2004).

Elevadas concentrações plasmáticas de homocisteína vêm sendo consideradas grande fator de risco para o declínio cognitivo e para a doença de Alzheimer, condição que implica déficit nutricional da vitamina B12. Questiona-se se é efeito tóxico da hiper-homocisteinemia ou a inadequação da vitamina que venha a ser responsável pelos danos cerebrais. Em estudo com 499 idosos, de 70 a 79 anos de idade, aparentemente saudáveis foi observado que o ácido fólico desencadeava as alterações cognitivas observadas no decorrer da pesquisa. O risco para o desenvolvimento do declínio cognitivo pode ser reduzido com a ingestão dietética de folato (Kado, 2005).

Fortificação dos alimentos e suplementação com folato

De acordo com estudos irlandeses, o simples aumento na ingestão de alimentos ricos em folato na dieta de idosos é relativamente ineficiente para a recuperação dos prejuízos orgânicos quando esse nutriente já se encontra deficiente no organismo a médio e longo prazos. Para esses casos, os autores justificaram e recomendaram a utilização de alimentos fortificados com folato, como o leite na dieta de idosos institucionalizados. A pesquisa contou com 49 idosos, de ambos os sexos, e durante um período de seis meses um grupo recebeu diariamente este alimento e o outro grupo, não. Os resultados mostraram elevação do folato sérico no grupo que recebeu o leite fortificado quando comparado com o grupo-controle, bem como o aumento significativo do valor de folato eritrocitário. Dessa maneira, pôde-se constatar a eficiência do leite enriquecido no cardápio diário da instituição e sugerir que essa conduta fosse uma das alternativas para o fornecimento do nutriente, visto ter sido bem aceita na população idosa (Keane, 1998).

Melhoras substanciais do estado nutricional de indivíduos de meia-idade ou mais sobre o valor sanguíneo e consequente alteração na concentração de homocisteína foram observadas por meio do efeito da fortificação da alimentação com ácido fólico. Verificando o efeito do alimento fortificado com ácido fólico mediante mensurações sanguíneas de folato e homocisteína, estudiosos analisaram amostras de sangue de 50 indivíduos participantes do Framingham Offspring Study, obedecendo intervalos anuais antes e após a fortificação. Mediante tais observações, os autores concluíram que a fortificação dos grãos comumente distribuídos na alimentação habitual da população pode beneficiar a saúde, minimizando os agravos clínicos inerentes às doenças crônicas e degenerativas que acompanham o avanço da idade (Jacques, 1999).

Estudo prospectivo examinou as consequências da baixa concentração plasmática de folato sobre a incidência e prevalência de doenças crônicas e das taxas de mortalidade em 3.059 adultos participantes do programa National Health and Nutrition Examination Survey Epidemiologic Study (EUA). Para a obtenção de melhores resultados, os autores utilizaram análises estatísticas de regressão, podendo observar associação direta e proporcional dos valores menores de folato sérico com o predomínio de óbito por enfermidades crônicas e de elevado impacto para a saúde pública. Essa constatação levou os autores a sugerirem ampliação das medidas de avaliação para estudos futuros, visando melhorar e recuperar o estado de saúde da população idosa, por adição ou complementação dessa vitamina ao padrão alimentar atual, reforçando o perfil nutricional adequado como conduta preventiva para as várias enfermidades crônicas, como o câncer e as doenças cardiovasculares e seus elevados índices de mortalidade (Ford, 1998).

Um dos maiores estudos de investigação epidemiológica, o National Health and Nutrition Examination Survey (NHANES III), coletou inúmeros dados sobre o estado de saúde e nutricional da população idosa norte-americana não institucionalizada, analisando a concentração sanguínea de folato total, folato eritrocitário e vitamina B12 de participantes da pesquisa (23.378, 23.082 e 11.851 indivíduos, respectivamente). Após avaliação dos resultados, foi verificada prevalência modestamente baixa de idosos apresentando reduzida concentração de vitamina B12 no sangue e uma maior prevalência, entre os idosos não hispânicos negros e mexicanos, apresentando concentração total de folato abaixo dos valores desejáveis. Para os estudiosos, fazem-se extremamente necessárias avaliações futuras e frequentes desse quadro, ratificando a importância e o impacto da deficiência nutricional dessas vitaminas para a saúde pública e sugerindo, quando pertinente, a criação de políticas preventivas com fortificação da alimentação para idosos (Yetley, 1996).

Como forma de alcançar os valores recomendados de folato, principalmente, países como Estados Unidos, Canadá, Holanda, Alemanha, Austrália, dentre outros, vêm utilizando a fortificação de cereais matinais com folato, já que esses alimentos são consumidos diariamente pela maioria da população (Malinoow, 1998; Russel, 1992; Russel, 1997; Tonstad, 1997).

Intervenção populacional em grande escala pode fornecer dados sobre os efeitos benéficos da fortificação de alimentos, sendo, inclusive, recomendada para outros países. Devem também ser levadas em consideração algumas outras estratégias, quanto ao estilo de vida, como: baixo consumo de café, parar de fumar e aumentar a atividade física. Tais intervenções visam à manutenção da concentração plasmática adequada de homocisteína (Nygard, 1997; Refsum, 1998).

Segundo estudos, a suplementação de folato pode ser justificada em indivíduos que já apresentam problemas cardíacos, considerando que, em termos de política de saúde pública, seria prematuro recomendar suplementação a todo e qualquer indivíduo (Meleary, 1999).

Relatos científicos apontam para o surgimento de anormalidades hematológicas e neurológicas com o elevado consumo de folato, seja por suplementação ou ingestão de alimentos fortificados. Tais alterações decorrem da deficiência de vitamina B12, possivelmente mascarada pela alta concentração orgânica de ácido fólico (Rothenber, 1999; Ray, 2000; Allen,2009).

Biodisponibilidade e recomendação

Reforçando os efeitos dos medicamentos e a biodisponibilidade dos nutrientes, pesquisas ressaltaram os efeitos negativos dos fármacos e as possíveis interações químicas de seus componentes com as vitaminas ingeridas mediante a alimentação habitual pela população idosa. Maior atenção científica vem sendo advogada a fim de que se possam apurar as evidências relativas a aspectos importantes, em pessoas idosas, como a redução do consumo energético, de macro e micronutrientes, a menor eficiência dos processos de digestão e absorção decorrentes da possível presença de atrofia gástrica, comprometendo o perfil orgânico de vitaminas A, B1, B12 e folato (Russell, 1997; Russell, 1992).

O acompanhamento clínico de idosos hospitalizados indicou reposição ou suplementação vitamínica quando na terapia medicamentosa forem utilizados fármacos inibidores da acidez gástrica e consequente redução da absorção de muitas vitaminas. Outro exemplo clássico é o baixo perfil nutricional de vitamina B6 associado aos efeitos competitivos e espoliadores da terapia medicamentosa com L-dopa (Russell, 1997; Russell, 1992).

Estudo populacional realizado com 151 homens e 109 mulheres, com idade média de 64 anos, concluiu que dietas hiperproteicas e baixo consumo de café podem reduzir a concentração de homocisteína plasmática e, assim, contribuir para a prevenção de doenças cardiovasculares ateroscleróticas no decorrer do envelhecimento (Snowdown, 2000; Weir, 2000).

A mensuração de homocisteína em estudos epidemiológicos sugere que a deficiência subclínica de folato seja comum em várias populações, incluindo a de idosos. Segundo o autor, embora o estado subótimo de folato orgânico esteja associado com, no mínimo, duas causas de doenças crônicas, ainda é prematuro recomendar suplementos de folato para todos os idosos. Assim sendo, a deficiência de cianocobalamina deve ser descartada antes da recomendação para uso de suplementos ricos em ácido fólico, ou, então, é indicado que se faça uso da suplementação com as duas vitaminas, simultaneamente. A suplementação diária de folato deve ser, no mínimo, de 0,5 mg/dia e nunca deve ser usada como único recurso terapêutico, excluindo alimentos como frutas e vegetais nas refeições servidas diariamente (Kim, 1999; Kunz, 1999; Weir, 2000).

Utilizadas como referência fundamental no planejamento alimentar balanceado em energia e nutrientes, as recomendações dietéticas publicadas (NRC/RDA, 1989) definem níveis de ingestão nutricionalmente adequados para alcançar as necessidades mínimas de praticamente todas as pessoas sadias. As recomendações dos nutrientes essenciais para pessoas idosas devem objetivar manter o estado ótimo da função fisiológica e prevenir as doenças e desordens dependentes da idade, considerando ainda níveis séricos e teciduais dos nutrientes, heterogeneidade da população idosa proveniente das mudanças biológicas, sociais e psicológicas do envelhecimento e os efeitos dos fatores antinutricionais. Quanto a estes últimos, deve-se enfatizar a inter-relação nutriente-nutriente e droga-nutriente e susceptibilidade à toxicidade por meio do uso aumentado ou indiscriminado de suplementos vitamínicos (Lewis, 1999).

Nos últimos anos, inúmeros estudos trouxeram à evidência valores bioquímicos marginais de folato em idosos e sua relevância fisiopatológica associada ao metabolismo da homocisteína e às doenças crônicas. Até 1998, as recomendações dietéticas eram as mesmas para idosos e adultos, sendo 200 mcg para homens e 180 mcg para as mulheres. Considerando que a ingestão de folato pode variar significativamente entre os idosos, a prevalência de inadequação alimentar para este nutriente atinge metade da população institucionalizada ou aquela dita saudável.

Futuras perspectivas para as recomendações nutricionais para idosos enfatizaram que a quantidade a ser ingerida de um determinado nutriente estaria, nos dias atuais, voltada para a prevenção de enfermidades crônicas do que para o controle de deficiências orgânicas, simplesmente. Tal evidência possibilitou a revisão das cotas recomendadas desde 1989 para as vitaminas B6, B12 e ácido fólico. De acordo com as novas recomendações americanas, as cotas dietéticas para homens e mulheres nas duas faixas etárias (51-74 anos e com idade igual ou superior a 75 anos) passaram a ser de 400 µg para folato e 2,4 µg para vitamina B12. Para a vitamina B6, foi recomendada a ingestão de 1,7 mg para homens e 1,5 mg para mulheres (Russell, 1992; Russell, 1997).

Tomando por base as considerações dos fatores inerentes à alimentação adequada em folato, vitaminas B12 e B6 e sua participação na prevenção de doenças crônicas e incapacitantes que acometem os idosos, entende-se que devam ser intensificados e aprofundados os estudos na área de nutrição e dietética, objetivando reduzir os prejuízos nutricionais associados ao estilo de vida dessa parcela da população, inerentes às condições econômicas, psíquicas e sociais. Afora ressaltar-se a importância de cada nutriente na integridade da saúde de idosos, é prioritário que sejam buscadas condições práticas que venham a garantir um consumo alimentar que preencha as quotas dietéticas indicadas na fase de envelhecimento. Tão importante quanto a suplementação e a fortificação da alimentação dos idosos, é a realização de um planejamento alimentar que possibilite melhor aproveitamento e utilização dos nutrientes pelo organismo, corrigindo e solidificando hábitos alimentares mais saudáveis, por meio de orientação que vai desde a seleção e a compra dos alimentos até o preparo e o consumo das refeições, viabilizando, assim, a integração dos achados teórico-científicos com a prática dietética. Sendo assim, admitimos a real importância da suplementação, em casos diagnosticados como necessário, e dos programas de fortificação alimentar desde que não se sobreponham à oferta variada de alimentos na composição de refeições nutricionalmente adequadas para a população idosa (Tabela 6.3).

Tabela 6.3	
Quantidade de ácido fólico nos alimentos	
Alimentos quantidade (100 mg)	Ácido fólico (mcg)
Abóbora	20
Batata	8
Brócolis	100
Cenoura	30
Espinafre	130
Feijão	12
Fígado bovino	120
Ovo	80
Queijo	18

Fonte: United States Department of Agriculture (USDA) http://www.usda.gov.

O estudo de Winkels et al. contou com a participação de homens e mulheres, dos 50 aos 75 anos de idade, residentes na Holanda. O consumo com pães fortificados com vitamina B12 e ácido fólico aumentou a concentração sanguínea de folato em 45% da amostra, alcançando uma média de 6,3 nmol/L e de vitamina B12 em 49%, com média de 102 pmol/L, quando comparados a um grupo-controle, em uso de placebo. Em participantes que apresentavam estado nutricional marginal de vitamina B12, este aumento também foi percebido pelo estudo (Winkels, 2008).

As deficiências de vitaminas do complexo B são frequentes em idosos, e as manifestações clínicas iniciais da condição são sutis, o que pode dificultar o diagnóstico. Com isso, uma avaliação nutricional criteriosa torna-se um instrumento importante para melhorar ou preservar a qualidade de vida dos idosos.

Referências bibliográficas

Allen LH, Casterline J. Vitamin B12 deficiency in elderly individuals: diagnosis and requirements. AmJ. Clin. Nutr. 1994; 60:12-4.

Allen LH. Causes of B12 and folate deficiency. Food Nutr Buli. 2008, 29:S20-35.

Allen LH. How common is vitamin B-12 deficiency? Am J Clin Nutr. 2009; 89:693S-6S.

Andrade JJ, Lukito W, Schultink W. Thiamine deficiency is prevalent in a selected group of urban Indonesian elderly people. J. Nutr. 1999; 129:366-71.

Andrés E, Loukili NH, Noel E et al. Vitamin B12 (cobalamin) deficiency in elderly patients. CMAJ. 2004; 171:251-9.

Baik HW, Russel RM. Vitamin B12 deficiency in the elderly. Ann. Rev. Nutr. 1999; 19:355-77.

Bjorkegren L, Svardsudd K. Elevated serum levels of methylmalonic acid and homocysteine in elderly people. A population-based intervention study. J. Inter. Med. 1999; 246: 317-24.

Carmel R, Aurangzeb I, Qian D. Associations of food-cobalamin malabsorption with ethnic origin, age, helicobacter pylori infection, and serum markers of gastritis. Am J Gastroenterol. 2001; 96:63-70.

Charlton KE, Kruger M, Labadarios D, Wolmarans P, Aronson I. Iron, folate and vitamin B12 status of an elderly South African population. Eur. J. Clin. Nutr. 1997; 51:424-30.

Chen KJ, Pan WH, Yang FL, Wei IL, Shaw NS, Lin BF. Association of B vitamins status and homocysteine levels in elderly Taiwanese. Asia Pac J Clin Nutr. 2005; 14(3):250-5.

Cid-Ruzafa J, Caulfield LE, Barron Y, West SK. Nutrient intake and adequacy among an older population on the eastern shore of Maryland: the Salisbury Eye Evaluation. J. Am. Diet. Assoe. 1999; 99:564-71.

D'Anci KE, Rosenberg IH. Folate and brain function in the elderly. Curr Opin Clin Nutr Metab Care. 2004; 7(6):659-64.

De Laet C, Wautrecht JC, Brasseur D, Dramaix M, Boeynaems JM, Decuyper J. Plasma homocysteine concentration in a Belgian school-age population. Am. J. Clin. Nutr. 1999; 69:968-72.

Ebly EM, Schhaefer JP, Campbell NR, Hogan DB. Folate status, vascular disease and cognition in elderly. Age Ageing. 1998; 27:485-94.

Ford ES, Byers TE, Giles WH. Serum folate and chronic disease risk: findings from a cohort of United States adults. Inter. J. Epidemiol. 1998; 27:592-8.

Gerhard GT et al. Higher total homocysteine concentrations and lower folate concentrations in premenopausal black women than in premenopausal white women. Am. J. Clin. Nutr. 1999; 70: 252-60.

Giovannucci E, Stampfer MJ, Colditz GA, Rimm EB, Trichopoulos D, Rosner BA, Speizer FE, Willett WC. Folate, methionine, and alcohol intake and risk of coloretal adenoma. J. National Cancer. 1993; 85:875-84.

Gonzalez-Gross M, Sola R, Albers U, Barrios L, Alder M, Castillo MJ, Pietrzik K. B-vitamins and homocysteine in Spanish institutionalized elderly. Int J Vitam Nutr Res. 2007; 77(1):22-33.

Green R, Allen LH, Bjørke-Monsen AL et al. Vitamin B12 deficiency. Nat Rev Dis Primers. 2017; 3:17040.

Hassing L, Wahtin A, Winblad B, Backman L. Further evidences on the effects of vitamin B12 and folate levels on episodic memory functioning: a population-based study of healthy very old adults. Biol. Psychiatric. 1999; 45:1472-80.

Jacques PF et al. The effect of folic acid and fortification on plasma folate and total homocysteine concentrations. New Engl J. Med. 1999; 340:1449-54.

Kado DM, Karlamangla AS, Huang MH, Troen A, Rowe JW, Selhub J, Seeman TE. Homocysteine versus the vitamins folate, B6, and B12 as predictors of cognitive function and decline in older high-functioning adults: MacArthur Studies of Successful Aging. Am J Med. 2005; 118(2):161-7.

Keane EM, O'Broin S, Kelleher B, Cooakley D, Walsh JB. Use of folate acid-fortified milk in the elderly population. Gerontology. 1998; 44: 336-9.

Kim YI. Folate and cancer prevention: a new medical application of folate beyond hyperhomocysteinemia and neural tube defects. Nutr. Rev. 1999; 57:314-21.

Koeler KM et al. Folate nutrition and older adults: Challenges and opportunities. J. Am. Diet. Assoc. 1997; 97:167-73.

Kunz K et al. Cardiovascular morbidity and endothelial dysfunction in chronic haemodialysis patients. Nephrol Dial Transplant. 1999; 14:1934-42.

Lewis CJ, Crane NT, Wilson DB, Yetley EA. Estimated folate intakes: data updated to reflect food fortification, increased bioavailability, and dietary supplement use. Am. J. Clin. Nutr. 1999; 70:198-202.

Malinoow MR et al. Reduction of plasma homocysteine levels by breakfast cereal fortified with folic acid in patients with coronary heart disease. N. Engl. J. Med. 1998; 338:1009:15.

Mason JB, Dickstein A, Jacques PF, Haggarty P, Selhub J, Dallal G, Rosenberg IH. A temporal association between folic acid fortification and an increase in colorectal cancer rates may be illuminating important biological principles: a hypothesis. Câncer Epidemiol Biomarkers Prev. 2007; 16(7):1325-9.

McLean ED, Allen LH, Neumann CG et al. Low plasma vitamin B12 in Kenyan school children is highly prevalent and improve by supplemental animal sources foods. J Nutr. 2007; 13:676-82.

McNulty H, Scott JM. Intake and status or folate and related B-vitamins: considerations and challenges in achieving optimal status. Brit J Nutr. 2008; 99:S48-S54.

Meleary R, Graham I. Plasma homocysteine as a cardiovascular risk factor: causal, consequential or of no consequence? Nutr.Rev. 1999; 10:299-305.

Milagres SC. Prevalência e fatores associados à anemia e deficiência de vitamina B12 em idosos de Viçosa-MG. 2014. URI: http://locus.ufv.br/handle/123456789/2795

Moustapha A, Robinson K. High plasma homocysteine: a risk factor for vascular disease in the elderly. Coronary Artery Dis. 1998; 9:725-30.

Moustapha A, Robinson K. Homocysteine: an emerging age-related cardiovascular risk factor. Geriatrics. 1999; 54:44-6.

Murakami K, Mizone T, Sasaki S, Ohta M, Matsushita Y, Mishima N. Dietary intake of folate, other B vitamins, and omega-3 polyunsaturated acids in relation to depressive symptoms in Japanese adults. Nutrition. 2008; 24(2):140-7.

National Research Council. National Academy Press, Recommended Dietary Allowances, Washington--DC, 1989, 283p.

Nygard O et al. Coffee consumption and plasma total homocysteine: The Hordaland Homocysteine Study. Am. J. Clin. Nutr. 1997; 65:136-43.

Nygard O, Refsum H, Ueland PM, Vollset SE. Major lifestyle determinants of plasma total homocysteine distribution: The Hordaland Homocysteine Study. Am. J. Clin. Nutr. 1998; 67:263-70.

Nygard O et al. Total plasma homocysteine and cardiovascular risk profile: The Hordaland Homocysteine Study. JAMA. 1995; 274:1526-33.

Parra M, Stahl S, Hellmann H. Vitamin B6 and Its Role in Cell Metabolism and Physiology. Cells. 2018; 22:7(7).

Ray JG, Cole DE, Boss SC. An Ontario-wide study of vitamin B12, serum folate, and red cell folate levels in relation to plasma homocysteine: is a preventable public health issue on the rise? Clin. Biochem. 2000; 33:337-43.

Refsum H, Ueland PM, Nygard O, Vollset SE. Homocysteine and cardiovascular disease. Annu. Rev. Med. 1998; 49:31-62.

Regland B, Blennow K, Germgard T, Koch-Schmidt AC. The role of the polymorphic genes apolipoprotein E and methylenetetrahydrofolate reductase in the development of dementia of the Alzheimer type. Demen. Geriatric Cog. Disorders. 1999; 10:245-51.

Rothenberg SP. Increasing the dietary intake of folate: pros and cons. Semin. Hematol. 1999; 36:65-74.

Russell RM. Micronutrient requirement of the elderly. Nutr. Rev. 1992; 50:463-6.

Russell RM. New views on the RDAs for older adults. J. Am. Diet. Assoc. 1997; 97:515-8.

Schumann K. Interactions between drugs and vitamins at advanged age. Inter. J. Vit. Nutr. Res. 1999; 69:173-8.

Selhub J. The many facets of hyperhomocysteinemia: studies from the Framingham cohorts. J Nutr. 2006; 136(6 Suppl):1726S-1730S.

Selhub J. Public health significance of elevated homocysteine. Food Nutr Buli. 2008; 29(2 Suppl):S 116-25.

Siri PW, Verhoef P, Kok FJ. Vitamins B6, B12, and folate: association with plasma total homocysteine and risk of coronary atherosclerosis. J. Am. Coll. Nutr. 1998; 17:435-41.

Skarupski KA, Tanguey C, Li H, Ouyang B, Evans DA, Morris MC. Longitudinal association of vitamin B6, folate and vitamin B12 with depressive symptoms among older adults over time. Am J Clin Nutr. 2010; 92(2):330-5.

Smelt AF, Gussekloo J, Bermingham LW et al. The effect of vitamin B12 and folic acid supplementation on routine haematological parameters in older people: an individual participant data meta-analysis. Elzen WP. Eur J Clin Nutr. 2018.

Snowdon DA, Tully CL, Smith CD, Riley KP, Markesbery WR. Serum folate and the severity of atrophy of the neocortex in Alzheimer disease: findings from the Nun Study. Am. J. Clin. Nutr. 2000; 71:993-8.

Tonstad S, Refsum H, Ueland PM. Association between plasma total homocysteine and parental history of cardiovascular disease with familial hyperhomocysteinemia. Circulation. 1997; 96:1803-8.

Troen AM, Chao WH, Crivello NA, D'Anci KE, Shukitt-Hale B, Smith DE, Selhub J, Rosenberg IH. Cognitive impairment in folate-deficient rats corresponds to depleted brain phosphatidylcholine and is prevented by dietary methionine without lowering plasma homocysteine. J Nutr. 2008; 138(12):2502-9.

Ubbink JB. Should all elderly people receive folate supplements? Drugs Aging. 1998; 13: 415-20.

USDA – United states department of agriculture. http://www.usda.gov.

Weir DG, Molloy AM. Microvascular disease and dementia in the elderly: are the related to hiperho--mocysteinemia? Am. J. Clin. Nutr. 2000; 71:859-60.

Winkels RM, Brouwer IA, Clarke R, Katan MB, Verhoef P. Bread cofortified with folic acid and vitamin B-12 improves the folate and vitamin B-12 status of healthy older people: a randomized controlled trial. Am J Clin Nutr. 2008; 88(2):348-55.

Wolpin BM, Wei EK, Ng K, Meyerhardt JA, Chan JA, Selhub J, Giovannucci EL, Fuchs CS. Prediagnostic plasma folate and the risk of death in patients with colorectal cancer. J Clin Oncol. 2008; 1;26(19):3222-8.

Yetley EA, Rader JL. The challenge of regulation health claims and food fortification. J. Nutr. 1996; 126:765S-772S.

7

Vitaminas Antioxidantes na Prevenção ou Tratamento da Doença de Alzheimer

Thayana Adrine Castro Batista • Andréa Abdala Frank

A doença de Alzheimer (DA) é considerada um distúrbio degenerativo grave caracterizado pela perda de memória e redução das funções cognitivas devido a degeneração progressiva dos neurônios e suas conexões, além de toxicidade vascular causada por deposição de peptídeos beta-amiloides e proteína tau hiperfosforilada (Liu et al., 2017; Fernandez, Ivanauskas e Ribeiro, 2017).

Alois Alzheimer, psiquiatra, pôde estudar o cérebro do seu primeiro paciente em 1906 com sintomas do que hoje é diagnosticado como DA e observou placas beta-amiloides que foram vistas como "depósitos" de placa esferas em todo o cérebro. Outros três pacientes apresentaram o mesmo sintoma em internações posteriores, assim Alois publicou em 1909 descobertas referentes a quatro pacientes nos quais existiam alguma doença degenerativa progressiva, capaz de causar danos ao cérebro; entretanto o termo Doença de Alzheimer apareceu pela primeira vez em 1910 (Verhey, 2009; Smith, 1999).

O envelhecimento é o principal fator de risco para o desenvolvimento de comprometimentos cognitivos (Denver, Inglês e McClean, 2018) e o componente genético é o fator preponderante na etiopatologia da DA (Smith, 1999).

Os acometimentos precoces da DA geralmente exibem comportamento padrão de uma herança autossômica dominante. Até 1999, alguns genes exibiam correlação com a DA: o gene APP localizado no cromossomo 21 é responsável pela síntese da proteína beta-amiloide, gene PS1 e PS2 localizados nos cromossomos 14 e 1 respectivamente envolvidos com apoptose neuronal. No cromossomo 19 localiza-se o gene para lipoproteína APOE4, o qual demonstra interação com beta-amiloide (Smith, 1999). Entretanto, os recentes avanços tecnológicos que permitem análise de polimorfismos envolvidos na DA revelaram mais de vinte loci associados à doença e genes associados à clivagem da APP com formação de Aβ e estimulo para síntese de proteína tau (Karch, Cruchaga e Goate, 2014).

Dados genéticos, bioquímicos e patológicos sugerem que a agregação de beta-amiloide é central no início da patogênese da DA, a hipótese da cascata amiloide postula que alterações na homeostase da APP e do seu fragmento proteolítico Aβ levam a agregação e a deposição em placas, e que esses eventos iniciam as alterações clínicas e patológicas bem como agregação da proteína tau em emaranhados fibrilares (Karch, Cruchaga e Goate, 2014).

Estudo revela forte correlação entre dieta, estilo de vida, início e consolidação da doença de Alzheimer. Demonstrado também uma interconexão entre Alzheimer e diabetes, obesidade, resistência à insulina, doenças cardiovasculares, síndrome metabólica. Os níveis elevados de homocisteína mostram grande impacto na fisiologia e morfologia cerebral, depósito de beta-amiloides e formação de emaranhados neurofibrilares (Pistollato et al., 2018).

A dificuldade de um diagnóstico assertivo da doença de Alzheimer traz parâmetros de inclusão e exclusão no qual o profissional responsável verifica os sintomas e sinais clínicos do paciente. O diagnóstico da doença é clínico, ou seja, ainda não existem exames de rotina que identifiquem qualquer marcador da doença. Os exames bioquímicos e radiológicos, realizados no período da propedêutica, têm o objetivo de desconsiderar outras enfermidades, antes de diagnosticar o Alzheimer. Atualmente, análise de biomarcadores de beta-amiloides e proteína tau ainda encontra-se restrita às pesquisas (Kicherova e Reikhert, 2018).

As evidências patológicas da doença, por exemplo: placas beta-amiloides e formação de emaranhados neurofibrilares, tiveram início décadas antes dos sintomas clínicos. As estratégias de intervenção preventiva podem ajudar a reduzir o risco de desenvolver a doença, no decorrer do período de Alzheimer pré-clínico, como é conhecido (McGeer e McGeer, 2018; Kicherova e Reikhert, 2018).

Quanto ao aspecto bioquímico, pacientes com DA, frequentemente, apresentam dislipidemia, níveis elevados de homocisteína, estresse oxidativo (EO), desregulação hormonal e comprometimento do metabolismo (Denver, Inglês e McClean, 2018). Dietas que consistem em aumento da ingestão de gorduras saturadas e trans, bem como excesso de carboidratos simples, aumentam a incidência de dislipidemias; ocorre aumento de lipídeos circulantes por aumento de lipoproteínas e citocinas inflamatórias. O aumento do nível de lipídeos pode afetar importantes funções celulares envolvidas na DA, incluindo a flexibilidade da membrana celular, potencial de oxirredução e agregação Aβ (Salameh et al., 2016).

Manifestações clínicas

A doença de Alzheimer parece evoluir ao longo de vários anos antes de surgir qualquer sinal clínico perceptível. O sintoma comumente encontrado é a demência. Por se tratar de doença neurodegenerativa, acarreta alterações cognitivas com repercussões comportamentais como apatia, delírios, entre outros. Todo esse quadro traz impacto na qualidade de vida desses pacientes (Oosterveld, et al., 2014).

Sintomas indicativos de DA incluem: perda progressiva da memória recente, dificuldades cognitivas (falar, planejar, raciocinar), desorientação de tempo e espaço. Em fases mais avançadas os portadores de DA podem apresentar dificuldade em reconhecer as pessoas do seu convívio, alteração no ciclo circadiano, delírios e alucinações, problemas de locomoção, perda de controle das necessidades fisiológicas, entre outros (Fernandes, et al., 2018; Hamdan, et al., 2008).

Intervenções nutricionais são elaboradas com o objetivo de reduzir fatores de riscos associado à DA ou retardar a progressão do declínio cognitivo, para isso são descritos padrões dietéticos caracterizados por alta ingestão de alimentos *in natura*, probióticos, antioxidantes, ácidos graxos poli-insaturados; e baixa ingestão de gorduras saturadas, proteína animal e açúcares refinado (Moore, et al., 2018; Pistollato, et al., 2018).

A terapia dietética propõe modular a resposta imunológica e inflamatória dos pacientes diagnosticados com doença de Alzheimer, visando diminuir a resistência à insulina, atenuando assim os riscos de comprometimentos neurocognitivos e, eventualmente, a DA. Reduzir dislipidemias, obesidade, EO e inflamação podem ser estratégias que auxiliam na prevenção da DA, para tanto são prescritas vitaminas, minerais, antioxidantes, entre outros (Domingues e Barbagallo, 2016).

Alguns padrões alimentares, ou componentes dietéticos, foram identificados como protetores contra o desenvolvimento de DA, como café, dieta mediterrânea, ácido fólico, peixe, antioxidantes, entre outros (Fernandez, Ivanauskas e Ribeiro, 2017).

A dieta mediterrânea é caracterizada por uma alta ingestão de vegetais, legumes, frutas, cereais e ácidos graxos insaturados, com moderada a alta ingestão de peixes e baixa a moderada ingestão de produtos lácteos, baixa ingestão de carne e ácidos graxos saturados. Existe associação entre a ingestão de dieta mediterrânea e redução ao risco de comprometimento cognitivo leve e DA (Singh et al., 2014).

A alta ingestão de alimentos *in natura*, característica da dieta mediterrânea, promove um consumo adequado de vitaminas e minerais, além de compostos fenólicos e bioativos, muitos deles com função antioxidante, que são necessários para diminuir o dano causado pelo EO característico da doença de Alzheimer (Di Domenico et al., 2015; Otaegui-Arrazola et al., 2015).

O presente capíitulo objetiva descrever a eficácia do uso de antioxidante na prevenção e/ou tratamento da doença de Alzheimer. Especificando relatar o efeito dos antioxidantes enzimáticos ou não enzimáticos quanto a diminuição do estresse oxidativo e identificar a possível eficácia isolada de um único antioxidante na diminuição do estresse oxidativo.

O EO é uma condição em que a produção de espécies reativas de oxigênio (EROs) excede o sistema de defesa antioxidante celular, o qual é representado pelas enzimas superóxido dismutase (SOD), glutationa peroxidase (GPX), glutaredoxinas, tiroedoxinas e catalase, além de antioxidantes não enzimáticos como vitaminas E, C e A, ácido úrico e carotenoides (Mecocci et al., 2018, Kryscio et al., 2017).

O cérebro apresenta alta demanda energética com alto consumo de oxigênio, abundância de ácidos graxos poli-insaturados facilmente peroxidáveis e uma relativa escassez de enzimas antioxidantes, o que o torna altamente susceptível a um desequilíbrio oxidativo (Mecocci et al., 2018).

Durante a produção excessiva de radicais livres, o DNA mitocondrial (mtDNA) é particularmente suscetível a danos oxidativos. Logo, o aumento simultâneo da oxidação do mtDNA e a deficiência do reparo poderiam potencializar a lesão do genoma mitocondrial ocasionando danos neuronais. Assim, sugere-se que o EO desempenha papel crítico na patogênese da DA (Mecocci et al., 2018; Kaur et al., 2015; Kumar e Singh, 2015). Sendo assim, a terapia dietética apropriada com ingestão de alimentos fontes de vitaminas e minerais de função antioxidante parece diminuir essa cascata de sinalização redox causada pelos radicais livres, protegendo a membrana das células e diminuindo os danos neuronais.

Metodologia

A terminologia que descreve as revisões sistemáticas e metanálise é o PRISMA, com definições adotadas pela colaboração Cochrane. Assim a metodologia deste presente trabalho é uma revisão de uma pergunta formulada de forma clara e utilizando métodos que avaliam pesquisas relevantes, coleta e análise dos dados incluídos na revisão.

O PRISMA compõe um *checklist* de 27 itens capaz de auxiliar na escrita do trabalho, é um conjunto mínimo de itens baseados em evidências cujo foco são os estudos clínicos, ensaios pesquisados a fim de proporcionar uma resposta ao objetivo.

Assim, utilizando a metodologia PRISMA, a pesquisa bibliográfica realizada buscou artigos escritos nos idiomas português e inglês por meio das seguintes palavras chave em diferentes combinações: antioxidantes ou doença de Alzheimer ou dano mitocondrial ou demência. As bases de dados pesquisadas incluíram PubMed, Science Direct, Lilacs, Cochrane Library e Scielo, no período de 2008 a 2018. A busca foi realizada entre os meses de fevereiro e agosto de 2018.

Foram considerados elegíveis todos os artigos científicos com publicações completas relevantes ao tema dos últimos 10 anos; provenientes de estudos clínicos randomizados, demonstrando pacientes portadores de DA em qualquer fase de evolução, associada ou não a agravos crônicos, com indivíduos de qualquer raça, etnia ou país; os quais foram tratados com vitaminas e minerais de função antioxidantes seja na forma de suplementos, dietas ou ambos. Por no mínimo 16 semanas e máximo 8 meses de intervenção e acompanhamento.

Foram excluídos estudos sem correspondência ao tema ou em que não foi possível acesso ao conteúdo na íntegra, artigos de revisão, além destes, dezessete outros artigos foram excluídos por combinarem dietas ao consumo de antioxidantes ou com informações incompletas, estudos experimentais ou *in vitro*.

A busca por artigos resultou em 3.641 publicações. A primeira análise foi realizada pelo título da publicação, ao qual reduziu a busca para 1.417 artigos. Aplicando os critérios de elegibilidade, 128 artigos foram selecionados para leitura do resumo. Excluindo estudos diferentes de ensaios clínicos, a análise resultou em 31 artigos para leitura completa e apreciação.

Dos 31 artigos escolhidos, seis foram admitidos nesta revisão. Os artigos selecionados e analisados tratavam-se de ensaios clínicos randomizados de abordagem sobre o antioxidante como potencial tratamento da DA.

Resultados

A escolha dos artigos para compor essa revisão, demonstrado na Figura 7.1, exemplifica os critérios adotados até a seleção dos artigos finais.

Os ensaios clínicos que foram selecionados para essa revisão abordaram a administração de antioxidantes em pacientes em tratamento para DA e tratavam-se de ensaios clínicos randomizados. São inúmeras as substâncias de função antioxidantes e estas podem ser administradas isoladas (Tabela 7.1) ou em combinação a outras (Tabela 7.2).

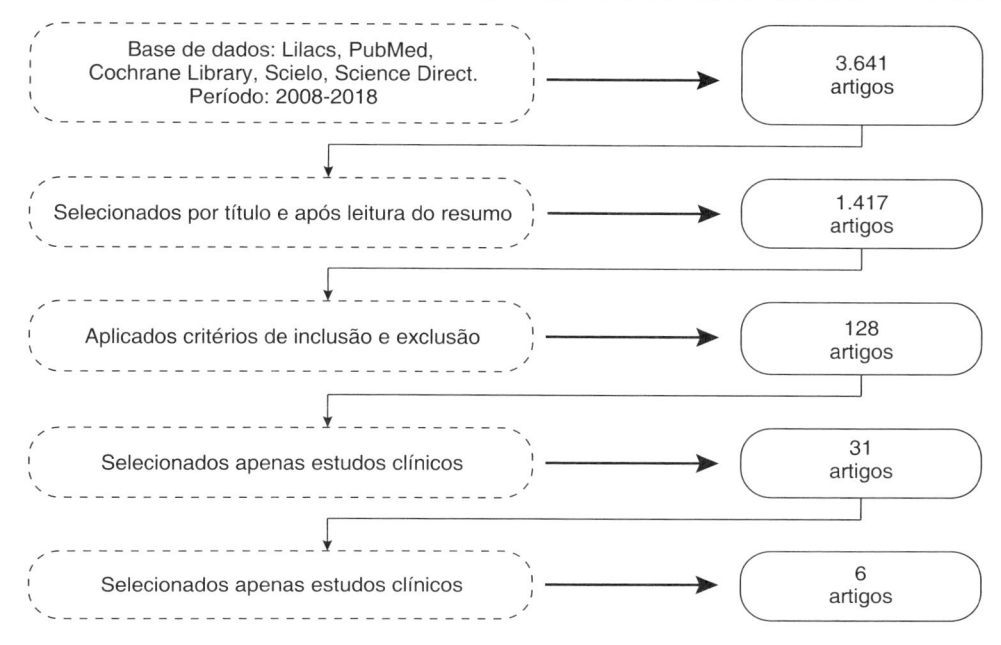

FIGURA 7.1 Fluxograma de busca e seleção dos artigos.
Fonte: autor.

Tabela 7.1 Características dos ensaios clínicos randomizados selecionados, publicados entre 2008-2018, abordando eficácia de antioxidantes isolados no tratamento da doença de Alzheimer					
Autor(es) e ano	**Desenho do estudo**	**Idade (média) e sexo (média)**	**Amostra**	**Intervenção e tempo de intervenção**	**Resultados**
Kryscio et al., 2017	Multicêntrico, randomizado, duplo mascarado, controlado por placebo	67,5 anos masculino	7.540	Vitamina E (400 UI/dia) Selênio (200 µg/dia) Vitamina E + Selênio 13 anos	Não houve associação entre os antioxidantes e a prevenção da demência
Galasko et al., 2012	Multicêntrico, randomizado, duplo mascarado, controlado por placebo	73 anos 45% feminino	78	Vitamina E (800 UI/dia) + Vitamina C (500 mg/dia) + Ácido alfa-lipólico (900 mg/dia) CoQ (400 mg) 16 semanas	Redução de biomarcador de estresse oxidativo no grupo ácido alfa-lipólico
Morillas--Ruiz et al., 2010	Multicêntrico, randomizado, duplo mascarado, controlado por placebo	77 anos 75% masculino	100	Bebida contendo polifenóis (200 mL/dia) 8 meses	Bebida reduz níveis de homocisteína em pacientes com DA

Fonte: autor.

Tabela 7.2
Características dos ensaios clínicos randomizados selecionados, publicados entre 2008-2018, abordando eficácia de antioxidantes combinados no tratamento da doença de Alzheimer

Autor(es) e ano	Desenho do estudo	Idade (média) e sexo (média)	Amostra	Intervenção e tempo de estudo	Resultados
Turner et al., 2015	Multicêntrico, randomizado, duplo mascarado, controlado por placebo	> 49 anos 57% feminino	119	Resveratrol 500 a 1.500 mg 2× ao dia 52 semanas	Perda de volume cerebral aumentada no grupo intervenção sem alterações de biomarcadores
Dysken et al., 2014	Multicêntrico, randomizado, duplo mascarado, controlado por placebo	78,8 anos 97% masculino	612	2000 UI de vitamina E/dia 5 anos	Atraso na progressão clínica em 19%.
Lloret et al., 2009	Randomizado, duplo mascarado, controlado por placebo	Não especificado	57	800 UI de vitamina E/dia 6 meses	Vitamina E reduz o estresse oxidativo e melhora cognição em alguns pacientes

Fonte: autor.

Discussão

As intervenções que abrangem a doença de Alzheimer visam reduzir a progressão da demência já que uma cura ainda não foi estabelecida. Abordagens medicamentosas, nutricionais, de qualidade de vida, do sono, entre outras são tentativas de manter as funcionalidades do indivíduo (Pistollato et al., 2018).

Embora alguns biomarcadores apresentaram modificações, não houve efeito do tratamento conforme esperado em se tratando de declínio cognitivo, segundo estudo de Turner et al. (2015) utilizando suplementação com resveratrol.

Os estudos avaliados sobre suplementação de vitamina E são controversos. Apesar de não existirem um padrão de suplementação, avaliação da dieta, biodisponibilidade e outros fatores interferentes. Dysken et al. (2014) verificaram declínio funcional mais lento em pacientes que receberam suplementação de alfatocoferol em comparação ao grupo placebo; e Lloret et al. (2009) observaram que há diferenças nas respostas de pacientes suplementados, sugerindo cautela e novos estudos. Ambos os estudos administraram vitamina E aos pacientes em doses de 2.000 UI/dia e 800 UI/dia, respectivamente.

Kryscio et al. 2017 avaliaram pacientes demenciados e não demenciados em possível diagnóstico de DA e realizou a suplementação de vitamina E, selênio ou combinação de ambos e concluíram, após análises, que os nutrientes utilizados não demonstram efeito protetor e não previne a demência.

Morillas-Ruiz et al. (2010) avaliaram os níveis de homocisteína em pacientes com DA leve e moderada após suplementação com polifenóis, observaram que a bebida com antioxidantes atenuou o aumento de homocisteína em pacientes com DA moderada, fase em que são encontrados níveis elevados desse aminoácido. Galasko et al. (2012) examinaram o efeito de alta dose de CoQ10 (que é uma coenzima naturalmente produzida pelo organismo, porém essa produção sofre declínio com o aumento da idade, importante para produção de energia celular e reconstrução das células tem sido alvo de estudos e suplementações por seu poder antioxidante) com doses combinadas de vitamina E, C e ácido lipólico *versus* placebo. Seus resultados sugeriram que a dose suplementada de CoQ10 não melhorou os índices de EO ou neurodegeneração. O grupo que recebeu a combinação de vitaminas e ácido lipólico demonstrou efeitos consistentes com níveis adequados de antioxidante no cérebro.

Conclusão

Ainda que seja relatado na literatura o EO como fator de risco para a doença de Alzheimer, pesquisas em humanos ainda são escassas e necessitam de mais estudos.

Os resultados avaliados são inconclusivos quanto a eficácia do antioxidante sobre a sintomatologia da doença de Alzheimer, de forma que não foi possível determinar os efeitos de um nutriente específico bem como estabelecer um parâmetro para um protocolo de estudos.

Devido aos poucos estudos encontrados, todos os pacientes com doença de Alzheimer apresentaram melhora nos sintomas, entretanto, não há um padrão entre as pesquisas relatadas nesta revisão, dosagem do nutriente oferecido, tempo de intervenção, estágio da doença e alimentação do paciente que sejam fatores de influência sobre os resultados e que devam ser padronizados a fim de produzir revisões mais robustas sobre o tema.

Acredita-se que o tratamento não deve seguir apenas uma opção de nutriente específico e sim oferecer uma dieta variada, no qual os nutrientes requeridos atuem em sinergismo para diversos benefícios para esse grupo de pacientes.

Lista de siglas, abreviaturas e símbolos

DA	Doença de Alzheimer
DNA	Ácido desoxirribonucleico
EROs	Espécies reativas de oxigênio
GPX	Glutationa peroxidase
mg	Miligrama
mL	Mililitros
mtDNA	DNA mitocondrial
SOD	Superóxido dismutase
UI	Unidade internacional
EO	Estresse oxidativo

Referências bibliográficas

Associação Brasileira de Alzheimer (ABRAZ). Sobre o Alzheimer: diagnóstico. Disponível em: http://abraz.org.br/sobre-alzheimer/diagnostico.

Can M. Ischemia modified albumin and plasma oxidative stress markers in Alzheimer's Disease. European Neurology, v. 69, n. 6, p. 377-80, 2013. PMID: 23751563.

Cankurtaran M et al. Altered levels of homocysteine and serum natural antioxidants links oxidative damage to Alzheimer's disease. Journal of Alzheimer's Disease, v. 33, n. 4, p. 1051-8, 2013. Doi: 10.3233/JAD-2012-121630.

Cervellati C et al. Systemic oxidative stress in older patients with mild cognitive impairment or late onset Alzheimer's disease. Current Alzheimer Research, v. 10, n. 4, p. 365-72, 2013. PMID: 22950912.

Denver P, Inglês A, McClean PL. Inflammation, insulin signaling and cognitive function in aged APP/PS1 mice. Brain, Behavior, Immunity, 2018. PMID 29604345.

Di Domenico F et al. Strategy to reduce free radical species in Alzheimer's disease: an update of selected antioxidants. Expert Review of Neurotherapeutics, v. 15, n. 1, p. 19-40, 2015.

Dominguez LJ, Barbagallo M. Dietary approaches and supplements in the prevention of cognitive decline and Alzheimer's disease. Current Pharmaceutical Design, v. 22, n. 6, p. 688-700, 2016. PMID: 26635270.

Dysken MW et al. Effect of vitamin E and memantine on functional decline in Alzheimer disease: The TEAM-AD VA Cooperative Randomized Trial. JAMA, v. 311, n. 1, p. 33-44, 2014.

Fernandes MRS et al. Doença de Alzheimer nas mulheres: prejuízos pessoais e luto familiar. Revista Multidisciplinar e de Psicologia, v. 12, n. 39, 2018.

Fernandez SSM, Ivanauskas T, Ribeiro SML. Nutritional strategies in the management of Alzheimer disease: Systematic review with network meta-analysis. Journal of the American Medical Directors Association, v. 18, n. 10, p. 897-913, 2017.

Galasko DR et al. Antioxidants for Alzheimer disease: a randomized clinica trial with cerebrospinal fluid biomarker measures. Archives of Neurology, v. 69, n. 7, p. 836-41, 2012. PMID: 22431837.

Hamdan AM et al. Avaliação neuropsicológica na doença de Alzheimer e no comprometimento congnitivo leve. Psicol. Argum., v. 26, n. 54, p. 183-92, 2008.

Karch CM, Cruchaga C, Goate A. Alzheimer's disease genetics: from the bench to the clinic. Neuron, v. 83, n. 1, p. 11-26, 2014.

Kaur U et al. Reactive oxygen species, redox signaling and neuroinflammation in Alzheimer's disease: the NF-kB connection. Current topics in medicinal chemistry, v. 15, n. 5, p. 446-57, 2015.

Kicherova OA, Reikhert LI. Alzheimer's disease. Zhurnal nevrologii i psikhiatrii imeni S.S. Korsakova, v. 118, n. 1, p. 77-81, 2018. PMID: 29460910.

Kryscio RJ et al. Association of antioxidant supplement use and dementia in the prevention of Alzheimer's disease by vitamin E and selenium trial (PREADViSE). JAMA Neurological, v. 74, n. 5, p. 567-73, 2017.

Kumar A, Singh A. A review on mitochondrial restorative mechanism of antioxidants in Alzheimer's disease and other neurological conditions. Frontiers in Pharmacology, v. 6, n. 206, 2015. PMID: 26441662.

Liu X et al. Modeling Alzheimer's disease cognitive score using multi-task sparse group lasso. Computerized medical imaging and graphics: the official journal of the computerized medical imaging society, v. 5, n. 66, p. 100-14, 2017.

Lloret A et al Vitamin E paradox in Alzheimer's disease: it does not prevent loss of cognition and may even be detrimental. Journal of Alzheimer's Disease, v. 17, n. 1, p. 143-9, 2009.

Mecocci P et al. A long journey into aging, brain aging, and Alzheimer's disease following the oxidative stress tracks. Journal of Alzheimer's disease, v. 62, n. 3, p. 1319-35, 2018.

McGeer PL, McGeer E. Conquering Alzheimer's disease by self treatment. Journal of Alzheimer's disease: JAD, 2018.

Moore K et al. Diet, nutrition and the ageing brain: current evidence and new directions. The Proceedings of the Nutrition Society, 2018.

Morillas-Ruiz JM et al. Effect of an antioxidant drink on homocysteine levels in Alzheimer's patients. Journal of the Neurological Sciences, v. 299, n. 1-2, p. 175-8, 2010.

Oosterveld SM et al. The influence of co-morbidity and frailty on the clinical manifestation of patients with Alzheimer's disease. Journal of Alzheimer's Disease, v. 42, n. 2, p. 501-9, 2014.

Otaegui-Arrazola A et al. Diet, cognition, and Alzheimer's disease: food for throught. European Journal of Nutrition, v. 53, n. 1, p. 1-23, 2014.

Pistollato F et al. Nutritional patterns associated with the maintenance of neurocognitive functions and the risk of dementia and Alzheimer's disease: a focus on human studies. Pharmacological Research, v. 16, n. 131, p. 32-43, 2018.

Salameh TS et al. Insulin resistance, dyslipidemia, and apolipoprotein E interactions as mechanisms in cognitive impairment and Alzheimer's disease. Experimental biology and medicine, v. 241, n. 15, p. 1676-83, 2016.

Singh B et al. Association of Mediterranean diet with mild cognitive impairment and Alzheimer's disease: a systematic review and meta-analysis. Journal of Alzhheimer's Disease, v. 39, n. 2, p. 271-82, 2014.

Smith MAC. Doença de Alzheimer. Revista Brasileira de Psiquiatria, v. 21, 1999.

Turner RS et al. A randomized, double-blind, placebo-controlled trial of resveratrol for Alzheimer disease. Neurology, v. 85, n. 16, p. 1383-1391, 2015.

Verhey FRJ. Alois Alzheimer. J Neurol, v. 256, p. 502-3, 2009.

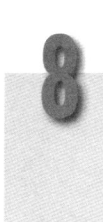

Adequação Dietética de Proteínas e Lipídeos na Dieta do Idoso

Jaqueline Lepsch da Costa • Andréa Abdala Frank

A proteína corresponde a 75% da nossa matéria seca; é o componente estrutural mais importante de todas as células do organismo: faz o arcabouço que os outros nutrientes vão preencher. Este é um conjunto de unidades diferenciadas, os aminoácidos, o que explica sua extrema versatilidade. Os aminoácidos classificados como essenciais são aqueles em que sua síntese é inadequada no organismo para satisfazer as necessidades metabólicas, por isso devem ser fornecidos como parte da dieta. Esses aminoácidos são: treonina, triptofano, histidina, lisina, leucina, isoleucina, metionina, valina, fenilalanina e possivelmente arginina.

Os aminoácidos não essenciais: alanina, ácido aspártico, asparagina, ácido glutâmico, glicina, prolina e serina são igualmente importantes na estrutura proteica; no entanto, se houver deficiência na ingestão de um deles, ele pode ser sintetizado em nível celular a partir de aminoácidos essenciais ou de precursores contendo carbono e nitrogênio. Aminoácidos conhecidos como condicionalmente essenciais são aqueles que podem ser essenciais em determinadas condições clínicas.

Já os aminoácidos limitantes são aqueles aminoácidos essenciais do alimento que se apresentam em menor quantidade em relação à proteína padrão, ou seja, aminoácidos ingeridos em quantidade inferior ao necessário e que vai limitar a síntese proteica.

Função orgânica

Os aminoácidos fornecidos ao organismo pela proteína ingerida na dieta (Tabela 8.1) terão três destinos principais: anabolismo (síntese de proteínas e polipeptídeos); catabolismo ou degradação, produção de energia e síntese de compostos de pequeno peso molecular. Por essas vias os aminoácidos servirão na construção e manutenção dos tecidos, formação de hormônios, anticorpos, no fornecimento de energia, na regulação de processos metabólicos, além da formação de enzimas, que dentre as diferentes categorias de proteínas, distribuídas por suas funções, desempenham um papel fundamental (Tabela 8.2). Como fonte energética, as proteínas são equivalentes aos carboidratos, fornecendo 4 kcal/g ou 16,7 kj/g.

Tabela 8.1
Aminoácidos essenciais e não essenciais

Aminoácidos: os tijolos de construção

Aminoácidos essenciais

Leucina	Lisina[1]	Triptofano[4]
Fenilalanina	Metionina[2]	Valina
Isoleucina	Treonina[3]	

Aminoácidos condicionalmente essenciais

Histidina	Cisteína	Cistina
Glicina	Prolina	Glutamina
Arginina	Serina	Tirosina

Aminoácidos não essenciais

Alanina	Aparagina	Ácido aspártico
Ácido glutâmico		

[1] Esses aminoácidos estão diminuídos no trigo, arroz e milho e limitam as habilidades desses grãos em produzir proteínas completas a menos que sejam ingeridos em combinação com outros alimentos ricos em Usina.
[2] Pouco em feijões.
[3] Pouco em arroz.
[4] Pouco em milho.
Fonte: Vollhardt, 2004.

Tabela 8.2
Classificação das proteínas de acordo com a função biológica

Classe	Exemplo
Enzimas	Ribonucleases, tripsina, lipase, amilase
Proteínas transportadoras	Hemoglobina, albumina do soro, mioglobina, lipoproteínas
Proteínas contráteis ou de movimento	Actina, miosina
Proteínas estruturais	Queratina, colágeno, elastina, proteoglicinas
Proteínas de defesa	Anticorpos, fibrinogênio, toxina botulínica, toxina diftérica
Hormônios	Insulina, hormônio de crescimento, corticotrofina, hormônios peptídicos
Proteínas nutritivas ou de reserva	Gliadina (trigo), ovoalbumina (ovo), caseína (leite)

Fonte: Brun, 2003.

Na forma de lipoproteínas, as proteínas participam no transporte de triglicerídeos, colesterol, fosfolipídes e vitaminas lipossolúveis. As vitaminas e os minerais estão unidos a transportadores proteicos específicos para o seu transporte. Por exemplo, a albumina carrega ácidos graxos livres, a bilirrubina e também os medicamentos que são ingeridos.

As proteínas também contribuem para a homeostasia, mantendo o equilíbrio osmótico entre os diferentes fluidos do organismo. A albumina é particularmente importante nessa função. Devido à sua estrutura, as proteínas são capazes de se combinar a compostos ácidos ou básicos e, dessa maneira, manter o equilíbrio ácido-base entre o sangue e os diferentes tecidos do organismo.

Também vale ressaltar que quase todos os aminoácidos têm certas funções específicas no organismo, além de participarem da síntese das proteínas. O triptofano, por exemplo, é um precursor da vitamina niacina e do neurotransmissor serotonina, e a metionina é o principal doador de grupos metílicos para a síntese de determinados compostos, tais como colina e carnitina.

Recomendações nutricionais

As recomendações dietéticas, NCR/RDA-89 (*Food and Nutrition Board, National Research Council*, 1989), sugerem uma ingestão de 0,8 g de proteína de alto valor biológico por quilograma de peso ao dia, para idosos saudáveis (Munro et al., 1988). Esse valor, expresso em percentual calórico do nutriente na alimentação, deve alcançar cerca de 12 a 15%. No entanto, estudos recentes que avaliaram a adequação dessas recomendações apontam necessidade de revisão e indicam uma apropriada ingestão dietética de proteína de pelo menos 1,0 g por quilograma de peso ao dia necessária para manter a função muscular ideal em idosos (Baum et al., 2016). O consumo proteico adequado justifica-se por manter o balanço de nitrogênio em equilíbrio, diminuindo, principalmente, o desgaste do tecido muscular magro, observado com o avanço da idade (Baum et al., 2016; Young, 1992; Hoffman, 1993; Kendrick et al., 1994; Schlenker, 1994).

Apesar da sua sensibilidade, o balanço nitrogenado é inadequado como único instrumento para avaliação das necessidades proteicas do idoso, devido à lenta diminuição da massa magra durante a maturidade, com perda de 20 mg de nitrogênio por dia, o que está abaixo da sensibilidade do balanço. Estudos do equilíbrio do nitrogênio metabólico efetuado durante 30 dias consecutivos, em mulheres e homens idosos, indicaram que 0,8 g/kg/dia de proteína de ovo não era adequado para manter o equilíbrio nitrogenado. Eram indivíduos sadios de 79 a 99 anos que não apresentavam distúrbios metabólicos significativos, infecções ou neoplasia. Em outro estudo, as necessidades de metionina e leucina aumentam após os 50 anos. O aumento das necessidades de metionina deve-se à diminuição da conversão da metionina em citina. Acumulam-se evidências de que indivíduos de 70 anos ou mais necessitam de mais proteína por quilo de peso do que indivíduos mais jovens para evitar o balanço nitrogenado negativo (Campbell et al., 2001).

Nowson & O'Connell (2016) e Campbell et al. (2001) são alguns autores que sustentam uma recomendação de pelo menos 1,0 g/kg ao dia como a quantidade proteica mais adequada para idosos. Este valor é capaz de manter mais satisfatoriamente o balanço nitrogenado positivo e melhor função muscular quando ajustado a um consumo energético ideal para essa faixa etária. Vale ressaltar que, em estudo recente, Farsijani et al. (2017) relataram que a ingestão de proteína mais uniformemente distribuída nas refeições, independentemente da quantidade total de proteína, foi associada a um maior escore de força muscular em homens e mulheres idosos, ou seja, não só a quantidade total como a distriuição de proteínas ao longo do dia devem ser cuidadosamente avaliados para o público idoso.

Alguns fatores também influenciam as necessidades e a utilização de proteínas para os idosos (Schlenker, 1994). Em primeiro lugar, deve-se considerar a ingestão proteica prévia; uma pessoa idosa pode apresentar adaptação metabólica com consumo mínimo de proteína, e assim sustentar um nível razoável de saúde. Em segundo plano, a autora colocou o estresse pisicológico (processos inflamatórios e infecciosos) como responsável pelo aumento das necessidades proteicas, mediado por respostas normais e capazes de possibilitar perdas substanciais de nitrogênio. Os descontroles emocionais, pelos quais os idosos passam, também acentuam a variabilidade individual das necessidades proteicas.

Souba et al. (1988) também definiram alguns fatores pertinentes a saúde dos idosos, os quais influenciariam o requerimento proteico. Ele relaciona o envelhecimento à maior frequência de doenças crônicas e agudas, em consequência o aumento do catabolismo proteico em resposta ao estresse, como cirurgias, infecções, fraturas e outros traumas, elevando em contrapartida o requerimento. Essas respostas catabólicas são mediadas pelo aumento dos níveis de cortisol, glucagon e catecolaminas. Os autores também ressaltam que uma ingestão adequada de proteína durante a primeira semana depois do estresse não previne a proteólise, contudo minimiza o balanço nitrogenado negativo resultante.

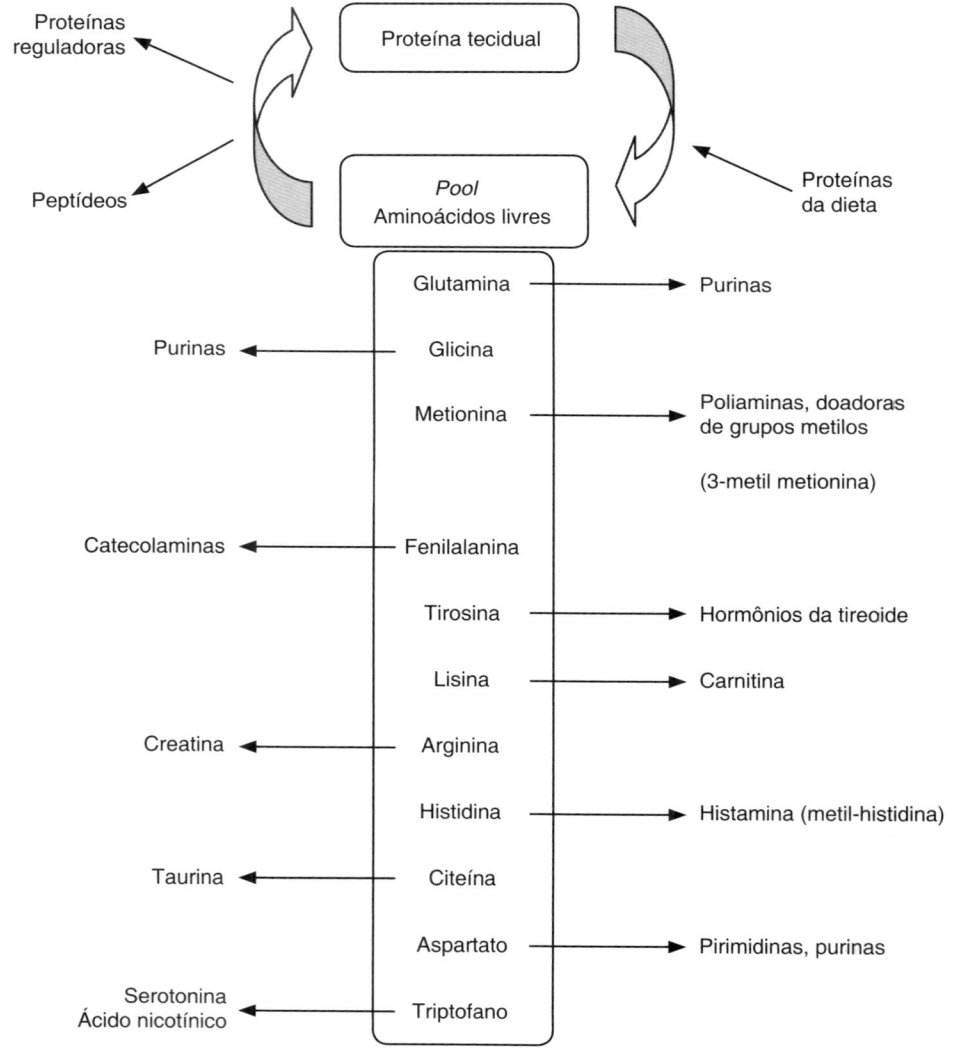

FIGURA 8.1 Formação de compostos fisiologicamente importantes derivados de aminoácidos.

Uma questão importante a ser considerada é se a diminuição da filtração glomerular e a perda de néfrons, que ocorre com a idade, são influenciadas pela ingestão de proteínas e se o aumento da ingestão proteica levará ao desenvolvimento de doença renal e à deterioração da sua função. Está demonstrado que a ingestão crônica de grandes quantidades de proteínas impõe um aumento do fluxo sanguíneo renal e do ritmo de filtração glomerular, levando a uma maior demanda nos glomérulos de "reserva" da cortical externa de uma forma contínua, o que contribui para uma hipertensão intrarrenal. Assim, mesmo pessoas normais e saudáveis desenvolvem esclerose glomerular progressiva e deterioração da função renal com a idade, se forem alimentadas com uma dieta diária rica em proteínas. A restrição seria útil para a prevenção da esclerose glomerular. No entanto, o que tem sido observado é que os idosos saudáveis continuam a ingerir quantidades altas de proteínas durante a vida toda, não sendo ainda claros os reais efeitos dessa substancial ingestão proteica para a saúde.

Metabolismo proteico

Mudanças no conteúdo de proteína corporal, distribuição e *turnover* são fatores importantes a serem considerados na recomendação da ingestão proteica em indivíduos idosos. O declínio da massa corporal magra com a idade se manifesta com redução no total de potássio, nitrogênio e conteúdo de água corporal. Em contraste, a massa livre de gordura não diminui substancialmente com a idade. Medidas diretas do peso dos músculos em autópsias demonstraram uma grande perda de massa muscular com a idade. Em adição à redução de força decorrente, a diminuição da reserva de músculo esquelético pode prover um inadequado suprimento de aminoácidos em resposta à doença ou outro estresse (Uauy et al., 1978).

Existem alterações evidentes, como mencionado anteriormente, na composição do corpo, com o aumento do tecido adiposo, que tende a se depositar nos omentos, na região perirrenal e em substituição ao parênquima perdido dos diversos órgãos. No tecido celular subcutâneo, diminui o tecido adiposo nos membros e aumenta no tronco.

Estudos têm demonstrado que a partir da terceira década de vida a massa gorda aumenta e continua elevando-se até aproximadamente a oitava década. As medidas de circunferência do braço e prega cutânea tricipital de 700 homens participantes do Baltimore Longitudinal Aging Study, com idade entre 20-92 anos, revelaram uma lenta e progressiva perda do tecido muscular até os 65 anos, seguidos por um declínio mais rápido (Borkan e Norris, 1977).

A diminuição da massa muscular com a idade contribui grandemente para a debilidade dos idosos causada pela perda de força e declínio da reserva funcional, os quais frequentemente levam à redução da motilidade, instabilidade postural e quedas (Frontera et al., 1991).

O estado nutricional, a capacidade funcional e a composição corporal, como já mencionado, estão todas interrelacionadas. Alterações em toda composição corporal, particularmente na massa livre de gordura ou massa magra, apresentam um impacto significativo no requerimento de nutrientes, principalmente energético e proteico, e na capacidade funcional do indivíduo. Declínios ou deficiências na capacidade funcional podem ser causados por uma inadequada ingestão de nutrientes, assim como a redução da massa magra. Essa relação é particularmente importante nos idosos que já apresentam a capacidade funcional comprometida. A redução da massa proteica com o avançar da idade pode ser resultado de inúmeros fatores, como redução da taxa de síntese proteica, aumento da degradação de proteínas, diminuição da ingestão de proteínas e/ou energia, e/ou redução das atividades contráteis voluntárias.

Reforça-se então que a ingestão de proteína pelo idoso deve ser alta o suficiente para minimizar a perda muscular idade-relacionada, pois sabe-se que quantidades proteicas abaixo do recomendado podem interferir no estado nutricional de idosos, acelerando a perda de massa magra (Baum et al., 2016; Carter, 1999; Schlenker, 1994).

Contudo, ressalta-se que o consumo elevado desse nutriente também pode apresentar efeitos indesejáveis à saúde de adultos em idade avançada. A ingestão proteica exagerada constitui um fator predisponente ao desenvolvimento de distúrbios renais, como a diminuição da filtração glomerular e a perda do número de néfrons funcionantes, progredindo para a falência do órgão.

Estudos dietéticos

Em recente publicação, Previdelli et al. (2017) analisaram a contribuição da proteína, lipídeo e carboidrato no total de energia da dieta de 4.286 idosos (60 a 104 anos) provenientes da Pesquisa de Orçamentos Familiares 2008/2009 em diferentes regiões brasileiras. Os dados mostraram que a proteína foi o macronutriente que apresentou maior concordância (99,8%) com as recomendações do Institute of Medicine (IOM), segundo o Acceptable Macronutrient Distribution Ranges (AMDR), onde a participação relativa das proteínas de acordo com percentual energético é de 10 a 35%.

No entanto, estudos prévios dietéticos com idosos brasileiros evidenciaram consumo insatisfatótio de proteínas (Lopes et al. 2005; Marucci, 1985). Fulgoni (2008) avaliou o consumo de proteína, por meio de recordatório 24 horas e identificou consumo médio de 66 g/dia e 1 g/kg, o que resulta em 16% de proteínas do total de calorias do consumo diário. De acordo com o autor, o ideal para essa faixa etária seria de 17 a 21% de proteínas, do total de calorias provenientes da dieta.

Na Europa, um estudo multicêntrico, denominado SENECA (Survey in Europe on Nutrition and the Elderly: A Concerted Action) avaliou o consumo alimentar, o estilo de vida e suas repercussões no estado nutricional, na saúde e na funcionalidade das pessoas de idade avançada residentes em 19 cidades de 12 países europeus. Ao comparar com as ingestões recomendadas, observou-se que praticamente todo o grupo obteve uma ingestão adequada de proteína (Arbonés, 2003).

Já Roebothan & Chandra (1994) verificaram um consumo proteico de 14,9% do valor energético total, quando avaliaram o padrão alimentar de 63 idosos canadenses não institucionalizados e saudáveis. Os mesmos autores encontraram um percentual energético para proteína de 14,5% no consumo de 77 idosos, sendo eles institucionalizados. O estudo de Ortega (1992) mostrou alto consumo proteico entre idosos espanhóis institucionalizados. Os autores identificaram apenas em 9,1% dos casos, uma ingestão deficitária do nutriente, embora esta inadequação não tenha influenciado os níveis das proteínas séricas, principalmente de albumina.

Em um estudo de revisão, Brownie et al. (2016) verificaram que os idosos tendem à monotonia alimentar, conforme aumentam as dificuldades para o preparo e ingestão de alimentos. Além disso, numerosos estudos vêm identificando a forte correlação entre a severidade das deficiências nutricionais e o aumento do risco de subsequentes eventos mórbidos entre idosos hospitalizados. Essas pesquisas demonstram que mais de 60% dos indivíduos com idade avançada a serem hospitalizados apresentam desnutrição proteico-calórica na admissão ou desenvolvem até mesmo uma desnutrição iatrogênica. Contudo, Sullivan et al. (1999), em seu estudo com 497 pacientes com idade superior a 65 anos, em Arkansas, relataram que apesar das grandes dificuldades em se reverter o quadro de deficiências nutricionais já estabelecidas, maiores esforços devem ser realizados para prevenir o desenvolvimento, reverter e/ou minimizar as deficiências para melhora do prognóstico (Constans et al., 1992; Kliptein-Grobusch et al., 1995; Sullivan, 1999).

Proteína de soja

Entre os alimentos cujas alegações de saúde têm sido amplamente divulgadas pela mídia nos últimos anos, destaca-se a soja. Suas características químicas e nutricionais a qualificam como um alimento funcional: além da qualidade de sua proteína, estudos mostram que a soja pode ser utilizada de forma preventiva e terapêutica no tratamento de doenças cardiovasculares, câncer, osteoporose e sintomas da menopausa. É fato a inserção da soja no mercado brasileiro. A indústria nacional tem feito uso de novas tecnologias na obtenção do "leite" de soja que apresenta melhor qualidade sensorial. Novos produtos comerciais à base de extrato hidrossolúvel em combinação com sucos de frutas têm obtido êxito no mercado, indicando que os consumidores podem estar mudando sua atitude em relação aos produtos à base de soja e isto é altamente valioso para a saúde de um modo geral (Behrens & Silava, 2004; Hasler, 1998).

Embora não tenham sido estabelecidos os mecanismos de ação, as relações dose-efeito, efeitos colaterais e/ou tóxicos, interações medicamentosas e efeitos da dieta, o que se observa é o aparecimento no mercado de um grande número de produtos à base de soja, na forma de cápsulas ou comprimidos, com indicações diversas, começando pelo alívio dos sintomas da menopausa e redução do colesterol, à prevenção de osteoporose, câncer, endometriose e mal de Alzheimer.

Com a polêmica em torno dos hormônios sintéticos, o uso das isoflavonas como alternativa às terapias de reposição hormonal vem se popularizando e fórmulas manipuladas vêm sendo prescritas com frequência. Contudo, a Sociedade Norte-americana de Menopausa (Greenwood et al., 2000), aponta para a insuficiência de avaliações para se ressaltar os feitos das isoflavonas no câncer de mama, massa óssea e secura vaginal. Estes seriam, também, inconclusivos em relação aos efeitos sobre humanos, questionando-se se são devidos às isoflavonas apenas ou às isoflavonas associadas a outros componentes dos alimentos. Posição similar foi adotada pela Sociedade Brasileira de Endocrinologia e Metabologia durante o 25º Congresso Brasileiro de Endocrinologia, em Brasília (2002), onde se recomendou a não substituição das terapias hormonais convencionais pelo uso de fito-hormônios.

A soja é uma leguminosa de grande importância dentro da classe dos alimentos funcionais, apresentando em sua composição química 30% a 45% de proteínas e 15% a 25% de óleo. As proteínas de reserva da soja são particularmente ricas em determinados aminoácidos, como arginina, leucina e lisina; porém deficientes em metionina e citeína (Genovese et al., 2003).

Glicinas e conglicinas representam aproximadamente 70% do total das proteínas da soja. As altas concentrações de asparagina, ácido aspártico, glutamina e ácido glutâmico nessas fiações conferem a elas propriedades de emulsificação, geleificação e absorção em água (Genovese et al., 2003).

Durante as últimas décadas, uma notável quantidade de pesquisas realizadas sobre os efeitos na saúde do consumo de soja chamaram a atenção para as isoflavonas. Inicialmente aconteceu em 1940, quando a comunidade científica percebeu problemas de fertilidade observado em ovelhas pastando em um tipo de isoflavona de trevo. Na década de 1950, como resultado de seus efeitos estrogênicos em roedores, as isoflavonas foram estudadas como substâncias promotoras de crescimento e assim incorporadas pela indústria de alimentação animal, embora pouco tempo depois, tenha sido demonstrado que as isoflavonas também podem funcionar como antiestrógenos.

Somente após a década de 1990 é que as investigações se voltaram para o papel dos alimentos à base de soja na prevenção das doenças, recebendo atenção generalizada. A soja e seus componentes passaram a ser estudados pela sua capacidade de aliviar os sintomas das doenças cardiovasculares e inibir a perda óssea em mulheres pós-menopáusicas. Em 1995, a proteína de soja atraiu a atenção mundial pela sua capacidade para reduzir colesterol. Nessa mesma época, as isoflavonas começaram a ser amplamente discutidas como alternativas para a terapia hormonal convencional. Mais recentemente, pesquisas *in vitro* e em animais têm levantado questões sobre a segurança da exposição de isoflavonas para certos subgrupos da população, embora os dados humanos sejam em grande parte incompatíveis com essas preocupações (Messina, 2010).

A soja e seus derivados são tidos como importantes aliados no combate à hipercolesterolemia, não só pelo fato de serem alimentos de origem vegetal e não apresentarem colesterol, e conterem baixos teores de gordura saturada, mas principalmente ação das suas proteínas e seus componentes bioativos (Erdman, 2001).

De todos os componentes envolvidos na ação hipocolesterolêmica da soja, as isoflavonas, sem dúvida, são os que têm merecido maior atenção dos pesquisadores, dada a importância que apresentam nesse processo. A genisteína, uma isoflavona aglicona, apresenta função antioxidante, impedindo a oxidação do LDL-colesterol e a sua consequente deposição nas artérias, para a formação das placas de ateromas.

Anderson et al. publicaram uma metanálise correlacionando o consumo de soja e o risco reduzido para doenças cardiovasculares. Pela combinação dos resultados de 38 estudos clínicos que investigaram os efeitos da proteína de soja sobre os lipídeos séricos, os pesquisadores, concluíram que um mínimo de 25 g de proteína de soja/dia, reduz os níveis de colesterol total (9,3%), LDL-colesterol (12,9%) e triglicerídeos (10,5%), o que levou a agência reguladora de medicamentos e alimentos dos Estados Unidos, Food and Drug Administration (FDA), a reconhecer e aprovar a alegação "reduz risco de doença cardiovascular" para alimentos que contenham mais que 6,25 g de proteína de soja/porção (FDA, 1999; Anderson et al., 1995).

A possibilidade de que o aumento do risco de doenças cardiovasculares associado à menopausa possa ser amenizado pela soja, isoflavonas de soja, foi estudada em 21 mulheres. Foram avaliados os efeitos de 80 mg diárias de isoflavona (45 g de genisteína) em um período de 5 a 10 semanas. A elasticidade arterial, a qual diminui com a idade, melhorou em 26% quando comparada com um grupo placebo. A pressão arterial e os lipídeos plasmáticos não foram afetados. A capacidade vasodilatadora da microcirculação foi medida em 9 mulheres. A dilatação mediada por acetilcolina na musculatura dos vasos dessas mulheres foi similar aos grupos placebo e genisteína. A capacidade de oxidação da LDL medida *in vitro* não foi alterada. Então, uma importante medida da saúde arterial foi significativamente melhorada em mulheres em menopausa cujo tempo de exposição às isoflavonas foi semelhante às terapias de reposição hormonal convencionais. O mesmo foi encontrado em estudos de Goodman-Gruen & Kritz-Silverstein (2001).

Para determinar os efeitos da soja sobre a pressão arterial e lipídeos séricos, 60 mulheres na pós-menopausa participaram de um estudo utilizando grãos de soja, 25 g e 101 mg de isoflavonas, em suas dietas por oito semanas. A suplementação com os grãos da soja diminuiu a concentração de LDL e do colesterol plasmático, em mulheres hipertensivas, porém o mesmo efeito não foi visto em mulheres normotensas (Welty et al., 2007).

Em estudo controlado, 50 indivíduos foram orientados a beber 200 mL de bebida de soja, sendo algumas delas enriquecidas com esteroide vegetal por oito semanas. Os candidatos foram recomendados a manter a dieta padrão e a atividade física. Os resultados apontaram para redução de LDL sanguíneo após quatro semanas de consumo da bebida com os esteroides vegetais. O valor médio reduzido para LDL e colesterol foram maiores do que no grupo placebo. O consumo diário de bebida de soja enriquecida com esteroides vegetais diminui significativamente o colesterol total e a LDL colesterol, além de ser um excelente auxílio no tratamento da hipercolesterolemia moderada e severa, afirmam os pesquisadores (Weidner et al., 2008).

São vários os mecanismos pelos quais as isoflavonas desempenham ação hipocolesterolêmica, podendo-se destacar a estimulação da excreção de ácidos biliares, trocas com o metabolismo hepático do colesterol, efeitos hormonais e regulação dos receptores do colesterol. Grande número de estudos também relatam a ação benéfica das fibras da soja na redução do colesterol; parece ainda não haver consenso entre os pesquisadores sobre a quantidade de soja ou proteína a ser consumida para obter-se um efeito hipocolesterolêmico. Encontram-se recomendações que vão desde 25 g até 50 g de proteína (Bakhit et al., 1994: Anderson et al., 1995). O efeito hipocolesterolêmico da proteína de soja juntamente com o efeito benéfico que exerce sobre a função dos rins indica que a soja e derivados podem desempenhar papel importante na alimentação de idosos e pacientes renais.

Repleta de atividades farmacológicas, o grão da soja apresenta-se como uma fonte bastante rica em cálcio, contendo 226 mg/100 g, uma concentração maior que a verificada no leite, por exemplo, o que trás grandes benefícios às mulheres em fase de menopausa. Outro aspecto importante refere-se à alta absorção desse cálcio pelo organismo. Apesar da presença de fitatos e oxalatos da soja, a absorção do cálcio iguala-se à dos derivados lácteos (Brandi, 1997; Heaney, 1991).

Estudos epidemiológicos têm sugerido que a incidência de osteoporose pós-menopausa é menor na Ásia que no ocidente (Somekawa et al., 2001). Uma das possíveis explicações para esta diferença se baseia na elevada ingestão de produtos de soja, ricos em isoflavonas, pelas mulheres asiáticas (Potter et al., 1998). Por outro lado, estudos de massa óssea em modelos animais demonstram um efeito bifásico das isoflavonas, apresentando menores benefícios na retenção óssea com altas doses e apresentando melhoria na retenção da massa óssea com doses menores. Outros estudos têm mostrado que extratos enriquecidos com isoflavonas aumentam a massa óssea (Horiuchi et al., 2000; Anderson et al., 1995; Anderson et al., 1994). Potter et al. demonstraram melhoria na densidade óssea em indivíduos tratados com preparações à base de soja enriquecidas com isoflavonas, por um período de 6 meses (Potter et al., 1996).

Esses autores encontraram resultados consistentes a outros resultados da literatura em células isoladas e tecidos reprodutivos, ou seja, verificaram que doses mais baixas de genisteína agem similarmente a estrógenos com um efeito benéfico ao tecido ósseo, mas, em doses elevadas, podem exercer efeitos potencialmente adversos às funções celulares das células e dos tecidos ósseos (Esteves e Monteiro, 2001).

Muitas mulheres pós-menopáusicas insistem em tratamentos naturais (por exemplo, alimentos de soja) para doenças crônicas (por exemplo, osteoporose). A soja contém vários componentes que poderiam beneficiar a saúde óssea, como as isoflavonas e ácidos aminados com baixo teor de enxofre. Em pesquisa realizada em 131 serviços ambulatoriais com 97 mulheres saudáveis, com idade maior ou igual a 60 anos, na pós-menopausa, foi observado que o consumo de proteína de soja e de isoflavonas não alterou a densidade minerálica óssea, e dessa forma não traduzem benefícios quando suplementadas nas dietas como medida de prevenção ou de intervenção para a saúde óssea em mulheres idosas (Kenny et al., 2009).

A soja contém isoflavonas, que são compostos naturais da planta similar aos estrogênios de mamíferos. As isoflavonas se ligam seletivamente e ativam o receptor de estrogênio-β mais do que o estrogênio receptor-α. Assim, os efeitos clínicos das isoflavonas podem ser semelhantes aos moduladores seletivos do receptor de estrogênio. Embora existam estudos mostrando os potenciais efeitos benéficos das isoflavonas de soja na densidade mineral óssea (BMD) e/ou marcadores de remodelação óssea em mulheres peri ou pós-menopausa, não se conhecem as publicações abordando esta questão em mulheres idosas pós-menopáusicas. Em uma metanálise, esses autores identificaram apenas uma ligeira tendência para a melhoria na coluna naquelas que recebiam altas doses de isoflavonas (Kenny et al., 2009).

Proteína de soja e isoflavonas (fitoestrógenos) não têm demonstrado diminuir os sintomas vasomotores da menopausa, e os resultados são mistos no que diz respeito a capacidade da soja em retardar a perda óssea na pós-menopausa. A eficácia e a segurança das isoflavonas da soja para a prevenção ou tratamento do câncer de mama, do endométrio e da próstata não estão estabelecidas. Para esta razão, o uso de suplementos de isoflavonas nos alimentos ou comprimidos não é recomendado. Em contrapartida, muitos produtos de soja são considerados benéficos ao sistema cardiovascular e para a saúde em geral devido ao seu alto teor de gorduras poli-insaturadas, fibras, vitaminas e minerais, e o baixo teor de gordura saturada.

Nos últimos anos, a relação entre alimentos à base de soja e câncer de mama tornou-se polêmica por causa de preocupações, com base principalmente em dados experimentais que as isoflavonas podem estimular o crescimento de tumores já existentes em tecido mamário hormônio sensível. No geral, existem poucas evidências clínicas que sugerem que as isoflavonas aumentariam o risco de câncer de mama em mulheres saudáveis ou piorariam o prognóstico de pacientes com câncer de mama. Não há evidências de que o aumento da ingestão de isoflavonas melhora a densidade do tecido mamário na pré ou pós-menopausa ou aumenta a proliferação de células de mama em mulheres na pós-menopausa, com ou sem história de câncer de mama (Messina e Wu, 2009).

Sendo assim, a contribuição de um planejamento dietético adequado ao nutriente é de fundamental importância no sentido de prevenir transtornos associados ao baixo e ao elevado consumo proteico no organismo envelhecido.

Lipídeos

Os lipídeos são macronutrientes que desempenham funções energéticas, estruturais e hormonais no organismo, podendo ser definidos em geral como substâncias insolúveis em água, mas solúveis em solventes orgânicos. Comumente, os lipídeos dos alimentos, sejam as gorduras ou os óleos, se encontram, sobretudo, na forma de triglicerídeos, constituídos a partir da união química de uma molécula de glicerol e três moléculas de ácidos graxos. A diferença entre elas está no ponto de fusão: à temperatura ambiente as gorduras são sólidas, enquanto os óleos são líquidos. Outros lipídeos presentes nos alimentos são os esteroides, as vitaminas lipossolúveis (A, E, D e K), os fosfolipídeos e os esfingolipídeos, assim como algumas ceras e outros lipídeos complexos que estão em quantidades menores na dieta.

Existem duas fontes de gordura, as vegetais e as animais. As gorduras de origem animal são, em sua maioria, saturadas, embora peixes com alto teor de lipídeos, como o atum, o arenque e a sardinha, contenham proporções maiores de moléculas insaturadas. As gorduras animais são encontradas em todas as formas de proteína animal, inclusive nos ovos, leite e derivados. Os lipídeos de origem vegetal normalmente são óleos e contêm uma alta proporção de ácidos graxos insaturados.

Os ácidos graxos são compostos carboxílicos, que podem ser classificados de acordo com o comprimento de sua cadeia, ou segundo o número de insaturações (duplas ligações) que apresentam (Drevon, 2005). Os compostos que não apresentam insaturações em sua cadeia carbônica são denominados ácidos graxos saturados. A presença de uma única dupla ligação define os ácidos graxos monoinsaturados, enquanto as estruturas que contêm mais do que uma insaturação são identificadas como ácidos graxos poli-insaturados (AGPI) (Drevon, 2005).

Ácidos graxos poli-insaturados podem sofrer modificações, como alongamento da cadeia, inserção de duplas ligações e descarboxilação de pares da cadeia. No entanto, no organismo humano, devido à ausência das enzimas delta-12 e delta-15 dessaturases, o processo de dessaturação desses ácidos é incompleto. Por essa razão, os ácidos linoleico (18:2 n-6) e alfa-linolênico (18:3 n-3), mais conhecidos como ômega-6 e ômega-3, respectivamente, não podem ser produzidos endogenamente e devem ser obtidos por meio de ingestão dietética. Esses compostos são denominados AG essenciais (AGE).

Os AGPI das séries n-3 e n-6 competem entre si pelas mesmas enzimas (delta-5 e delta-6 dessaturases) (Martin et al., 2006), de modo que a formação de seus derivados de cadeia ainda mais longa, denominados AGPICL, pode ser comprometida. Nesse sentido, se reconhece que o excesso de ácido linoleico pode reduzir a síntese de AGPICL do ácido alfa-linolênico (ácidos eicosapentaenoico (EPA, C20:5 n-3), docosapentaenoico (C22:5 n-3) e docosa-hexaenoico (DHA, C22:6 n-3), acarretando em aumento de seus próprios derivados de cadeia longa (ácidos di-homo-gama-linolênico (C20:3 n-6) e araquidônico (AA, C20:4 n-6), precursores de eicosanoides pró-inflamatórios (Emken et al., 1994). A localização da primeira insaturação, em relação ao grupamento metil terminal, é o que define a nomenclatura n-3 ou n-6 dos AGPI (Calder et al., 2010).

São considerados boas fontes de ômega-6 os óleos de girassol, milho e soja; e de ômega-3, as nozes, óleos de prímula, canola e soja, mas, principalmente, os peixes com alto teor de lipídeos, como sardinha e salmão (Waitzberg, 1995). Outros alimentos podem ser vistos na Tabela 8.3.

Tabela 8.3 Dieta com baixo teor de colesterol		
Alimentos	**Escolha**	**Cuidado**
Carnes, aves, peixes e crustáceos	Cortes de carne magra, aves sem a pele e peixes	Crustáceos
Laticínios	Leite e iogurte desnatado, queijo branco, *cottage* e ricota	Iogurte e queijos que não informe no rótulo a indicação de baixo teor em gordura, inclusive os *light* e *diet*
Ovos	Claras	A saber com o profissional de saúde
Gorduras e óleos	Milho, soja, canola, girassol, oliva	Nozes, sementes, óleo de amendoim
Pães	Integrais	Biscoitos recheados, doces confeitados ou caseiros, bolos e produtos ultraprocessados

Fonte: Tabela Brasileira de Composição de Alimentos (TACO).

Os ácidos graxos *trans* são gorduras formadas durante a fabricação das margarinas e/ou gordura vegetal hidrogenada por meio da hidrogenação dos óleos vegetais. Esse processo consiste na adição de hidrogênio aos óleos vegetais, saturando a dupla ligação e transformando a gordura do tipo *cis* em *trans*, o qual confere a consistência sólida. As gorduras na forma *trans* são isômeras das *cis*, sendo assim têm a mesma composição química, mas diferem quanto ao arranjo estrutural, o qual designa sua atividade biológica. Logo, com a modificação dos óleos vegetais do tipo *cis* normal para *trans*, esta perde a capacidade de executar a função biológica, assim como competem com as formas *cis*.

Os lipídeos plasmáticos, fosfolipídeos, colesterol e triglicerídeos, são transportados no sangue, sob a forma de lipoproteínas complexas. As lipoproteínas plasmáticas transportam os produtos de síntese endógena e os lipídeos exógenos ingeridos pela dieta. Há dois tipos principais de lipoproteínas responsáveis pelo transporte do colesterol sanguíneo: as lipoproteínas de baixa densidade (LDL) que transportam dois terços e as lipoproteínas de alta densidade (HDL) que são responsáveis pelo transporte de maior parte do restante. As LDLs depositam o colesterol nas paredes das artérias, possibilitando o surgimento de aterosclerose e criando um maior risco de doenças cardíacas. Por sua vez, as HDL removem o colesterol das paredes das artérias e de outros tecidos, levando-o para o fígado, onde será metabolizado e eliminado do organismo. Por isso, as LDL geralmente são chamadas de colesterol "ruim" e as HDL de colesterol "bom". A VLDL é um terceiro tipo de lipoproteína, de muito baixa densidade, a qual carreia colesterol e triglicerídeos; neste caso, os triglicerídeos são sintetizados no fígado oriundos dos carboidratos.

Estudos têm mostrado que a ingestão excessiva de gordura, parece contribuir para várias doenças crônicas, como doença cardiovascular, diabetes melito, obesidade, derrame cerebral e câncer (Santos et al., 2013; Focchesatto et al., 2015) e tais enfermidades crônico-degenerativas são responsáveis pela morte de grande parte da população idosa.

Doenças cardiovasculares

A doença arterial coronariana (DAC) é responsável pela maior taxa de morbidade e mortalidade no mundo ocidental. Isso ocorre devido a uma série de fatores, entre eles a maior longevidade dos indivíduos, o que, por conseguinte, daria maior tempo para a doença se manifestar.

A American Heart Association tem utilizado previamente os fatores de risco estipulados pelo estudo de Framingham para estimar o risco de DAC. Esse estudo demonstrou a interação entre esses fatores de risco e a potencialização do risco para DAC, na medida em que mais de um fator de risco estiver presente. Dentre eles encontram-se os fatores de risco modificáveis: dislipidemia, diabetes melito, hipertensão arterial sistêmica (HAS) e obesidade, os quais podem ser previnidos, controlados e/ou eliminados através de uma alimentação adequada. No entanto, o risco aumenta com a idade em homens e mulheres, sendo classificada como fator de risco não modificável a idade de 45 anos ou mais nos homens e acima de 55 anos para as mulheres (Silagy e Neil, 1994).

Com o objetivo de prevenir o surgimento de doenças cardiovasculares por meio da dieta, o Framingham Heart Study preconiza quantidade igual ou inferior a 30% de lipídeos do valor calórico total. Com relação ao quantitativo de gorduras saturadas, o padrão admitido no estudo limita-se a 10%. Todo esse cuidado vai de encontro ao grande número de óbitos de idosos por enfermidades cardiovasculares (Piuvezam et al., 2015).

Associado a esse controle alimentar de gorduras (Tabela 8.4), alguns autores acrescentaram que a adequação de peso corporal em indivíduos com idade avançada é questão primordial na redução dos riscos para as enfermidades cardíacas. Neste caso, a prática de exercícios físicos regulares está sendo incentivada no tratamento para a redução do peso corporal, como também para a diminuição da concentração de colesterol sanguíneo.

Tabela 8.4
Valor nutricional das fontes

Média (100 g)	Gordura (g)	AG saturado	AG monoinsaturado	AG polinsaturado
Carne de boi magra	4,6	44	50	4,3
Frango sem pele	3,2	35,2	47,6	14,9
Peru sem pele	1,1	36,5	26,9	34
Peixe, carne magra	2,2	23	38	35
Porco, carne magra	7,1	42,5	47,9	8,3

Fonte: McCance e Widdwson's. The composition of food. Amesterdan, Elsevier/North, Biomedical Press, 1985.

Há anos se reconhece a relação entre o elevado consumo de gorduras saturadas, veiculado por meio de alimentos de origem animal, e concentrações séricas de LDL-colesterol e sua direta associação com DCV. Estudos recentes reafirmam este fato, assim como apontam um possível efeito protetor contra as DCV ante ao consumo adequado de ácidos graxos ômega-3. Esse efeito relaciona-se com o fato dos ácidos graxos da série n-3 já terem sido associados por diversos estudos à redução dos triglicerídeos sanguíneos, além das propriedades anti-inflamatórias e atuação na formação de eicosanoides, substâncias que inibem a formação de trombos e, consequentemente, DCV (Kim et al., 2012; Oomen et al., 2001; Mormando et al., 2000; Person, 2000; Yu-Poth et al., 2000).

Estudiosos estabeleceram duas formas pelas quais os ácidos graxos essenciais atuam no controle do colesterol. Primeiro, os metabólitos do ácido graxo ômega-3 inibem a síntese de colesterol e auxiliam em seu transporte através das membranas celulares. Segundo, os ácidos graxos essenciais ajudam no transporte do colesterol pelo organismo, pois, tanto para sua utilização em processos biológicos como para armazenamento, o colesterol precisa estar associado, ou esterificado a um ácido graxo essencial. Porém, o grau de saturação do ácido graxo determina a solubilidade do "éster", ou seja, sua facilidade de movimentação no plasma sanguíneo e nos fluidos celulares. Por exemplo, ésteres de colesterol contendo ácidos graxos saturados são menos solúveis do que os formados com monoinsaturados, e estes produzem ésteres menos solúveis que os ácidos graxos poli-insaturados. Em um estudo realizado por Pogozheva et al. (2000), o consumo de ácido oleico, ácido graxo monoinsaturado, presente no óleo de oliva, foi associado à melhora da imunidade celular em pacientes cardiopatas.

Os ácidos graxos poli-insaturados ômega-3 e ômega-6 são precursores de potentes mediadores na regulação de processos inflamatórios. Os eicosanoides, derivados do ômega-6, possuem atividade anti-inflamatória e função imunoativa, enquanto os eicosanoides derivados do ômega-3 (ácidos eicosapentaenoico- EPA e o decosa-hexaenoico- DHA) possuem ação anti-inflamatória e inibitória da síntese de eicosanoides menos favoráveis para a saúde. O consumo de peixes, carnes e óleos reduz a incidência de muitas doenças crônicas que envolvem processos inflamatórios, como as cardiovasculares, as doenças inflamatórias do intestino, câncer, artrite reumatoide, e mesmo doenças psiquiátricas e neurodegenerativas (Wall, 2010).

Comparado a um consumo modesto de peixe, de uma vez por semana, ou 20 gramas por dia, uma ingestão maior encontra-se associada, de forma substancial, à redução de riscos para doenças cardiovasculares e do tipo coronariana, principalmente com eventos cardíacos não fatais, entre adultos de meia-idade e idosos. Pesquisa realizada com 41.578 homens e mulheres japoneses entre 40 e 59 anos recomendou um consumo de 180 gramas de peixe por semana objetivando prevenção de riscos graves às doenças do coração (ISO et al., 2006).

No entanto, já foi demonstrado que dietas com alto teor de ácidos graxos poli-insaturados podem aumentar a peroxidação lipídica e potencialmente contribuir para o aparecimento de aterosclerose (Higdon et al., 2000).

A literatura mostra maior prevalência de doença coronariana na pós-menopausa, provavelmente devido à redução dos níveis de hormônio estrogênio, e consequentemente de seus efeitos protetores. Entre esses efeitos destaca-se a melhoria do perfil lipídico, ou seja, auxilia na manutenção de concentrações séricas adequadas do HDL-colesterol e do LDL--colesterol, o que na pós-menopausa não mais ocorre naturalmente.

As alterações na distribuição dos lipídeos e lipoproteínas plasmáticas ocorrem especialmente em mulheres com excesso de peso corporal. Cordero et al. (2000) avaliaram o impacto de um programa de redução de peso corporal de 9 meses nos lipídeos plasmáticos, ingestão dietética e gordura abdominal em mulheres pós-menopausadas obesas (IMC de 30 a 38 kg/m^2). Concluíram que a perda de peso e as modificações dietéticas, tais como redução do consumo de energia, colesterol, gordura total e gordura saturada, estão associadas com a melhora das concentrações de lipídeos plasmáticos (redução de colesterol total, LDL, triglicerídio e aumento de HDL) na população estudada. Algumas pesquisas também ressaltam a importância das modificações dietéticas quanto ao adequado consumo qualitativo e quantitativo de lipídeos na referida população para prevenção de DCV (Schwab et al., 2000; Toobert et al., 2000).

No processo de fabricação das margarinas, como já mencionado, há a formação de ácidos graxos tipo *trans*, que passam a ser considerados moderadamente saturados, pois contêm de 20 a 30% de ácidos graxos saturados (Ministério da Saúde, 2000). O fato de os ácidos graxos *trans* perderem sua atividade biológica normal no organismo e competirem com os ácidos graxos essenciais *cis*, aumentando a necessidade de consumo dos *cis*, é de grande relevância entre os idosos, visto que conforme se envelhece, o organismo reduz sua capacidade de converter os ácidos graxos essenciais em seus derivados mais biologicamente ativos, pois a atividade da enzima delta-6-dessaturase torna-se reduzida. A insuficiência dessa enzima acarreta uma deficiência dos ácidos graxos ômega-3 e ômega-6, os quais em pequenas quantidades aceleram o processo de envelhecimento e elevam a probabilidade das DCV e outras doenças degenerativas.

Diversas pesquisas têm evidenciado a associação entre a gordura do tipo *trans* presente em margarinas e demais produtos industrializados contendo gordura vegetal hidrogenada com as DCV (De Roos et al., 2001).

Pedersen et al. (2000) avaliaram a associação entre o conteúdo de ácidos graxos ômega-3, *trans*, linoleico e alfa-linoleico e o risco de infarto de miocárdio em homens e mulheres pós-menopausadas entre 45 e 75 anos. Além da determinação do conteúdo de ácidos graxos no tecido adiposo, foi feito inquérito alimentar através de um questionário de frequência alimentar. A partir dos resultados, concluíram que a ingestão de ácidos graxos ômega-3 refletida no conteúdo do mesmo no tecido adiposo estava inversamente relacionado com o aumento do risco de infarto. Em contrapartida, sugeriram que os ácidos graxos *trans* associam-se diretamente ao risco e que sua ingestão devia-se ao consumo de margarina.

Corroborando com o estudo citado, Oomen et al., 2001, investigaram a relação entre a ingestão de ácidos graxos *trans* e doença coronariana por meio de um estudo prospectivo de 10 anos entre 667 homens na faixa etária entre 64 e 84 anos, obtendo também uma associação positiva entre esses tipos de ácidos graxos e a doença em questão. Outros autores foram mais além, pois relacionaram o risco para DCV com um indejável efeito dos ácidos graxos *trans* sobre as concentrações dos lipídeos séricos relatada por alguns pesquisadores. No entanto, eles não conseguiram provar que os ácidos graxos *trans* estariam diminuindo o HDL-colesterol.

O alho (*Allium sativum*) tem sido preconizado tanto no tratamento como na prevenção de uma série de doenças. Como produto farmacêutico, suas supostas propriedades cardioprotetoras parecem interessantes, como a redução dos lipídeos plasmáticos e da pressão arterial, propriedades antioxidantes e antiplaquetárias e efeitos fibrinolíticos. Os estudos que investigaram o efeito liporredutor do alho são algumas vezes limitados pelo seu modelo porque não fazem a descrição adequada dos métodos e dos pacientes estudados. As metanálises observaram efeitos gerais de 9 a 12% de redução do colesterol total, 1993. No entanto, a confiança nesses dados é limitada pela má qualidade dos estudos subjacentes e pela possibilidade de vícios de publicação, já que há um número menor do que o esperado de estudos que descrevem resultados negativos (Haremberg et al., 1998; Neil et al., 1994).

Heiner et al. avaliaram os efeitos de um preparado de alho comercialmente disponível por meio de estudo duplo-cego, randomizado e controlado com placebo. No entanto, o preparado comercial de óleo de alho investigado não apresentou nenhuma influência nas lipoproteínas séricas, na absorção de colesterol ou na síntese de colesterol, não apresentando evidências suficientes para se recomendar o alho como tratamento para a redução das concentrações de lipídeos séricos (Heiner et al., 1998).

No planejamento dietético para população idosa, deve-se considerar a utilização de alimentos com alegações de propriedades funcionais que têm monstrado eficácia na prevenção de diversas condições patológicas associadas ao processo de envelhecimento são eles: vitaminas antioxidantes, C e E, flavonoides, ácidos graxos ômega 3, ácido linoleico conjugado, minerais e fibras dietéticas (Ubeda et al., 2012; Davi et al., 2010).

Hipertenção arterial sistêmica

A hipertenção arterial sistêmica (HAS) está normalmente associada a outros fatores de risco para DCV, incluindo elevados níveis séricos de colesterol, e a HAS é um achado prevalecente entre os idosos (50% das mulheres acima de 80 anos têm pressão arterial sistêmica $\geq$ 60 mmHg). Concentrações sanguíneas elevadas de colesterol são comuns entre os idosos, 61% das mulheres entre 65 e 74 anos têm concentrações plasmáticas de colesterol total acima de 240 mg/dL (Beckett et al., 2000).

Evidências sugerem que o colesterol sanguíneo elevado está associado a longevidade. Diferentes riscos têm sido reportados em idosos hipertensos com colesterol sanguíneo elevado. A "European Working Party on Hypertension in the Elderly" sugeriu uma relação negativa entre colesterol e mortalidade, enquanto segundo o *The Systolic Hypertension in the Elderly Program* esta associação é positiva. Alguns autores têm afirmado a eficácia das modificações dietéticas em reduzir o colesterol sanguíneo entre os idosos, mas não todos. Ante a essas controvérsias, Beckett (2000), após uma revisão bibliográfica, referiu a necessidade de mais estudos antes de se afirmar a vantagem da redução do colesterol em idosos hipertensos sem evidências de DCV preexistente.

O controle da pressão arterial pode ser estabelecido por intervenções nutricionais reconhecidas como aquelas que melhoram a saúde e o estilo de vida da população, e que protegem o coração de desordens clínicas. O padrão dietético DASH, com condições que reduzem a hipertensão arterial, inclui a ingestão de frutas, vegetais, grãos integrais, produtos lácteos e demais nutrientes, como a proteína, fibras, potássio, cálcio e magnésio (Lin et al., 2007).

A aderência ao padrão alimentar DASH está associado com o menor risco de doenças cardiovasculares e infarto entre mulheres de meia-idade em um período longo de acompanhamento. A pesquisa documentou 2.129 casos de infarto de miocárdio, com ajuste das variáveis como idade, fumo e outros riscos. O melhor escore obtido pelo padrão alimentar DASH mostrou-se significativamente menor com o risco de infarto. Além do que a dieta DASH, contribui para a redução plasmática da lipoproteína de baixa densidade e do colesterol, concomitantemente participa na redução do peso. Atualmente, ela encontra-se amplamente promovida por entidades médicas e institutos que se preocupam com a prevenção das doenças cardiovasculares, pulmonares e com a hipertensão arterial (Fung et al., 2008).

Obesidade

Uma alimentação com alto teor de gorduras tende a elevar o peso corporal mais facilmente do que uma alimentação com seus macronutrientes distribuídos de maneira equilibrada, uma vez que o organismo humano é mais eficaz ao armazenar gordura do que carboidratos e proteínas.

As alterações nos lipídeos plasmáticos que ocorrem após a menopausa aumentam o risco de DCV em mulheres, especialmente as que se encontram com excesso de peso, pois ocasionam acúmulo de gordura corporal com reduzido percentual de massa magra. Ryan (2000) observou que com a perda de peso e gordura corporal por meio de alterações dietéticas e exercício em mulheres obesas pós-menopausadas houve redução do tecido adiposo, assim como uma melhora do perfil lipídico, com redução dos triglicerídeos e aumento do HDL-colesterol.

Marucci observou dietas com valores entre 38 e 40% do total calórico de lipídeos em refeições oferecidas por instituições para idosos no município de São Paulo. A autora chamou atenção sobre essa constatação, visto que quantidades elevadas de gordura na dieta implicam o desenvolvimento de obesidade, que não se traduz em saúde para indivíduos na terceira idade.

O ganho de peso agrava as alterações da composição corporal que ocorrem nesta fase da vida, como o declínio da massa muscular esquelética, o aumento do tecido adiposo e da gordura visceral. Essas modificações concomitantes à função pulmonar reduzida com a idade podem estar associadas à debilidade pulmonar observada entre os idosos.

Estudo prospectivo concluiu que o alto consumo de peixes e ômega-3 apresentou significativa associação com a redução para o risco de síndrome metabólica entre os homens, com nenhuma alteração para as mulheres. O estudo contou com a participação de 3.504 homens e mulheres coreanas, na faixa etária de 40 a 69 anos. O consumo de peixe mostrou-se significativamente relacionado com os níveis de triglicerídeos e HDL-colesterol nas amostras sanguíneas (Baik et al., 2010).

Diabetes melito

O contingente de diabéticos no mundo dobrou nos últimos dez anos. Segundo estudo desenvolvido pela Organização Mundial da Saúde (OMS), referente às estimativas de prevalência do diabetes melito entre 2000 e 2030, o Brasil, que em 2000 ocupava o oitavo lugar entre os dez países com maior número de casos de diabetes (4,6 milhões), ocupará a sexta posição em 2030, quando contará com 8,9 milhões de pessoas diagnosticadas., Assim, estima-se que milhões de brasileiros estejam precisando de orientações específicas para o planejamento pró-melhoria dos hábitos alimentares e no estilo de vida. Entre os fatores que desencadeiam tal necessidade está o elevado risco para doença cardiovascular presente nos diabéticos, tal risco atinge custos maiores quando concomitante às dislipidemias, comumente presentes nos indivíduos diabéticos (Casiglia et al., 2000; Ezenwaka et al., 2000).

A dislipidemia diabética é caracterizada por hipertrigliceridemia com ou sem aumento do colesterol, HDL-colesterol abaixo e LDL-colesterol acima dos níveis recomendados (Ministério da Saúde, 2000). No diabetes, a hiperglicemia pode acarretar um processo de glicolisação não enzimática no LDL-colesterol, o qual perde a capacidade de interagir adequadamente com seu receptor, fazendo com que mais LDL-colesterol permaneça na circulação. Agravando o citado, o processo de oxidação do LDL-colesterol no diabetes acontece em maior intensidade, fazendo com que persista por maior período de tempo na circulação, tornando-o mais aterogênico (Amodeo, 2000).

Hadjadj et al. (2000), com o objetivo de correlacionar as diferenças no balanço glicêmico com alterações no risco cardiovascular absoluto em diabéticos, avaliaram indivíduos com idade entre 30 a 74 anos com diabetes melito tipos 1 e 2. A partir dos resultados, sugeriram que em pacientes diabéticos as alterações na glicemia afetam o risco de doença cardiovascular por meio de um efeito no colesterol total, mas que mudanças no peso corporal não afetam tal risco.

Considerando que o risco de morte por doença esquêmica do coração entre os diabéticos é o dobro do esperado na população não diabética (Ministério da Saúde, 2000), ressalta-se a importância da manutenção dos níveis de lipídeos séricos sob controle, conforme o já preconizado ante às doenças cardiovasculares, com o intuito de prevenir doenças cárdio e cerebrovasculares, entre elas o infarto do miocárdio nesses indivíduos.

Objetivando avaliar as relações existentes entre exames bioquímicos e clínicos, ingestão dietética e prevalência de hipertrigliceridemia entre idosos residentes nas ilhas do Mediterrâneo, recente pesquisa apontou resultados como: indivíduos com diabetes tipo 2 apresentavam hipertrigliceridemia, principalmente os que consumiam valores calóricos elevados em suas refeições; o peso corpóreo das mulheres não influenciou nos valores dos triglicerídeos plasmáticos, no entanto, nos homens obesos o contrário foi verificado; foram encontrados um grande número de idosos residentes ou não nas ilhas apresentando perfil lipidêmico alterado; por fim, calorias ingeridas, diabetes tipo 2 e hipertrigliceridemia apresentaram associação em todo curso da pesquisa (Tyrovolas et al., 2010).

Valores baixos de HDL-colesterol e elevados em triglicerídeos no sangue aumentam o índice de mortalidade por doença cardiovascular em diabéticos e não diabéticos; no entanto, a presença de hipertrigliceridemia é considerada fator de risco quando combinada à hiperglicemia ou ao diabetes (Zhang et al., 2009).

Câncer

Atualmente, o câncer se constitui na segunda causa de morte por doença no Brasil. Em 2014, as neoplasias atingiram cerca de 250 mil pessoas, sendo os tumores no pulmão, traqueias e brônquios os principais afetados. Nos homens, o câncer de próstata é ainda mais alarmante, enquanto as mulheres ainda possuem um índice expressivo de casos de câncer de mama. Somente na Região Nordeste, as neoplasias representam a terceira maior causa de morte por doença; nas demais regiões, as neoplasias seguem-se às doenças cardiovasculares, como maior causa de morte, e sua proporcionalidade aumenta à medida que se desloca para o sul: 7,83% (Região Norte), 9,89% (Região Centro-Oeste), 11,93% (Região Sudeste) e 15,19% (Região Sul). É evidente a diminuição progressiva, em maior ou menor grau, da mortalidade proporcional devida às leucemias e aos cânceres de esôfago, estômago, laringe e colo uterino, e o aumento, também progressivo e em maior ou menor grau, da proporcionalidade dos cânceres de cólon, pâncreas, pulmão, reto, mama e próstata (Instituto Nacional de Câncer, 1994).

Diversos estudos têm relacionado a ingestão inadequada de lipídeos dietéticos, tanto na questão qualitativa como quantitativa, com a ocorrência de certos tipos de câncer. Dentre eles estão o câncer de próstata, colorretal, mama, de pâncreas, de pulmão, de ovário e gástrico.

Estudos epidemiológicos buscando estabelecer a relação entre a incidência de câncer de próstata e o alto consumo de gorduras têm demonstrado que homens que seguem uma dieta contendo mais que 30 a 40% do valor energético total da dieta proveniente de gorduras têm um elevado risco de desenvolver câncer de próstata quando comparado a indivíduos adotando dietas com menos que 30% de gorduras. Assim como, dietas com alto teor lipídico favorecerem a progressão de tumores em indivíduos idosos. Contudo, além da quantidade de lipídeos na dieta, é importante ressaltar a qualidade, pois o consumo de gordura saturada tem sido implicado no desenvolvimento do câncer em questão (De La Taille et al., 2001).

Alguns pesquisadores discordaram dos achados citados. Em um estudo com 58.279 homens de 55 a 69 anos, os pesquisadores avaliaram a relação da incidência de câncer de próstata com a ingestão energética, de gorduras e de diferentes tipos de ácidos graxos, não constatando associação alguma entre os ácidos graxos saturados, insaturados, oleico, linoleico ou eicopentanoico. Obtiveram uma relação positiva apenas para o ácido graxo linolênico. Apesar de estudos em animais e ecológicos também relacionarem o ácido linoleico com a incidência de câncer de mama, alguns estudos epidemiológicos não corroboram com esta afirmativa (Schuurman, 1999). Bakker et al. (1997) investigaram essa associação em diversos países europeus e não conseguiram estabelecer uma significativa relação entre câncer de mama, cólon ou próstata com ácidos graxos ômega-6. Contudo, mesmo havendo associado negativamente ácidos graxos *cis* ao câncer de mama e cólon, relacionou positivamente com os ácidos graxos *trans*.

O câncer de próstata é uma das doenças malignas mais frequentes nos países ocidentais. No Japão, a incidência e mortalidade deste câncer não são elevadas em ambos os sexos, mas estão em ascensão, sendo atribuída, entre outros motivos, ao crescimento da população idosa e à adoção de dietas ocidentais, pois desde 1950 a ingestão de gordura total e saturada tem se elevado no Japão (Sata et al., 2001; Koga et al., 1994). Segundo Nishi et al. (2001), esse padrão de dieta, com alto teor de proteína animal e gordura, pode estar ocasionando também o aumento da mortalidade por câncer de pâncreas nessa população, principalmente pelo consumo diário de *fast-foods* pela população mais jovem. De 1975 a 1997, esses autores observaram uma correlação significativa entre mortalidade absoluta anual por esse tipo de câncer e o consumo de alimentos de origem animal, proteína animal e gordura em Hokkaido. Sata (2001) sugere ainda uma estimulação androgênica devido à dieta hiperlipídica como causa do câncer de próstata. Entretanto, Ramon e pesquisadores (2000) supõem não apenas a relação entre a ingestão de gordura saturada, mas também o ácido alfa-linoleico com câncer de próstata, apesar de este último ainda não ter seu mecanismo determinado.

Pesquisas apontam para a associação entre o aumento no risco de câncer de próstata com o alto consumo de gorduras saturadas, de origem animal. A ingestão de carnes vermelhas e dos derivados do leite, incluindo o próprio leite, elevaram os casos de câncer de pâncreas em homens e mulheres no decorrer de seis anos de estudo, excluindo as variáveis de confusão como total calórico consumido, tabagismo, índice de massa corporal e diabetes (Thiebaut et al., 2009; Thiebaut et al., 2009).

O câncer de próstata é o segundo tipo mais comum de câncer em todo o mundo. Os diferentes tipos encontrados, bem como o grau de incidência, sugerem o envolvimento de fatores ambientais com a etiologia da doença. A obesidade central e o consumo de gorduras saturadas, além de açúcares, são alguns fatores dietéticos reconhecidos como fatores de risco. O baixo consumo de gordura poli-insaturada do tipo ômega-3, hortaliças em geral e grãos integrais e sua relação com a menor ingestão de iogurtes e folhosos é o padrão alimentar mais agressivo para o desenvolvimento da enfermidade (Mehdad et al., 2010).

Apesar de os estudos epidemiológicos serem contraditórios Damber (2000), ao comparar a elevada incidência de câncer de próstata na Europa Ocidental do Norte e nos EUA com a menor incidência em países asiáticos, apontou como razão para esta discrepância, além da alta ingestão calórica e de gordura animal, o elevado índice de massa corporal (IMC). O excesso de peso corporal e os demais fatores de risco também são mencionados pela literatura em relação ao câncer de mama ao câncer endometrial e aos cânceres de cólon e reto.

A obesidade tem sido reportada como fator de risco para câncer de cólon, especialmente em homens. Murphy et al. (2000) examinaram essa relação no American Câncer Society's Câncer Prevention Study II, com duração de 12 anos, em pacientes com este câncer e observaram que a taxa de mortalidade aumentou de acordo com o IMC, pois a taxa foi maior em homens com IMC maior ou igual a 32,5 (95%); porém, entre as mulheres, houve uma maior relação com o sobrepeso (95% delas). Esses achados suportam a hipótese de que a obesidade eleva o risco de morte por câncer de cólon e que ela é maior em homens do que em mulheres.

Os ácidos graxos *trans* contidos nas gorduras vegetais hidrogenadas vêm sendo associados ao risco de câncer, embora McKelvey et al. (1999) não tenham conseguido comprovar tal hipótese em seu estudo em pacientes com câncer de cólon.

Kohlmeier et al. (1997) investigaram a relação entre câncer de mama e concentração de ácidos graxos *trans* no tecido adiposo, por meio de biopsia, em 698 mulheres europeias pós-menopausadas com idade entre 50 e 74 anos. Encontraram uma associação positiva entre o câncer de mama e a quantidade de ácidos graxos *trans* na população analisada, mas sugerem mais pesquisas em outras populações, concomitante a consideração de lipídeos saturados e monoinsaturados.

A partir do preceito de que o câncer de mama sofre influência do metabolismo do hormônio estrogênio, Fowke et al. (2001) avaliaram mulheres pós-menopausadas com o objetivo de verificar se fatores dietéticos poderiam estimar a relação entre metabólitos do hormônio estrogênio e fatores de risco para o câncer de mama. Os pesquisadores sugeriram que algumas das variações entre os níveis dos metabólitos de estrogênio entre as mulheres estudadas poderiam ser devido à ingestão dietética (elevado consumo de gordura), mas independentemente do IMC. A estimulação do estrogênio também está envolvida na etiologia do câncer de ovário, porém quando foram analisadas a mortalidade e a incidência por esse tipo de câncer, outros autores apoiaram o mencionado para o câncer de mama quanto à ingestão de gordura de origem animal, mas não quanto ao IMC, pois tanto a obesidade quanto o excesso de peso foram positivamente associados (Mori et al., 2001).

Estudo prospectivo indicou o alto consumo de gordura saturada com o desenvolvimento de câncer de mama após a menopausa, ainda que estudos epidemiológicos sejam inconclusivos. A pesquisa foi conduzida por quatro anos e contou com uma amostra de 3.501 mulheres com câncer de mama. A razão foi maior naquelas que consumiam 40% do valor calórico total com gordura e menor naquelas que disseram ingerir 20% do total calórico diário a partir dos lipídeos (Thiebaut et al, 2009; Thiebaut et al., 2009).

Uma pesquisa italiana abordando a influência dos padrões dietéticos sobre a etiologia do câncer gástrico também constatou uma associação entre o risco dessa patologia e o alto consumo de proteína de origem animal, ao passo que com a alta ingestão de gordura vegetal a relação foi inversamente proporcional (Palli et al., 2001).

A mortalidade por câncer de pulmão, quando avaliada em fumantes, tem sido associada positivamente tanto pela prevalência de tabagismo quanto pela ingestão média de gordura, especialmente saturada, e negativamente pela gordura insaturada.

Britton et al. (2000), ao pesquisarem a relação de tumores benignos no ovário, se opuseram aos demais estudos citados, uma vez que encontraram um aumento de risco desses tumores com o alto consumo de gordura vegetal e poli-insaturada.

A quantidade e a qualidade dos lipídeos dietéticos são de suma importância, principalmente entre os idosos; pois, segundo o Instituto Nacional do Câncer os coeficientes de mortalidade por neoplasias malignas traçam uma tendência firmemente ascendente com o avanço da faixa etária.

Dietas hipolipídicas contêm baixo teor de lipídeos e podem ser assim classificadas quando as gorduras representam em torno de 15% do valor calórico total da dieta. Resultados de testes clínicos sugerem que essas dietas associam-se à redução do risco de DCV. Numerosas questões ainda permanecem sem resposta, motivo pelo qual não podem ser recomendadas amplamente para a população. Estudos têm demonstrado que dietas com reduzido teor de gorduras a curto prazo elevam os níveis de triglicerídeos plasmáticos e reduzem a concentração de HDL-colesterol, sem adicional redução de LDL-colesterol, devido ao concomitante aumento da ingestão de carboidratos. Assim como tais efeitos também são mais prováveis em indivíduos com hipertrigliceridemia ou hiperinsulinemia, especialmente entre os idosos, homens e sedentários.

O envelhecimento é acompanhado pelo aumento das concentrações plasmáticas de colesterol, o que eleva o risco de aterosclerose, DCV e derrame cerebral. Apesar de várias evidências mostrarem que a diminuição da ingestão de lipídeos pode reduzir a incidência de eventos vasculares e outras doenças crônicas, deve-se enfatizar que uma dieta quantitativamente adequada não é patognomônica a uma dieta saudável, pois esta depende também de suas propriedades qualitativas, sendo uma concordância entre os aspectos quantitativos e qualitativos questão *sine qua non* a uma alimentação saudável (Tabela 8.5). Ressaltando-se também que uma redução drástica desse nutriente pode ocasionar menor oferta de ácidos graxos essenciais e vitaminas lipossolúveis, tendo em vista que os idosos normalmente têm sua ingestão, digestão, absorção e metabolismo alterados. O fato de que a gordura saturada eleva o LDL-colesterol plasmático e que a insaturada auxilia no aumento de HDL-colesterol não justifica dieta com elevado teor de lipídeos insaturados; pois, dependendo do grau de aquecimento, os lipídeos insaturados tornam-se saturados. Logo, ressalta-se a importância de se evitar o consumo de frituras e principalmente a reutilização dos óleos utilizados nesse processo, pois quanto mais aquecido for o óleo, maior será o percentual de gorduras saturadas.

Torna-se claro e evidente, mediante essas observações, que informações sobre os riscos oferecidos à saúde, em decorrência de um alto consumo de gorduras, podem reduzir a incidência das enfermidades cardíacas, responsáveis por transtornos irreparáveis entre os idosos.

Tabela 8.5
Dicas para uma dieta com baixa quantidade de gordura
• Substituir 1 ovo por 2 claras
• Creme de leite por ricota batida no liquidificador com leite desnatado
• Leite integral por leite desnatado
• Manteiga por óleo vegetal
• Preferir alimentos cozidos, assados ou grelhados. Evitar alimentos fritos

Fonte: Lepsch & Abdala, 2019.

Considerando esses aspectos, informações acerca de hábitos alimentares, estudos dietéticos e de composição corporal estão sendo considerados parte essencial no possível controle de tais patologias. Permitindo, assim, intervenções nutricionais que possam amenizar ou prevenir complicações orgânicas que venham interferir na qualidade de vida dos idosos.

Referências bibliográficas

Proteína

Anderson JW, Johnstone BM, Cook-Newell ME. Meta analysis of the effects of soy protein intake on serum lipids. NEJM, v. 333, p. 276-82, 1995.

Anderson JJ et al. Orally genistein from soy and prevention of cancellous bone loss in two ovariectomized rat models. In: Intern symposium of the role of soy in preventing and treating chronic disease. Mesa Arizona, p. 20-3, 1994.

Anderson JJ, Ambrose WW, Garner SC. Biphasic effects of genistein on bone tissue in the ovariectomized, lactating rat model. Proceedings of the Society for Experimental Biology and Medicine, v. 217, n. 13, p. 345-50, 1998.

Araújo JMA. Caracterização funcional de isolados de um concentrado proteico de soja produzido no Brasil. Mestrado em alimentos. Universidade Federal de Viçosa/MG, 1984.

Arbonès G. Nutrición y recomendaciones dietéticas para personas mayores. Nutr. Hosp., v. 18, n. 3, p. 109-37, 2003.

Bakhit RM et al. Intake of 25g of soybean protein with or without soybean fiber alters plasma lipids in men with elevated cholesterol concentrations. J. Nutr., v. 124, p. 222-31, 1994.

Behrens JH, Silava MAAP. Atitude do consumidor em relação à soja e produtos derivados. Ciênc. Tecnol. Aliment., Campinas, v. 24, n. 3, set. 2004.

Borkan GA, Norris AH. Fat redistribution and the changing body dimensions of the adult male. Human Biology, v. 49, p. 495-514, 1977.

Brandi ML. Natural and synthetic isoflavones in the prevention and treatment of chronic diseases. Calcified Tissue International, v. 6 ls, p. 1-8, 1997.

Brownie S. Why are elderly individuals at risk of nutritional deficiency? Int J Nurs Pract. 2006; 12(2):110-8.

Brun C, Chevenet F, Martin D, Wojcik J, Guénoche A, Jacq B. Functional classification of proteins for the prediction of cellular function from a protein-protein interaction network. Genome Biol. 2003; 5(1):R6. Epub 2003 Dec 15.

Campbell WW et al. The recommended dietary allowance for protein may not be adequate for older people to maintain skeletal muscle. Journal of Gerontology, v. 56, n. 6, p. 373-80, 2001.

Carter WJ. Macronutrient requirements for elderly persons. In: Chernoff R. Geriatric Nutrition. 2. edição, Aspen Publication, 1999.

Castaneda C, Charnley JM, Evans WJ, Crim MC. Elderly women accommodate to a low-protein diet with losses of body cell mass, muscle function, and immune response. Am J Clin Nutr. v. 62, p. 30-9, 1995.

Castaneda C, Dolnikowski GG, Dallal GE, Evans WJ, Crim M. Protein turnover and energy metabolism of elderly women fed a low-protein diet. Am J Clin Nutr., v. 62, p. 40-8, 1995.

Constans T, Bacq Y et al. Protein-energy malnutrition in elderly medical patients. J. Am. Geriatr. Soe., v. 40, p. 263-8, 1992.

Dror Y, Stern F et al. Macronutrient consumption and nutritional status in a selected well-established group of elderly people in a home for the aged in Israel. J. Am. Coll. Nutr., v. 15, n.5, p. 475-80, 1996.

Erdman Jr JW, Stilman RJ, Lee KF. Short-term effect of soybean isoflavones on bone in postmenopausal women. In: International symposium on the role of soy in preventing and treating chronic disease, 1996.

Erdman Jr. JW. Soy protein and cardiovascular disease. A statement for healthcare professionals from the nutrition committee of the AHA. Circulation, v. 102, p. 2555-9, 2000.

Esteves EA, Monteiro JBR. Efeitos benéficos das isoflavonas de soja em doenças crônicas. Rev. Nutr. Campinas, v. 14, n. 1, p. 43-52, 2001.

Farsijani S et al. Even mealtime distribution of protein intake is associated with greater muscle strength, but not with 3-y physical function decline, in free- living older adults: the Quebec Longitudinal Study on Nutrition as a Determinant of Successful Aging (NuAge study). Am J Clin Nutr, 2017 May 17.

Food and Drug Administration. Food labeling, health claims, soy protein, and coronary heart disease. Fed Reg., v. 57, p. 699-733, 1999.

Food and Nijtrition Board, National Research Council. Recommended dietary allowances. 10. ed. Washington: National Academy of Sciences, 1989.

Frontera WWR et al. A cross-sectional study of upper and lower extremity muscle strength in 45-78 year old men and women. J. Appl. Physiol., v. 71, p. 644-50, 1991.

Fulgoni VL. Current protein intake in America: analysis of the National Health and Nutrition Examination Survey, 2003-2004. The American Journal of Clinical Nutrition, v. 87 (suppl), p. 1554S-1557S, 2008.

Genovese MI et al. Avaliação do teor de isoflavonas de "suplementos nutricionais à base de soja". Rev. Bras. Cienc. Farm., São Paulo, v. 39, n. 2, 2003.

Goodman-Gruen D, Kritz-Silverstein D. Usual dietary isoflavone intake is associated with cardiovascular disease risk factors in postmenopausal women. J. Nutr. v. 131, n. 4, p. 1202-6, 2001.

Hasler CM. Functional Foods: Their Role in Disease Prevention and Health Promotion. Food Technology, v. 52, n. 11, 1998.

Heaney RP et al. Soybean phytate content: effect on calcium absorption. Am. J. Clin. Nutr., v. 53, p. 745-7, 1991.

Hoffman N. Diet in the elderly-needs and risks. Clin. Nutr., v. 77, n. 4, p. 745-55, 1993.

Horiuchi T, Onouchi T et al. Effect of soy protein on bone metabolism in postmenopausal Japonese women. Osteoporo Int, v. 11, n. 8, p. 721-4, 2000.

Kendrick ZV et al. Exercise, aging, and nutrition. Southern Med. J., v. 87, n. 5, p. 550-60, 1994.

Kenny AM, Mangano KM, Abourizk RH, Bruno RS, Anamani DE, Kleppinger A, Walsh SJ, Prestwood KM, Kerstetter JE. Soy proteins and isoflavones affect bone mineral density in older women: a randomized controlled trial. Am J Clin Nutr. 2009; 90(l):234-42.

Klipstein-Grobusch K et al. Energy intake and expenditure in elderly patients admitted to hospital with acute illness. Br. J. Nutr. v. 73, p. 323-34, 1995.

Konressis P et al. Metabolic and hormonal responses to ingestion of animal and vegetable proteins. Kid Internv. 38, p. 136-44, 1990.

Lichtenstein AH. Soy protein, isoflavones and cardiovascular disease risk. J. Nutr., v. 128, n. 10, p. 1589-92, 1998.

Lopes A et al. Consumo de nutrientes em adultos e idosos em estudo de base populacional: Projeto Bambuí, Cad. Saúde Pública, Rio de Janeiro, 21(4):1201-9, jul-ago, 2005.

Marucci MFN. Avaliação das dietas oferecidas em instituições para idosos, localizadas no município de São Paulo. São Paulo: Universidade de São Paulo, Faculdade de Saúde Pública, 1985.

Messina M, Wu AH. Perspectives on the soy-breast cancer relation. Am J Clin Nutr., 89(5):1673S--1679S, 2009.

Messina M. A brief historical overview of the past two decades of soy and isoflavone research. J Nutr. Jul. 2010; 140(7):1350S-4S.

Moraes G, Neto CS. Metabolismo de proteínas. In: Damaso A. Nutrição e exercício na prevenção de doenças. Medsi, 2001.

Moreiras O et al. Intake of energy and nutrients: EURONUT-SENECA study on nutrition and the elderly. Eur. J. Clin. Nutr., London, v. 5, n. 3, p. 105-19, 1991.

Moreiras O et al. Longitudinal changes in the intake of energy and macronutrients of elderly Europeans. SENECA investigators. Eur J Clin Nutr. 1996; 50 suppl 2):S67–S76.

Munro HN, Shils, ME, Young VR. Modern Nutrition in Health and Disease. Filadélfia, 1988.

Nestel PJ et al. Soy isoflavones improve systemic arterial compliance but no plasma lipids in menopausal perimenopausal women. Arterioscler Thromb Vasc Biol, v. 17, n. 12, p. 3392-8, 1997.

Nielsen NC. Structure of soy proteins. New Proteins Food, v. 5, p. 27-63, 1985.

Nowson C, O'Connell S. Protein Requirements and Recommendations for Older People. Nutrients. 2015 Aug; 7(8): 6874-99.

Ortega RM et al. Influencia de la nutrición en el capacidad funcional de um grupo de ancianos espanoles. Arch. Latinoam. Nutr., Guatemala, v. 42, n. 2, p. 133-45, 1992.

Potter SM, Baum JA, Teng H. Soy protein and isoflavones: Their effects on blood lipids and bone density in postmenopausal women. Am. J. Clin. Nutr. v. 68s, p 1375-9, 1998.

Previdelli NA et al. Balanço de macronutrientes na dieta de idosos brasileiros. Rev Bras Epidemiol 2017; 20(1): 70-80.

Roebothan BV, Chandra RK. Nutrient consumption and body size in a group of institutionalized elderly. Nutr. Res. v. 14, p. 35-9, 1994.

Schlenker ED. Nutrición en el envejecimiento. Madrid: Mosby/Doyma Libros, 1994. 324 p.

Somekawa Y et al. Soy intake related to menopausal symptoms, serum lipids, and bone mineral density in postmenopausal Japonese women. Obstet Gynecol, v. 97, n. 1, p. 109-15, 2001.

Souba WW, Wilmore DW. In: Shils ME, Young VR. Modern Nutrition in Health and Disease. 7. Ed. Filadélfia, 1988.

Sullivan DH, Sun S, Walls RC. Protein-energy undernutrition among elderly hospitalized patients. JAMA, 1999, v. 281, n. 21, p. 2013-9.

Tabela brasileira de composição de alimentos - TACO. 4. ed. rev. Disponível em: <http://www.unicamp.br/nepa/taco/tabela.php?ativo=tabela>. Acesso em: 11/10/2019.

Uauy R, Winterer JC, Bilmazes C et al. The changing pattern of whole body protein metabolism in aging humans. J. Gerontol. v. 33, p. 663-71, 1978.

Vellas BJ, Hunt WC, Romero LJ, Koehler KM, Baumgartner RN, Garry PJ. Changes in nutritional status and patterns of morbidity among [free-living elderly persons:] a 10-year longitudinal Nutrition. v. 13, p. 515-9, 1997.

Volkert D et al. Malnutrition in geriatric patients. Ann. Nutr. Metab., v. 36, p. 97-112, 1992.

Weidner C, Krempf M, Bard JM, Cazaubiel M, Bell D. Cholesterol lowering effect of a soy drink enriched with plant sterols in a French population with moderate hypercholesterolemia. Lipids Health Dis. 2008; 6;7:35.

Welty FK, Lee KS, Lew NS, Zhou JR. Effect of soy nuts on blood pressure and lipid levels in hypertensive, prehypertensive, and normotensive postmenopausal women. Arch Intern Med. 2007; 28;167(10):1060-7.

Young VR. Macronutrient needs in the elderly. Nutr. Rev., Aberdeen, v. 50, n. 12, p. 151-62, 1992.

Lipídeos

Amodeo C. Diabetes e Dislipidemias – Associação de diabetes e dislipidemias, Artérias em Imagens, v. 1, n. 2, 2000.

Baik I, Abbott RD, Curb JD, Shin C. Intake of fish and n-3 fatty acids and future risk of metabolic syndrome. J Am Diet Assoe. 2010; 110(7):1018-26.

Bakker N, Van't VP, Zock PL. Adipose fatty acids and cancers of the breast, prostate and colon: an ecological study. EURAMIC Study Group. Int J Cancer, Aug 7;72(4):587-91, 1997.

Beckett N, Nunes M, Bulpitt C. Is it advantageous to lower cholesterol in the elderly hypertensive? Cardiovascular Drugs Ther, v. 14 (4), p. 397-405, 2000.

Berthold HK, Sudhop T, Bergmann KV. Efeito de um Preparado com Óleo de Alho nas Lipoproteínas Séricas e no Metabolismo do Colesterol. JAMA Brasil, vol. 2, n. 8, p. 1259-66, 1998.

Breuer-Katschinski B, Nemes K, Marr A, Rump B, Leiendecker B, Breuer N, Goebell H. Colorectal Adenoma Study Group. Colorectal adenomas and diet: a case-control study. Colorectal Adenoma Study Group. Dig Dis Sci, 2001 Jan; 46(I):86-95.

Britton JA, Westhoff C, Howe G, Gammon MD. Diet and beginning ovarian tumors. Cancer Causes Control, v. 11 (5), p. 389-401, 2000.

Calder PC, Dangour AD, Diekman C, Eilander A, Koletzko B, Meijer GW et al. Essential fats for future health. Proceedings of the 9th Unilever Nutrition Symposium, 26-27 May 2010. Eur J Clin Nutr. 2010; 64(Suppl. 4):S1-S13.

Casiglia E et al. Cardiovascular mortality in non-insulin-dependent diabetes melito. A controlled study among 683 diabetics and age Sex-matched normal subjects. Eur J Epidemiol, v. 16 (7), p. 677-84, 2000.

Cordero Macintyre ZR et al. Weight loss is correlated with an improved lipoprotein profile in obese postmenopausal women. J Am Celi Nutr, v. 10 (2), p. 275-84, 2000.

Damber JE. Diet probably plays an important role in the development of prostatic cancer. Lakartidningen, 2000 Aug 9; 97(32-33):3475-80U.

Davi G, Santilli F, Patrono C. Nutraceuticals in diabetes and metabolic syndrome. Cardiovasc Ther. 2010; 28(4):216-26.

De La Taille A, Katz A, Vacherot F, Saint F, Salomon L, Cicco A, Abbou CC, Chopin DK. Cancer of the prostate: influence of nutritional factors. General nutritional factors. Presse Med, Mar 24;30(II):554-6, 2001.

De Roos N, Schouten E, Katan M. Consumption of a solid fat rich in lauric acid results in more favorable serum lipid profile in healthy men and women than consumption of a solid fat rich in trans-fatty. J Nutr, v. 131 (2), p. 242-5, 2001.

Drevon CA. Fatty acids and expression of adipokines. Biochim Biophys Acta. 2005; 1740(2):287- 92.

Emken EA, Adlof RO, Gulley RM. Dietary linoleic acid influences desaturation and acylation of deuterium-labeled linoleic and linolenic acids in young adult males. Biochim Biophys Acta. 1994; 1213(3):277-88.

Ezenwaka CE, Davis G. Increase risk of cardiovascular disease in newly diagnosed type 2 diabetic patients in a primary health care center in Trinidad. Diabetes Res Clin Pract, v. 50 (2), p. 137-145, 2000.

Focchesatto A et al. Fatores de risco e proteção para o desenvolvimento de doenças crônicas em população idosa rural do Rio Grande do Sul. Rev. Bras. Geriatr. Gerontol., Rio de Janeiro, 2015; 18(4):779-95.

Fowke JH, Longcope C, Hebert JR. Macronutrient intake and estrogen metabolism in healthy postmenopausal women. Breast Câncer Res Treat. 2001 Jan; 65(I):I-10.

Freeman VI, Meydani M, Yong S, Pyle J, Durazo-Arvizu R, Liao Y, Flanigan RC, Waters WB. Assessing the effect of fatty acids on prostate carcinogenesis in humans: does self-reported dietary intake rank prostatic exposure correctly? Am J Clin Nutr, 2001 Apr; 73(4):815-20.

Fung TT, Chiuve SE, McCullough ML, Rexrode KM, Logroscino G, Hu FB. Adherence to a DASH--style diet and risk of coronary heart disease and stroke in women. Arch Intern Med. 168(7): 713-20, 2008.

Hadjadj S, Guilloteau G, Weekers L, Bouhanick B, Fressinaud P, Marre M. Differences in glycemic balance (but not weight) correlate positively with changes in absolute cardiovascular risk in diabetic patients. Arch Mal CoeurVaiss, 93 (8), p. 1033-6, 2000.

Haremberg J, Giese C, Zimmermann R. Effect of dried garlic on blood coagulation, fibrinolysis, platelet aggregation and serum cholesterol levels in patients with hyperlipoproteinemia. Atherosclerosis I, v. 74, p. 247-9, 1988.

Higdon JV, Liu J, Du SH, Morrow JD, Ames BN, Wander RC. Supplementation of postmenopausal women with fish oil rich in eicosapentanoic acid and docosahexaenoic acid is not associated with greater in vivo lipid peroxidation compared with oils rich in oleate and linoleate as assessed by plasma malondialdehyde and F(2)-isoprostanes. Am J Clin Nutr, v. 72 (3), p. 714-22, 2000.

Iemura A, Douchi T, Yamamoto S, Yoshimitsu N, Nagata Y. Body fat distribution as a risk factor of endometrial cancer. J Obstet Gynaecol Res, 2000 Dec; 26(6):421-5.

Instituto Nacional de Câncer. Coordenação de Programas de Controle do Câncer. "O Problema do Câncer no Brasil", quarta edição revisada e atualizada. Ministério da Saúde, 1997.

Iso H, Kobayashi M, Ishihara J, Sasaki S, Okada K, Kita Y, Kokubo Y, Tsugane S. JPHC Study Group. Intake of fish and n3 fatty acids and risk of coronary heart disease among Japanese: the Japan Public Health Center-Based (JPHC) Study Cohort I. Circulation. 17;113(2):195-202, 2006.

Kim YJ et al. Plasma phospholipid fatty acid composition in ischemic stroke: Importance of docosahe-xaenoic acid in the risk for intracranial atherosclerotic stenosis. Atherosclerosis 2012, 225, 418-24.

Koga Y, Hashimoto R, Adachi H, Tsuruta M, Tashiro H, Toshima H. Recent trends in cardiovascular disease and risk factors in the seven countries study: Japan. In: Toshima H, Koga Y, Blackburn H, Keys A, eds. Lessons for Science from the Seven Countries Study. Tokyo, Japan: Springer Publishing Co Inc; 1994:63-74.

Kohlmeier L et al. Adipose tissue trans fatty acids and breast cancer in the European Community Multicenter Study on Antioxidants, Myocardial Infarction, and Breast Cancer. Cancer Epidemiol Biomarkers Prev 1997 Sep; 6(9):705-10EURAMIC (Comment in: Cancer Epidemiol Biomarkers Prev. 1998Apr; 7(4):355-6).

Kohlmeier L et al. Adipose tissue trans fatty acids and breast cancer in the European Community Multicenter Study on Antioxidants, Myocardial Infarction, and Breast Cancer. Câncer Epidemiol Biomarkers Prev, 1997 Sep; 6(9):705-10.

Kuroishi T, Tominaga S. Epidemiology of breast cancer. Gan To Kagaku Ryoho, 2001 Feb;8(2): 168-73.

Lin PH, Appel LJ, Funk K, Craddick S, Chen C, Elmer P, McBurnie MA, Champagne C. The PREMIER intervention helps participants follow the Dietary Approaches to Stop Hypertension dietary pattern and the current Dietary Reference Intakes recommendations. J Am Diet Assoe. 107(9):1541-51, 2007.

Loktionov A, Scollen S, Mckeown N, Bingham SA. Gene-nutrient interactions: dietary behaviour associated with high coronary heart disease risk particularly affects serum LDL cholesterol in apolipoprotein E epsilon4-carrying free-living individuals. Br J Nutr, Dec;84(6):885-90, 2000.

Lucena RA, et al. Breast cancer risk factors: PCB congeners. J Câncer Prev, 2001 Feb; 10(1):117-9.

Martin CA, Almeida VV, Ruiz MR, Visentainer JEL, Matshushita M, Souza NE et al. Ácidos graxos poliinsaturados ômega-3 e ômega-6: importância e ocorrência em alimentos. Rev Nutr. 2006; 19(6):761-70.

McCann SE, Freudenheim JL, Marshall JR, Brasure JR, Swanson MK, Graham S. Diet in the epidemiology of endometrial cancer in western New York (United States). Cancer Causes, Dec; I l(10):965-74, 2000.

McKelvey W, Greenland S, Chen MJ, Longnecker MP, Frankl HD, Lee ER, Haile RW. A case-control study of colorectal adenomatous polyps and consumption of foods containing partially hydroge-nated oils. Cancer Epidemiol Biomarkers Prev 1999 Jun; 8(6):519-24.

Mehdad A, McBride E, Monteiro Grillo I, Camilo M, Ravasco P. Nutritional status and eating pattern in prostate cancer patients. Nutr Hosp, 25(3):422-7, 2010.

Ministério da Saúde. Abordagem Nutricional em Diabetes Melito. Brasília. 155p., 2000.

Mori M, Sagae S. Recent progress in epidemiologic research of uterine cancer. Gan To Kagaku Ryoho, 2001 Feb; 28(2):174-8.

Mormando RM. Lipid levels. Applying the second National Cholesterol Education Prcgram report to geriatric medicine. Geriatrics, v. 55 (8), p. 48-53, 2000.

Mulder I, Jansen MC, Smit HA, Jacobs DR Jr, Menotti A, Nissinen A, Fidanza F, Kromhout D. Role of smoking and diet in the cross-cultural variation in lung-cancer mortality: the Seven Countries Study. Seven Countries Study Research Group. Int J Câncer, 2000 Nov 15; 88(4):665-71.

Murphy TK et al. Body mass index and colon cancer mortality in a large prospective study. Am J Epidemiol, 2000 Nov I; 152(9):847-54.

Van de Vijver LP et al. Association between trans fatty acid intake and cardiovascular risk factors in Europe: the TRANSFAIR study. Eur J Clin Nutr, v. 54(2), p. l26-35, 2000.

Neil HAW, Silagy C. Garlic: its cardioprotective properties. Curr Opin Lipidol, v. 5, p. 6-10, 1994.

Nishi M. Pancreas cancer. Gan To Kagaku Ryoho, Feb;28(2): 159-62, 2001.

Oomen CM, et al. Association between trans fatty acid intake and 10-years risk of coronary heart disease in the Zutphen Elderly Study: a prospective population-based study. Lancet, v. 10; 357 (9258), p. 746-51, 2001.

Palli D, Russo A, Decarli A. Dietary patterns, nutrient intake and gastric cancer in a high-risk area of Italy. Cancer Causes Control, Feb; 12(2): 163-72, 2001.

Pedersen JI, et al. Adipose tissue fatty acids and risk of myocardial infarction - a case-control study. Eur J Clin Nutr, v. 54 (8), p. 618-25, 2000.

Person, TA. The undertreatment of LDL-cholesterol: addressing the challenge. Int J Cardiol, 2000 Jun 30; 74 suppl 1: S23-8, 2000.

Piuvezam G et al. Mortalidade em Idosos por Doenças Cardiovasculares. Arq Bras Cardiol. 2015; [online].ahead print, PP.0-0

Pogozheva AV, Pokrovskaia GR, Kulakova SN, Trushina EN, Levachev MM. Clinical-metabolic evaluation of the effectiveness of the olive oil use in patients with cardiovascular diseases. Vopr Pitan, v. 69 (1-2), p. 41-3, 2000.

Ramon JM, Bou R, Romea S, Alkiza ME, Jacas M, Ribes J, Oromi J. Dietary fat intake and prostate cancer risk: a case-control study in Spain. 2000 Sep; ll(8):679-85.

Ryan AS, Nicklas BJ, Berman DM, Dennis KE. Dietary restriction and walking reduce fat deposition in the midthigh in obese older women. Am J Clin Nutr, v. 72 (3), p. 708-13, 2000.

Santos RD et al. I Diretriz sobre o consumo de gorduras e saúde cardiovascular. Arq. Bras. Cardiol. vol. 100, n. 1, supl. 3 São Paulo, Jan. 2013.

Sasaki S et al. Changes and 1 years maintenance of nutrient and food group intakes at a 12-week worksite dietary intervention trial for men at high risk of coronary heart disease. J Nutr Sei Vitaminol (Tokyo), v. 46(1), p. 15-22, 2000.

Sata F, Umemura T, Kishi R. The epidemiology of prostate cancer-recent trends in prostate cancer incidence and mortality. Gan To Kagaku Ryo, v. 28(2), p. 184-8, 2001.

Satia JA et al. Study of diet, biomarkers and cancer risk in the United States, China and Costa Rica. Int J Cancer, 1999 Jul 2;82(l):28-32.

Schaefer EJ, Lichtenstein AH, Lamon-Fava S, McNamara Jr, Schaefer MN, Rasmussen H, Ordovas JM. Body weight and low-density lipoprotein cholesterol changes after consumption of a low-fat ad libitum diet. JAMA. 1995; 274:1450-5.

Schuurman AG, Van Den Brandt PA, Dorant E, Brants HA, Goldbohm RA. Association of energy and fat intake with prostate carcinoma risk: results from The Netherlands Cohort. Cancer, 1999 Sep 15; 86(6):1019-27.

Schwab ND. Risk of coronary heart disease, dietary fat modification, stages of change, and self--efficacy in surgically and naturally postmenopausal women. J Womens Health Gend Based Med, v. 9(10), p. 1089-99, 2000.

Scott M et al. Primary Prevention of Coronary Heart Disease: Guidance from Framingham. Circulation, v. 97, p. 1876-87, 1998.

Silagy C, Neil A. Garlic as a lipid lowering agent - a meta-analysis. J R Coll Physicians London, v. 28, p. 39-45, 1994.

Slattery ML et al. Associations between dietary intake and Ki-ras mutations in colon tumors: a population-based study. Cancer Res, 2000 Dec 15;60(24):6935-41.

Slattery MI, Samowitz W, Ballard L, Schaffer D, Leppert M, Potter JD. A molecular variant of the APC gene at codon 1822: its association with diet, life style, and risk of colon cancer. Cancer Res, 2001 Feb I; 61(3):1000-4.

Slattery ML, Samowitz W, Ballard L, Schaffer D, Leppert M, Potter JD. A molecular variant of the APC gene at codon 1822: its association with diet lifestyle, and risk of colon cancer. Câncer Res, v. 61 (3), p. 1000-4, 2001.

Steiner M et al. A double blind crossover study in moderately hypercholesterolemic men that compared the effect of aged garlic extract and placebo administration on blood lipids. Am J Clin Nutr, v. 64, p. 866-70, 1996.

Sundstrom J et al. Dyslipidemia and an unfavorable fatty acid profile predict left ventricular hypertrophy. Circulation, v. 103 (6), p. 836-41, 2001.

Thiébaut AC et al. Dietary fat and postmenopausal invasive breast cancer in the National Institutes of Health-AARP Diet and Health Study cohort. J Natl Cancer Inst. 21; 99(6):451-62, 2007.

Thiébaut AC, Jiao L, Silverman DT, Cross AJ, Thompson FE, Subar AF, Hollenbeck AR, Schatzkin A, Stolzenberg-Solomon RZ. Dietary fatty acids and pancreatic cancer in the NIH-AARP diet and health study. J Natl Câncer Inst. 15; 101(14): 1001-11, 2009.

Toobert DJ, Glasgow RE, Radcliffe JL. Physiologic and related behavioral outcomes from the Women's Lifestyle Heart Trial. Ann Behav Med, v. 22 (1), p. 1-9, 2000.

Torres IC, Mira L, Orneias CP, Melim A. Study of the effects of dietary fish intake on serum lipids and lipoproteins in two populations with different dietary habits. Br J Nutr, v. 83 (4), p. 371-9, 2000.

Tyrovolas S, Pounis G, Zeimbekis A, Antonopoulou M, Bountziouka V, Gotsis E, Metallinos G, Polystipioti A, Polychronopoulos E, Lionis C, Panagiotakos DB. Associations of energy intake and type 2 diabetes with hypertriglyceridemia in older adults living in the Mediterranean islands: the MEDIS study. J Nutr Élder. 2010 Jan; 29(I):72-86.

Ubeda N et al. Omega 3 fatty acids in the elderly. British Journal of Nutrition. 2012, 107, S137-S151.

Vollhardt KPC, Schore NE. Química Orgânica – Estrutura e função, 4. ed. Rio de Janeiro, Atheneu, p. 21-26, 1995.

Wall R, Ross RP, Fitzgerald GF, Stanton C. Fatty acids from fish: the anti-inflammatory potential of long-chain omega-3 fatty acids. Nutr Rev. 68(5):280-9, 2010.

Warshafsky S et al. Effect of garlic on total serum cholesterol: a meta-analysis. Ann Intern Med, v. 119, p. 599-605, 1993.

Yu-Poth S et al. Lowering dietary satured fat and total fat reduces the oxidative susceptibility of LDL in health men and women. J Nutr, v. 130 (9), p. 2228-37, 2000.

Zhang L, Qiao Q, Tuomilehto J, Hammar N, Ruotolo G, Stehouwer CD, Heine RJ, Eliasson M, Zethelius B. DECODE Study Group. The impact of dyslipidemia on cardiovascular mortality in individuals without a prior history of diabetes in the DECODE Study. Atherosclerosis. 206(I): 298-302, 2009.

Cálcio e Suplementação de Vitamina D em Idosos: Intercorrências Clínicas e Nutricionais

Eloah Costa de Sant'Anna Ribeiro • Andréa Abdala Frank

O envelhecimento populacional acarreta desafios e instituições de ações de prevenção e controle sociais, psicológicos e físicos. Algumas projeções demográficas indicam que em 2050 o número de idosos atingirá cerca de 32% da população mundial (Dantas et al., 2012).

A população idosa é um dos grupos etários de maior risco às deficiências nutricionais devido ao declínio das funções cognitivas e fisiológicas que prejudicam o consumo e o metabolismo dos nutrientes, aumentando a sua dependência nas atividades do cotidiano (Gariballa, 2004; Brownie, 2006; Aires e Paz, 2008). Existe assim, o aparecimento de doenças crônicas não transmissíveis, como doenças cardiovasculares, diabetes melito, câncer, doenças respiratórias crônicas e sintomas geriátricos, como sarcopenia, fragilidade, quedas, incontinência, delírio e demência (Olde et al., 2003; Aires e Paz, 2008).

A vitamina D é um pró-hormônio biologicamente inativo que pode ser obtido a partir de alimentos e suplementos, e por meio da exposição da pele à luz solar. Para ser ativado, é necessário passar pelo fígado, formando a 25-hidroxivitamina D (25-ohd3); depois pelos rins, formando o calcitriol e 24-hidroxicalcidiol (Peters e Martini, 2014). O calcitriol é fundamental para a homeostase do cálcio, para manter o funcionamento do sistema nervoso, promovendo a densidade e o crescimento ósseo (Gennari, 2001; Peters e Martini, 2014).

Para uma eficiente utilização do cálcio pelo organismo uma adequação nas reservas de vitamina D é necessária; pois, quando o cálcio está diminuído, a glândula paratireoide secreta paratormônio (PTH), elevando a atividade enzimática no rim para haver uma maior produção do calcitriol. O aumento da eficiência da absorção no intestino delgado, o aumento da reabsorção de cálcio filtrado pelos rins e a mobilização de cálcio dos ossos são formas de normalizar o cálcio sérico (Peters e Martini, 2014).

A recomendação nutricional segundo a Dietary Reference Intakes (DRI) de cálcio e vitamina D difere de acordo com a idade entre homens e mulheres (Quadro 9.1).

Quadro 9.1 Recomendações de cálcio e vitamina D, para meia-idade e idosos						
Grupo por faixa etária	Cálcio			Vitamina D		
	EAR (mg/dia)	RDI (mg/dia)	UL (mg/dia)	EAR (UI/dia)	RDI (UI/dia)	UL (mg/dia)
31 a 50 anos	800	1.000	2.500	400	600	4.000
Homens com 51 a 70 anos de idade	800	1.000	2.000	400	600	4.000
Mulheres com 51 a 70 anos de idade	1.000	1.200	2.000	400	800	4.000
> 70 anos de idade	1.000	1.200	2.000	400	600	4.000

EAR: Necessidade Média Estimada; DRI: Ingestão Diária Recomendada; UL: Ingestão Máxima Tolerável.
Fonte: autoras.

Porém, o estudo de Fisberg et al. (2013) observou a prevalência da inadequação da ingestão de vitamina D e cálcio na população idosa brasileira, em ambos os sexos, por meio do Inquérito Nacional de Alimentação (2008-2009). Segundo dados da NHANES 2005-2006, a população norte-americana também demonstrou uma inadequação elevada da ingestão de vitamina D e cálcio, já que menos de 6% dos americanos de 50 anos ou mais ultrapassaram os valores de ingestão adequada para vitamina D e menos de 24% para cálcio (Fisberg et al., 2013).

Assim, o monitoramento e a caracterização dos valores de suplementação de cálcio e vitamina D na população idosa são primordiais, com vistas à prevenção e controle dos distúrbios nutricionais e intercorrências clínicas.

Métodos

O levantamento bibliográfico ocorreu a partir das bases de dados Medline e Lilacs, nos meses de janeiro a maio de 2018. Os descritores utilizados foram: *elderly, Vitamin D* e *calcium*, e seus equivalentes em português.

Foram incluídos estudos realizados em humanos, com idade igual ou superior a 60 anos, publicados entre 2013 e 2017 em revistas com foco em nutrição. Foi utilizado a metodologia PRISMA (Galvão, 2015). Os artigos foram selecionados pelo título, resumo e depois lidos na íntegra. No presente trabalho, houve a exclusão de artigos de revisão, publicações apresentadas em conferência e/ou simpósios e estudos que relacionam cálcio e suplementação de vitamina D associada a outros nutrientes, como vitamina K, B12 e proteína (caseína e *whey protein*).

A busca inicial na base de dados na plataforma BVS (Banco Virtual da Saúde), utilizando as palavras-chave em português, resultou em 4.784 artigos publicados. Houve aplicação dos filtros: texto completo disponível; bases de dados Medline e Lilacs; Assunto principal: vitamina D, cálcio e suplementos nutricionais; Limite: humanos, idoso, feminino, masculino e meia-idade; Idioma: inglês, espanhol e português; Revistas de nutrição; Ano de publicação: 2013 a 2017; e tipo de documento: artigo; resultando em 79 trabalhos. Logo após, foi realizado uma análise na seguinte ordem: título, resumo e pelo texto na íntegra; obtendo-se 12 estudos, que foram inclusos na pesquisa, dos quais 7 realizam intervenção de vitamina D e cálcio e 5 somente vitamina D. A Figura 9.1 demonstra o exemplo do fluxograma da seleção dos artigos que foram pesquisados e avaliados nesta revisão.

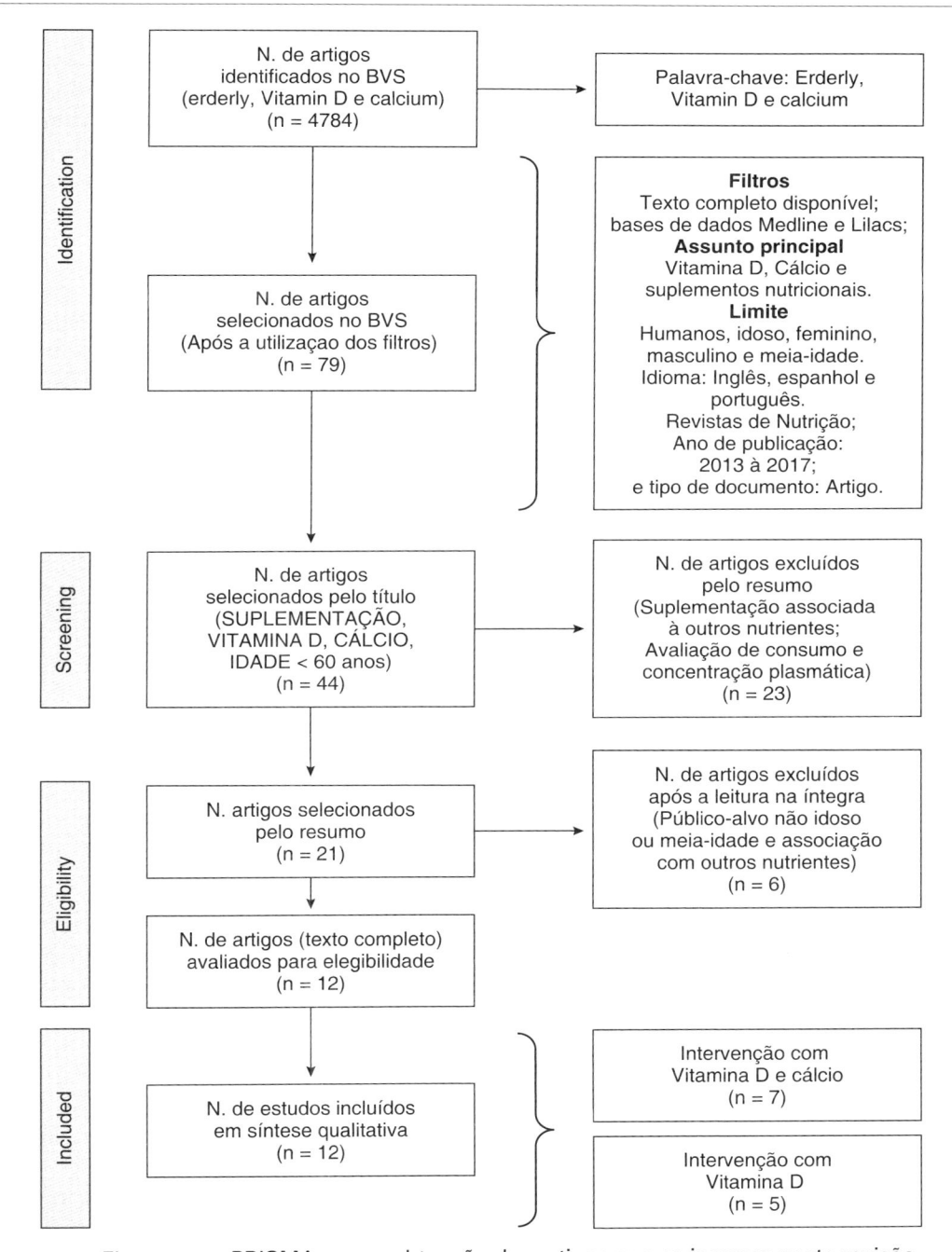

FIGURA 9.1 Fluxograma PRISMA para a obtenção dos artigos que se inserem nesta revisão.
Fonte: autoras.

Na sequência, os artigos selecionados foram dispostos numa planilha do Microsoft Excel® 2010 e categorizados de acordo com a base de dados, autores, ano de publicação, número de participantes do trabalho e métodos de intervenção.

Resultados e discussão

A partir das buscas realizadas nas bases de dados da Biblioteca Virtual em Saúde (BVS), foram encontrados um total de 79 artigos, com o uso dos descritores e filtros. A partir dessa busca, ocorreu análise criteriosa, chegando a um total de 12 artigos selecionados, onde 5 correlacionavam a intervenção com vitamina D e 7 a suplementação da vitamina D e cálcio. Esses foram divididos quanto ao método e objetivo do estudo referente ao tratamento e/ou prevenção de enfermidades (Quadros 9.2–9.5).

Quadro 9.2 Ensaios clínicos com suplementação de vitamina D no público idoso				
Autores/ano	**Grupo do estudo**	**Enfermidade**	**Tipo de estudo**	**Objetivo**
Alzaman, Naweed S. (2016)	57 negros e 151 brancos	Diabetes tipo 2, com ou sem uso de metformina IMC: 31,6 kg/m²	Transversal longitudinal	Mensurar a diferença das concentrações de vitamina D após a suplementação em brancos e negros com diabetes melito 2
Schwartz, Janice B.; Kane, Lynn; Bikle, Daniel (2016)	81 mulheres ($n = 51$) e homens ($n = 30$), 72 completaram o estudo	Carência de vitamina D	Duplo-cego randomizado	Determinar a relação dose-resposta entre 25-hidroxivitamina D (25 (OH) D) e suplementação de vitamina D3 em idosos residentes em casas de repouso
Wijnen, Hugo (2015)	30 idosos	Carência de vitamina D	Randomizado controlado	Comparar a eficácia de dose individualizada de carga de colecalciferol (LD) e um regime de dose diária (DD) de colecalciferol
Dickerson, Roland N. (2015)	65 pacientes	Internados com lesões traumáticas no CTI e deficiência de vitamina D	Coorte retrospectivo	Avaliar a relação dose-resposta entre a terapia com ergocalciferol e as concentrações séricas de 25-hidroxivitamina D nos internados
Dalbeni, A. (2014)	23 pacientes	Insuficiência cardíaca crônica e níveis de vitamina D < 30 ng/mL	Duplo-cego	Associar o papel da suplementação de vitamina D na função miocárdica em pacientes idosos com Insuficiência cardíaca.

IMC: Índice de massa corporal.
Fonte: autoras.

Quadro 9.3
Intervenção de desfechos dos estudos com suplementação de vitamina D

Autores/ano	Suplementação	Controle	Período de intervenção	Conclusões dos estudos
Alzaman, Naweed S. (2016)	Suplementação diária de colecalciferol em doses (4.000 UI)	Colecalciferol (2.000 UI/d) e suplementação de cálcio (800 mg/d)	Vitamina D/DM2: 2013-2015 (52 semanas) – Suplementação de colecalciferol 4.000 UI/dia Cálcio/vitamina D/DM2: 2007-2009 (16 semanas) – Colecalciferol (2.000 UI/d) e suplementação de cálcio (800 mg/d)	A relação entre livre e total de 25 (OH) D não variou por raça nesta população multirracial com diabetes controlado. Os status da vitamina D em negros e brancos seguem um único padrão
Schwartz, Janice B.; Kane, Lynn; Bikle, Daniel (2016)	Vitamina D3 por via oral a 800, 2.000 ou 4.000 IU/diária ou 50.000 UI/semanal	NA	16 semanas	25 (OH) D aumentou com 800 a 4.000 UI/dia e 50.000 UI/semana de vitamina D3, sem efeito relevante. Os dados sugerem que idosos precisam > 800 UI/dia para garantir níveis adequados de vitamina D
Wijnen, Hugo (2015)	Doses de 50.000 UI de colecalciferol divididas duas vezes por semana, seguida por uma dose de manutenção mensal de 50.000 ou 25.000 UI.	O regime consistiu em colecalciferol 800 UI diariamente	26 semanas	Em pacientes internados com deficiência grave de vitamina, a administração de dose de colecalciferol deve ser superior a uma dose diária de 800 UI
Dickerson, Roland N. (2015)	50.000 UI de ergocalciferol líquido semanalmente, duas ou três vezes por semana, enquanto na unidade de terapia intensiva	NA	2 a 4 semanas	A terapia com ergocalciferol melhorou as concentrações séricas de 25-OH de vitamina D, mas inadequada para alcançar concentrações séricas normais durante a doença crítica
Dalbeni, A. (2014)	800.000 UI (4.000 UI/dia) de colecalciferol	Não foi utilizado suplementação	6 meses	A suplementação melhorou os pacientes idosos com IC, deficiência de vitamina D e PAS

NA: Não se aplica; *PAS:* Pressão arterial sistêmica; *IC:* Insuficiência cardíaca.
Fonte: autoras.

Quadro 9.4 Ensaios clínicos com suplementação de vitamina D e cálcio				
Autores/ano	Grupo do estudo	Enfermidade	Tipo de estudo	Objetivo
El-Hajj Fuleihan, Ghada (2016)	257 idosos	Idosos com sobrepeso e níveis de resistência a insulina	Multicêntrico Duplo-cego Randomizado	Investigar se a vitamina D em doses maiores, diminui os índices de resistência à insulina em uma população ambulatorial de idosos com excesso de peso
Oosterwerff, Mirjam M. (2014)	130 idosos	Pré-diabéticos e carência de vitamina D	Randomizado	Examinar o efeito da suplementação de vitamina D sobre a sensibilidade à insulina
Wang, Youjin (2017)	5.823 mulheres brancas na pós-menopausa	Risco de fratura	Observacional	Avaliar se o escore de risco genético de fratura e de risco genético de densidade mineral óssea modificam a associação entre o consumo de cálcio com vitamina D e o risco de fratura
Subih, Hadil S. (2016)	76 pacientes	Renal em hemodiálise	Randomizado duplo-cego	Determinar efeitos de multivitamínico com vitamina D administrado durante a diálise
Cadeau, Claire (2015)	98.995 mulheres	Pós-menopausa associado com o risco de câncer de mama	Coorte Observacional	Investigar a associação entre o risco de câncer de mama na pós-menopausa e a suplementação de vitamina D com o uso da terapia hormonal da menopausa (MHT)
Erin S. LeBlanc (2015)	34.157 mulheres	Pós-menopausa	Randomizado	Avaliar a suplementação do cálcio e vitamina D sobre os sintomas relacionados com a menopausa
Mak, Jenson CD. (2014)	118 pacientes	Pós-cirurgia de quadril	Coorte	Analisar influências da reposição de vitamina D após cirurgia de fratura de quadril

Fonte: autoras.

Quadro 9.5 Intervenção de desfechos dos estudos com suplementação de vitamina D e cálcio				
Autores/ano	Suplementação	Controle	Período de intervenção	Conclusões dos estudos
El-Hajj Fuleihan, Ghada (2016)	1.000 mg de citrato de cálcio/dia + 500 UI 1vez/ semana – 3.750 UI (vitamina D3)	1.000 mg de citrato de cálcio/dia + 500 UI 1 vez/semana – 600 UI (vitamina D)	Informações de ingestão de medicamentos e contagem de medicamentos em estudo foram obtidas em cada visita (0, 3, 6 e 12 meses)	Altos valores de vitamina D não melhoraram o HOMA-IR em comparação com a DRIs de 600 IU/d em indivíduos idosos com excesso de peso
Oosterwerff, Mirjam M. (2014)	Colecalciferol (1.200 UI/d) + 500 mg de Ca/d como carbonato de cálcio	500 mg de Ca/d como carbonato de cálcio.	16 semanas	Não houve melhora da sensibilidade à insulina, função das células ß e incidência da SM
Wang, Youjin (2017)	1.000 mg de cálcio e 400 IU vitamin D3/dia + terapia hormonal e modificação dietética	Terapia hormonal e modificação dietética	2 anos	Efeito protetor no risco de fratura em mulheres com a menor predisposição genética para a baixa BMD
Subih, Hadil S. (2016)	39 indivíduos multivitamínico com vitamina D (12.000 UI de colecalciferol por semana)	37 indivíduos multivitamínico renal sem vitamina D	20 semanas (todos os indivíduos receberam 2 comprimidos multivitamínicos em suas 3 sessões de hemodiálise a cada semana)	A maioria dos indivíduos que receberam um multivitamínico e colecalciferol tiveram melhora em seu status de vitamina D
Cadeau, Claire (2015)	Questionários autoadministrados (1995, 2000, 2002 e 2005) 71% relataram uso de vitamina D com doses > 400 UI/dL	NA	13 anos	A suplementação diária de vitamina D e cálcio foi associada a uma diminuição do risco de câncer de mama na pós-menopausa
Erin S. LeBlanc (2015)	Carbonato de cálcio elementar 1.000 mg com vitamina D 400 UI por dia	Comprimido de aparência idêntica	11 anos	A suplementação não influenciou os sintomas relacionados com a menopausa
Mak, Jenson CD. (2014)	Dose de vitamina D3 (250.000 UI), seguido de manutenção oral de vitamina D3/cálcio (800 UI/500 mg)	Comprimido de aparência idêntica	Início 96 horas após cirurgia + 7 dias	Melhor recuperação e maiores níveis de 25-OHD no início do estudo. Menores avaliações de dor foram associadas a níveis mais altos de vitamina D

NA: Não se aplica; DRI: Dietary Reference Intakes; SM: Síndrome metabolic; BMD: Densidade mineral óssea.
Fonte: autoras

Os estudos avaliaram a suplementação de vitamina D e/ou cálcio associados à insuficiência cardíaca, lesão traumática, cirurgia de quadril, risco de fratura, pós-menopausa e câncer de mama. Todos os 12 artigos selecionados tiveram uma relação à prevenção quanto ao tratamento e suplementação com a vitamina D ou vitamina D e cálcio. A maioria dos artigos, evidenciaram carência de vitamina D em seu público-alvo, sendo um fator preocupante, já que os seus níveis insuficientes têm correlação com risco aumentado do desenvolvimento de outras patologias não ósseas (Alves, 2013). Os artigos analisados podem ser visualizados em quatro quadros, presentes nos anexos deste capítulo. Eles foram divididos em explicação dos ensaios clínicos e intervenção de desfechos dos estudos.

As pesquisas que analisaram mulheres no período de pós-menopausa demonstraram uma diferença em seus resultados (Wang, 2017; Leblanc, 2015), ambos realizaram suplementação semelhante (1.000 mg de cálcio e 400 UI de vitamina D3); porém, Wang (2017) associou o seu tratamento com terapia hormonal e modificação dietética, resultando em efeito protetor no risco de fratura pós-menopausa; diferentemente de Leblanc (2015) que realizou somente a suplementação, não influenciando nas intercorrências associadas à menopausa. Outros estudos mostraram que a maioria das mulheres com saúde óssea comprometida consome o cálcio de forma inadequada e ainda apresentam pouca ou nenhuma prática de atividade física (Brandão, 2008; Lanzilotti, 2003).

O estudo de Cadeu (2015) demonstrou resultados positivos em relação à suplementação de vitamina D e cálcio associado ao risco de câncer na pós-menopausa. Sabe-se que o complexo 1,25(OH)2D participa do controle de várias etapas do ciclo celular; os seus níveis baixos levariam à desregulação desse processo, promovendo proliferação celular e inibindo a apoptose (DEEB, 2007). Outros estudos mostram que níveis séricos de 25(OH)D < 13 ng/mL possuem um risco maior de desenvolver o câncer de mama (Garland, 2007), já Abbas (2007) sugeriu que níveis de < 20 ng/mL não possuem correlação com a enfermidade.

Entre os artigos selecionados (3 dos 12 artigos) possuíam sua temática voltada para a investigação dos efeitos/doses de vitamina D sobre a insulina, seja resistência ou sensibilidade; contudo os trabalhos tiveram relação negativa entre a intervenção e o controle glicêmico. Também pode ser visto em outros estudos, que a vitamina D possui relação com o metabolismo glicídico (Zierold, 2003). As funções do calcitriol influenciam no aparecimento de retinopatia diabética; porém, a vitamina D, possui funções parácrinas mantendo a função vascular, reduz à inflamação e resistência à insulina (Krause, 2014; Agarwal, 2009). Ou seja, a vitamina D promove proteção quando está em níveis adequados; portanto, uma das explicações plausíveis dos resultados encontrados nos trabalhos é de que a suplementação dos nutrientes não foi suficiente para o público-alvo, e possivelmente não houve intervenção para alteração dos padrões alimentares e do estilo de vida.

Um grupo etário que merece atenção especial na fase inicial de ativação da vitamina D na epiderme são os idosos, pois, pelo processo de envelhecimento, apresentam afinamento da epiderme e derme, com consequente diminuição das reservas (Need, 2004). A ativação inicial da vitamina D pode estar envolvida com a quantidade de melanina na pele do indivíduo. Há estudos que mostram menores reservas da 25(OH)D em indivíduos negros quando comparados aos caucasianos (Looker, 2002), todavia as duas etnias têm a mesma capacidade de síntese de 25(OH)D (Brazerol, 1998), só que indivíduos com pele mais escura precisam de mais tempo de exposição ao sol para sintetizarem a vitamina D3. Nesta revisão, o trabalho selecionado de Alzaman, Naweed (2016) obteve como resultado concentrações da vitamina D em negros e brancos seguindo um único padrão de relação após suplementação diária de 4.000 UI de colecalciferol; porém, nesta população multirracial os indivíduos possuíam diabetes controlada e eram idosos.

O artigo que diferiu o seu objetivo dos demais, foi o de Dalbeni (2014), que analisou pacientes idosos com insuficiência cardíaca e níveis de vitamina D < 30 ng/mL. Pôde-se observar que após a suplementação de 4.000 UI/dia houve a melhora do público, em relação ao controle da pressão arterial sistêmica, deficiência de vitamina D e insuficiência cardíaca. A 1,25(OH)2D participa do controle da função cardíaca e da pressão arterial por meio da regulação do crescimento das células musculares lisas, do grau de contratilidade miocárdica e da inibição da renina, interferindo na dinâmica do sistema renina-angiotensina-aldosterona (Li, 2004; Simpson, 2007).

Com relação à suplementação de cálcio, sabe-se que a dose diária recomendada é de 1.000 mg/dia (homens) e 1200 mg/dia (mulheres), segundo a DRI, e o consumo adequado segundo a AI seria de 1.200 mg/dia. Dentre os artigos analisados, houve uma variação da suplementação entre 500, 800 e 1.000 mg/dia; somatizados com desfechos clínicos diferentes. LeBlanc (2015) e El-Hajj Fuleihan (2016) realizaram a suplementação com 100 mg/dia de cálcio sem modificação dietética, mas não obtiveram melhora nas intercorrências clínicas pesquisadas; porém, Wang (2017), com a mesma quantidade, promoveu efeito protetor ao risco de fratura em mulheres e realizou em sua intervenção terapia hormonal e modificação dietética, em um período de 2 anos. Vale ressaltar que a suplementação de vitamina D, foi semelhante no estudo de Wang (2017) e LeBlanc (2015); porém, o de El-Hajj Fuleihan (2016) utilizou doses maiores, mas houve melhora em comparação com a DRI de 600 IU/d em indivíduos idosos com excesso de peso. Além da suplementação, há necessidade de orientar a modificação dietética e hábitos alimentares.

Recomenda-se que a ingestão diária de vitamina D seja de 600 UI (homens) e 800 UI (mulheres), ou 10 a 20 microgramas; entretanto, alguns dos estudos realizaram uma suplementação maior do que a usual apresentando um desfecho clínico favorável, exceto por aqueles que utilizaram doses extremamente altas, sendo inadequadas para alcançar concentrações séricas normais durante a doença crítica e houve pequena diferença em doses mais baixas. Pode-se concluir que doses maiores do que 800 UI possuem maior influência como prevenção e sobre as enfermidades; porém, deve haver um controle de sua suplementação. Os artigos não apresentaram intervenção em relação à mudança dos hábitos alimentares.

A carência de vitamina D poderia ser prevenida com exposição à luz solar no rosto, nos braços e nas mãos, porém também pode ser influenciada pela quantidade de melanina, do tipo de vestuário, do bloqueio dos raios solares pelo vidro da janela e da utilização de filtro solar. A deficiência de cálcio pode ser prevenida por meio de uma alimentação adequada, contendo como principais fontes o leite e produtos derivados, sardinhas, moluscos, couve de folhas, nabo e tofu; associado à prática de atividade física. Entretanto, as pesquisas dietéticas indicam que muitas pessoas não alcançam as recomendações diárias (KRAUSE, 2012), havendo a necessidade da suplementação.

Conclusão

Assim, de forma generalista, podemos concluir que a suplementação de vitamina D e/ou cálcio em diversas patologias podem atuar de formas distintas e possivelmente benéficas à saúde do idoso. É necessário investigar a suplementação nas diferentes intercorrências, e estabelecer estratégias nutricionais para o consumo dietético e mudanças no estilo de vida, como forma de prevenção para as populações em risco nutricional.

Referências bibliográficas

Abbas S et al. Serum 25-hydroxyvitamin D and risk of post-menopausal breast cancer - results of a large case-control study. Carcinogenesis. 2008;29: 93-9.

Agarwal Rv. Vitamin D, Proteinuria, Diabetic Nephropathy, and Progression of CKD. Clinical Journal of the American Society of Nephrology. Vol. 4, Issue 9. 1 Sep 2009.

Aires M, Paz AA. Necessidades de cuidado aos idosos no domicílio no contexto estratégia da família. Rev Gaúcha Enferm. 2008; 29(1):83-9.

Alves M, Bastor M, Leitão F et al. Vitamina D–importância da avaliação laboratorial. Revista Portuguesa de Endocrinologia, Diabetes e Metabolismo. Volume 8, Issue 1, January-June 2013, p. 32-9.

Alzaman NS, Dawson-Hughes B, Nelson J et al. Vitamin D status of black and white Americans and changes in vitamin D metabolites after varied doses of vitamin D supplementation. Am J Clin Nutr. 2016 Jul; 104(1): 205-14.

Brandão CMR, Lima MG, Silva AL, Silva GD, Guerra AA, Acúrcio FA. Tratamento da osteoporose em mulheres na pós-menopausa: uma revisão sistemática. Cad. Saúde Pública. 2008; 24(supl 4):s592-s606.

Brazerol WF, McPhee AJ, Mimouni F, Specker BL, Tsang RC. Serial ultraviolet B exposure and serum 25 hydroxyvitamin D response in young adult American blacks and whites: no racial differences. J Am Coll Nutr. 1988; 7:111-8.

Brownie S. Why are elderly individuals at risk of nutritional deficiency? Int J Nurs Pract. 2006; 12(2):110-8.

Cadeau C; Fournier A, Mesrine S et al. Interaction between current vitamin D supplementation and menopausal hormone therapy use on breast cancer risk: evidence from the E3N cohort. Am J Clin Nutr. 2015 Oct; 102(4): 966-73.

Dalbeni A; Scaturro G et al. Effects of six months of vitamin D supplementation in patients with heart failure: a randomized double-blind controlled trial. Nutr Metab Cardiovasc Dis. 2014 Aug; 24(8): 861-8.

Dantas E, Brito G, Lobato I. Prevalência de quedas em idosos adscritos à estratégia de saúde da família do município de João Pessoa, Paraíba. Rev APS. 2012; 15(1):67-75.

Deeb KK, Trump DL, Johnson CS. Vitamin D signaling pathways in cancer: potential for anticancer therapeutics. Nat Rev Cancer. 2007; 7(9):684-700.

Dickerson RN, Berry SC, Ziebarth JD et al. Dose-response effect of ergocalciferol therapy on serum 25-hydroxyvitamin D concentration during critical illness. Nutrition. 2015 Oct; 31(10): 1219-23.

El-Hajj F, Ghada B, Rafic H, Robert H et al. Effect of vitamin D replacement on indexes of insulin resistance in overweight elderly individuals: a randomized controlled trial. Am J Clin Nutr. 2016 Aug; 104(2):315-23.

Fisberg RM, Marchioni DML, Castro MA, Junior EV, Araujo MC, Bezerra IN, Pereira RA, Sichieri R. Ingestão inadequada de nutrientes na população de idosos do Brasil: Inquérito Nacional de Alimentação 2008-2009. Rev Saúde Pública. 2013; 47(1 Supl):222S-30S.

Galvão Tais, Pensani T, Harrad D. Principais itens para relatar Revisões sistemáticas e Metanálises: A recomendação PRISMA. Epidemiol. Serv. Saúde. 24(2)Apr-Jun 2015.

Gariballa S. Nutrition and older people: special considerations relating to nutrition and ageing. Clin Med. 2004; 4(5):411-4.

Garland CF. Vitamin D and prevention of breast cancer: Pooled analysis. J Steroid Biochem Mol Biol. 2007; 103:708-11.

Gennari C. Calcium and vitamin D nutrition and bone disease of the elderly. Pub Health Nutr. 2001; 4(2B):547-59.

Institute of Medicine, Food and Nutrition Board. Dietary reference intakes for calcium, phosphorus, magnesium, vitamin D, and fluoride. Washington (DC): National Academy Press; 1997.

Lanzillotti HS, Lanzillotti RS, Trotte APR, Dias AS, Bornand B, Costa EAMM. Osteoporose em mulheres na pós-menopausa, cálcio dietético e outros fatores de risco. Rev Nutrição. 2003; 16(2):181-93.

Lanzillotti HS et al. Osteoporose em mulheres na pós-menopausa, cálcio dietético e outros fatores de risco. Rev. Nutr. Campinas, v. 16, n. 2, p. 181-93, June 2003.

Leblanc ES, Hedlin H, Qin FF et al. Calcium and vitamin D supplementation do not influence menopause-related symptoms: Results of the Women's Health Initiative Trial. Maturitas. 2015 Julho; 81(3): 377-83.

Li YC, Qiao G, Uskokovic M, Xiang W, Zheng W, Kong J. Vitamin D: a negative endocrine regulator of the renin-angiotensin system and blood pressure. J Steroid Biochem Mol Biol. 2004; 89-90(1-5):387-92.

Looker AC, Dawson-Hughes B, Calvo MS, Gunter EW, Sahyoun NR. Serum 25-hydroxyvitamin D status of adolescents and adults in two seasonal subpopulations from NHANES III. Bone 2002; 30:771-7.

Maham LK, Escott-Stump S. Alimentos, nutrição e dietoterapia. 13. ed. Rio de Janeiro: Elsevier, 2012. 1227 p.

Mak JCD, Klein LA, Finnegan T et al. An initial loading-dose vitamin D versus placebo after hip fracture surgery: baseline characteristics of a randomized controlled trial (REVITAHIP). BMC Geriatr. 2014 Sep 9; 14:101.

Moshfegh A, Goldman J, Cleveland L. What we eat in America, NHANES 2005-2006: usual nutrient intakes from food and water compared to 1997 dietary reference intakes for vitamin D, calcium, phosphorus, and magnesium. Washington (DC): USDA Agricultural Research Service; 2009.

Need AG, Morris HA, Horowitz M, Cristopher Nordin BE. Effects of skin thickness, age, body fat, and sunlight on serum 25-hydroxyvitamin D. Am J Clin Nutr. 1993; 58:882-5.

Olde RMG, Rigaud AS, Van HRJ, Graaf J. Geriatric syndromes: medical misnomer or progress in geriatrics? Neth J Med. 2003; 61(3):83-7.

Oosterwerff MM, Eekhoff EM, Van S, Natasja M et al. Effect of moderate-dose vitamin D supplementation on insulin sensitivity in vitamin D-deficient non-Western immigrants in the Netherlands: a randomized placebo-controlled trial. Am J Clin Nutr. 2014 Jul; 100(1):152-60.

Peters BSE, Martini LA. Vitamina D. 2. ed. São Paulo: ILSI Brasil - International Life Sciences. Institute do Brasil, 2014.

Schwartz JB, Kane L, Bikle D. Response of Vitamin D Concentration to Vitamin D3 Administration in Older Adults without Sun Exposure: A Randomized Double-Blind Trial. J Am Geriatr Soc. 2016 Jan; 64(1):65-72.

Simpson RU, Hershey SH, Nibbelink KA. Characterization of heart size and blood pressure in the vitamin D-receptor-knockout mouse. J Steroid Biochem Mol Biol. 2007; 103:521-4.

Subih HS, Behrens J, Burt B et al. 25 hydroxy vitamin D is higher when a renal multivitamin is given with cholecalciferol at hemodialysis. Asia Pac J Clin Nutr. 2016 Dec; 25(4):754-59.

Wang Y, Wactawski-Wende J et al. The influence of genetic susceptibility and calcium plus vitamin D supplementation on fracture risk. Am J Clin Nutr. 2017; 105(4):970-9.

Wijnen H, Salemink D, Roovers L et al. Vitamin D supplementation in nursing home patients: randomized controlled trial of standard daily dose versus individualized loading dose regimen. Drugs Aging. 2015 May; 32(5):371-8.

Zierold C, Mings JA, DeLuca HF. Regulation of 25-hydroxyvitamin D3-24-hydroxylase mRNA by 1,25-dihydroxyvitamin D3 and parathyroid hormone. J Cell Biochem. 2003; 88(2):234-7.

10

Emoções Despertadas pelos Alimentos Envolvendo o Comportamento Alimentar dos Idosos: Uma Revisão Sistemática

Daniele de Almeida Carvalho • Andréa Abdala Frank

Introdução

O envelhecimento humano constitui-se em uma fase do processo fisiológico de degeneração biológica, resultando também em modificações físicas funcionais, além das alterações emocionais e sociais dos indivíduos (Kreling, 2016). De acordo com o Instituto Brasileiro de Geografia e Estatística (IBGE), a população idosa brasileira chegava aos 21 milhões no ano de 2012, possuindo uma estimativa de duplicar este número por volta de 2025 (IBGE, 2013; Pilger et al., 2015).

A Organização Mundial da Saúde (OMS) prevê que para o ano de 2050 o número de pessoas idosas deve triplicar, chegando a quase 25% da população mundial (OMS, 2015). Observa-se também o aumento na expectativa de vida da população idosa no mundo, gerando modificações na pirâmide etária mesmo em países subdesenvolvidos onde se estima uma expectativa de 80 anos de vida até 2041 (Carvalho; Martins, 2016).

Mesmo diante do crescimento e da diversidade da população idosa, esse grupo vem sendo esquecido e tem recebido poucos cuidados, principalmente ao se considerar o comportamento alimentar, que está diretamente relacionado a saúde desses indivíduos (Ujil, Jager, Graaf, Waddell e Kramer, 2014).

A definição de comportamento alimentar engloba todas as formas de convívio com o alimento. No caso dos idosos, pode ser determinado por atitudes e costumes previamente adquiridos, como tradições, valores e práticas propagadas de geração em geração, tornando seu estilo de vida e sua alimentação cada vez mais difíceis de serem modificados (Restrepo et al., 2006).

Desment e Schifferstein (2008) ressaltam que a alimentação não é conduzida apenas pelas necessidades fisiológicas, mas, também, pelo ambiente, pelo corpo e pelas emoções. Tchakmakian e Fragella (2007) apontam que as práticas alimentares designam toda uma história social e cultural do indivíduo, condizendo a procedimentos que vão desde a escolha e a preparação até o ato da ingestão do alimento. Eles ainda afirmam que no comportamento alimentar do indivíduo idoso não há meramente a busca pela satisfação das necessidades fisiológicas, mas também dos aspectos sociais, culturais e psicológicos abrangendo as questões cognitivas, situacionais e afetivas.

Segundo King et al. (2013) os alimentos podem influenciar a forma de como as pessoas se sentem e pode não ser apenas a causa de uma emoção, como também o objeto, ou ainda as duas coisas ao mesmo tempo. Havendo uma relação de influência oposta entre as emoções e a alimentação, ou seja, elas tanto podem afetar o comportamento alimentar como também podem ser afetadas por ele (Koster e Mojet, 2015). No entanto, ainda não há um entendimento sobre quão adequadas são as emoções usadas nos estudos para determinar as respostas ao alimento e a sua ingestão, uma vez que nem todas elas são conhecidas no consumo de alimentos (Desment e Schifferstein, 2008).

Os idosos sentem muita dificuldade ao ter que lidar com as mudanças de seus hábitos, em especial os alimentares. Para Nunes et al. (2018) as limitações alimentares nessa fase da vida, afetam diversos fatores que integram a alimentação, entre eles podemos citar: a quantidade e o volume alimentar que já não são mais os mesmos, a inserção de novos alimentos, e aqueles que antes eram permitidos agora podem se tornar proibidos, fazendo com que os comportamentos alimentares desses indivíduos se tornem ainda mais confuso. Ujil et al. (2017) já evidenciam que os idosos são considerados os consumidores do futuro, vividos e com necessidades alimentares mais difíceis que as anteriores e significativamente distintas.

Alguns estudos têm se direcionado à compreensão das relações entre as emoções e o comportamento alimentar; a princípio, citando as emoções negativas e mais recentemente as emoções positivas recorrentes pelo alimento (Laros; Steenkamp, 2005; Lima et al., 2008; Evers et al., 2013; Jiang et al., 2014). No entanto, apesar da importância desse grupo populacional, ainda são poucos os estudos realmente voltados para a compreensão da alimentação com enfoque nas emoções, além do mais, a idade é um aspecto importante para a mediação das emoções alimentares (Ujil et al., 2017).

Destarte, conhecer as emoções relacionadas com a alimentação torna-se relevante e fundamental para compreender o papel que elas desempenham na alimentação, principalmente da população em questão. Assim, o presente estudo, por meio de uma revisão sistemática, visa analisar, com base em evidências científicas, estudos que avaliem as emoções despertadas pelos alimentos envolvendo o comportamento alimentar dos idosos.

Método

Trata-se de uma revisão sistemática, na qual foram selecionados artigos publicados no período de 2008 a 2018 nas bases de dados de pesquisa: SciELO, PubMed, Lilac's, Medline, Bireme e Google Acadêmico com enfoque nos estudos que abordaram as emoções despertadas pelos alimentos envolvendo o comportamento alimentar dos idosos. Os descritores de pesquisa utilizados foram: "food behavior", "emotions by food", "elderly". Os artigos foram selecionados com base em seu título, e aqueles claramente não pertinentes ao objetivo desta revisão, foram excluídos. Os artigos restantes foram selecionados para leitura do resumo, e aqueles que eram de interesse potencial para esta revisão, com base em seus conteúdos abstratos, foram recuperados em textos completos. Em seguida, os artigos recuperados foram lidos para decidir sobre a sua inclusão ou exclusão na revisão.

Ao selecionar a amostra, foram aplicados os seguintes critérios de inclusão:
- Estudos que avaliaram as emoções despertadas pelos alimentos envolvendo o comportamento alimentar dos idosos.
- Estudos com indivíduos com idade igual ou superior a 60 anos.
- Estudos publicados entre 2008 e 2018.
- Em caso de várias publicações provenientes do mesmo estudo, apenas a publicação principal e mais específica foi considerada.

Os seguintes critérios de exclusão também foram aplicados:
- Estudos que avaliaram apenas o comportamento alimentar e/ou hábitos alimentares sem envolver as questões emocionais ou afetivas geradas pelos alimentos.
- Estudos que avaliaram o comportamento alimentar e/ou as emoções geradas pelos alimentos em indivíduos com idade inferior a 60 anos.

Resultados e discussão

Foram identificados 164 artigos no decorrer da busca, dos quais 136 foram excluídos após a leitura do título. Depois da leitura do resumo, nove citações foram excluídas de modo que 19 artigos restaram para a recuperação de texto completo. A leitura do texto completo permitiu a exclusão de 15 trabalhos, uma vez que não abordaram as emoções despertadas pelos alimentos em idosos como objetivo principal. Dessa maneira, a amostra final foi composta por quatro artigos. A Figura 10.1 mostra o fluxograma que gerou os artigos para o presente trabalho.

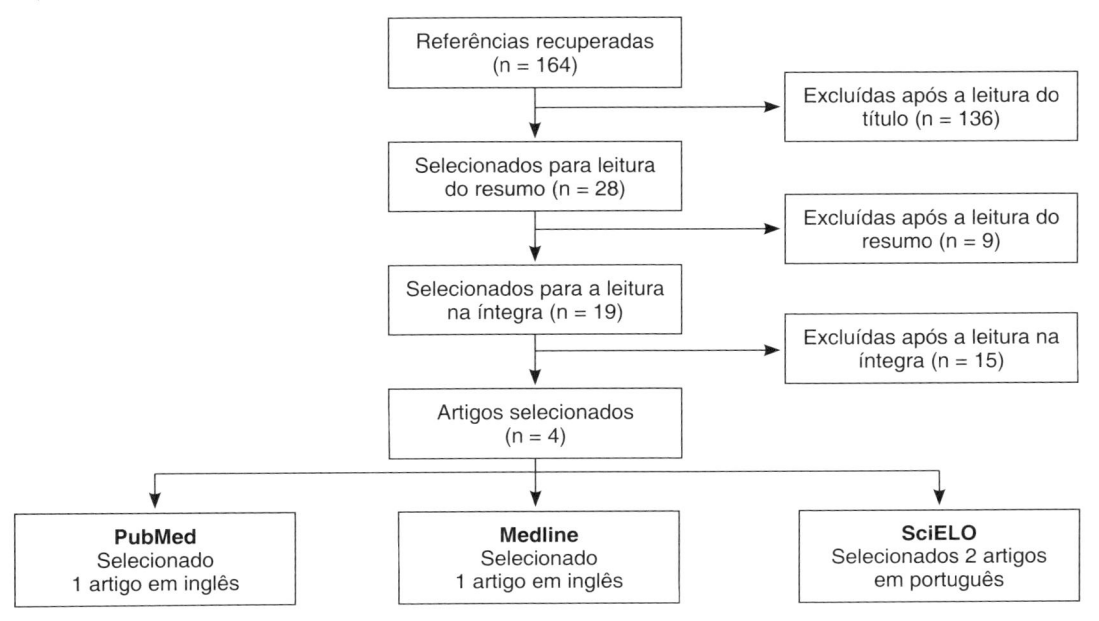

FIGURA 10.1 Fluxograma da seleção dos artigos.
Fonte: autoras.

Para melhor compreensão foi feito um resumo dos artigos selecionados como mostra o Quadro 10.1.

Quadro 10.1

Resumo dos estudos sobre emoções despertadas pelos alimentos envolvendo o comportamento alimentar dos idosos

Autor/Ano de publicação	População estudada e faixa etária	Período/ Local do estudo	Objetivo	Metodologia	Resultados
Narchi, et al., (2008)	52 idosos, incluindo homens e mulheres, faixa etária de 63 a 80 anos	7 dias consecutivos, no ano de 2004, na França	Relacionar as emoções despertadas pelos alimentos para a ingestão de alimentos entre uma amostra de pessoas idosas	Os participantes preencheram um questionário acompanhado de instruções, as quantidades de cada alimento e a avaliação emocional. Foram avaliados pelos próprios participantes a partir de padrões fotográficos validados e utilizados em um grande estudo epidemiológico francês. Após o teste emocional, os participantes preencheram um questionário final que incluiu cinco perguntas fechadas sobre a autoimagem	A comida suscitou principalmente sentimentos positivos. Essas emoções provavelmente estavam na origem dos comportamentos alimentares. As emoções negativas foram mais acentuadas em mulheres, pode-se supor que as emoções negativas provocadas pela comida foram baseadas em atitudes culturalmente determinadas em relação à saúde, magreza e peso corporal
Santos; Ribeiro (2011)	20 idosos entre homens e mulheres com idade de 60 anos ou mais, sendo 65% mulheres	5 semanas no ano de 2008, em um núcleo de convivência na zona leste de São Paulo	Compreender o significado e o componente afetivo da alimentação e identificar os aspectos situacionais que envolvem o comportamento alimentar desses idosos	A pesquisa foi do tipo qualitativa, realizada por meio de entrevistas gravadas, utilizando um roteiro semiestruturado elaborado pelos autores	A hipótese inicialmente estabelecida não foi comprovada, observando-se na verdade a presença de uma nova situação de vida para o idoso, que pareceu agradável e desvinculada de fatos passados. Os entrevistados no presente estudo não demonstram muita relação pregressa com a alimentação

| Uijl, et al., (2014) | 392 idosos vivos independentes (158 homens e 234 mulheres, com idade média de 65,8 anos) ± 5,9 (DP) completaram uma pesquisa on-line | – | Identificar segmentos de consumidores (pessoas idosas) residentes na comunidade, com base nas emoções que associam às suas refeições | A pesquisa consistiu em três questionários: emoções associadas às refeições, funcionalidade das refeições e características psicográficas (atitudes de saúde e sabor, agitação alimentar e neofobia alimentar). Os consumidores foram identificados e caracterizados com base nas emoções relatadas na hora das refeições, usando uma análise hierárquica de *clusters* | Quatro segmentos de consumidores foram identificados: médias agradáveis, despertares aventureiros, indulgências conviviais e restritivos indiferentes. Esses segmentos diferiram significativamente em suas associações emocionais com as refeições, tanto na valência quanto no nível de excitação |
| Nunes et al., (2018) | Foram selecionados 106 indivíduos com idade igual ou superior a 60 anos; desses, 103 idosos tiveram seus questionários válidos | Entrevistas em locais movimentados na cidade de Campo Grande -MS | Investigar as emoções evocadas pelos idosos em resposta ao consumo alimentar de dois tipos distintos de alimento - churrasco e salada | A amostra foi não probabilística. Foi utilizado o modelo EsSence Profile composto por 39 atributos de emoção classificados em positivos, neutros e negativos. Os dados foram analisados com o *software* SPSS. Foi realizada uma análise descritiva dos dados em que foi analisado o desvio padrão e a média | Os resultados revelaram a predominância de emoções positivas, especialmente quando comparadas às negativas, nos dois tipos de alimento. Emoções positivas como satisfeito, feliz, prazeroso e agradável foram apontadas com maior frequência. Os resultados indicaram que as respostas emocionais foram altamente preditivas para a avaliação, recomendação e intenção de comer novamente os alimentos pesquisados |

Fonte: autoras.

O comportamento alimentar é um conjunto de ações relacionadas com o alimento, que envolve desde a escolha até a ingestão. Assim como tudo que a ele se relaciona, pode ser definido por atitudes e costumes previamente adquiridos, como tradições, valores e práticas, que são transmitidos por gerações englobando todas as formas de intimidade com o alimento. Os idosos, em sua grande maioria, sentem muita dificuldade ao ter que enfrentar as modificações de seus hábitos e comportamentos, sobretudo os alimentares.

Carvalho et al. (2013) definem comportamento alimentar como todas as formas de convívio com o alimento, referindo-se a atitudes relacionadas com as práticas alimentares em associação a fatores socioculturais, como os aspectos subjetivos específicos do indivíduo, que estejam envolvidos com o ato de se alimentar ou com o alimento em si.

Leonidas e Santos (2011) destacam que os hábitos, práticas ou comportamentos alimentares são todas as formas de relação e convivência com o alimento, para eles a prática alimentar não se concentra somente nos alimentos ingeridos, mas também envolvem regras, significados e valores que transpassam as diversas questões relacionadas com a prática alimentar.

Aitzingen (2011) já define comportamento alimentar como algo complexo e que o ato de comer vai além das necessidades básicas da alimentação, estando associado às relações socioculturais e as escolhas inseridas em cada indivíduo por meio de gerações e às sensações proporcionadas pelos sentidos. Para ele o indivíduo não busca apenas atender suas necessidades fisiológicas, mas também as prazerosas.

Segundo Maciel (2011), a alimentação está movida de emoções, ela ativa e instiga a memória como também os sentimentos, assumindo um notável significado principalmente quando o idoso relaciona sua vida passada e atual com os alimentos. Ele traz a ideia da alimentação como principal prazer humano, tornando-se mais forte nessa fase da vida.

Narchi et al. (2008), em seu estudo, afirmam que o comportamento alimentar depende em parte da preferência alimentar, que pode ser determinada por diferentes tipos de emoções. Entre as emoções geradas pela comida, nojo e prazer são as mais comuns podendo levar ao aumento ou à redução do consumo de alimentos. Eles observaram que havia diferenças com relação a gostos e aversões quando comparados aos comportamentos alimentares de homens e mulheres, tanto culpa quanto prazer de modo geral eram mais alto em mulheres do que em homens. Além disso, o relato de baixa ingestão alimentar entre as mulheres, em relação aos alimentos, foi mais relacionado com as emoções negativas, o que se pode supor que as emoções negativas provocadas pela comida foram baseadas em atitudes culturalmente determinadas em relação à saúde, à cultura da magreza e ao peso corporal. Corroborando com outros estudos que apontam que os modelos de comportamento alimentares em mulheres têm emoções mais intensas do que em homens (Eagly, 1994; Brebner, 2003).

Ujil et al. (2014) também optaram em seu estudo por uma segmentação movida pela emoção, já que as emoções são importantes na percepção dos idosos. Nesse estudo os padrões de emoção para as principais refeições e lanches eram relativamente comparáveis. As pessoas mais velhas relataram emoções sobrepostas para as duas ocasiões, tais como altas classificações para 'agradável' e baixas avaliações para 'repugnadas'. Estudos anteriores relataram diferenças claras nos padrões de emoção entre refeições principais e lanches (Desment; Schifferstein, 2008; Rousset, Deiss, Juillard, Schlich, Droit-Volet, 2005). No entanto, esses estudos foram realizados em adultos.

No estudo de Ujil et al. (2014) a "culpa" foi a única emoção relacionada especificamente com os lanches. Em estudos anteriores os lanches também foram relacionados com o sentimento de culpa (Macht; Dettmer, 2006; Rodgers, Strizke, Bui, Franko; Chabrol, 2011; Steenhuis, 2009).

Nunes et al. (2018) mostraram que as emoções desempenham um importante papel na escolha e ingestão de alimentos por adultos mais velhos, capazes de, por meio do estímulo correto, responder com variados termos de emoção para descrever aspectos emocionais relembrados. Eles observaram que os idosos associaram diferentes emoções aos alimentos, provavelmente relacionando-as não apenas com as propriedades sensoriais, mas também, com seus significados diversos à alimentação devido às diversas memórias e experiências que tiveram ao longo dos anos. Os resultados em seu estudo revelaram um viés de positividade nas avaliações, ou seja, houve predominância de emoções positivas. Confirmando-se também que diferentes alimentos despertam emoções diferenciadas, indo de acordo com o encontrado em pesquisas anteriores (King; Meiselman, 2010).

Santos e Ribeiro (2011), no entanto, ao tentarem compreender o significado e o componente afetivo da alimentação e identificar os aspectos situacionais que envolvem o comportamento alimentar dos idosos, verificaram que a alimentação quando realizada em coletividade não apresentou componentes negativos nessa relação idosos e alimentação. As hipóteses inicialmente estabelecidas por esses autores não foram comprovadas, observando-se na verdade a presença de uma nova situação para o idoso, que pareceu agradável e desvinculada de fatos passados.

O alimento afeta a forma como as pessoas se sentem (KING et al., 2010) e pode ser não apenas a causa de uma emoção, como também o objeto, ou ainda as duas coisas concomitantemente. Existindo uma relação de influências opostas entre as emoções e a alimentação, ou seja, as emoções tanto podem afetar o comportamento alimentar como também podem ser afetadas por ele (Koster; Mojet, 2015), despertando o interesse dos pesquisadores nesses últimos anos, e fazendo com que muitos voltem seus estudos para o efeito das emoções no comportamento alimentar.

Por meio dessa revisão de literatura foi possível identificar que têm sido realizadas diferentes abordagens para o estudo das influências bidirecionais entre emoções e comportamento alimentar. Em outras palavras, pode-se pensar na maneira como o contexto alimentar motiva certa emoção.

Além disso, sabe-se que as emoções cotidianas têm uma influência particularmente forte na tomada de decisões e no comportamento dos idosos, como também influenciam o consumo alimentar e seus antecedentes psicológicos em populações mais jovens, como percepção de qualidade e julgamentos de satisfação. Assim, a importância das emoções para o bem-estar físico e psicológico do idoso é inequívoca.

Conclusão

Diante do que foram encontradas na literatura, com relação as emoções provocadas pelos alimentos em indivíduos idosos, mostra-se importante relacionar as características emocionais causadas pelos alimentos com o comportamento alimentar. Comparar resultados entre homens e mulheres também ofereceria uma contribuição muito interessante para estudos com essa população em questão.

No futuro, seria válido testar o efeito de medidas psicológicas e nutricionais para prevenir sentimentos de culpa em relação à alimentação e melhorar a autoestima, particularmente em relação à aparência física em idosos, principalmente nas mulheres. É importante também que o profissional nutricionista ao visar o comportamento alimentar do idoso, busque compreender e valorizar os aspectos afetivos da alimentação nessa população, contribuindo assim positivamente para uma vida mais longa e saudável tanto física quanto emocionalmente desses indivíduos.

Referências bibliográficas

Atzingen MCBC. Sensibilidade gustativa de adultos deuma instituição universitária do município de São Paulo [tese]. Programa de Pós-Graduação em Nutrição e Saúde Pública: Faculdade de Saúde Pública; 2011.

Brebner J. Gender and emotions. Personality and Individual Differences. 2003; 34,387-94.

Carvalho PHB, Filgueiras JF, Neves CM, Coelho FD, Ferreira MEC. Checagem corporal, atitude alimentar inadequada, insatisfação com a imagem corporal de jovens universitários. J Bras Psquiatr. 2013; 62(2):108-14.

Carvalho MS, Martins JCA. Experiências e sentimentos dos ajudantes de ação direta no cuidado ao idoso em situação terminal. In: Actas de Gerontologia: Congresso Português de Avaliação e Intervenção em Gerontologia Social. 2016, v. 2, n. 1.

Desment PMA, Schifferstein HNJ. Sources of positive and negative emotions in food experience. Appetite, 2008; 50(1), 2-3.

Den Ujil LC, Jager G, de Graaf C, Meilseman HL, Kremer S. Emotion, olfaction, and age: A comparison of self-reported food evoked emotion profiles of younger adults, older normosmic adults, and older hyposmic adults. Food Quality and Preference. 2016; 48(1), 199-209.

Den Ujil LC, Jager G, de Graaf C, Waddell J, Kremer S. It is not just a meal, it is an emotional experience - A segmentation of older persons based on the emotions that they associate with mealtimes. Appetite. 2014; 83(1),287-96.

Den Ujil LC, Jager G, de Graaf C, Kremer S. Applying mealtime functionality to tailor protein-enriched meals to older consumer segments. Appetite. 2017; 107(1), 613-22.

Eagly AH. On comparing women and men. Feminism & Psychology. 1994; 4(4),513-22.

Evers C, Adriaanse M, de Ridder DT, de Witthuberts JC. Good mood food. Positive emotion as a neglected trigger for food intake. Appetite. 2013; 68(1),1-7.

Instituto Brasileiro de Geografia e Estatística (IBGE). Perfil dos Idosos. Brasília, 2013.

Jiang Y, King JM, Prinyawiwatkul W. A review of measurement andrelationships between food, eating behaviorand emotion. Food Science & Technology. 2014; 36(1),15-28.

King SC, Meiselman HL, Carr BT. Measuring emotions associated with foods in consumer testing. Food Quality and Preference. 2010; 21(8), 1114-6.

King SC, Meiselman HL, Carr BT. Measuring emotions associated with foods: Important elements of questionnaire and test design. Food Quality and Preference. 2013; 28(1),8-16.

Koster EP, Mojet J. From mood to food and from food to mood: A psychological perspective on the measurement of food-related emotions in consumer research. Food Research International. 2015; 76(2),180-91.

Kreling NH. Envelhecimento e inserção do idoso no mercado de trabalho, na Região Metropolitana de Porto Alegre. Indicadores Econômicos FEE. 2016, v. 43, n. 3, p. 141-54.

Laros FJM, Steenkamp JEM. Emotions in consumer behavior: ahierarchical approach. Journal of Business Research. 2005; 58(10), 1437-45.

Lima DO, Sproesser RL, Lima MFEM, Luchesse T. Comportamento alimentar do consumidor idoso. Revista de Negócios. 2008; 13(4), 27-39.

Leonidas C, Santos MA. Imagem Corporal e Hábitos Alimentares na Anorexia Nervosa: Uma Revisão Integrativa da Literatura. Psicol Refl Crít. 2011; 25(3):550-8.

Maciel ME. Cultura e alimentação ou o que têm a ver os macaquinhos de koshima com Brillat-Savarin? Horiz Antropol. 2011; 7(16):145-56.

Matias CT, Fiore EG. Mudanças no comportamento alimentar de estudantes do curso de nutrição em uma instituição particular de ensino superior. Nutrire. 2010; 35(2):53-66.

Macht M, Dettmer D. Everyday mood, emotions, and eating a chocolate bar or an apple. Appetite. 2006; 46,332-6.

Pilger C et al. Atividades de promoção à saúde para um grupo de idosos: um relato de experiência. Rev. Enferm. Atenção Saúde. 2015, p. 91-7.

Rousset S, Deiss V, Juillard E, Schlich P, Droit-Volet S. Emotionsgenerated by meat and other food products in women. The British Journal of Nutrition. 2005; 94, 609-19.

Rodgers RF, Stritzke WGK, Bui E, Franko DL, Chabrol H. Evaluationof the French version of the orientation towards chocolate questionnaire. Chocolate-related guilt and ambivalence are associated with overweight anddisordered eating. Eating Behaviors. 2011; 12, 254-60.

Restrepo SL, Morales RM, Ramirez MC, Lopez MV, Varela LE. Los hábitos alimentarios em al adulto mayor y surelacionconlos procesos protectores y deteriorantes em salud. Ver Chil Nutr. 2006; 33(3):500-10.

Steenhuis I. (2009). Guilty or not? Feelings of guilt about food among college women. Appetite. 2009; 52,531-4.

Tchakmakian LA, Fragella VS. As interfaces da alimentação, da nutrição e do envelhecimento e o processo educativo sob a visão interdisciplinar da Gerontologia. In: Papaléo Netto M. Tratado de Gerontologia. 2. ed. São Paulo: Atheneu; 2007. p. 469- 78.

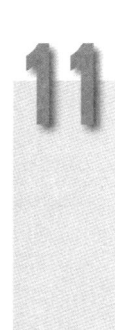

11

Sarcopenia

Virgilio Garcia Moreira • Glaucia Cristina de Campos

Introdução

Envelhecer é um desafio que afeta tanto as pessoas de países de alta renda quanto as de países de média e baixa renda. Os idosos representam hoje 13,7% da população no Brasil, o que corresponde ao montante de 28,2 milhões de pessoas nesse grupo etário.[1] A realidade do país traduz-se nestas peculiaridades: a mudança de uma situação onde predominavam as doenças transmissíveis, para outra onde predominam as doenças não transmissíveis; o deslocamento da carga de morbimortalidade dos grupos mais jovens, para os grupos mais idosos; e a transformação de uma situação em que predominava a mortalidade, para outra na qual a morbidade é dominante.[2]

Para as próximas três décadas, o aumento da população idosa será ainda maior, de forma que a atenção voltada para ela será imperativa dentro do sistema de saúde.[3,4] No Brasil, atualmente, as doenças crônicas não transmissíveis representam 74% das causas de morte, e aqueles pertencentes à faixa etária mais elevada estão entre os mais afetados.[5] Ademais, o crescimento desta população leva, concomitantemente, ao aumento das doenças degenerativas e incapacitantes, e faz crescer a compreensão coletiva sobre a necessidade imperiosa de cuidados em relação a essa parcela da população.

Além disso, entre os idosos, uma minoria é responsável pela maior parte das necessidades de atenção multiprofissional e custos daí decorrentes.[6] Nos Estados Unidos 15–20% dos pacientes cronicamente doentes são responsáveis por 55% das internações hospitalares e por 62% dos gastos em saúde.[7] Além do mais, apresentam alta incidência de institucionalização, de quedas, de incapacidade e dependência funcional, de maior número de hospitalizações, de tempo prolongado de permanência hospitalar e de mortalidade elevada.[8] Dados semelhantes são encontrados para a população brasileira, na qual o alto custo dos serviços de saúde é concentrado em um pequeno subgrupo da população idosa. Informações do Sistema Único de Saúde (SUS) nos mostram que a taxa de utilização dos serviços de saúde – razão entre a frequência de internação e a faixa etária – é quatro vezes maior para aqueles acima de 80 anos, quando comparados aqueles de 45–54 anos, e seus custos são expressos na mesma ordem de grandeza.[9]

Desde a década de 1980, está em desenvolvimento uma série de estudos cujo objeto é a identificação de quais seriam os fatores diretamente relacionados com os desfechos atribuídos a esse grupo de idosos,[10,11] que também são conhecidos como idosos vulneráveis, portadores, entre outros problemas, de síndromes geriátricas.

A sarcopenia é uma das síndromes geriátricas que acometem esse subgrupo de indivíduos vulneráveis e, embora citada como problema de saúde desde a antiguidade, somente a partir do final dos anos 1980 passou a ser estudada.[12,13] Descrita pela primeira vez por Rosenberg, apresenta-se diretamente associada a desfechos indesejáveis e alta morbidade.[14-18] O termo foi criado a partir de "sarx" (carne) e "penia" (perda ou redução), para apontar as alterações na composição corporal associadas ao envelhecimento, caracterizadas, principalmente, por redução da massa muscular esquelética.

Além das limitações associadas à perda exclusiva de massa muscular, outra condição clínica, particularmente estudada nos últimos dez anos, vem preocupando sobremaneira toda a sociedade, a obesidade sarcopênica. Enquanto os prejuízos associados à comorbidades, limitações funcionais e fragilidade estão cada vez mais claros para ciência, o reconhecimento da coexistência do alto acúmulo de gordura e baixa massa muscular é o novo alvo de investigação no campo do envelhecimento humano.[19]

O presente capítulo tem como objetivo apresentar informações sobre as duas condições e, longe de extinguir completamente o assunto, tem papel precípuo de estimular o leitor na compreensão dessas questões intrigantes.

Envelhecimento muscular e hipóteses fisiopatológicas da sarcopenia

Estudos longitudinais apontam que, na espécie humana, a perda de massa e força musculares atingem seu pico entre a segunda e quartas décadas, declinando progressivamente com o avançar da idade. Entretanto, a partir da 6ª década de vida ocorre uma acelerada redução não linear de 15% e, por volta da 8ª década essa redução pode chegar a 30%.[20,21] Essa perda afeta a qualidade da coordenação intermuscular e intramuscular.[22]

A sarcopenia é multifatorial do ponto de vista fisiopatológico, e está diretamente ligada ao envelhecimento cronológico.[23] Entre os fatores atualmente estudados estão a disfunção neuromuscular, endócrina e do metabolismo proteico, a inflamação e a redução do gasto energético.[24,25] O baixo peso ao nascimento também está associado à redução de massa e força musculares na vida adulta.[26-28]

A respeito da disfunção neuromuscular, o fuso neuromuscular é composto por neurônios motores que enviam o estímulo do sistema nervoso central até as células satélites musculares.[29,30] Este estímulo ativa o arco do movimento que, por sua vez, é desencadeado pela ação de células mononucleares localizadas acima das fibras musculares.[31] Alterações metabólicas associadas ao envelhecimento promovem infiltração de tecido conjuntivo e de gordura no fuso muscular afetando os mecanismos de contração e relaxamento das fibras e suscitando sua atrofia.[32] Nessa situação, ocorre fadiga do sistema neuromuscular pelo aumento da clivagem de proteínas específicas (agrina), que desestabilizam seus respectivos receptores (acetilcolina) e limitam o arco do movimento.[33] Consequentemente, em sarcopênicos sobrevém um comprometimento da resposta fisiológica durante o movimento. A intervenção terapêutica sobre a junção neuromuscular já é objeto de investigação.[30,34]

A redução dos hormônios anabólicos – testosterona, dehidroepiandrosterona (DHEA) e hormônio do crescimento (GH) – trazem prejuízo na capacidade do músculo em metabolizar proteínas.[32,35] No sexo masculino, a testosterona reduz-se 1% ao ano, e sua forma biodisponível reduz-se 2% após os 30 anos de idade.[36] Para o sexo feminino, seus níveis caem entre 25–45 anos de idade.[37] A testosterona é um dos hormônios responsáveis pela síntese proteica e seus efeitos no músculo são modulados por fatores genéticos, nutricionais e pelo exercício.38 Alguns trabalhos apontam uma melhora da massa e força musculares em tratamento suprafisiológico de testosterona.[39,40] Em uma revisão sobre a suplementação desse hormônio versus placebo, Bhasin et al.[40] observaram uma razão de chance maior para o aumento da massa muscular, força e uma redução de gordura livre entre os que fizeram a suplementação. Esses achados foram encontrados em indivíduos acima de 45 anos com níveis anormais de testosterona. Contudo, o risco de apneia do sono, distúrbios cardiovasculares, virilização feminina, doença tromboembólica e câncer de próstata não justificam essa intervenção quando não há redução a níveis abaixo do normal.

A reposição desses hormônios é controversa. Voznesensky et al.[42] observaram que a DHEA estava diretamente associada à alta prevalência de sarcopenia em idosos de ambos os sexos. Entretanto, os autores apontam que o uso desse hormônio para melhora do desempenho físico e força muscular ainda são inconclusivos.[43]

O hormônio do crescimento (GH) é outro peptídeo que participa da fisiopatologia da sarcopenia. Atua em membranas musculares por receptores GH específicos – mediado pelo *insulin-like growth factor-I* (IGF-1) –, e o seu uso em idosos saudáveis está associado à redução de gordura corporal e ao aumento da massa muscular.[44] Todavia, o seu uso terapêutico tem sido contraindicado por efeitos colaterais como edema difuso, artralgias, síndrome do túnel do carpo, ginecomastia, intolerância à glicose e diabetes melito.[45]

As citocinas inflamatórias também estão envolvidas na fisiopatologia da sarcopenia. Quando alteradas, desempenham um papel relevante na *performance* física e força em idosos.[46,47] No estudo HABC com 3.075 indivíduos de 70–79 anos, Visser et al.[48] observaram que a elevação da interleucina-6 (IL-6) e o fator de necrose tumoral alfa (TNF-α) estavam associados a baixa massa e força musculares. Outros estudos sugerem que estas citocinas geram estímulos catabólicos específicos, e podem incrementar a quebra de proteínas nas fibras musculares.[49,50] Trendelemburg et al. observaram que algumas dessas citocinas são também capazes de bloquear a diferenciação de mioblastos – células musculares originárias – gerando, consequentemente, alteração muscular. Contudo, seu mecanismo de ação ainda não é claro, e estudos sugerem que a inibição desses biomarcadores podem atuar como intervenção terapêutica.[52]

Outro fator envolvido é a baixa ingesta alimentar. Condição comumente observada nos idosos, pode ocorrer por diversos mecanismos, incluindo a diminuição do apetite, a saciedade precoce, a redução da função de órgãos sensoriais e até mesmo as alterações da dentição.[53] Fatores como inatividade física, disfunção mitocondrial e influência genética também contribuem para a gênese dessa condição.[31]

Mesmo com inúmeros mecanismos complexos e diante de várias incertezas no campo do envelhecimento, evidências apontam que a sarcopenia pode ser uma causa reversível de incapacidade.[54,55] Malafarina et al.[56] realizaram uma revisão sistemática sobre o ajuste nutricional nos pacientes sarcopênicos e identificaram que a intervenção é efetiva para o tratamento da condição. A literatura já aponta que o ajuste nutricional deve ser sempre considerado uma vez que o corpo de evidência é suficientemente robusto.[57-60] O tratamento da sarcopenia é ainda mais efetivo quando, além do reajuste proteico, há um plano terapêutico de atividade física associado.[61,62]

Definição: massa muscular, força ou desempenho funcional?

Para Bijlsma et al.[22] o termo sarcopenia ainda é pouco conhecido entre clínicos e pesquisadores fora da área do envelhecimento humano. Foi descrita pela primeira vez por Rosenberg, em 1988, durante um evento destinado a discutir as modificações na composição corporal associadas ao envelhecimento.[17,18] Nessa ocasião, Rosenberg observou que nenhuma outra alteração associada ao envelhecimento era tão importante na determinação de desfechos indesejáveis quanto a redução na massa corporal magra. O termo foi criado a partir de "sarx" (carne) e "penia" (perda ou redução).[18,63] Em 1997, o mesmo autor afirmou que a massa muscular era o principal sistema afetado nessa redução e que comprometia de maneira substantiva a mobilidade, deambulação, ingestão de alimentos e independência.[18]

Os testes utilizados para mensurar a massa muscular na década de 1980 eram de alto custo, com grande exposição radioativa e com grande dificuldade de acesso. Ao longo dessa década, pesquisadores já discutiam formas de medir esse componente corporal de forma mais prática e efetiva.[64,65] Em 1994, pesquisadores se reuniram sob a coordenação do National Institute on Aging, com o objetivo de discutir o significado e os mecanismos da sarcopenia. Apesar do evento não ter trazido respostas precisas para o que é a sarcopenia, não só elaborou uma agenda de investigação, como reconheceu a importância de nomear o fenômeno de perda de massa muscular, atendendo ao interesse da comunidade científica de despertar a atenção para o problema. Durante toda a década de 1990, os primeiros estudos epidemiológicos analisaram a massa muscular através de métodos não invasivos, descrevendo a prevalência de sarcopenia e alguns de seus desfechos indesejáveis, utilizando como critério diagnóstico a medida de massa muscular, realizada por meio de estimativa antropométrica, bioimpedância (BIA) e *dual-energy X-ray absorptiometry* (DEXA).[66-70]

No estudo denominado *New Mexico Elderly Survey*, conduzido de 1993–1995, Baumgartner et al.[71] analisaram uma coorte de indivíduos usando a DEXA. Aqueles que apresentavam massa muscular de dois desvios-padrão abaixo da média de uma população jovem os autores categorizaram como casos. A prevalência de sarcopenia foi de 16,9–24,1%, para homens e mulheres latinos, e de 13,5–23,1%, para homens e mulheres caucasianos, respectivamente. A condição apresentou-se associada à baixa atividade física – independentemente de etnia, idade, morbidade, obesidade, renda ou hábitos de vida –, e estava presente em mais de 40% dos indivíduos acima de 80 anos.

Em 2000, Melton et al.[72] aplicaram o mesmo critério proposto por Baumgartner et al.[71] para mensuração da massa muscular. Sua amostra foi constituída por indivíduos de 20 a 80 anos de idade. Tanto para homens quanto mulheres observaram uma perda de massa muscular esquelética apendicular (MMEA) associada à idade cronológica. A prevalência de sarcopenia para aqueles com 65 anos ou mais variou de 6–14,6%, e foi associada, em homens, com dificuldade de deambular [OR: 5,21 (1,03–8,96) IC: 95%], e, em mulheres, com o aumento de fraturas osteoporóticas [OR: 5,21 (1,63–16,7) IC: 95%].

No estudo *Health, Aging and Body Composition* (HABC), Delmonico et al.[73] acompanharam durante cinco anos a massa muscular esquelética (DEXA), em uma população de 2.976 indivíduos acima de 70 anos de idade. O objetivo do estudo foi comparar dois critérios diagnósticos de sarcopenia para predição de declínio funcional. No primeiro critério, a massa magra apendicular foi calculada por meio da divisão da massa muscular apendicular (MMA) pela altura (Alt) do indivíduo elevada ao quadrado (MMA/Alt^2); no segundo, pelo ajuste da MMA por altura e gordura corporal total, por meio de regressão logística. Os autores concluíram que o segundo critério foi melhor para predizer a incapacidade funcional, provavelmente por agregar gordura corporal à definição de sarcopenia.[69,74]

Janssen et al.[75,76] também mensuraram a massa muscular, porém por meio de dois métodos – a bioimpedância (BIA) e a ressonância nuclear magnética (RNM). Em 2000, utilizando a RNM, determinaram a distribuição da massa muscular esquelética em 468 indivíduos com idades entre 18 e 88 anos. Apesar de não relatarem a prevalência de sarcopenia, observaram que a redução da massa muscular se iniciava aos 30 anos, e que os homens apresentavam maior massa muscular. Todavia, alterações mais expressivas só estavam presentes a partir dos 50 anos de idade, e essa alteração foi encontrada especialmente em membros inferiores.[76] Em 2002, utilizando a BIA, analisaram uma coorte de mais de dez mil indivíduos com 18 anos ou mais, acompanhados no *Third National Health and Nutrition Examination Survey Study* (NHANES III). O objetivo foi estabelecer a prevalência de sarcopenia em idosos, e testar sua associação com incapacidade funcional e limitações físicas. Dados normativos utilizando massa muscular dos indivíduos jovens da coorte (18–39 anos) foram utilizados para definir pontos de corte diagnósticos de sarcopenia.[77] No total, 4.504 indivíduos acima de 60 anos foram analisados e classificados em três estratos: *normais*- indivíduos com massa muscular acima de menos 1 desvio-padrão; *classe I*- indivíduos com massa muscular entre menos 1 e menos 2 desvios-padrão; *classe II*- indivíduos com massa muscular abaixo de menos 2 desvios-padrão. Na classe I, a prevalência de sarcopenia foi de 47 e 59%, para homens e mulheres, respectivamente. Na classe II, foi de 6 e 9%, respectivamente. Ainda, a prevalência que aumentou com a idade e a redução de massa muscular estava diretamente associada ao comprometimento funcional e a limitações físicas.

Até o final do século passado a massa muscular predominou nas definições de sarcopenia; no entanto, alguns estudos publicados nesse mesmo período propunham que, além da massa, a força muscular também estaria associada a um pior desempenho funcional.[78,79] Em 2000, Visser et al.[80] testaram essa hipótese em 449 indivíduos de 65 anos ou mais. Analisaram a associação entre desempenho funcional e massa e força musculares, usando DEXA e dinamômetro manual, respectivamente. Para verificação do desempenho funcional, os pesquisadores utilizaram o tempo dispendido para caminhar três metros e o teste de levantar e sentar em uma cadeira por cinco vezes. A baixa força muscular, mas não a massa muscular, foi associada à redução da funcionalidade em membros inferiores, para ambos os sexos.

Em 2005, Sowers et al.[81] aferiram a massa muscular (BIA) em 712 mulheres de 34–59 anos, e avaliaram sua associação com força de membros inferiores em cadeira isométrica. Nos três anos de acompanhamento, houve redução de força muscular, e 9% perdeu mais de 2,5 kg de massa. Apesar dessa coorte apresentar mulheres até 59 anos, a idade foi diretamente associada à redução de força. Em 2010, Hairi et al.[82] também analisaram a associação de força e massa muscular com limitação funcional e *performance* física, em 1.612 homens com 70 anos ou mais. Os indivíduos no percentil 20 para massa muscular (DEXA) e força muscular (dinamômetro manual e de quadríceps) foram considerados anormais. Assim como em Sowers et al.[40] a força muscular foi, isoladamente, a variável que mostrou maior associação com limitações físicas e incapacidade.

Em 2006, Goodpaster et al.[83] mensuraram a massa muscular (DEXA) e a força de membros inferiores (extensor isocinético) em 1.880 indivíduos com 70 anos ou mais. Os objetivos desse estudo foram descrever a modificação da massa e força musculares ao longo de 3 anos e determinar se a modificação na massa muscular estava associada ao declínio da força muscular em idosos. Os autores concluíram que a redução de massa muscular estava associada à redução da força; porém, o declínio da força foi muito mais rápido do que o da massa muscular.

Como descrito acima, durante a década de 1990, a definição conceitual e operacional predominante de sarcopenia baseou-se sobretudo na massa muscular e suas formas de aferição. Na década seguinte, novas evidências incluíram a força muscular na definição de sarcopenia. A partir de 2008, informações relevantes sobre a associação de funcionalidade, desfechos negativos de saúde e sarcopenia, geraram várias propostas de modificação na definição da síndrome, agregando a variável desempenho funcional à massa e força musculares.[84-87]

Tendo em vista essa nova orientação diagnóstica, Landi et al. utilizaram massa muscular (BIA), força (dinamômetro manual) e desempenho funcional (velocidade da marcha) para identificar a prevalência de sarcopenia e fatores associados em indivíduos acima de 70 anos. A prevalência de sarcopenia foi de 32,8% e foi associada ao sexo masculino [OR: 13,3 (3,5–50,6) IC: 95%], doença cerebrovascular [OR: 5,1 (1,03–25,8) IC: 95%] e osteoartrite [OR: 7,2 (225,9) IC: 95%]. Aqueles com índice de massa corporal (IMC) acima de 21 kg/m^2 e atividades físicas de 1 hora ou mais ao dia apresentaram menor risco de sarcopenia. Na cidade do México, também avaliando massa muscular, força e desempenho em 345 indivíduos com 70 anos ou mais, Arango-Lopera et al. encontraram uma prevalência de 33,6% de sarcopenia.

Diante da multiplicidade de critérios e métodos de aferição propostos por pesquisadores em todo mundo, a partir de 2009, várias sociedades científicas criaram forças-tarefa com o objetivo específico de abordar uma série de questões não resolvidas sobre sarcopenia.[86,90-93] Em 2009, Abellan Van Kan et al.,[86] reunidos na *Carla Task Force on Sarcopenia*, propuseram como itens para o diagnóstico da sarcopenia massa e força musculares, além de desempenho funcional.

Ainda em 2009, reunidos no *International Working Group on Sarcopenia* (IWGS) Fielding et al.[90] propõem sarcopenia como perda de massa e função musculares associadas ao envelhecimento. Como em outras publicações, aquiesceram que a sarcopenia é multifatorial, composta por aspectos endócrinos, inflamatórios e deficiências nutricionais. Recomendaram a aferição da massa muscular por meio da DEXA, pontos de corte sugeridos por Baumgartner et al., e o desempenho funcional avaliado pela velocidade da marcha – ponto de corte de 1 m/s.[90]

Em 2010, no consenso intitulado *Cachexia-Anorexia in Chronic Wasting Diseases* and *Nutrition in Geriatrics*, Muscaritoli et al. endossaram a proposta descrita anteriormente por Fielding et al. Entretanto, sugeriram pontos de corte distintos: massa muscular de dois desvios-padrão abaixo da média de adultos jovens ajustadas para sexo e etnia da população em estudo, e velocidade de marcha de 0,8 m/s, independentemente de sexo, idade ou outras variáveis demográficas.

Também em 2010, a força tarefa reunida no *European Work Group on Sarcopenia in Older People* (EWGSOP) recomendou que alterações na massa, força e desempenho funcional estariam entre os critérios diagnósticos da sarcopenia.[93] Foi proposta uma classificação em categorias e estágios. Quanto à categoria: primária (ou relacionada com a idade), quando não existir uma causa evidente; ou secundária, quando uma ou mais causas forem evidentes. Quanto ao estágio: para sarcopenia primária, em pré-sarcopenia, quando ocorrer redução apenas na massa muscular; sarcopenia, que se caracteriza por redução na massa muscular e/ou, força muscular; e sarcopenia grave, quando houver perda dos três itens: massa, força muscular e desempenho funcional (Quadro 11.1). Esse trabalho foi um dos que gerou mais replicações nos últimos 7 anos.[94-96]

Em 2014, os mesmos critérios – massa muscular, força e desempenho funcional – também foram incluídos nos critérios diagnósticos de sarcopenia para o relatório de consenso do *The Asian Working Group for Sarcopenia* (AWGS).[92] A sugestão dos métodos de aferição para cada um dos itens foi semelhante aqueles do EWGSOP. Contudo, com o objetivo de respeitar as características fenotípicas de sua população, propõem pontos de corte desenvolvidos em estudos com populações asiáticas.

Dadas as evidências até o ano de 2018, Cruz-Jentoft et al. revisitaram o EWGSOP.[97] Utilizando a mesma metodologia anterior, o grupo se reuniu para atualizar as melhores evidências, recomendações e adequada consistência para o documento que se tornou referência para a sarcopenia em todo o mundo.[1] Apesar de outros pesquisadores apresentarem critérios de definição distintos do proposto no documento consensual, avanço inconteste foi observado para o diagnóstico dessa condição que, a partir de 2016, foi oficialmente reconhecida como uma doença muscular recebendo seu código dentro da Classificação Internacional de Doenças número 10 (CID-10).[98]

O EWGSOP foi a proposta diagnóstica mais utilizada desde sua publicação original com mais de 3 mil citações até a publicação de sua revisão em 2019.[99] O acúmulo do conhecimento na área trouxe aos especialistas uma reflexão sobre rastreio da sarcopenia bem como modificação de seus critérios diagnósticos. Mesmo com tantas áreas de incerteza dentro dessa condição clínica, a proposta dos autores foi de facilitar ainda mais o diagnóstico da sarcopenia em ambiente clínico.

Quadro 11.1 Sarcopenia segundo critérios do EWGSOP			
Estágio	Massa muscular	Força muscular	Desempenho
Pré-sarcopenia	↓		
Sarcopenia	↓	↓ ou	↓
Sarcopenia grave	↓	↓	↓

Fonte: Cruz-Jentoft et al.[93]

[1]Os presentes autores nomearão este documento de EWGSOP2 para facilitar a compreensão do leitor.

Quadro 11.2
Sarcopenia segundo critérios do European Work Group on Sarcopenia in Older People, revisto em 2019 (EWGSOP2)

Sarcopenia provável – alteração do critério 1
Sarcopenia – alteração do critério 1 e dois
Sarcopenia severa – alteração dos 3 critérios

1. Baixa força muscular

2. Baixa quantidade ou qualidade muscular

3. Baixa *performance* física

Fonte: Cruz-Jentoft et al.[100]

A observação clínica demostrou que a verificação da força muscular é melhor do que a massa muscular em predizer eventos indesejáveis.[101-104] Desse modo, a força muscular tornou-se a medida inicial para verificação de sarcopenia e, uma vez que esteja alterada, seu diagnóstico é de provável sarcopenia. Se confirmada alteração no elemento muscular, sarcopenia. Em especial, a *performance* física alterada adentra agora como um critério de gravidade da sarcopenia como observado no Quadro 11.2.

Em semelhança ao EWGSOP, o EWGSOP2 propôs também um algoritmo de rastreio – Figura 11.1. Esse instrumento é composto de cinco itens e tem como função selecionar os casos suspeitos de forma simples e objetiva. O SARC-F será aplicado em todos aqueles com suspeita de sarcopenia. Caso sua pontuação esteja acima ou igual a 6, esse indivíduo será submetido à verificação de sua força muscular e massa conforme o fluxo apresentado – Quadro 11.3.

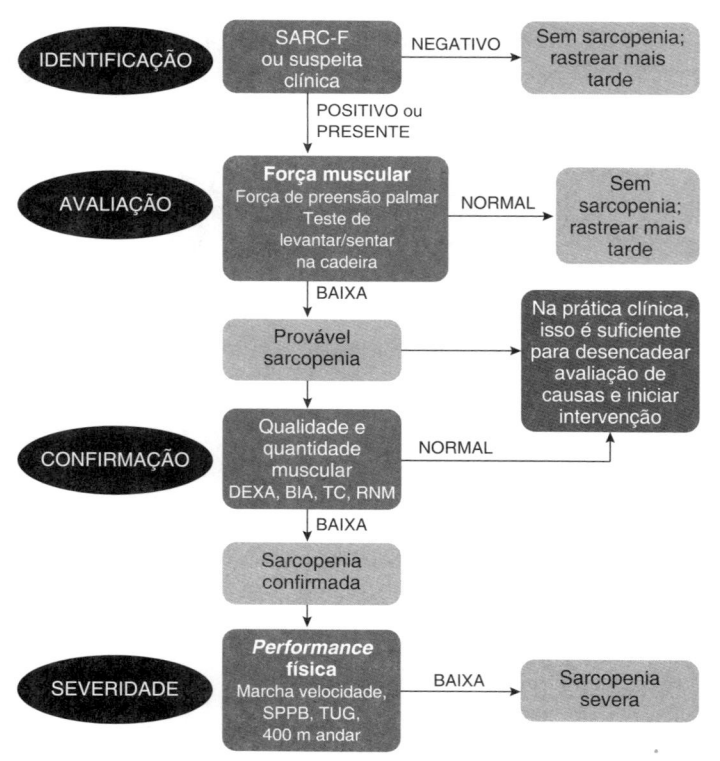

FIGURA 11.1 Algoritmo de rastreio da sarcopenia e identificação de sua severidade na prática clínica (EWGSOP2).
Fonte: Cruz-Jentoft et al.[100]

O SARC-F foi um instrumento proposto por Malmstrong et al. em 2013 e mostrou-se com consistência interna, validade de constructo e confiabilidade adequados na identificação de eventos indesejáveis nos portadores de sarcopenia.[105,106] Em 2016, Barbosa-Silva et al. analisaram o comportamento do mesmo instrumento na realidade nacional. Por meio do estudo COMO-VAI os autores analisaram uma coorte de 1.451 indivíduos e, em uma suba-mostra, realizaram as etapas de verificação do teste no Brasil.[107] Após cumprirem a etapa de validação do instrumento para a língua portuguesa, eles observaram que sua sensibilidade e especificidade para nossa realidade não apresentavam o mesmo desempenho que no estudo original. Na intenção de melhorar sua acurácia acrescentaram aos cinco itens do instrumen-to, a medida da circunferência da panturrilha. Com isso, a *performance* do rastreamento da sarcopenia melhorou significativamente.[107]

Da aferição da massa muscular, força e desempenho

Da aferição da massa muscular

Dadas as dificuldades em se estimar a composição corporal, o cenário no qual se afere os itens que compõem o critério diagnóstico de sarcopenia – pesquisa em laboratório, estudo epidemiológico ou prática clínica – acaba por definir os melhores métodos de avaliação.[68,93,108] Instrumentos com uma boa acurácia, menor custo, maior praticidade e menor tempo de aplicação são os mais adequados (Quadro 11.3).[109,110]

Entre os métodos diretos de avaliação de massa muscular, a mensuração da creatina urinária ao longo de 24 horas foi considerada como método padrão até a década de 1990.[111] No entanto, sua viabilidade técnica traz inúmeras limitações. De forma mais prática, os métodos indiretos como DEXA, BIA, estimativas antropométricas, tomografia computadorizada (TC) e RNM são atualmente as mais utilizadas.[112-115] Estes dois últimos testes (TC e RNM) aferem ade-quadamente os componentes corporais. Entretanto, seu acesso limitado e alto custo, os torna pouco disponíveis para a prática clínica e investigação epidemiológica.[106] A DEXA, considerada padrão de referência na prática clínica, apresenta-se como uma alternativa.[117] É um método que diferencia massa muscular, gordura e outros tecidos de forma adequada com uma expo-sição mínima à radiação.[118] Contudo, assim como TC e RNM, não é um instrumento portátil. A BIA, por sua vez, é leve, fácil de ser transportada e não emite radiação. Ela mensura a massa muscular por meio da aferição da resistência e da reatância produzidas pela água corporal presente nos tecidos, quando da passagem de uma corrente elétrica alternante.

Quadro 11.3 Medidas de massa muscular		
Variável	**Ambiente de pesquisa**	**Ambiente clínico**
Massa muscular	Tomografia computadorizada	BIA
	Ressonância nuclear magnética	DEXA
	DEXA	Antropometria
	BIA	
	Potássio total ou potássio livre de gordura	

Bia: bioimpedância; DEXA: *dual x-ray absotptiometry.*
Fonte: Cruz-Jentoft et al.[93]

Inúmeros estudos utilizaram BIA e DEXA para aferição de massa muscular. No entanto, na América Latina, evidências sugerem que tais métodos são pouco disponíveis para o uso clínico.[119] Por essa razão e considerando as peculiaridades da realidade brasileira, a possibilidade de mensurar a massa muscular por meio de estimativa antropométrica pode viabilizar o diagnóstico de sarcopenia. Tais estimativas são amplamente adotadas em toda América Latina.[89,120]

Em 1982, Heymsfield et al. já sugeriam fórmulas antropométricas para identificação do componente muscular. Visser et al. validaram algumas equações preditivas para estimativa da composição corporal, baseadas no sexo, pregas cutâneas bicipitais, tricipitais, ilíacas e subescapulares. Lee et al.[121] estudaram um modelo preditivo de massa muscular baseado na antropometria e a RNM foi o teste de referência. Para esses autores, uma alta acurácia foi observada quando se incluiu na fórmula a circunferência de cintura, altura, peso e sexo.

A avaliação da massa muscular baseada em equações preditivas pela estimativa antropométrica também foi investigada no Brasil. No estudo de Saúde, Bem Estar e Envelhecimento (SABE), Gomes et al.[122] analisaram duas fórmulas em 106 indivíduos acima de 80 anos e o DEXA foi utilizado como referência. No primeiro modelo foi incluído o peso, a altura, a dobra cutânea do tríceps, a circunferência da cintura e o sexo e, para o segundo, somente o peso, a altura e o sexo. O primeiro modelo apresentou uma melhor acurácia para determinar a massa muscular, entretanto os autores sugerem que estudos de validação e confiabilidade são necessários para sua análise em outras faixas etárias.

Ainda no Brasil, em uma amostra de 180 idosos, Rech et al.[123] estudaram a validação de três outras equações utilizando como referência o DEXA. Entre elas, a única que apresentou-se adequada foi a equação sugerida por Lee et al.[121] com uma concordância de 0,74, especificidade de 89% e sensibilidade de 86%, com r = 0,9 para homens e r = 0,86 para mulheres (p < 0,001).

Da aferição da força muscular

Como observado na seção anterior, a partir da década de 1990 a força muscular foi acrescida ao constructo da sarcopenia.[124] Kallman et al.[125] concluíram que a força muscular, embora correlacionada com massa, era mais fortemente associada à idade do indivíduo, sugerindo que outros fatores estariam mais associados ao declínio da força do que a massa muscular.

Cruz-Jentoft et al. sugerem que a força muscular pode ser mensurada por meio de alguns instrumentos: dinamômetro isométrico e isocinético de membros inferiores (força de flexão/extensão do joelho), pico de fluxo expiratório e força de preensão palmar. Embora a força de flexão do joelho seja uma medida confiável, a necessidade de equipamentos especiais e treinamento especializado faz com que ela seja usada apenas em ambientes de investigação.[126] O pico de fluxo expiratório não é recomendado para mensurar a força muscular de forma isolada,[126] apesar de algumas evidências sinalizarem seu papel na determinação de desfechos indesejáveis (Quadro 11.4).[127]

A avaliação da força muscular pelo dinamômetro de mão é um recurso utilizado desde 1946.[128] Em uma revisão sistemática, Mijnarends et al. evidenciaram que o dinamômetro manual foi o teste com melhor validade, confiabilidade e praticidade na verificação da força muscular. As vantagens sobre as demais ferramentas de avaliação muscular no idoso são o

Quadro 11.4 Medidas de força muscular		
Variável	**Ambiente de pesquisa**	**Ambiente clínico**
Força muscular	Força de preensão palmar	Força de preensão palmar
	Flexão e extensão de joelho	
	Pico expiratório máximo	

Fonte: Cruz-Jentoft et al.

manuseio fácil, o baixo custo e a portabilidade, desde que esteja adequadamente calibrado.[129] Ademais, é possível que a força de preensão palmar tenha a capacidade de representar a função muscular global uma vez que, em vários trabalhos, ela apresentou resultados equivalentes a outras medidas de força.[130-132]

Da aferição do desempenho funcional

A partir de 2009, o desempenho funcional passa a fazer parte dos critérios diagnósticos da sarcopenia.[93] Essa mudança de critérios foi produzida pelo aparecimento de estudos que além de relacionar massa, força e desempenho funcional a desfechos indesejáveis de saúde, sugeriam que massa muscular era, entre os três, o de menor força de associação.[133,134]

A capacidade funcional está relacionada com a habilidade individual em se adaptar às diversas demandas do dia a dia. Avaliar o desempenho funcional é uma das formas de identificar limitações e promover intervenções.[122] Mijnarends et al.[117] identificaram 22 instrumentos de desempenho funcional compondo os critérios para o diagnóstico de sarcopenia. A *Short Physical Performance Battery* (SPPB) e a velocidade da marcha foram os testes com melhor acurácia, validade e confiabilidade (Quadro 11.5).

A SPPB avalia o equilíbrio, a velocidade da marcha e a força dos membros inferiores. Os indivíduos são analisados e classificados de acordo com seu grau de limitação.[93] Todavia, Guralnik et al.[135] acompanharam mais de 5 mil indivíduos ao longo de seis anos e observaram que a velocidade de marcha apresentava resultados semelhantes à SPPB na predição de desfechos indesejáveis. Outros trabalhos já demostraram que a lentidão da marcha é fenômeno que antecede a incapacidade funcional na vida do idoso.[136,137] A velocidade da marcha, isoladamente, mostrou-se um importante marcador de prognóstico de desfechos negativos, como risco de quedas, fragilidade, institucionalização e óbito em pacientes geriátricos e, devido à sua simplicidade, é o teste mais utilizado.[138,140]

Quadro 11.5 Medidas do desempenho funcional		
Variável	**Ambiente de pesquisa**	**Ambiente clínico**
Desempenho físico	SPPB	SPPB
	Velocidade da marcha	Velocidade da marcha
	Timed get-up-go	*Timed get-up-go*
	Teste de subida em escada	

SPPB: *Short Physical Performance Battery.*
Fonte: Cruz-Jentoft et al.

Definições operacionais e a prevalência de sarcopenia

O Quadro 11.6 apresenta as prevalências de sarcopenia a partir de um único critério e há uma diferença relevante em seus resultados: ela é dada pelos métodos de medida da massa utilizados e, também, dos diferentes pontos de corte.[141] Esses valores são ainda mais diversos, quando comparamos prevalências obtidas a partir de definições de sarcopenia por distintos critérios, tais como aquele que associa massa à força ou outro que associa massa à força e ao desempenho funcional.[95,142]

Existem poucos estudos sobre a prevalência de sarcopenia pelo critério que une massa e força musculares ou massa e desempenho funcional, exclusivamente. Provavelmente, pelo surgimento concomitante de evidências sugerindo o papel conjunto dos três itens na definição diagnóstica, pesquisadores optaram por utilizá-las no estudo de composição corporal de suas populações. Todavia, algumas publicações criticam os diversos critérios presentes na literatura até 2011.

Em 2012, Patil et al. analisaram a prevalência de sarcopenia por meio dos critérios propostos pelo EWGSOP e IWGS. Para o primeiro, as medidas da massa muscular, força e desempenho funcional foram realizadas com a DEXA, o dinamômetro manual e o SPPB, respectivamente; para o segundo critério, a medida de massa e desempenho foram realizadas com a DEXA e a velocidade de marcha, respectivamente.[151] Na amostra de 409 idosos, a

Quadro 11.6 Prevalências de sarcopenia por massa muscular de acordo com o método de mensuração					
Referência bibliográfica	Método	Marcador de sarcopenia	Nº	Idade	Prevalência*
Baumgartner et al. (1998)	Antropometria	Massa muscular apendicular	883	61-80	13 a 50%
Melton et al. (2000)	DEXA	Massa muscular apendicular	100	> 69	28 a 30%
Morley et al. (2001)	DEXA	Massa muscular apendicular	199	> 60	12 a 30%
Janssen et al. (2002)	BIA	Massa muscular	2.224	> 60	7 a 10%
Tanko et al. (2002)	DEXA	Massa muscular apendicular	67	> 69	12%
Iannuzzi-Sucich et al. (2002)	DEXA	Massa muscular apendicular	337	> 64	23 a 27%
Gillette-Guyonnet et al. (2003)	DEXA	Massa muscular apendicular	1.321	> 74	10%
Newman et al. (2003)	DEXA	Massa muscular apendicular	2.984	> 69	20%
Castillo et al. (2003)	BIA	Massa muscular	1.793	> 69	4 a 16%
Janssen et al. (2004)	BIA	Massa muscular	4.499	> 59	9 a 11%
Schaap et al. (2006)	DEXA	Massa muscular apendicular	328	> 60	15%

DEXA: *dual-energy X-ray absorptiometry*; BIA: Bioimpedância.
*Prevalência por faixa etária.
Fonte: autores.

prevalência foi de 0,9% para o primeiro critério e 2,7% para o segundo. É importante salientar que o SPPB inclui entre os seus itens a velocidade de marcha e que Patil et al., além de ter utilizado diferentes critérios, também estabeleceu pontos de corte de velocidade de marcha diferentes para cada modelo. Com essa publicação, os autores deram início à discussão sobre os efeitos da pluralidade de definições de sarcopenia – itens e seus pontos de corte – sobre as medidas de frequência desta síndrome.

Em 2015, Lee et al.[153] investigaram a concordância dos critérios EWGSOP[93] e IWGS,[90] quando a massa muscular era calculada por meio de dois índices diferentes – o de massa muscular esquelética apendicular e o de massa muscular esquelética relativa. Os autores concluíram que, independentemente do índice adotado, a correlação entre os critérios foi fraca – kappa de 0,471 e 0,448, respectivamente – e que a seleção adequada de pontos de corte para massa muscular, força e desempenho funcional, ajustados para sexo e diferenças étnicas, é crítica para o desenvolvimento de um critério diagnóstico universal de sarcopenia, com possibilidades de aceitação pela comunidade internacional.

Em 2016, Kim et al.[154] estudaram a prevalência de sarcopenia por 9 diferentes critérios, combinando distintos métodos de aferição e diferentes pontos de corte de massa muscular, força e desempenho funcional. A prevalência de sarcopenia variou de 2,5–28% para homens e de 2,3–11,7% para mulheres, com o DEXA como medida de massa muscular; e de 7,1–98% para homens e 19,8 a 88% para mulheres, quando utilizada a BIA. Assim como Lee et al., os autores também sugeriram a adoção de definições únicas e internacionalmente aceitáveis, além da adaptação de pontos de corte para os critérios estabelecidos.

Dados da literatura apontam que o critério proposto pelo EWGSOP tem sido, nos últimos cinco anos, o mais utilizado para o diagnóstico da sarcopenia e, para alguns autores, é o melhor critério para identificação dessa síndrome e dos desfechos indesejáveis a ela associados.[155] Em 2015, Bischoff-Ferrari et al.[155] compararam, ao longo de três anos, nove definições de sarcopenia e sua associação com quedas. Os autores observaram que os critérios do EWGSOP e os de Baumgartner et al. apresentaram melhor associação com quedas. O primeiro observou prevalência de 7,1%, com uma razão de chance de quedas de 1,82 (IC 1,24–2,69); o segundo, 11% e 1,54 (IC 1,09–2,18), respectivamente.

Em 2014, Cruz-Jentoft et al. fizeram uma revisão sistemática sobre a prevalência de sarcopenia pelos critérios do EWGSOP. Dos 18 estudos identificados, a maior parte foi conduzida na comunidade (83%) e, para esse cenário, sua prevalência variou de 0,9 a 29,1%. Como sinalizado pelos autores, o tipo de instrumento utilizado para cada um dos itens, assim como as caraterísticas individuais das populações estudadas foram os responsáveis pela grande variação da prevalência de sarcopenia observada, ainda que um único critério – o do EWGSOP – tenha sido utilizado.

No Brasil, em 2016, Diz et al.[95] realizaram uma revisão sistemática sobre a prevalência da sarcopenia e observaram que 20% dos homens e 17% das mulheres eram sarcopênicos. Verificaram que o critério de definição e mensuração da sarcopenia foi bastante variado. Dos 31 estudos incluídos na metanálise, 60% utilizaram a definição diagnóstica de sarcopenia baseada exclusivamente na massa muscular mensurada por vários métodos. Três por cento utilizaram a definição de sarcopenia por força muscular exclusivamente e 37%, pela associação entre massa, força e desempenho funcional. Os pontos de corte para maioria dos trabalhos foram baseados em populações fenotipicamente diferentes da realidade brasileira. Como observado por Shaw et al.,[156] existem diferenças da massa e força muscular entre as etnias. Hispânicos e negros apresentam maior massa muscular que brancos e asiáticos, e a força muscular é menor em negros e asiáticos comparados com a etnia branca. Para o Brasil, a utilização de pontos de corte sem correta adaptação e diversos critérios diagnósticos endossam a dificuldade já apresentada por alguns autores: "a prevalência de sarcopenia está diretamente associada aos seus critérios de definição e pontos de corte adotados".[150] Além disso, quando instrumentos diferentes são utilizados para medir um mesmo fenômeno, os resultados são conflitantes (Quadro 11.7).[157]

Quadro 11.7			
Revisão sistemática sobre a prevalência de sarcopenia no Brasil			
Referência bibliográfica	**Nº**	**Critérios**	**Prevalência (%)**
Alexandre et al. (2014)[158]	1.149	MM e FM	15,4
Almada et al. (2015)[159]	150	MM	4
Castro et al. (2014)[160]	59	MM	5
Coelho Junior e Gonçalves (2015)[161]	130	MM	33
Costa (2015)[162]	20	MM + FM	65
Domiciano et al. (2013)[163]	611	MM	3,7
Dutra (2013)[164]	130	MM	15,3
Falsarella et al. (2014)[165]	99	MM	31,3
Figueiredo et al. (2014)[166]	399	MM	13,5
Gadelha et al. (2014)[167]	137	MM	13,9
Garcia et al. (2011)[168]	81	FM	9
Genaro et al. (2010)[169]	70	MM	21,4
Gentil et al. (2007)[170]	189	MM	4,8
Gobbo (2012)[171]	799	MM + FM	8,9
Lima et al. (2009)[172]	246	MM	17
Lima et al. (2015)[173]	46	MM	67
Lourenço e Moreira (2012)[174]	847	MM	19,8
Martinez et al. (2015)[175]	110	MM + FM	21,8
Melo (2012)[176]	391	MM + FM	35,6
Pagotto e Silveira (2014)[177]	132	MM + FM	13
Pereira e Paula (2015)[178]	198	MM + FM	10,1
Pinheiro (2013)[179]	173	MM + FM	17,8
Rech et al. (2012)[123]	180	MM	33,3
Salmaso et al. (2014)[180]	44	MM	15,9
Dos Santos et al. (2014)[181]	149	MM	16,8
Santos (2012)[182]	113	MM	9,7
Schwanke e Rosemberg (2014)[183]	583	MM + FM	4,1
Silva et al. (2013)[184]	272	MM	72,7
Silva et al. (2015)[120]	1291	MM + FM	13,9
Silva Neto et al. (2012)[185]	56	MM	23,2
Viana et al. (2015)[186]	562	MM + FM	20,1

MM: massa muscular; FM: função muscular (força muscular e/ou, desempenho funcional).
Fonte: Diz et al.[95]

Por fim, em 2017, uma nova revisão sistemática sobre a prevalência de sarcopenia no mundo foi realizada por Shafiee et al.[175] Os critérios de inclusão foram trabalhos publicados pelos critérios do EWGSOP e da AWGS.[187] Trinta e cinco artigos foram incluídos totalizando 58.404 indivíduos em todo o mundo. A prevalência estimada foi de 10% para homens (8–12%) e 10% para mulheres (8–13%). Seus resultados podem ser observados no Quadro 11.8.

Quadro 11.8			
Revisão sistemática sobre a prevalência de sarcopenia no mundo			
Referência bibliográfica	**Região**	**Nº**	**Prevalência (n/%)**
Htun et al. (2016)[188]	Ásia	1.921	248 (13,3)
Ter Borg et al. (2016)[189]	Ocidente	227	53 (23)
Brown et al. (2016)[190]	Ocidente	4.425	1618 (36)
Chang et al. (2016)[191]	Ásia	3.957	290 (7,3)
Jung et al. (2016)[192]	Ásia	382	105 (27,8)
Han et al. (2016)[193]	Ásia	878	29 (3,3)
Spira et al. (2016)[194]	Ocidente	1.405	58 (4,1)
Bianchi et al. (2015)[195]	Ocidente	538	55 (10,2)
Han et al. (2016)[196]	Ásia	657	64 (9,7)
Huang et al. (2016)[197]	Ásia	731	50 (6,8)
Silva Neto et al. (2016)[198]	Ocidente	70	7 (10)
Han et al. (2016)[199]	Ásia	1.069	99 (9,3)
Velazquez-Alva et al. (2017)[200]	Ocidente	137	20 (14,6)
Wang et al. (2015)[201]	Ásia	316	94 (29,7)
Pereira et al. (2015)[202]	Ocidente	198	20 (10,1)
Cawthon et al. (2015)[203]	Ocidente	5.934	277 (4,7)
Meng et al. (2015)[204]	Ásia	771	44 (5,7)
Wen et al. (2015)[152]	Ásia	286	17 (5,9)
Bischoff-Ferrari et al. (2015)[155]	Ocidente	445	31 (7,1)
Nishiguchi et al. (2015)[205]	Ásia	273	22 (8,6)
Beudart et al. (2014)[141]	Ocidente	400	61 (15,2)
Yoshida et al. (2014)[206]	Ásia	4.811	360 (7,5)
Tanimoto et al. (2014)[207]	Ásia	1.110	160 (14,1)
Wu et al. (2014)[208]	Ásia	549	39 (7,1)
Yu et al. (2014)[209]	Ásia	4.000	293 (7,3)
Akune et al. (2014)[210]	Ásia	1.000	129 (12,9)
Dam et al. (2014)[211]	Ocidente	10.063	710 (7)
Wu et al. (2014)[208]	Ásia	2.868	50 (1,7)
Ishii et al. (2014)[212]	Ásia	1.971	359 (18,2)
Pagotto e Silveira (2014)[177]	Ocidente	132	17 (13)
Yu et al. (2014)[213]	Ocidente	986	16 (1,6)
Volpato et al. (2014)[214]	Ocidente	730	55 (7,5)
Lee et al. (2014)[153]	Ásia	386	30 (7,8)
Yamada et al. (2013)[215]	Ásia	1.882	414 (22)
Tanimoto et al. (2012)[216]	Ásia	1.158	126 (10,9)

Fonte: Shafiee et al.[187]

Definição dos pontos de corte

Para a população brasileira, dados normativos de massa muscular, força de preensão palmar e velocidade da marcha ainda não estão claramente estabelecidos. Até então, os estudos sobre esta síndrome geriátrica utilizavam pontos de corte de populações afluentes. Baumgartner et al. utilizam o valor de índice de massa muscular, ou seja, a massa muscular esquelética dividida pela altura ao quadrado mensurada por meio da DEXA. Foram definidos como casos para massa muscular alterada aqueles indivíduos que apresentam o valor de IMM com dois desvios padrão abaixo da medida populacional jovem. Esses autores, em 1998, identificaram como pontos de corte os valores de 7,26 kg/m^2 para homens e 5,45 kg/m^2 para mulheres. Cruz-Jentoft et al. sugerem que, para força de preensão palmar os pontos de corte de 20 kgf e 30 kgf podem ser adequados para mulheres e homens, respetivamente; e a velocidade de marcha de 0,8 m/s com ponto de corte para o item desempenho funcional. Esses dois últimos estudos são realizados em populações afluentes, com caraterísticas fenotípicas diferentes da realidade brasileira. A utilização desses pontos de corte em nossa realidade pode inferir em estimativas inadequadas da prevalência de sarcopenia. No Brasil, pesquisadores da área sugerem que, até que os dados normativos para cada uma das variáveis não estejam disponíveis, ajustes dos pontos de corte devem ser utilizadas baseadas em estudos robustos.

Para a medida de massa muscular o uso da DEXA em ambiente clínico ainda é pouco usual em nossa prática. Barbosa-Silva et al. verificaram a prevalência de sarcopenia na comunidade e, para esse item, realizaram a medida da circunferência de panturrilha. Os autores identificaram uma interessante correlação entre os pontos de corte de 34 cm para homens e 33 cm para mulheres como corte para definição de casos e não casos.

Budziareck et al. estudaram valores de referência para força de preensão palmar em indivíduos saudáveis. Após a estratificação por faixa etária verificaram que, para a mão dominante, aqueles acima de 60 anos de idade apresentavam uma força de preensão palmar média de 31,3 kgf para homens e 19,1 kgf para mulheres.[217]

Moreira e Lourenço sugeriram pontos de corte para força muscular e velocidade da marcha no estudo Fragilidade em Idosos Brasileiros (FIBRA-RJ) Quadros 11.9 e 11.10, respectivamente.[218] O primeiro com base no sexo, índice de massa corporal e percentis de força e, o segundo, com base no sexo, altura e percentis de velocidade de marcha.

Quadro 11.9 Pontos de corte para força de preensão manual segundo o estudo Fragilidade em Idosos Brasileiros (Fibra-RJ)		
Sexo	**Índice de massa corporal – IMC (kg/m^2)**	**Força de preensão palmar (kgf)**
Masculino	≤ 22,4	16,8
	22,4 < IMC ≤ 22,51	23,3
	25,51 < IMC ≤ 28,33	23,3
	>28,33	23,4
Feminino	≤ 24,12	13,3
	24.12 < IMC ≤ 26,92	14
	26,92 < IMC ≤ 30,26	14
	> 30,26	14,7

Fonte: Moreira & Lourenço.

Quadro 11.10
Pontos de corte para tempo de percurso para 4,6 metros segundo o estudo
Fragilidade em Idosos Brasileiros (Fibra-RJ)

Sexo	Altura (m)	Tempo de percurso (segundos)
Masculino	≤ 1,68	≥ 7
	> 1,68	≥ 6,3
Feminino	≤ 1,54	≥ 7,6
	> 1,54	≥ 6,6

Fonte: Moreira & Lourenço

Os mesmos autores identificaram uma diferença de prevalência significativa para o diagnóstico de sarcopenia quando pontos de corte diferentes eram utilizados.[219] Por meio da investigação da prevalência da sarcopenia por critérios propostos pelo EWGSOP com seus pontos de corte originais e pontos de corte ajustados para a mostra, a prevalência variou em 7,2%.

Alexandre et al., no estudo SABE, propõe pontos de corte baseados para força de preensão palmar e velocidade da marcha baseadas nos mesmos critérios encontrando algumas diferenças. Cruz-Jentoft et al. propuseram um alto ritmo de identificação do sarcopênico. Entretanto, quando aplicado à realidade latino-americana, mostrou-se com limitada utilidade.

O EWGSOP2 reconhece a necessidade de pontos de corte adaptados para cada população respeitando suas características fenotípicas. Nesse novo documento há uma proposta de ajustes que pode ser observada no Quadro 11.11.

Quadro 11.11
Pontos de corte para os itens que compõe o diagnóstico de sarcopenia propostos por EWGSOP2

Teste	Pontos de corte – masculino	Pontos de corte – feminino
Força de preensão palmar	< 27 kgf	< 16 kgf
Massa muscular	< 7 kg/m^2	< 6 kg/m^2
Velocidade da marcha	< 0,8 m/s	
*SPPB	Escore ≤ 8	
**TUG	≥ 20 segundos	
Caminhar 400 m	≥ 6 minutos ou não execução	

*SPPB – short physical performance battery.
**TUG – Timed get up and go.
Fonte: Cruz-Jentoft et al.

Associação de sarcopenia com capacidade funcional, comorbidades e mortalidade

Em todo o mundo, a associação de sarcopenia com desfechos indesejáveis de saúde vem sendo estudada desde pelo menos a década de 1980. Na verdade, a associação de mortalidade com os itens que hoje compõem o critério de sarcopenia – massa muscular, força e desempenho – também foi muito bem examinada a partir da década de 1990.[127,134,220-222]

Baixa massa muscular, reduzida força e desempenho funcional inadequado são, *per si*, indicadores de mau prognóstico para a população idosa.[223] Newman et al. sugerem que a perda de força e desempenho funcional está mais associada ao risco de incapacidade e morte do que a massa muscular propriamente dita. A força muscular é pontuada como um preditor independente de mortalidade em alguns trabalhos.[224-231] Em 1995, Fujita et al.[220] demonstraram a associação entre o declínio de força muscular e mortalidade. Mais de sete mil indivíduos residentes no Japão foram acompanhados por seis anos e, entre as medidas realizadas, a força muscular foi identificada como um preditor de doença.

Rantanen et al. analisaram uma coorte de 1.002 mulheres acima de 65 anos residentes na comunidade em um estudo prospectivo de cinco anos denominado *Women's Health and Aging Study*. Seu objetivo foi avaliar a associação de força de preensão palmar com doenças cardiovasculares e mortalidade, em idosas portadoras de limitações funcionais. Aquelas do menor quintil de força muscular apresentaram um risco de morte por doença cardiovascular, doença respiratória e por todas as outras causas de 3,21 (IC: 2–5,1), 2,38 (IC: 1–5,2) e 2,59 (IC: 1,5–4,2), respectivamente.

Metter et al.[232] coletaram dados sobre a força de preensão palmar de 1.071 indivíduos do sexo masculino ao longo de 25 anos. Análises de sobrevida apresentaram o impacto da força de preensão palmar em todas as causas de morte. A baixa força muscular, assim como a sua queda evolutiva, foi diretamente associada à mortalidade, independentemente da atividade física e da massa muscular.

A sarcopenia está diretamente associada a limitações funcionais.[18,63,233,234] Em uma coorte de 1.705 idosos da Austrália, Hirani et al.[235] observaram que os indivíduos classificados como sarcopênicos, independentemente dos critérios que foram utilizados – somente massa muscular alterada; massa e força muscular alterados; massa, força e desempenho funcional alterados –, apresentaram desfechos indesejáveis. Contudo, os sarcopênicos diagnosticados pelo último critério foram os que mais apresentaram os desfechos institucionalização e morte.

Em 2015, Patino Villada et al.[236] encontraram uma prevalência de 2,4% de sarcopenia em uma amostra comunitária de 258 indivíduos acima de 60 anos na Espanha. Apesar de uma baixa prevalência identificada, os sarcopênicos foram aqueles que apresentaram um pior desempenho funcional. Essa associação foi também observada no trabalho de Sanchez-Rodriguez et al.[237] no mesmo país. Em Beijing, China, Meng et al.[238] analisaram uma amostra de 101 idosos da comunidade e observaram que sarcopênicos eram mais idosos e com maior gordura corporal total. Em Taiwan, Liu et al.[239] também identificaram perda funcional para os sarcopênicos em uma amostra de 1.008 idosos da comunidade. Todos os trabalhos acima utilizaram os critérios do EWGSOP para diagnóstico de sarcopenia.

Em 2017, em um ensaio clínico randomizado, com o objetivo de investigar a melhora na composição corporal de sarcopênicos, Hong et al.[240] realizaram intervenções com exercícios anaeróbicos, por videoconferência. Indivíduos de 69–93 anos de idade foram submetidos a sessões de exercícios de resistência utilizando um serviço de videoconferência (Skype®). Os resultados apontaram um aumento de massa muscular, além de melhora do desempenho funcional, em especial da marcha.

Em 2016, An e Kim[241] sugeriram que sarcopenia é de forma independente associada à multimorbidades. Hipertensão arterial sistêmica, diabetes melito, coronariopatia, entre outros, interferem diretamente nas respostas metabólicas e, em especial, no risco de lesões em órgãos alvo, além de gerar alterações intracelulares capazes de acelerar a senescência e o desenvolvimento de sarcopenia.

Utilizando a definição proposta pelo EWGSOP, Arango-Lopera et al.[242] analisaram a associação entre sarcopenia e mortalidade em uma amostra de idosos da Cidade do México. Trezentos e quarenta e cinco indivíduos foram acompanhados ao longo de três anos. A razão de chance de mortalidade por faixa etária, autopercepção de saúde, capacidade funcional e sarcopenia foi de 3,24 (IC: 1,55–6,78), 5,07 (IC1,9–13,6), 0,75 (0,56–0,99) e 2,39 (IC: 1,05–5,43), respectivamente.

Gariballa e Alessa[243] avaliaram a prevalência e o prognóstico de pacientes com sarcopenia em uma amostra hospitalar por meio dos critérios propostos pelo EWGSOP. Dos 432 indivíduos estudados, os sarcopênicos apresentaram maior tempo de internação, e a taxa de mortalidade para esse grupo foi de 27%, comparado a 10% para os indivíduos não sarcopênicos. Com os mesmos critérios, Kim et al.[244] avaliaram 284 homens e 272 mulheres acima de 60 anos durante seis anos. Os autores também observaram um risco de morte mais elevado para os sarcopênicos.

Assim, conhecer a sarcopenia e intervir nessa condição potencialmente reversível é necessidade urgente dentro de todos os cenários de atuação clínica e investigação.

Perspectivas farmacológicas do tratamento da sarcopenia

A contração muscular envolve uma série de intrincados e complexos mecanismos. Após a contração há ativação de um conjunto de mecanorreceptores que podem causar modificações musculares. Esta ação estimula a atividade de fatores de crescimento muscular aumentando, por conseguinte, a síntese proteica e o recrutamento de células satélites e unidades motoras. Em cada uma dessas etapas, uma série de enzimas, receptores e sinalizadores são potenciais nichos farmacológicos para o tratamento da sarcopenia.[245] É reconhecido que a genética desempenha um importante papel tanto para força quanto para massa muscular.[246]

A suplementação de dehidroepiandrosterona, nandrolona, estrógeno ou tibolona possuem efeitos isolados de ganho de massa ou força, porém, em idosos e, em especial, para o tratamento da sarcopenia, mais estudos são necessários não sendo recomendável sua utilização nesta população.[247]

A expressão proteica dos alelos da enzima conversora da angiotensina está associada à eficiência da contração muscular, e alteração nesta expressão: deficiência gênica está associada à redução do *endurance* muscular no sexo masculino.[248]

Outro nicho de importante investigação são as mitocôndrias. Estas, responsáveis pela produção de energia nas fibras musculares, são, por sua vez, reguladas por fatores de proliferação – *peroxisome proliferator-activated receptor coactivator 1alfa* (PGC1-alfa) – que estão reduzidas em idosos e animais em senescência. A presença de tal enzima promove a biogênese mitocondrial mantendo níveis adequados de ATP e reduzindo a ativação de citocinas pró-inflamatórias.[249]

Com o envelhecimento é observado uma redução do fluxo sanguíneo para as estruturas musculares. Há uma redução fisiológica da vasodilatação em parte pela redução da diminuição da biodisponibilidade do óxido nítrico gerando uma reduzida oxigenação muscular. A investigação de intervenções nesse sítio de ação já se encontra em andamento.[250]

A testosterona declina na taxa aproximada de 1% ao ano após os 30 anos de idade. Essa observação está diretamente associada a alterações nos constituintes musculares e suas funções. Estudos apontam que a suplementação desse hormônio está associada ao aumento de força e massa muscular além de redução de gordura corporal total. Entretanto, a presença de efeitos colaterais como alterações cardiovasculares, mortalidade em diabéticos e alterações prostáticas ainda necessitam de maior estudo para recomendar sua suplementação em indivíduos que não apresentam sua deficiência. Dois grandes *Trials* estão em andamento para determinar o papel da testosterona no manejo da sarcopenia, osteoporose e fragilidade – *The Testosterone Trial in Older Men* – www.t4dm.org.au).[251]

Outro hormônio implicado na gênese da sarcopenia é o hormônio do crescimento, e seus estimulantes de eixo- IGF-1. Este composto está reduzido no envelhecimento e extremos de sua concentração sanguínea estão diretamente associados à doença cardiovascular. A investigação aponta que esse peptídeo poderia aumentar a massa muscular magra em idosos.[252] Todavia, estudos subsequentes evidenciaram que a substância não trazia benefícios para o desempenho funcional ou força muscular. Mais estudos são necessários para se verificar sua real eficácia.

A grelina é produzida no fundo gástrico e produz aumento do apetite além de estimular o IGF-1. Seus análogos são capazes de aumentar a massa muscular em pacientes portadores de caquexia neoplásica. Agonistas da grelina foram testados em indivíduos sarcopênicos observando aumento de sua massa magra e desempenho funcional. Contudo, efeitos colaterais substanciais foram observados nessa população limitando seu uso.[253]

Constituintes intracelulares do músculo são responsáveis pela inibição de crescimento celular e produção de células satélites. A miostatina é um dos elementos responsáveis pela ação. É observado que a deleção homozigótica de seus precursores gênicos dá origem a indivíduos com grande massa muscular. Estudos inibindo esta substância e seus receptores são potenciais para o tratamento da sarcopenia.[254,255]

O estudo de drogas como o perindopril e terasemtiv – inibidor da enzima conversora da angiotensina e ativador de troponina esquelética, respectivamente – encontra-se em estudos. Mas é observado que o primeiro traz melhora da distância percorrida naqueles portadores de disfunção sistólica e, para o segundo, uma amplificação do estímulo ao neurônio motor reduzindo o declínio da força muscular em idosos.[247]

Cuidados nutricionais

O cuidado nutricional abrange intervenções multidisciplinares e multimodais com diferentes abordagens. Na Diretriz da Sociedade Europeia de Nutrição Clínica e Metabolismo (ESPEN) sobre nutrição clínica e hidratação em geriatria, Volkert et al.,[256] reforçam que as intervenções clínicas de nutrição devem fazer parte de uma intervenção em equipe multimodal e multidisciplinar com grau de recomendação B e forte consenso. No estudo realizado por Neelemaat et al.[257] foi elaborado um ensaio clínico randomizado combinando diferentes componentes do cuidado nutricional, como enriquecimento de energia e proteína da dieta, fornecimento de suplementos nutricionais orais, bem como suplementos de cálcio e vitamina D, aconselhamento por telefone para pacientes idosos desde a internação até três meses após a alta e observação de efeitos positivos na ingestão de energia e proteínas, níveis séricos de vitamina D e incidência de quedas.

Objetivos da terapia nutricional – Tanikawa & Rodrigues[258]

- Garantir o aporte proteico, energético e de micronutrientes necessários ao idoso.
- Reduzir as perdas musculares e ósseas preservando a força.

- Manter ou melhorar a composição corporal.
- Proporcionar condições para melhor reabilitação.
- Reduzir a morbidade e mortalidade.
- Manter e/ou melhorar a funcionalidade do idoso.
- Promover a qualidade de vida.

Proteínas e aminoácidos

Os principais fatores nutricionais e comportamentais relacionados na etiologia da sarcopenia são o baixo consumo de proteínas, vitamina D e inatividade física. Com relação às proteínas, com o envelhecimento, as recomendações quanto ao aumento da ingestão são aumentadas, já que a absorção e a síntese estão diminuídas, o que pode levar ao declínio da capacidade física e ao desenvolvimento da sarcopenia.[259] A ingestão proteica reduzida é muito frequente e foi mostrado ser inversamente proporcional ao avanço da idade no idoso.

A diminuição na ingestão proteica é um fator importante, pois foi demonstrado que os requerimentos proteicos aumentam com a idade. Na abordagem nutricional, os consensos de geriatria e nutrição recomendam o consumo de suplementos ricos em proteínas (1,2–1,5 g/ptn/kg/peso/dia) e 10–15 g em aminoácidos essenciais, principalmente leucina e creatinina, pois estes têm o efeito de estimular a síntese proteica, para manutenção do equilíbrio de nitrogênio em idosos, estimulando a eficiência da síntese pelo músculo e o anabolismo muscular.[60,260] Recomendações de que 25–30 gramas de proteína de alto valor biológico sejam ingeridas por refeição, a fim de prevenir a perda de massa muscular, pois baseia-se na evidência de que a ingestão de menos de 25–30 g de proteína por refeição está associada à menor síntese de proteínas musculares nos idosos.

Outra estratégia para melhorar a síntese de proteínas é administrar suplementos com aminoácidos essenciais (arginina, glutamina e lisina) e aumentar a ingestão de leucina, pois promove o anabolismo e diminui a degradação da proteína. Na impossibilidade de aquisição de suplementos o estímulo ao aumento do consumo de alimentos ricos leucina como o leite, queijo, carne, atum, frango, amendoim, soja, trigo e ovos são recomendados pois favorecem a síntese proteica.

A recomendação de aminácidos para aumento da síntese proteica estipulada pelos pesquisadores Paddon Jones & Rasmussen no estudo foi de 10–15 g de aminoácidos essenciais distribuídas nas refeições igualmente durante o dia.

A suplementação com hidroximetilbutirato (HMB), um metabolito ativo da leucina, também é eficaz no aumento da síntese proteica total e da força muscular.[261] Doses de três gramas/dia (sais de cálcio) promovem o aumento da força quando combinada com os exercícios.[262]

Outro suplemento importante na terapia nutricional da sarcopenia é a creatina. A suplementação com creatina mono-hidratada eleva a fosfocreatina, principal forma de armazenamento de energia para exercícios de resistência. De acordo com estudos, a creatina mostra-se como um excelente suplemento, em que trabalhos demonstraram ganho de massa magra e ainda mais, no ganho de função e qualidade de vida, devido a melhora do estresse oxidativo. Os resultados sugerem que a suplementação de creatina seja uma intervenção nutricional segura e econômica, principalmente em conjunto com um programa de treinamento de resistência, pois reduz a perda de massa muscular que ocorre com o processo do envelhecimento.[263] No estudo duplo cego experimental com idosas, realizado por Macedo,[264] utilizando um aporte de 20 g de creatina em 4 tomadas durante cinco dias, observaram resultados positivos e satisfatórios sem efeitos colaterais.

Cabe ressaltar que essa suplementação proteica deve ser distribuída igualmente entre as refeições com uma mistura de aminoácidos essenciais (leucina e creatinina), produzindo respostas semelhantes ao anabolismo proteico em idosos jovens.[59,264] O grupo PROT-AGE e a European Society for Clinical Nutrition and Metabolism apresentaram as recomendações para idosos saudáveis de 2,5–2,8 g de leucina por refeição.[265,266]

Com relação à proteína de soro do leite, ocorre um aumento da disponibilidade de aminoácidos no plasma pós-prandial, estimulando ainda mais a síntese de proteínas musculares.[267] Nesse sentido, Pennings et al.[268] mostraram recentemente que a ingestão de proteínas de soro do leite estimula o acúmulo de proteína muscular pós-prandial em homens mais velhos com mais eficiência do que a caseína ou o hidrolisado de caseína.

Estudos sugerem além do *mix* de proteína com *whey protein* e outros aminoácidos, a adição conjunta de carboidratos. No estudo realizado por Bauer et al.[269] os participantes foram randomizados para receber o produto ativo ou isocalórico para o grupo-controle. Os casos recebiam o produto ativo com uma combinação de 20 g de proteína de soro de leite, 3 g de leucina total, 9 g de carboidratos, 3 g de gordura, 800 UI de vitamina D e uma mistura de vitaminas, minerais e fibras, enquanto o grupo-controle uma combinação isocalórica sem proteínas ou micronutrientes, apenas carboidratos, gorduras e oligoelementos. Nesse estudo, houve um ganho significativo ao longo do tempo na massa muscular apendicular nos grupo que recebeu o suplemento com proteínas, vitamina D, aminoácidos e carboidratos com significância estatística.

É importante ressaltar que uma ingestão insuficiente de energia aumenta a necessidade de proteínas. Assim, com relação à recomendação de proteína, é importante garantir não apenas a ingestão de proteínas, mas também a ingestão adequada de energia.

Ômega-3

A suplementação de ômega-3 estimula o anabolismo muscular pelo aumento da sinalização do Mtor P70S6K.[270] As principais fontes dietéticas são peixes como salmão, cavala, arenque, truta do lago, sardinhas e atum e seus óleos.

Uma ingestão adequada de ácido graxo eicosapentaenoico (EPA) é definida em 1,6 e 1,1 g/dia para homens e mulheres, respectivamente. No estudo duplo cego randomizado realizado por Smith et al.[270] com 60 idosos, para avaliar a eficácia da suplementação do óleo de peixe, observaram que houve aumento da massa muscular da coxa (3,6%; IC 95% 0,2%, 7,0%), e da força (5,6%; 95% IC 0,6%, 11,7%; p = 0,075) em comparação com o grupo-controle. É importante notar que as metodologias desses estudos, usaram diferentes abordagens para avaliação da composição corporal, duração das intervenções, medidas do estado PUFA n-3 e doses de suplementos, o que impede a comparação direta dos estudos.[271] No entanto, uma intervenção de três meses parece longa o suficiente para ver melhorias, mas apenas doses ≥ 3,0 g/dia mostraram um incremento atraente nas medidas funcionais e na massa e volume muscular.[270,272]

Vitamina D

Estudos têm demonstrado uma importante deficiência de vitamina D na população idosa e que devem ser avaliados em todos idosos com sarcopenia. O déficit de vitamina D está associado à redução da força muscular, menor funcionalidade principalmente de membros inferiores e risco de quedas. O efeito da vitamina D na função física parece ser essencial-mente benéfico em indivíduos com deficiência prévia de vitamina D. Além disso, doses de 800–1000 UI/dia parecem ser mais eficazes em comparação com doses mais baixas. A suple-mentação de vitamina D promove benefícios sobre os parâmetros da função neuromuscular e reduz as quedas em idosos, melhora no desempenho físico e na força muscular em idosos provavelmente mais frágeis.[275]

Atividade física

A prática regular de exercícios atenua a perda muscular do idoso, a intervenção mais eficaz para prevenção e recuperação são os exercícios de resistência. Estudos com idosos que realizam atividade física têm resultados promissores, tanto na prevenção quanto no tratamento da sarcopenia.[276]

A atividade física tem um papel essencial na prevenção e tratamento da sarcopenia. Estudos ressaltam a importância dos exercícios de força para reversão da atrofia muscular e aumento da força muscular e funcionalidade. No estudo realizado por Santos et al.[276] foi observado que idosos que realizaram atividade física de intensidade moderada ou vigorosa acumuladas em diferentes domínios, apresentaram melhores resultados para prevenir a sarcopenia.

Referências bibliográficas

1. IBGE. Síntese de indicadores sociais: uma análise das condições de vida da população brasi-leirea. Rio de Janeiro: IBGE; 2015.
2. Schramm JC. Epidemiological transition and the study of burden of disease in Brazil. Ciência & Saúde Coletiva. 2004; 94(4):13.
3. Camarano A. Os novos idosos brasileiros: muito além dos 60? Rio de Janeiro: IPEA; 2004.
4. Veras R. Terceira idade: gestão contemporânea em saúde. Rio de Janeiro: Relume-Dumará; 2002.
5. Schmidt MI, Duncan BB, Azevedo e Silva G, Menezes AM, Monteiro CA, Barreto SM et al. Chronic non-communicable diseases in Brazil: burden and current challenges. Lancet. 2011; 377(9781):1949-61.
6. Castro MSM, Travassos C, Carvalho MS. Fatores associados a internações hospitalares no Brasil. Ciência & Saúde Coletiva. 2002; 7:795-811.
7. Boult C, Dowd B, McCaffrey D, Boult L, Hernandez R, Krulewitch H. Screening elders for risk of hospital admission. J Am Geriatr Soc. 1993; 41(8):811-7.
8. Fried LP, Tangen CM, Walston J, Newman AB, Hirsch C, Gottdiener J et al. Frailty in older adults: evidence for a phenotype. J Gerontol A Biol Sci Med Sci. 2001; 56(3):M146-56.
9. Nunes A. O envelhecimento populacional e as despesas do sistema único de Saúde. In: Cama-rano A, editor. Os novos idosos brasileiros: muito além dos 60? Rio de Janeiro: IPEA; 2004. p. 427-49.
10. Campbell AJ, Buchner DM. Unstable disability and the fluctuations of frailty. Age Ageing. 1997; 26(4):315-8.
11. Dutta C, Hadley EC. The significance of sarcopenia in old age. J Gerontol A Biol Sci Med Sci. 1995; 50 Spec No:1-4.
12. Rizzoli R, Reginster JY, Arnal JF, Bautmans I, Beaudart C, Bischoff-Ferrari H et al. Quality of life in sarcopenia and frailty. Calcified tissue international. 2013; 93(2):101-20.

13. Inouye SK, Studenski S, Tinetti ME, Kuchel GA. Geriatric syndromes: clinical, research, and policy implications of a core geriatric concept. J Am Geriatr Soc. 2007; 55(5):780-91.

14. Wu CH, Yang KC, Chang HH, Yen JF, Tsai KS, Huang KC. Sarcopenia is related to increased risk for low bone mineral density. J Clin Densitom. 2013; 16(1):98-103.

15. Woo J, Leung J, Sham A, Kwok T. Defining sarcopenia in terms of risk of physical limitations: a 5-year follow-up study of 3,153 chinese men and women. J Am Geriatr Soc. 2009; 57(12):2224-31.

16. Weber J, Gillain S, Petermans J. [Sarcopenia: a physical marker of frailty]. Rev Med Liege. 2010; 65(9):514-20.

17. Visser M. Obesity, sarcopenia and their functional consequences in old age. Proc Nutr Soc. 2011; 70(1):114-8.

18. Rosenberg IH. Sarcopenia: origins and clinical relevance. J Nutr. 1997; 127(5 Suppl):990S-1S.

19. Tyrovolas S, Koyanagi A, Olaya B, Ayuso-Mateos JL, Miret M, Chatterji S et al. Factors associated with skeletal muscle mass, sarcopenia, and sarcopenic obesity in older adults: a multi-continent study. J Cachexia Sarcopenia Muscle. 2016; 7(3):312-21.

20. Frontera WR, Hughes VA, Fielding RA, Fiatarone MA, Evans WJ, Roubenoff R. Aging of skeletal muscle: a 12-yr longitudinal study. J Appl Physiol. 2000; 88(4):1321-6.

21. Evans WJ. What is sarcopenia? J Gerontol A Biol Sci Med Sci. 1995; 50 Spec No:5-8.

22. Kent-Braun JA, Young K. Skeletal muscle contractile and noncontractile components in young and older women and men. J Appl Physiol. 2000; 88(2):662-8.

23. Curcio F, Ferro G, Basile C, Liguori I, Parrella P, Pirozzi F et al. Biomarkers in sarcopenia: A multifactorial approach. Exp Gerontol. 2016; 85:1-8.

24. Bijlsma AY, Meskers CG, Westendorp RG, Maier AB. Chronology of age-related disease definitions: osteoporosis and sarcopenia. Ageing Res Rev. 2012; 11(2):320-4.

25. Dhillon RJ, Hasni S. Pathogenesis and Management of Sarcopenia. Clin Geriatr Med. 2017; 33(1):17-26.

26. Sayer AA, Syddall HE, Gilbody HJ, Dennison EM, Cooper C. Does sarcopenia originate in early life? Findings from the Hertfordshire cohort study. J Gerontol A Biol Sci Med Sci. 2004; 59(9):M930-4.

27. Sayer AA, Dennison EM, Syddall HE, Jameson K, Martin HJ, Cooper C. The developmental origins of sarcopenia: using peripheral quantitative computed tomography to assess muscle size in older people. J Gerontol A Biol Sci Med Sci. 2008; 63(8):835-40.

28. Patel HP, Jameson KA, Syddall HE, Martin HJ, Stewart CE, Cooper C et al. Developmental influences, muscle morphology, and sarcopenia in community-dwelling older men. J Gerontol A Biol Sci Med Sci. 2012; 67(1):82-7.

29. Doherty TJ. Invited review: aging and sarcopenia. J Appl Physiol (1985). 2003; 95(4):1717-27.

30. Rygiel KA, Picard M, Turnbull DM. The ageing neuromuscular system and sarcopenia: a mitochondrial perspective. The Journal of physiology. 2016; 594(16):4499-512.

31. Alway SE, Myers MJ, Mohamed JS. Regulation of satellite cell function in sarcopenia. Frontiers in aging neuroscience. 2014; 6:246.

32. Ryall JG, Schertzer JD, Lynch GS. Cellular and molecular mechanisms underlying age-related skeletal muscle wasting and weakness. Biogerontology. 2008; 9(4):213-28.

33. Kalinkovich A, Livshits G. Sarcopenia - the search for emerging biomarkers. Ageing Res Rev. 2015; 22:58-71.

34. Pannerec A, Springer M, Migliavacca E, Ireland A, Piasecki M, Karaz S et al. A robust neuromuscular system protects rat and human skeletal muscle from sarcopenia. Aging. 2016; 8(4):712-29.

35. La Colla A, Pronsato L, Milanesi L, Vasconsuelo A. 17beta-Estradiol and testosterone in sarcopenia: Role of satellite cells. Ageing Res Rev. 2015; 24(Pt B):166-77.

36. Feldman HA, Longcope C, Derby CA, Johannes CB, Araujo AB, Coviello AD et al. Age trends in the level of serum testosterone and other hormones in middle-aged men: longitudinal results from the Massachusetts male aging study. J Clin Endocrinol Metab. 2002; 87(2):589-98.

37. Morley JE, Perry HM. Androgens and women at the menopause and beyond. J Gerontol A Biol Sci Med Sci. 2003; 58(5):M409-16.

38. Bakhshi V, Elliott M, Gentili A, Godschalk M, Mulligan T. Testosterone improves rehabilitation outcomes in ill older men. J Am Geriatr Soc. 2000; 48(5):550-3.

39. Snyder PJ, Peachey H, Hannoush P, Berlin JA, Loh L, Lenrow DA et al. Effect of testosterone treatment on body composition and muscle strength in men over 65 years of age. J Clin Endocrinol Metab. 1999; 84(8):2647-53.

40. Bhasin S, Calof OM, Storer TW, Lee ML, Mazer NA, Jasuja R et al. Drug insight: Testosterone and selective androgen receptor modulators as anabolic therapies for chronic illness and aging. Nat Clin Pract Endocrinol Metab. 2006; 2(3):146-59.

41. Mudali S, Dobs AS. Effects of testosterone on body composition of the aging male. Mech Ageing Dev. 2004; 125(4):297-304.

42. Voznesensky M, Walsh S, Dauser D, Brindisi J, Kenny AM. The association between dehydroepiandosterone and frailty in older men and women. Age Ageing. 2009; 38(4):401-6.

43. Baker WL, Karan S, Kenny AM. Effect of dehydroepiandrosterone on muscle strength and physical function in older adults: a systematic review. J Am Geriatr Soc. 2011; 59(6):997-1002.

44. Brioche T, Kireev RA, Cuesta S, Gratas-Delamarche A, Tresguerres JA, Gomez-Cabrera MC et al. Growth hormone replacement therapy prevents sarcopenia by a dual mechanism: improvement of protein balance and of antioxidant defenses. J Gerontol A Biol Sci Med Sci. 2014; 69(10):1186-98.

45. Liu H, Bravata DM, Olkin I, Nayak S, Roberts B, Garber AM et al. Systematic review: the safety and efficacy of growth hormone in the healthy elderly. Ann Intern Med. 2007; 146(2):104-15.

46. Tiainen K, Hurme M, Hervonen A, Luukkaala T, Jylha M. Inflammatory markers and physical performance among nonagenarians. J Gerontol A Biol Sci Med Sci. 2010; 65(6):658-63.

47. Cesari M, Penninx BW, Pahor M, Lauretani F, Corsi AM, Rhys Williams G et al. Inflammatory markers and physical performance in older persons: the InCHIANTI study. J Gerontol A Biol Sci Med Sci. 2004; 59(3):242-8.

48. Visser M, Pahor M, Taaffe DR, Goodpaster BH, Simonsick EM, Newman AB et al. Relationship of interleukin-6 and tumor necrosis factor-alpha with muscle mass and muscle strength in elderly men and women: the Health ABC Study. J Gerontol A Biol Sci Med Sci. 2002; 57(5):M326-32.

49. Lutz CT, Quinn LS. Sarcopenia, obesity, and natural killer cell immune senescence in aging: altered cytokine levels as a common mechanism. Aging. 2012; 4(8):535-46.

50. Daly RM, O'Connell SL, Mundell NL, Grimes CA, Dunstan DW, Nowson CA. Protein-enriched diet, with the use of lean red meat, combined with progressive resistance training enhances lean tissue mass and muscle strength and reduces circulating IL-6 concentrations in elderly women: a cluster randomized controlled trial. Am J Clin Nutr. 2014; 99(4):899-910.

51. Trendelenburg AU, Meyer A, Jacobi C, Feige JN, Glass DJ. TAK-1/p38/nNFkappaB signaling inhibits myoblast differentiation by increasing levels of Activin A. Skelet Muscle. 2012; 2(1):3.

52. Drescher C, Konishi M, Ebner N, Springer J. Loss of muscle mass: Current developments in cachexia and sarcopenia focused on biomarkers and treatment. Int J Cardiol. 2016; 202:766-72.

53. Timiras P. The Gastrointestinal Tract and the Liver. In: Informa H. editor. Physiological Basis of Aging and Geriatrics. 1. California - USA: University of California; 2007. p. 418.

54. McKay BR, Ogborn DI, Bellamy LM, Tarnopolsky MA, Parise G. Myostatin is associated with age-related human muscle stem cell dysfunction. FASEB J. 2012; 26(6):2509-21.

55. Beaudart C, Dawson A, Shaw SC, Harvey NC, Kanis JA, Binkley N et al. Nutrition and physical activity in the prevention and treatment of sarcopenia: systematic review. Osteoporos Int. 2017; 28(6):1817-33.

56. Malafarina V, Uriz-Otano F, Iniesta R, Gil-Guerrero L. Effectiveness of nutritional supplementation on muscle mass in treatment of sarcopenia in old age: a systematic review. J Am Med Dir Assoc. 2013; 14(1):10-7.

57. Paddon-Jones D, Rasmussen BB. Dietary protein recommendations and the prevention of sarcopenia. Curr Opin Clin Nutr Metab Care. 2009; 12(1):86-90.
58. Paddon-Jones D, Westman E, Mattes RD, Wolfe RR, Astrup A, Westerterp-Plantenga M. Protein, weight management, and satiety. Am J Clin Nutr. 2008; 87(5):1558S-61S.
59. Paddon-Jones D, Short KR, Campbell WW, Volpi E, Wolfe RR. Role of dietary protein in the sarcopenia of aging. The American journal of clinical nutrition. 2008; 87(5):1562S-6S.
60. Morley JE, Argiles JM, Evans WJ, Bhasin S, Cella D, Deutz NE et al. Nutritional recommendations for the management of sarcopenia. J Am Med Dir Assoc. 2010; 11(6):391-6.
61. Campbell WW. Synergistic use of higher-protein diets or nutritional supplements with resistance training to counter sarcopenia. Nutr Rev. 2007; 65(9):416-22.
62. Miyachi M, Ando D, Oida Y, Oguma Y, Ono R, Kitabatake Y et al. [Treatment indications for sarcopenia: a systematic review of exercise intervention effect]. Nihon Ronen Igakkai zasshi Japanese journal of geriatrics. 2011; 48(1):51-4.
63. Rosenberg IH. Sarcopenia: origins and clinical relevance. Clin Geriatr Med. 2011; 27(3):337-9.
64. Young A, Stokes M, Crowe M. The size and strength of the quadriceps muscles of old and young men. Clin Physiol. 1985; 5(2):145-54.
65. Heymsfield SB, McManus C, Smith J, Stevens V, Nixon DW. Anthropometric measurement of muscle mass: revised equations for calculating bone-free arm muscle area. Am J Clin Nutr. 1982; 36(4):680-90.
66. Fuller NJ, Laskey MA, Elia M. Assessment of the composition of major body regions by dual--energy X-ray absorptiometry (DEXA), with special reference to limb muscle mass. Clin Physiol. 1992; 12(3):253-66.
67. Brodowicz GR, Mansfield RA, McClung MR, Althoff SA. Measurement of body composition in the elderly: dual energy x-ray absorptiometry, underwater weighing, bioelectrical impedance analysis, and anthropometry. Gerontology. 1994; 40(6):332-9.
68. Visser M, van den Heuvel E, Deurenberg P. Prediction equations for the estimation of body composition in the elderly using anthropometric data. Br J Nutr. 1994; 71(6):823-33.
69. Heymsfield SB, Gallagher D, Visser M, Nunez C, Wang ZM. Measurement of skeletal muscle: laboratory and epidemiological methods. J Gerontol A Biol Sci Med Sci. 1995; 50 Spec No:23-9.
70. Heymsfield SB, Gallagher D, Grammes J, Nunez C, Wang Z, Pietrobelli A. Upper extremity skeletal muscle mass: potential of measurement with single frequency bioimpedance analysis. Appl Radiat Isot. 1998; 49(5-6):473-4.
71. Baumgartner RN, Koehler KM, Gallagher D, Romero L, Heymsfield SB, Ross RR et al. Epidemiology of sarcopenia among the elderly in New Mexico. Am J Epidemiol. 1998; 147(8):755-63.
72. Melton LJ, 3rd, Khosla S, Crowson CS, O'Connor MK, O'Fallon WM, Riggs BL. Epidemiology of sarcopenia. J Am Geriatr Soc. 2000; 48(6):625-30.
73. Delmonico MJ, Harris TB, Lee JS, Visser M, Nevitt M, Kritchevsky SB et al. Alternative definitions of sarcopenia, lower extremity performance, and functional impairment with aging in older men and women. J Am Geriatr Soc. 2007; 55(5):769-74.
74. Guglielmi G, Ponti F, Agostini M, Amadori M, Battista G, Bazzocchi A. The role of DXA in sarcopenia. Aging Clin Exp Res. 2016; 28(6):1047-60.
75. Janssen I, Heymsfield SB, Baumgartner RN, Ross R. Estimation of skeletal muscle mass by bioelectrical impedance analysis. J Appl Physiol (1985). 2000; 89(2):465-71.
76. Janssen I, Heymsfield SB, Wang ZM, Ross R. Skeletal muscle mass and distribution in 468 men and women aged 18-88 yr. J Appl Physiol (1985). 2000; 89(1):81-8.
77. Janssen I, Heymsfield SB, Ross R. Low relative skeletal muscle mass (sarcopenia) in older persons is associated with functional impairment and physical disability. J Am Geriatr Soc. 2002; 50(5):889-96.
78. Berkman LF, Seeman TE, Albert M, Blazer D, Kahn R, Mohs R et al. High, usual and impaired functioning in community-dwelling older men and women: findings from the MacArthur Foundation Research Network on Successful Aging. J Clin Epidemiol. 1993; 46(10):1129-40.

79. Fried LP, Ettinger WH, Lind B, Newman AB, Gardin J. Physical disability in older adults: a physiological approach. Cardiovascular Health Study Research Group. J Clin Epidemiol. 1994; 47(7):747-60.

80. Visser M, Deeg DJ, Lips P, Harris TB, Bouter LM. Skeletal muscle mass and muscle strength in relation to lower-extremity performance in older men and women. J Am Geriatr Soc. 2000; 48(4):381-6.

81. Sowers MR, Crutchfield M, Richards K, Wilkin MK, Furniss A, Jannausch M et al. Sarcopenia is related to physical functioning and leg strength in middle-aged women. J Gerontol A Biol Sci Med Sci. 2005; 60(4):486-90.

82. Hairi NN, Cumming RG, Naganathan V, Handelsman DJ, Le Couteur DG, Creasey H et al. Loss of muscle strength, mass (sarcopenia), and quality (specific force) and its relationship with functional limitation and physical disability: the Concord Health and Ageing in Men Project. J Am Geriatr Soc. 2010; 58(11):2055-62.

83. Goodpaster BH, Park SW, Harris TB, Kritchevsky SB, Nevitt M, Schwartz AV et al. The loss of skeletal muscle strength, mass, and quality in older adults: the health, aging and body composition study. J Gerontol A Biol Sci Med Sci. 2006; 61(10):1059-64.

84. Pahor M, Manini T, Cesari M. Sarcopenia: clinical evaluation, biological markers and other evaluation tools. J Nutr Health Aging. 2009; 13(8):724-8.

85. Newman AB, Kupelian V, Visser M, Simonsick E, Goodpaster B, Nevitt M et al. Sarcopenia: alternative definitions and associations with lower extremity function. J Am Geriatr Soc. 2003; 51(11):1602-9.

86. Abellan van Kan G, Andre E, Bischoff Ferrari HA, Boirie Y, Onder G, Pahor M et al. Carla Task Force on Sarcopenia: propositions for clinical trials. J Nutr Health Aging. 2009; 13(8):700-7.

87. Bautmans I, Van Puyvelde K, Mets T. Sarcopenia and functional decline: pathophysiology, prevention and therapy. Acta clinica Belgica. 2009; 64(4):303-16.

88. Landi F, Liperoti R, Fusco D, Mastropaolo S, Quattrociocchi D, Proia A et al. Prevalence and risk factors of sarcopenia among nursing home older residents. J Gerontol A Biol Sci Med Sci. 2012; 67(1):48-55.

89. Arango-Lopera VE, Arroyo P, Gutiérrez-Robledo LM, Pérez-Zepeda MU. Prevalence of sarcopenia in Mexico City. European geriatric medicine. 2012; 3(3):157-60.

90. Fielding RA, Vellas B, Evans WJ, Bhasin S, Morley JE, Newman AB et al. Sarcopenia: an undiagnosed condition in older adults. Current consensus definition: prevalence, etiology, and consequences. International working group on sarcopenia. J Am Med Dir Assoc. 2011; 12(4):249-56.

91. Muscaritoli M, Anker SD, Argiles J, Aversa Z, Bauer JM, Biolo G et al. Consensus definition of sarcopenia, cachexia and pre-cachexia: joint document elaborated by Special Interest Groups (SIG) "cachexia-anorexia in chronic wasting diseases" and "nutrition in geriatrics". Clin Nutr. 2010; 29(2):154-9.

92. Chen LK, Liu LK, Woo J, Assantachai P, Auyeung TW, Bahyah KS et al. Sarcopenia in Asia: consensus report of the Asian Working Group for Sarcopenia. J Am Med Dir Assoc. 2014; 15(2):95-101.

93. Cruz-Jentoft AJ, Baeyens JP, Bauer JM, Boirie Y, Cederholm T, Landi F et al. Sarcopenia: European consensus on definition and diagnosis: Report of the European Working Group on Sarcopenia in Older People. Age Ageing. 2010; 39(4):412-23.

94. Bano G, Trevisan C, Carraro S, Solmi M, Luchini C, Stubbs B et al. Inflammation and sarcopenia: A systematic review and meta-analysis. Maturitas. 2017; 96:10-5.

95. Diz JB, Leopoldino AA, Moreira BS, Henschke N, Dias RC, Pereira LS et al. Prevalence of sarcopenia in older Brazilians: A systematic review and meta-analysis. Geriatr Gerontol Int. 2017; 17(1):5-16.

96. Cruz-Jentoft AJ, Landi F, Schneider SM, Zuniga C, Arai H, Boirie Y et al. Prevalence of and interventions for sarcopenia in ageing adults: a systematic review. Report of the International Sarcopenia Initiative (EWGSOP and IWGS). Age Ageing. 2014; 43(6):748-59.

97. Ingles M, Mas-Bargues C, Gimeno-Mallench L, Cruz-Guerrero R, Garcia-Garcia FJ, Gambini J et al. Relation Between Genetic Factors and Frailty in Older Adults. J Am Med Dir Assoc. 2019.

98. Cao L, Morley JE. Sarcopenia Is Recognized as an Independent Condition by an International Classification of Disease, Tenth Revision, Clinical Modification (ICD-10-CM) Code. J Am Med Dir Assoc. 2016; 17(8):675-7.

99. Witham MD, Stott DJ. A new dawn for sarcopenia. Age Ageing. 2019; 48(1):2-3.

100. Cruz-Jentoft AJ, Bahat G, Bauer J, Boirie Y, Bruyere O, Cederholm T et al. Sarcopenia: revised European consensus on definition and diagnosis. Age Ageing. 2019; 48(1):16-31.

101. Schaap LA, van Schoor NM, Lips P, Visser M. Associations of Sarcopenia Definitions, and Their Components, With the Incidence of Recurrent Falling and Fractures: The Longitudinal Aging Study Amsterdam. J Gerontol A Biol Sci Med Sci. 2018; 73(9):1199-204.

102. Bohannon RW. Muscle strength: clinical and prognostic value of hand-grip dynamometry. Curr Opin Clin Nutr Metab Care. 2015; 18(5):465-70.

103. Leong DP, Teo KK, Rangarajan S, Lopez-Jaramillo P, Avezum A, Jr., Orlandini A et al. Prognostic value of grip strength: findings from the Prospective Urban Rural Epidemiology (PURE) study. Lancet. 2015; 386(9990):266-73.

104. Martin-Ponce E, Hernandez-Betancor I, Gonzalez-Reimers E, Hernandez-Luis R, Martinez-Riera A, Santolaria F. Prognostic value of physical function tests: hand grip strength and six-minute walking test in elderly hospitalized patients. Scientific reports. 2014; 4:7530.

105. Malmstrom TK, Morley JE. SARC-F: a simple questionnaire to rapidly diagnose sarcopenia. J Am Med Dir Assoc. 2013; 14(8):531-2.

106. Malmstrom TK, Miller DK, Simonsick EM, Ferrucci L, Morley JE. SARC-F: a symptom score to predict persons with sarcopenia at risk for poor functional outcomes. J Cachexia Sarcopenia Muscle. 2016; 7(1):28-36.

107. Barbosa-Silva TG, Menezes AM, Bielemann RM, Malmstrom TK, Gonzalez MC. Grupo de Estudos em Composicao Corporal e N. Enhancing SARC-F: Improving Sarcopenia Screening in the Clinical Practice. J Am Med Dir Assoc. 2016.

108. Timiras P. Physiological Basis of Aging and Geriatrics. California: Informa HealthCare USA; 2007.

109. von Haehling S, Morley JE, Anker SD. An overview of sarcopenia: facts and numbers on prevalence and clinical impact. J Cachexia Sarcopenia Muscle. 2010; 1(2):129-33.

110. Rech CR, Salomons E, Lima LRAd, Petroski EL, Glaner MF. Estimativa da massa muscular esquelética em mulheres idosas: validade da impedância bioelétrica. Revista Brasileira de Medicina do Esporte. 2010; 16:95-8.

111. Heymsfield SB, Arteaga C, McManus C, Smith J, Moffitt S. Measurement of muscle mass in humans: validity of the 24-hour urinary creatinine method. Am J Clin Nutr. 1983; 37(3):478-94.

112. Cohn SH, Ellis KJ, Wallach S. In vivo neutron activation analysis. Clinical potential in body composition studies. Am J Med. 1974; 57(5):683-6.

113. Cohn SH, Vartsky D, Yasumura S, Vaswani AN, Ellis KJ. Indexes of body cell mass: nitrogen versus potassium. Am J Physiol. 1983; 244(3):E305-10.

114. Reeves ND, Maganaris CN, Narici MV. Ultrasonographic assessment of human skeletal muscle size. Eur J Appl Physiol. 2004; 91(1):116-8.

115. Thomas DR. Sarcopenia. Clinics in geriatric medicine. 2010; 26(2):331-46.

116. Mitsiopoulos N, Baumgartner RN, Heymsfield SB, Lyons W, Gallagher D, Ross R. Cadaver validation of skeletal muscle measurement by magnetic resonance imaging and computerized tomography. J Appl Physiol (1985). 1998; 85(1):115-22.

117. Mijnarends DM, Meijers JM, Halfens RJ, ter Borg S, Luiking YC, Verlaan S et al. Validity and reliability of tools to measure muscle mass, strength, and physical performance in community-dwelling older people: a systematic review. J Am Med Dir Assoc. 2013; 14(3):170-8.

118. Kyle UG, Genton L, Hans D, Pichard C. Validation of a bioelectrical impedance analysis equation to predict appendicular skeletal muscle mass (ASMM). Clin Nutr. 2003; 22(6):537-43.

119. Trevino-Aguirre E, Lopez-Teros T, Gutierrez-Robledo L, Vandewoude M, Perez-Zepeda M. Availability and use of dual energy X-ray absorptiometry (DXA) and bio-impedance analysis (BIA) for the evaluation of sarcopenia by Belgian and Latin American geriatricians. J Cachexia Sarcopenia Muscle. 2014; 5(1):79-81.

120. Barbosa-Silva TG, Bielemann RM, Gonzalez MC, Menezes AM. Prevalence of sarcopenia among community-dwelling elderly of a medium-sized South American city: results of the COMO VAI? study. J Cachexia Sarcopenia Muscle. 2016; 7(2):136-43.

121. Lee RC, Wang Z, Heo M, Ross R, Janssen I, Heymsfield SB. Total-body skeletal muscle mass: development and cross-validation of anthropometric prediction models. Am J Clin Nutr. 2000; 72(3):796-803.

122. Gomes IC, Gobbo LA, Silva AM, Freitas Junior IF, Duarte YA, Marucci MF et al. Appendicular Lean Soft Tissue: Development and Cross-Validation of Predictive Models for Older Men and Women. J Frailty Aging. 2013; 2(2):62-7.

123. Rech CR, Dellagrana RA, Marucci MdFN, Petroski EL. Validity of anthropometric equations for the estimation of muscle mass in the elderly. Revista Brasileira de Cineantropometria & Desempenho Humano. 2012; 14:23-31.

124. Giampaoli S, Ferrucci L, Cecchi F, Lo Noce C, Poce A, Dima F et al. Hand-grip strength predicts incident disability in non-disabled older men. Age Ageing. 1999; 28(3):283-8.

125. Kallman DA, Plato CC, Tobin JD. The role of muscle loss in the age-related decline of grip strength: cross-sectional and longitudinal perspectives. J Gerontol. 1990; 45(3):M82-8.

126. Lourenço RA GR, Moreira VG. Sarcopenia: do diagnóstico ao tratamento. In: Guanabara-Koogan, editor. Manual Prático de Geriatria. Rio de Janeiro 2017. p. 15.

127. Cook NR, Evans DA, Scherr PA, Speizer FE, Taylor JO, Hennekens CH. Peak expiratory flow rate and 5-year mortality in an elderly population. Am J Epidemiol. 1991; 133(8):784-94.

128. Fisher MB, Birren JE. Standardization of a test of hand strength. The Journal of applied psychology. 1946; 30(4):380-7.

129. Roberts HC, Denison HJ, Martin HJ, Patel HP, Syddall H, Cooper C et al. A review of the measurement of grip strength in clinical and epidemiological studies: towards a standardised approach. Age and ageing. 2011; 40(4):423-9.

130. Lauretani F, Russo CR, Bandinelli S, Bartali B, Cavazzini C, Di Iorio A et al. Age-associated changes in skeletal muscles and their effect on mobility: an operational diagnosis of sarcopenia. J Appl Physiol (1985). 2003; 95(5):1851-60.

131. Newman AB, Kupelian V, Visser M, Simonsick EM, Goodpaster BH, Kritchevsky SB et al. Strength, but not muscle mass, is associated with mortality in the health, aging and body composition study cohort. J Gerontol A Biol Sci Med Sci. 2006; 61(1):72-7.

132. Bohannon RW. Are hand-grip and knee extension strength reflective of a common construct? Percept Mot Skills. 2012; 114(2):514-8.

133. Afilalo J, Eisenberg MJ, Morin JF, Bergman H, Monette J, Noiseux N et al. Gait speed as an incremental predictor of mortality and major morbidity in elderly patients undergoing cardiac surgery. J Am Coll Cardiol. 2010; 56(20):1668-76.

134. Rantanen T, Harris T, Leveille SG, Visser M, Foley D, Masaki K et al. Muscle strength and body mass index as long-term predictors of mortality in initially healthy men. J Gerontol A Biol Sci Med Sci. 2000; 55(3):M168-73.

135. Guralnik JM, Ferrucci L, Pieper CF, Leveille SG, Markides KS, Ostir GV et al. Lower extremity function and subsequent disability: consistency across studies, predictive models, and value of gait speed alone compared with the short physical performance battery. J Gerontol A Biol Sci Med Sci. 2000; 55(4):M221-31.

136. Ferrucci L, Bandinelli S, Benvenuti E, Di Iorio A, Macchi C, Harris TB et al. Subsystems contributing to the decline in ability to walk: bridging the gap between epidemiology and geriatric practice in the InCHIANTI study. J Am Geriatr Soc. 2000; 48(12):1618-25.

137. Fritz S, Lusardi M. White paper: "walking speed: the sixth vital sign". J Geriatr Phys Ther. 2009; 32(2):46-9.

138. Verghese J, Holtzer R, Lipton RB, Wang C. Quantitative gait markers and incident fall risk in older adults. J Gerontol A Biol Sci Med Sci. 2009; 64(8):896-901.

139. Bohannon RW. Population representative gait speed and its determinants. J Geriatr Phys Ther. 2008; 31(2):49-52.

140. Hardy SE, Perera S, Roumani YF, Chandler JM, Studenski SA. Improvement in usual gait speed predicts better survival in older adults. J Am Geriatr Soc. 2007; 55(11):1727-34.

141. Beaudart C, Reginster JY, Slomian J, Buckinx F, Locquet M, Bruyere O. Prevalence of sarcopenia: the impact of different diagnostic cut-off limits. J Musculoskelet Neuronal Interact. 2014; 14(4):425-31.

142. Keevil VL, Romero-Ortuno R. Ageing well: a review of sarcopenia and frailty. Proc Nutr Soc. 2015; 74(4):337-47.

143. Morley JE, Baumgartner RN, Roubenoff R, Mayer J, Nair KS. Sarcopenia. J Lab Clin Med. 2001; 137(4):231-43.

144. Tanko LB, Movsesyan L, Mouritzen U, Christiansen C, Svendsen OL. Appendicular lean tissue mass and the prevalence of sarcopenia among healthy women. Metabolism. 2002; 51(1):69-74.

145. Iannuzzi-Sucich M, Prestwood KM, Kenny AM. Prevalence of sarcopenia and predictors of skeletal muscle mass in healthy, older men and women. J Gerontol A Biol Sci Med Sci. 2002; 57(12):M772-7.

146. Gillette-Guyonnet S, Nourhashemi F, Andrieu S, Cantet C, Albarede JL, Vellas B et al. Body composition in French women 75+ years of age: the EPIDOS study. Mech Ageing Dev. 2003; 124(3):311-6.

147. Castillo EM, Goodman-Gruen D, Kritz-Silverstein D, Morton DJ, Wingard DL, Barrett-Connor E. Sarcopenia in elderly men and women: the Rancho Bernardo study. Am J Prev Med. 2003; 25(3):226-31.

148. Janssen I, Baumgartner RN, Ross R, Rosenberg IH, Roubenoff R. Skeletal muscle cutpoints associated with elevated physical disability risk in older men and women. Am J Epidemiol. 2004; 159(4):413-21.

149. Schaap LA, Pluijm SM, Deeg DJ, Visser M. Inflammatory markers and loss of muscle mass (sarcopenia) and strength. Am J Med. 2006; 119(6):526 e9-17.

150. Bijlsma AY, Meskers CG, Ling CH, Narici M, Kurrle SE, Cameron ID et al. Defining sarcopenia: the impact of different diagnostic criteria on the prevalence of sarcopenia in a large middle aged cohort. Age (Dordr). 2013; 35(3):871-81.

151. Patil R, Uusi-Rasi K, Pasanen M, Kannus P, Karinkanta S, Sievanen H. Sarcopenia and osteopenia among 70-80-year-old home-dwelling Finnish women: prevalence and association with functional performance. Osteoporos Int. 2013; 24(3):787-96.

152. Wen X, An P, Chen WC, Lv Y, Fu Q. Comparisons of sarcopenia prevalence based on different diagnostic criteria in Chinese older adults. J Nutr Health Aging. 2015; 19(3):342-7.

153. Lee WJ, Liu LK, Peng LN, Lin MH, Chen LK, Group IR. Comparisons of sarcopenia defined by IWGS and EWGSOP criteria among older people: results from the I-Lan longitudinal aging study. J Am Med Dir Assoc. 2013; 14(7):528 e1-7.

154. Kim H, Hirano H, Edahiro A, Ohara Y, Watanabe Y, Kojima N et al. Sarcopenia: Prevalence and associated factors based on different suggested definitions in community-dwelling older adults. Geriatr Gerontol Int. 2016; 16 Suppl 1:110-22.

155. Bischoff-Ferrari HA, Orav JE, Kanis JA, Rizzoli R, Schlogl M, Staehelin HB et al. Comparative performance of current definitions of sarcopenia against the prospective incidence of falls among community-dwelling seniors age 65 and older. Osteoporos Int. 2015; 26(12):2793-802.

156. Shaw SC, Dennison EM, Cooper C. Epidemiology of sarcopenia: determinants throughout the lifecourse. Calcified tissue international. 2017.

157. Lourenco RA, Perez-Zepeda M, Gutierrez-Robledo L, Garcia-Garcia FJ, Rodriguez Manas L. Performance of the European Working Group on Sarcopenia in Older People algorithm in screening older adults for muscle mass assessment. Age Ageing. 2015; 44(2):334-8.

158. Alexandre Tda S, Duarte YA, Santos JL, Wong R, Lebrao ML. Prevalence and associated factors of sarcopenia among elderly in Brazil: findings from the SABE study. J Nutr Health Aging. 2014; 18(3):284-90.

159. Almada MJ GJ, Oliveira JM. Prevalência de sarcopenia em pacientes idosos no hospital geriátrico da cidade de Anápolis-GO. VIII COMLAT Congresso Latino Americano de Geriatria e Gerontologia 2015: SBGG; 2015.

160. Castro EA LL, Cerqueira MS, Gobbi S, Doimo LA. Sarcopenia and cardiovascular risk in physically active adult and elderly women. Motriz Rev Educ Fis. 2014; 20:7.

161. Coelho Junior HJ AS, Gonçalves IO. Sarcopenia is associated with high pulse pressure in older women. Journal of aging research. 2015; 6(10):8.

162. Costa GM DL. Avaliação de sarcopenia em idosos internados em um hospital geral de Belém-PA. VIII COMLAT Congresso Latino-Americano de Geriatria e Gerontologia 2015.

163. Domiciano DS, Figueiredo CP, Lopes JB, Caparbo VF, Takayama L, Menezes PR et al. Discriminating sarcopenia in community-dwelling older women with high frequency of overweight/obesity: the Sao Paulo Ageing & Health Study (SPAH). Osteoporos Int. 2013; 24(2):595-603.

164. Dutra M. Associação entre sarcopenia e obesidade sarcopênica com variáveis inflamatórias em mulheres idosas. [Master Thesis]. Brasília: Universidade de Brasília; 2013.

165. Falsarella GR, Coimbra IB, Barcelos CC, Iartelli I, Montedori KT, Santos MN et al. Influence of muscle mass and bone mass on the mobility of elderly women: an observational study. BMC Geriatr. 2014; 14:13.

166. Figueiredo CP, Domiciano DS, Lopes JB, Caparbo VF, Scazufca M, Bonfa E et al. Prevalence of sarcopenia and associated risk factors by two diagnostic criteria in community-dwelling older men: the Sao Paulo Ageing & Health Study (SPAH). Osteoporos Int. 2014; 25(2):589-96.

167. Gadelha AB DM, de Oliveira RJ, Safons MP, Lima RM. Association among strength, sarcopenia and sarcopenic obesity with functional performance in older women. Motricidade. 2014; 10:8.

168. Garcia PA DJ, Dias RC, Santos P, Zampa CC. A study on the relationship between muscle function, func- tional mobility and level of physical activity in community- dwelling elderly. Brazilian journal of physical therapy. 2011; 15:7.

169. Genaro PS, Pereira GA, Pinheiro MM, Szejnfeld VL, Martini LA. Influence of body composition on bone mass in postmenopausal osteoporotic women. Arch Gerontol Geriatr. 2010; 51(3):295-8.

170. Gentil P LR, Jaco de Oliveira R, Pereira RW, Reis VM. Association between femoral neck bone mineral density and lower limb fat-free mass in postmenopausal women. J Clin Densitom. 2007; 10:4.

171. Gobbo L. Sarcopenia and dependency to perform activi- ties of daily living in elderly domiciled in the city of São Paulo: SABE Survey – Health, Well-being and Aging (2000 e 2006). [Doctoral Thesis]. São Paulo: Universidade de São Paulo; 2012.

172. Lima RM, Bezerra LM, Rabelo HT, Silva MA, Silva AJ, Bottaro M et al. Fat-free mass, strength, and sarcopenia are related to bone mineral density in older women. J Clin Densitom. 2009; 12(1):35-41.

173. Lima JS FJ, Santos FM, Serrão CC. Prevalência de sarcopenia em idosas institucionalizadas. VIII COMLAT Congresso Latino Americano de Geriatria e Gerontologia: 2015: SBGG; 2015.

174. Lourenço RA RFS, Moreira VG. Sarcopenia and frailty: empiric evidences of the association between CHS frailty index and estimated muscle mass. Conference on Sarcopenia Research (ICSR), 2012; Barcelona: Journal of Frailty and Aging; 2012. p. 1.

175. Martinez BP BA, Gomes IB, Olivieri FM, Camelier FW, Camelier AA. Frequency of sarcopenia and associated factors among hospitalized elderly patients. BMC Musculoskelet Disord. 2015; 16(108).

176. Melo C. Sarcopenia e incapacidade funcional em idosos de Cuiabá – Mato Grosso. [Maste Thesis]. Mato Grosso: Universidade Federal do Mato Grosso; 2012.

177. Pagotto V, Silveira EA. Applicability and agreement of different diagnostic criteria for sarcopenia estimation in the elderly. Arch Gerontol Geriatr. 2014; 59(2):288-94.

178. Pereira FB LA, Paula AP. Relationship between pre-sarcopenia, sarcopenia and bone mineral density in elderly men. Arch Endocrinol Metab. 2015; 59:6.

179. Pinheiro P. Instrumentos de triagem para sarcopenia em idosas residentes em comunidade: indicadores antropométricos e testes de desempenho motor. [Master Thesis]. Jequié: Universidade Estadual do Sudoeste da Bahia; 2013.

180. Salmaso FV, Vigario Pdos S, Mendonça LM, Madeira M, Vieira Netto L, Guimaraes MR et al. [Analysis of elderly outpatients in relation to nutritional status, sarcopenia, renal function, and bone density]. Arquivos brasileiros de endocrinologia e metabologia. 2014; 58(3):226-31.

181. dos Santos EP, Gadelha AB, Safons MP, Nobrega OT, Oliveira RJ, Lima RM. Sarcopenia and sarcopenic obesity classifications and cardiometabolic risks in older women. Arch Gerontol Geriatr. 2014; 59(1):56-61.

182. Santos V. Capacidade funcional, composição corporal e condições de saúde de idosos longevos [Master Thesis]. Rio Claro: Universidade Estadual Paulista; 2012.

183. Schwanke CH CV, Rosemberg LS. Efficacy of the mini-nutritional assessment and MNA short form in identifying sarcopenia in elderly assited at primary health care system 3nd International Conference on Frailty and Sarcopenia Research (ICFSR); Barcelona: J Frailty Aging; 2014.

184. Silva AO, Karnikowski MG, Funghetto SS, Stival MM, Lima RM, de Souza JC et al. Association of body composition with sarcopenic obesity in elderly women. International journal of general medicine. 2013; 6:25-9.

185. Silva Neto LS KM, Tavares AB, Lima RM. Association between sarcopenia, sarcopenic obesity, muscle strength and quality of life variables in elderly women. Brazilian journal of physical therapy. 2012; 16:7.

186. Viana JU DJ, Lustosa LP, Batista PP, Dias RC, Silva SL. Prevalence of sarcopenia and its association with frailty, comorbidities and functional capacity: FIBRA network study in Belo Horizonte. 4nd International Conference on Frailty and Sarcopenia Research (ICFSR); Boston: J Frailty Aging; 2015. p. S58.

187. Shafiee G, Keshtkar A, Soltani A, Ahadi Z, Larijani B, Heshmat R. Prevalence of sarcopenia in the world: a systematic review and meta- analysis of general population studies. J Diabetes Metab Disord. 2017; 16:21.

188. Htun NC, Ishikawa-Takata K, Kuroda A, Tanaka T, Kikutani T, Obuchi SP et al. Screening for Malnutrition in Community Dwelling Older Japanese: Preliminary Development and Evaluation of the Japanese Nutritional Risk Screening Tool (NRST). J Nutr Health Aging. 2016; 20(2):114-20.

189. Ter Borg S, de Groot LC, Mijnarends DM, de Vries JH, Verlaan S, Meijboom S et al. Differences in Nutrient Intake and Biochemical Nutrient Status Between Sarcopenic and Nonsarcopenic Older Adults-Results From the Maastricht Sarcopenia Study. J Am Med Dir Assoc. 2016; 17(5):393-401.

190. Brown JC, Harhay MO, Harhay MN. Sarcopenia and mortality among a population-based sample of community-dwelling older adults. J Cachexia Sarcopenia Muscle. 2016; 7(3):290-8.

191. Chang KV, Hsu TH, Wu WT, Huang KC, Han DS. Association Between Sarcopenia and Cognitive Impairment: A Systematic Review and Meta-Analysis. J Am Med Dir Assoc. 2016; 17(12):1164 e7- e15.

192. Jung HW, Jang IY, Lee YS, Lee CK, Cho EI, Kang WY et al. Prevalence of Frailty and Aging-Related Health Conditions in Older Koreans in Rural Communities: a Cross-Sectional Analysis of the Aging Study of Pyeongchang Rural Area. Journal of Korean medical science. 2016; 31(3):345-52.

193. Han DS, Chang KV, Li CM, Lin YH, Kao TW, Tsai KS et al. Skeletal muscle mass adjusted by height correlated better with muscular functions than that adjusted by body weight in defining sarcopenia. Scientific reports. 2016; 6:19457.

194. Spira D, Norman K, Nikolov J, Demuth I, Steinhagen-Thiessen E, Eckardt R. Prevalence and definition of sarcopenia in community dwelling older people. Data from the Berlin aging study II (BASE-II). Z Gerontol Geriatr. 2016; 49(2):94-9.

195. Bianchi L, Ferrucci L, Cherubini A, Maggio M, Bandinelli S, Savino E et al. The Predictive Value of the EWGSOP Definition of Sarcopenia: Results From the InCHIANTI Study. J Gerontol A Biol Sci Med Sci. 2016; 71(2):259-64.

196. Han P, Zhao J, Guo Q, Wang J, Zhang W, Shen S et al. Incidence, Risk Factors, and the Protective Effect of High Body Mass Index against Sarcopenia in Suburb-Dwelling Elderly Chinese Populations. J Nutr Health Aging. 2016; 20(10):1056-60.

197. Huang CY, Hwang AC, Liu LK, Lee WJ, Chen LY, Peng LN et al. Association of Dynapenia, Sarcopenia, and Cognitive Impairment Among Community-Dwelling Older Taiwanese. Rejuvenation Res. 2016; 19(1):71-8.

198. Silva Neto LS, Karnikowski MG, Osorio NB, Pereira LC, Mendes MB, Galato D et al. Association between sarcopenia and quality of life in quilombola elderly in Brazil. International journal of general medicine. 2016; 9:89-97.

199. Han P, Kang L, Guo Q, Wang J, Zhang W, Shen S et al. Prevalence and Factors Associated With Sarcopenia in Suburb-dwelling Older Chinese Using the Asian Working Group for Sarcopenia Definition. J Gerontol A Biol Sci Med Sci. 2016; 71(4):529-35.

200. Velazquez-Alva MC, Irigoyen Camacho ME, Lazarevich I, Delgadillo Velazquez J, Acosta Dominguez P, Zepeda Zepeda MA. Comparison of the prevalence of sarcopenia using skeletal muscle mass index and calf circumference applying the European consensus definition in elderly Mexican women. Geriatr Gerontol Int. 2017; 17(1):161-70.

201. Wang YJ, Wang Y, Zhan JK, Tang ZY, He JY, Tan P et al. Sarco-Osteoporosis: Prevalence and Association with Frailty in Chinese Community-Dwelling Older Adults. International journal of endocrinology. 2015; 2015:482940.

202. Pereira FB, Leite AF, de Paula AP. Relationship between pre-sarcopenia, sarcopenia and bone mineral density in elderly men. Arch Endocrinol Metab. 2015; 59(1):59-65.

203. Cawthon PM, Blackwell TL, Cauley J, Kado DM, Barrett-Connor E, Lee CG et al. Evaluation of the Usefulness of Consensus Definitions of Sarcopenia in Older Men: Results from the Observational Osteoporotic Fractures in Men Cohort Study. J Am Geriatr Soc. 2015; 63(11):2247-59.

204. Meng NH, Li CI, Liu CS, Lin CH, Lin WY, Chang CK et al. Comparison of height- and weight--adjusted sarcopenia in a Taiwanese metropolitan older population. Geriatr Gerontol Int. 2015; 15(1):45-53.

205. Nishiguchi S, Yamada M, Fukutani N, Adachi D, Tashiro Y, Hotta T et al. Differential association of frailty with cognitive decline and sarcopenia in community-dwelling older adults. J Am Med Dir Assoc. 2015; 16(2):120-4.

206. Yoshida D, Suzuki T, Shimada H, Park H, Makizako H, Doi T et al. Using two different algorithms to determine the prevalence of sarcopenia. Geriatr Gerontol Int. 2014; 14 Suppl 1:46-51.

207. Tanimoto Y, Watanabe M, Sun W, Sugiura Y, Hayashida I, Kusabiraki T et al. Sarcopenia and falls in community-dwelling elderly subjects in Japan: Defining sarcopenia according to criteria of the European Working Group on Sarcopenia in Older People. Arch Gerontol Geriatr. 2014; 59(2):295-9.

208. Wu IC, Lin CC, Hsiung CA, Wang CY, Wu CH, Chan DC et al. Epidemiology of sarcopenia among community-dwelling older adults in Taiwan: a pooled analysis for a broader adoption of sarcopenia assessments. Geriatr Gerontol Int. 2014; 14 Suppl 1:52-60.

209. Yu R, Leung J, Woo J. Incremental predictive value of sarcopenia for incident fracture in an elderly Chinese cohort: results from the Osteoporotic Fractures in Men (MrOs) Study. J Am Med Dir Assoc. 2014; 15(8):551-8.

210. Akune T, Muraki S, Oka H, Tanaka S, Kawaguchi H, Nakamura K et al. Exercise habits during middle age are associated with lower prevalence of sarcopenia: the ROAD study. Osteoporos Int. 2014; 25(3):1081-8.

211. Dam TT, Peters KW, Fragala M, Cawthon PM, Harris TB, McLean R et al. An evidence-based comparison of operational criteria for the presence of sarcopenia. J Gerontol A Biol Sci Med Sci. 2014; 69(5):584-90.

212. Ishii S, Tanaka T, Shibasaki K, Ouchi Y, Kikutani T, Higashiguchi T et al. Development of a simple screening test for sarcopenia in older adults. Geriatr Gerontol Int. 2014; 14 Suppl 1:93-101.

213. Yu S, Appleton S, Adams R, Chapman I, Wittert G, Visvanathan T et al. The impact of low muscle mass definition on the prevalence of sarcopenia in older Australians. BioMed research international. 2014; 2014:361790.

214. Volpato S, Bianchi L, Cherubini A, Landi F, Maggio M, Savino E et al. Prevalence and clinical correlates of sarcopenia in community-dwelling older people: application of the EWGSOP definition and diagnostic algorithm. J Gerontol A Biol Sci Med Sci. 2014; 69(4):438-46.

215. Yamada M, Nishiguchi S, Fukutani N, Tanigawa T, Yukutake T, Kayama H et al. Prevalence of sarcopenia in community-dwelling Japanese older adults. J Am Med Dir Assoc. 2013; 14(12):911-5.

216. Tanimoto Y, Watanabe M, Sun W, Sugiura Y, Tsuda Y, Kimura M et al. Association between sarcopenia and higher-level functional capacity in daily living in community-dwelling elderly subjects in Japan. Arch Gerontol Geriatr. 2012; 55(2):e9-13.

217. Budziareck MB, Pureza Duarte RR, Barbosa-Silva MC. Reference values and determinants for handgrip strength in healthy subjects. Clin Nutr. 2008; 27(3):357-62.

218. Moreira VG, Lourenco RA. Prevalence and factors associated with frailty in an older population from the city of Rio de Janeiro, Brazil: the FIBRA-RJ Study. Clinics (Sao Paulo). 2013; 68(7):979-85.

219. Moreira VG, Nascimento JS, Lourenço RA. Prevalence of Sarcopenia and its associated factors: the impact of different cutoff values. Innovation in Aging. 2017; 1(suppl 1):195.

220. Fujita Y, Nakamura Y, Hiraoka J, Kobayashi K, Sakata K, Nagai M et al. Physical-strength tests and mortality among visitors to health-promotion centers in Japan. J Clin Epidemiol. 1995; 48(11):1349-59.

221. Rantanen T, Volpato S, Ferrucci L, Heikkinen E, Fried LP, Guralnik JM. Handgrip strength and cause-specific and total mortality in older disabled women: exploring the mechanism. J Am Geriatr Soc. 2003; 51(5):636-41.

222. Cesari M, Pahor M, Lauretani F, Zamboni V, Bandinelli S, Bernabei R et al. Skeletal muscle and mortality results from the in Chianti Study. J Gerontol A Biol Sci Med Sci. 2009; 64(3):377-84.

223. Cooper R, Kuh D, Hardy R, Mortality Review G, Falcon, Teams HAS. Objectively measured physical capability levels and mortality: systematic review and meta-analysis. BMJ. 2010; 341:c4467.

224. Chainani V, Shaharyar S, Dave K, Choksi V, Ravindranathan S, Hanno R et al. Objective measures of the frailty syndrome (hand grip strength and gait speed) and cardiovascular mortality: A systematic review. Int J Cardiol. 2016; 215:487-93.

225. Colprim Galceran D, Farriols Danes C, Prat Clusellas T, Luna Aranda M, Muniesa Portoles JM, Planas Domingo J. [Hand grip strength: can this be a prognostic factor for mortality in palliative care patients?]. Rev Esp Geriatr Gerontol. 2011; 46(5):265-7.

226. Gale CR, Martyn CN, Cooper C, Sayer AA. Grip strength, body composition, and mortality. Int J Epidemiol. 2007; 36(1):228-35.

227. Ling CH, Taekema D, de Craen AJ, Gussekloo J, Westendorp RG, Maier AB. Handgrip strength and mortality in the oldest old population: the Leiden 85-plus study. CMAJ. 2010; 182(5):429-35.

228. Nofuji Y, Shinkai S, Taniguchi Y, Amano H, Nishi M, Murayama H et al. Associations of Walking Speed, Grip Strength, and Standing Balance With Total and Cause-Specific Mortality in a General Population of Japanese Elders. J Am Med Dir Assoc. 2016; 17(2):184 e1-7.

229. Sayer AA, Kirkwood TB. Grip strength and mortality: a biomarker of ageing? Lancet. 2015; 386(9990):226-7.

230. Strand BH, Cooper R, Bergland A, Jorgensen L, Schirmer H, Skirbekk V et al. The association of grip strength from midlife onwards with all-cause and cause-specific mortality over 17 years of follow-up in the Tromso Study. J Epidemiol Community Health. 2016.

231. Zechmann S. [Grip strength: greater mortality predictor than systolic blood pressure]. Praxis (Bern 1994). 2015; 104(18):984.

232. Metter EJ, Talbot LA, Schrager M, Conwit R. Skeletal muscle strength as a predictor of all-cause mortality in healthy men. J Gerontol A Biol Sci Med Sci. 2002; 57(10):B359-65.

233. Roubenoff R. Origins and clinical relevance of sarcopenia. Can J Appl Physiol. 2001; 26(1):78-89.

234. Wolfe RR. The underappreciated role of muscle in health and disease. Am J Clin Nutr. 2006; 84(3):475-82.

235. Hirani V, Blyth F, Naganathan V, Le Couteur DG, Seibel MJ, Waite LM et al. Sarcopenia is associated with incident disability, institutionalization, and mortality in community-dwelling older men: the concord health and ageing in men project. J Am Med Dir Assoc. 2015; 16(7):607-13.

236. Patino Villada FA, Arboleda Franco SA, de Paz Fernandez JA. Sarcopenia in community-dwelling persons over 60 years of age from a northern spanish city: relationship between diagnostic criteria and association with the functional performance. Nutr Hosp. 2015; 31(5):2154-60.

237. Sanchez-Rodriguez D, Marco E, Miralles R, Fayos M, Mojal S, Alvarado M et al. Sarcopenia, physical rehabilitation and functional outcomes of patients in a subacute geriatric care unit. Arch Gerontol Geriatr. 2014; 59(1):39-43.

238. Meng P, Hu YX, Fan L, Zhang Y, Zhang MX, Sun J et al. Sarcopenia and sarcopenic obesity among men aged 80 years and older in Beijing: prevalence and its association with functional performance. Geriatr Gerontol Int. 2014; 14 Suppl 1:29-35.

239. Liu LK, Lee WJ, Chen LY, Hwang AC, Lin MH, Peng LN et al. Sarcopenia, and its association with cardiometabolic and functional characteristics in Taiwan: results from I-Lan Longitudinal Aging Study. Geriatr Gerontol Int. 2014; 14 Suppl 1:36-45.

240. Hong J, Kim J, Kim SW, Kong HJ. Effects of home-based tele-exercise on sarcopenia among community-dwelling elderly adults: Body composition and functional fitness. Exp Gerontol. 2017; 87(Pt A):33-9.

241. An KO, Kim J. Association of Sarcopenia and Obesity With Multimorbidity in Korean Adults: A Nationwide Cross-Sectional Study. J Am Med Dir Assoc. 2016; 17(10):960 e1-7.

242. Arango-Lopera VE, Arroyo P, Gutierrez-Robledo LM, Perez-Zepeda MU, Cesari M. Mortality as an adverse outcome of sarcopenia. J Nutr Health Aging. 2013; 17(3):259-62.

243. Gariballa S, Alessa A. Sarcopenia: prevalence and prognostic significance in hospitalized patients. Clin Nutr. 2013; 32(5):772-6.

244. Kim JH, Lim S, Choi SH, Kim KM, Yoon JW, Kim KW et al. Sarcopenia: an independent predictor of mortality in community-dwelling older Korean men. J Gerontol A Biol Sci Med Sci. 2014; 69(10):1244-52.

245. Kraemer RR, Castracane VD. Novel insights regarding mechanisms for treatment of sarcopenia. Metabolism. 2015; 64(2):160-2.

246. Garatachea N, Lucia A. Genes and the ageing muscle: a review on genetic association studies. Age (Dordr). 2013; 35(1):207-33.

247. Morley JE. Pharmacologic Options for the Treatment of Sarcopenia. Calcified tissue international. 2016; 98(4):319-33.

248. Seto JT, Chan S, Turner N, MacArthur DG, Raftery JM, Berman YD et al. The effect of alpha-actinin-3 deficiency on muscle aging. Exp Gerontol. 2011; 46(4):292-302.

249. Sandri M, Lin J, Handschin C, Yang W, Arany ZP, Lecker SH et al. PGC-1alpha protects skeletal muscle from atrophy by suppressing FoxO3 action and atrophy-specific gene transcription. Proc Natl Acad Sci U S A. 2006; 103(44):16260-5.

250. Lawrenson L, Poole JG, Kim J, Brown C, Patel P, Richardson RS. Vascular and metabolic response to isolated small muscle mass exercise: effect of age. Am J Physiol Heart Circ Physiol. 2003; 285(3):H1023-31.

251. Zhang Y, Saum KU, Schottker B, Holleczek B, Brenner H. Methylomic survival predictors, frailty, and mortality. Aging. 2018.

252. Rudman D, Feller AG, Nagraj HS, Gergans GA, Lalitha PY, Goldberg AF et al. Effects of human growth hormone in men over 60 years old. N Engl J Med. 1990; 323(1):1-6.

253. Nakazato M, Koshinaka K, Toshinai K, Kodama T, Ashitani J. [Possibility of clinical intervention by ghrelin to sarcopenia with aging]. Nihon Ronen Igakkai zasshi Japanese journal of geriatrics. 2009; 46(4):330-1.

254. Desgeorges MM, Devillard X, Toutain J, Castells J, Divoux D, Arnould DF et al. Pharmacological inhibition of myostatin improves skeletal muscle mass and function in a mouse model of stroke. Scientific reports. 2017; 7(1):14000.

255. Padhi D, Higano CS, Shore ND, Sieber P, Rasmussen E, Smith MR. Pharmacological inhibition of myostatin and changes in lean body mass and lower extremity muscle size in patients receiving androgen deprivation therapy for prostate cancer. J Clin Endocrinol Metab. 2014; 99(10):E1967-75.

256. Volkert D, Beck AM, Cederholm T, Cruz-Jentoft A, Goisser S, Hooper L, Sobotka L. (2019). ESPEN guideline on clinical nutrition and hydration in geriatrics. Clinical Nutrition, 38(1), 10-47.

257. Neelemaat F, Lips P, Bosmans JE, Thijs A, Seidell JC, van Bokhorst-de van der Schueren MA. Short-term oral nutritional intervention with protein and vitamin D decreases falls in malnourished older adults. Journal of the American Geriatrics Society. 2012; 60(4), 691-9.

258. Tanikawa & Rodrigues, 2016. In: Silva MLN, Marucci MFN, Roendiger MA. Tratado de Nutrição em Gerontologia. Manole SP, 2016.

259. Morley JE. Sarcopenia in the elderly. Family practice. 2012; 29(suppl_1), i44-i48.

260. Volkert, Dorothee. The role of nutrition in the prevention of sarcopenia. Wiener Medizinische Wochenschrift, v. 161, n. 17-18, p. 409-15, 2011.

261. Rossi AP, D'Introno A, Rubele S, Caliari C, Gattazzo S, Zoico E, Zamboni M. The Potential of β-Hydroxy-β-Methylbutyrate as a New Strategy for the Management of Sarcopenia and Sarcopenic Obesity. Drugs & Aging. 2017; 34(11),833-40.

262. Deutz NE, Bauer JM, Barazzoni R, Biolo G, Boirie Y, Bosy-Westphal A, Singer P. Protein intake and exercise for optimal muscle function with aging: recommendations from the ESPEN Expert Group. Clinical nutrition. 2014; 33(6), 929-36.

263. Dalbo VJ, Roberts MD, Lockwood CM, Tucker PS, Kreider RB, Kerksick CM. The effects of age on skeletal muscle and the phosphocreatine energy system: can creatine supplementation help older adults. Dynamic Medicine. 2009; 8(1),6.

264. Macedo AR. Efeito da suplementação de creatina combinada ou não ao treinamento físico em mulheres idosas: estudo clínico, randomizado, duplo cego, controlado por placebo. Tese (doutorado) Faculdade de Medicina da Universidade de São Paulo, 2014.

265. Pasiakos SM, Mc Clung JP. Supplemental dietary leucine and the skeletal muscle anabolic response to essential amino acids. Nutrition reviews. 2011; 69(9),550-7.

266. Bauer J. Recomendações baseadas em vivências para a ingestão ótima de proteínas dietéticas em pessoas mais velhas: um documento de posição do grupo de estudo PROT-AGE. JPost Acute Long Term Care Med. 2013; 14:552-9.

267. Deutz NE, Bauer JM, Barazzoni R, Biolo G, Boirie Y, Bosy-Westphal A, Singer P. Protein intake and exercise for optimal muscle function with aging: recommendations from the ESPEN Expert Group. Clinical nutrition. 2014; 33(6),929-36.

268. Pennings B, Boirie Y, Senden JM, Gijsen AP, Kuipers H, van Loon LJ. Whey protein stimulates postprandial muscle protein accretion more effectively than do casein and casein hydrolysate in older men. The American journal of clinical nutrition. 2011; 93(5),997-1005.

269. Bauer JM, Verlaan S, Bautmans I, Brandt K, Donini LM, Maggio M, Ceda GP. Effects of a vitamin D and leucine-enriched whey protein nutritional supplement on measures of sarcopenia in older adults, the PROVIDE study: a randomized, double-blind, placebo-controlled trial. Journal of the American Medical Directors Association. 2015; 16(9),740-7.

270. Smith GI, Julliand S, Palhetas DN, Sinacore DR, Klein S, Mittendorfer B. A terapia com p-3 derivada de óleo de peixe aumenta a massa muscular e a função em idosos saudáveis. Sou. J. Clin. Nutr. 2015, 102 , 115-22.

271. Tessier AJ, Chevalier S. An update on protein, leucine, omega-3 fatty acids, and vitamin D in the prevention and treatment of sarcopenia and functional decline. Nutrients, 2018; 10(8),1099.

272. Logan SL. A suplementação com ácidos graxos ômega-3 por 12 semanas aumenta a taxa metabólica de repouso e exercício em mulheres idosas saudáveis e residentes na comunidade. PLoS ONE. 2015, 10, e 0144828.

273. Zhu K, Austin N, Devine A, Bruce D, Prince RL. A randomized controlled trial of the effects of vitamin D on muscle strength and mobility in older women with vitamin D insufficiency. Journal of the American Geriatrics Society. 2010; 58(11), 2063-8.

274. Bischoff-Ferrari HA, Dawson-Hughes B, Staehelin HB, Orav JE, Stuck AE, Theiler R, Henschkowski J. Fall prevention with supplemental and active forms of vitamin D: a meta-analysis of randomised controlled trials. Bmj. 2009; 339, b3692.

275. Colonetti T, Rosa MI. Protein and vitamin D supplementation in sarcopenia: a review. Horyzonty Wychowania. 2018; 16(40),25-35.

276. Santos, SFC et al. Análise independente e combinada do nível de atividade física com o comportamento sedentário e sarcopenia em idosos. 2017.

12

Obesidade Sarcopênica

Glaucia Cristina de Campos

Introdução

Contexto histórico e definição

O Brasil vem sofrendo um rápido e acentuado processo de envelhecimento e de aumento da longevidade populacional. Neste contexto, a elevada prevalência de indivíduos idosos com obesidade e sarcopenia evidencia a necessidade de avaliar sua implicação na saúde e na qualidade de vida, sendo um importante foco de estudo para elaboração de intervenções direcionadas para essa faixa etária.

Baumgartner (2000) foi um dos primeiros pesquisadores a definir a obesidade sarcopênica utilizando absorção de energia dupla por feixes de raios X (DEXA) como método diagnóstico (Stenholm et al., 2008; Kim e Choi, 2013).

A obesidade sarcopênica tem impacto na qualidade de vida e na saúde dos idosos, acarretando em declínio nas atividades básicas da vida diária, doenças metabólicas e incapacidade (Baumgartner, 2004). De acordo com Stenholm et al. (2008) as consequências da obesidade sarcopênica são saúde ruim, reduzida capacidade funcional, pior qualidade de vida, institucionalização e morte.

A obesidade sarcopênica é definida pela redução da massa muscular em indivíduos obesos, caracterizada pelo percentual de gordura acima de 27% no sexo masculino e de 38% no sexo feminino (Baumgartner,2000), associado à redução da: massa muscular com pontos de corte de índice massa muscular para homens < 7,26 kg/m² e mulheres < 5,45 kg/m² (Baumgartner, 2011). Existem definições em alguns estudos que inserem no diagnóstico, além da redução da massa muscular em indivíduos obesos a força e a velocidade de marcha reduzida.

Nos últimos anos, tem se destacado entre as condições de saúde dos indivíduos idosos por sua relação com desfechos negativos, quedas, hospitalização recorrente, incapacidade funcional, institucionalização e morte (Zamboni et al., 2008).

Etiologia

A etiologia da obesidade sarcopênica inclui as complexas interações entre os fatores causais da sarcopenia, além das causas inerentes da obesidade, como o declínio progressivo no gasto energético total resultante do decréscimo na atividade física e reduzida taxa metabólica basal na presença de aumento ou estabilização da ingestão calórica, excedendo as necessidades basais e relacionadas com a atividade (Stenholm et al., 2008). Observa-se também que com a redução do gasto energético total em até 15%, há diminuição da massa magra e da força muscular, independentemente do sexo e da etnia. Contribuindo para a redução da atividade física, sedentarismo e aumento da massa gorda neste segmento populacional (Nair, 2005) (Figura 12.1).

Estudos têm indicado que a obesidade e a resistência insulínica podem levar à sarcopenia. No estudo de coorte longitudinal, realizado em seis centros de saúde nos Estados Unidos, a relação entre resistência insulínica e sarcopenia foi avaliada em 3.132 idosos do sexo masculino, que participaram do Estudo de Fraturas e Osteoporose em homens (MrOs), e os autores verificaram que no mais alto quartil de homeostase, no modelo de avaliação para risco de resistência insulínica (HOMA-R), foram encontrados alto risco para redução da massa muscular corporal e apendicular (Lee et al., 2011).

Com o processo de envelhecimento, ocorrem mudanças na composição corporal, como o aumento da massa gorda subcutânea e intramuscular e redução da massa livre de gordura, que podem desencadear a obesidade sarcopênica.

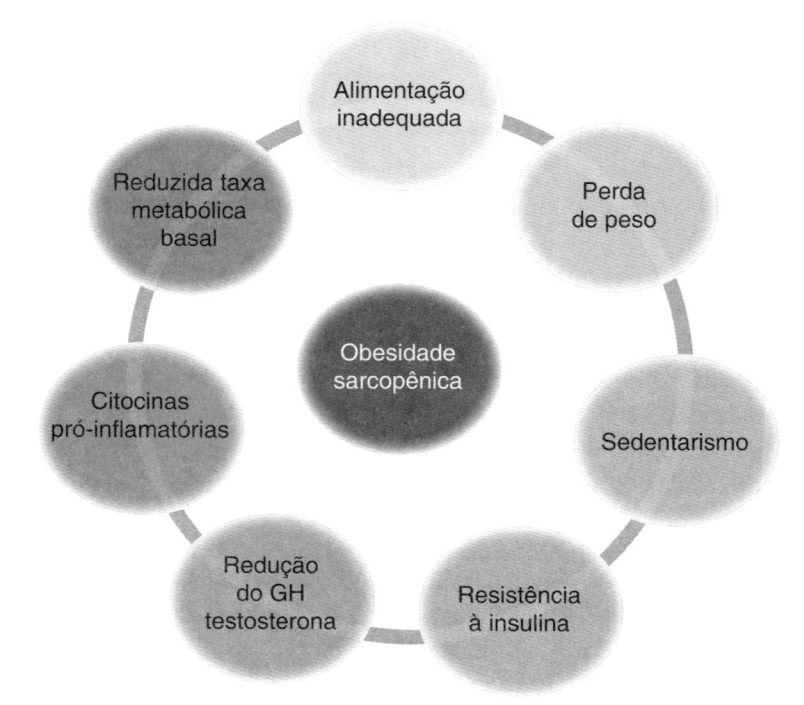

FIGURA 12.1 Fatores determinantes da obesidade sarcopênica (OS).
Fonte: Stenholm et al. (2008).

Outro ponto está relacionado com a alimentação inadequada devido à baixa ingestão dietética de proteína, principalmente de proteínas de alto valor biológico, que pode ser comprometida devido à ausência ou má adaptação de próteses e problemas com a deglutição. Além disso, a falta de controle alimentar com consumo de alimentos calóricos com excesso de açucares e gorduras, processados e de baixo valor nutricional podem contribuir para desenvolvimento da obesidade sarcopênica (OS).

Métodos de diagnóstico da composição corporal

Por meio da avaliação da composição corporal podemos identificar indivíduos com redução de massa muscular em idosos com baixo peso, obesos e eutróficos (Thinbault et al., 2012).

Existem diversos métodos de avaliação da composição corporal, entre eles os que são considerados métodos diretos (dissecação de cadáveres e creatinina urinária de 24 horas), métodos indiretos (hidrodensitometria, raios X, ultrassonografia, DEXA (Absorciometria radiológica de dupla energia), ressonância magnética e tomografia computadorizada) e os métodos duplamente indiretos (medidas antropométricas e impedância bioelétrica). Dentro dos métodos diretos de avaliação de massa muscular, a mensuração da creatinina urinária ao longo de 24 horas é o método padrão, no entanto, seu custo e viabilidade técnica trazem inúmeras limitações (Heymsfield et al., 1983). Os métodos indiretos são válidos como métodos de referência, porém, eles apresentam elevados custos e necessidades de materiais e profissionais especializados para sua realização, tornando-se inviáveis para a aplicação em estudos populacionais. Os métodos duplamente indiretos (antropometria e bioimpedância elétrica) apresentam menor custo, não são invasivos, são rápidos e possuem uma maior aplicabilidade em estudos de campo (Rech et al., 2010). Embora tais métodos sejam técnicas amplamente utilizadas devido a sua simplicidade e baixo custo, no estudo realizado por Elder et al. (2012) os autores observaram que a antropometria e a bioimpedância elétrica subestimaram a massa adiposa corporal total quando comparada a medida pela DEXA.

A antropometria envolve medidas como massa corporal, estatura, pregas cutâneas, perímetros da panturrilha, do braço, do abdômen e a avaliação pelo cálculo do índice de massa corporal (IMC). É importante destacar que o índice de massa corporal (IMC) apresenta limitações, pois classifica os indivíduos em faixas utilizando apenas o peso e a estatura, variando de baixo peso a obesidade, logo não separa o corpo em compartimentos e não identifica a quantidade de massa muscular corporal. Sendo assim, a avaliação do IMC não é indicada para detectar a massa muscular esquelética (Fernandes et al., 2016; Gonzalez et al., 2016).

As medidas indiretas são, na maioria dos casos, aceitas como padrão de referência para medição da composição corporal. No entanto, a hidrodensitometria (pesagem hidrostática), em algumas experiências práticas de laboratório, tem apresentado algumas limitações em grupos de idosos, devido a alguns fatores: 1) não leva em consideração a densidade mineral óssea; 2) estabelece a relação de massa magra e massa gorda como constantes; e 3) os idosos têm dificuldade em realizar o procedimento do peso submerso, por não conseguirem fazer uma expiração máxima sob a água.

Absorciometria radiológica de dupla energia

A utilização da absorciometria radiológica de dupla energia (DEXA), como recurso na análise da composição corporal atualmente, é considerada um método de referência para avaliação da composição corporal e baseia-se no pressuposto de que o raio de absorção de radiações de cada tecido orgânico depende do comprimento de onda utilizada e do número dos elementos interpostos. A medida do DEXA permite estabelecer estimativas quanto aos componentes de gordura e de massa livre de gordura dos tecidos não ósseos e demais tecidos (Lohman, 2002).

Esse método é utilizado em pesquisa, para a avaliação de composição corporal, aliando uma boa capacidade de distinguir gordura, tecido magro e osso, a um custo médio e mínima exposição à radiação. As limitações do método estão relacionadas com o aparelho, uma vez que a área de escaneamento pode não apresentar tamanho suficiente para avaliação de indivíduos grandes obesos e indivíduos muito altos, resultando em menor acurácia.

Por meio das medidas estimadas obtidas pela DEXA pode-se calcular o Índice de Massa Muscular Apendicular (IMMA), que é a soma da massa muscular dos membros superiores e inferiores dividido pela altura ao quadrado (Baumgartner et al., 2004) (Quadro 12.1).

Quadro 12.1
Absorciometria radiológica de dupla energia
• Os idosos devem ser posicionados em decúbito dorsal sobre o equipamento para o procedimento.
• De modo a permanecerem totalmente centralizados em relação às laterais da mesa devem ser cuidadosamente posicionados.
• Após a análise de toda a área corporal, a DEXA possibilita a determinação da densidade mineral óssea e dos tecidos. O exame é contraindicado para gestantes, portadores de implantes metálicos, indivíduos submetidos a procedimentos com iodo, bário ou isótopos em um período de sete dias anteriores à avaliação.

Fonte: adaptado pela autora (Heyward,1998; https://www.iscd.org/education/publications/).

Bioimpedância elétrica (BIA)

É um método que se baseia na passagem de uma corrente de baixa voltagem e frequência fixa (50 kHz) pelo corpo do avaliado nas diferentes resistências oferecidas pelos tecidos distintos do organismo e estima os compartimentos corpóreos. Um pressuposto é que todos os tecidos possuem características de condutividade elétrica identificáveis. A partir dos valores de resistência e reatância obtidos no aparelho de BIA, são realizados os cálculos dos percentuais de gordura corporal, água corporal, massa magra com auxílio do *software* fornecido pelo fabricante. Também existem aparelhos que imprimem imediatamente os valores de composição corporal.

A BIA de frequência fixa é a mais utilizada por ter menor custo, ser mais disponível e mais acessível. No entanto, o ideal é a utilização da BIA multifrequência, pois permite a avaliação da massa muscular segmentada dos membros superiores, membros inferiores e tronco (Gadrella et al., 2017; Bijlsma et al., 2012) (Quadro 12.2).

Quadro 12.2
Protocolo de preparação para o exame de BIA

ATENÇÃO:
O exame é contraindicado nas seguintes condições:

- Situações patológicas ou uso de medicamentos que produzem retenção hídrica, por exemplo: edema, ascite. O teste fica prejudicado, pois pode superestimar as reservas de massa magra.
- Contraindicação absoluta para a realização da medida: portadores de marca-passo ou desfibrilador implantado e gestantes.

Preparo:

- Jejum mínimo de 4 horas.
- Não consumir bebida alcoólica por 48 horas.
- Não praticar atividade física intensa 24 horas antes.
- Urinar pelo menos 30 minutos antes da medida.
- Evitar o consumo de cafeína 24 horas antes.

Padronização da avaliação:

- Realizar a calibração do aparelho com resistor de 500 ohms que acompanha o aparelho, o qual deverá acusar resistência de 490 a 510 ohms.
- O local da coleta deve ser em ambiente climatizado para evitar transpiração do idoso.
- Verificar a bateria por meio da luminosidade da tela do aparelho.
- Explicar ao idoso o procedimento.
- O idoso deve retirar sapato e meia e deve deitar em decúbito dorsal sobre a maca, não deve haver lençol ou cobertor sobre o corpo.
- O idoso deve deitar com o corpo relaxado, os braços estendidos ao lado do corpo, sem tocar no tronco e, as pernas em ligeira abdução.
- Não deve haver ponto de contato entre os braços e o tronco ou entre as pernas. Em idosos com obesidade impedidos de afastar as coxas, usa-se uma toalha posicionada entre as pernas como isolante.
- Limpar com algodão e álcool, as regiões onde estarão fixados os eletrodos para melhor aderência.
- Fixar um adesivo na superfície dorsal da mão, na altura do terceiro metacarpo distal, e outro entre as proeminências ósseas distais da ulna e rádio, do lado dominante.
- Fixar um adesivo na superfície dorsal do pé, na altura do terceiro metatarso distal, e outro entre as proeminências ósseas distais, entre o maléolo medial e distal do tornozelo, do lado dominante.
- Colocar os eletrodos vermelhos nas regiões proximais da mão e do pé, do lado dominante.
- Colocar os eletrodos pretos nas regiões distais da mão e pé, do lado dominante.
- Ligar o aparelho e seguir as instruções para leitura dos dados.
- Anotar o valor mostrado.
- Em caso de oscilação entre os valores, verificar: movimentação do idoso, elevação da cabeça durante a leitura e existência de ponto de contato entre os membros.

Fonte: adaptado pela autora (https://diretrizes.amb.org.br/_BibliotecaAntiga/utilizacao-da-bioimpedancia-para-avaliacao--da-massa-corporea.pdf).

Métodos e critérios de diagnósticos para OS

Os métodos usados para diagnosticar a OS são diferentes entre os estudos e incluem uma diversidade de critérios e medidas, incluindo a antropometria por meio do índice de massa corporal, perímetro abdominal, bioimpedância elétrica, DEXA, ressonância magnética, equações de predição, força de preensão palmar e desempenho. Na maior parte dos estudos, a OS é definida como uma obesidade associada à massa muscular reduzida. Os pontos de corte de massa gorda e de massa livre de gordura para diagnósticos também são diversificados nos estudos e são apresentados nos Quadros 12.3 e 12.5.

De acordo com a Organização Mundial de Saúde, as formas mais comuns de classificação para definição da obesidade são do Índice de Massa Corporal (IMC ≥ 30 kg/m²) ou, para a obesidade central, a medida da circunferência da cintura (> 102 cm para homens e > 88 cm para mulheres).

A obesidade sarcopênica vem sendo avaliada pela combinação de variáveis utilizadas para o diagnóstico de obesidade e sarcopenia (Baumgartner et al., 2004). Os idosos são classificados como sarcopênicos quando os pontos de corte do índice de massa muscular atingirem < 7,00 kg/m², para os homens e < 5,5 kg/m², no caso das mulheres, com alteração da força de preensão palmar, identificados pela média da força menor que 27 kgf para os homens e menor que 16 kgf para as mulheres (Cruz-Jentoft et al., 2018). Diversos estudos utilizam a medida de força muscular como critérios para compor o diagnóstico de obesidade sarcopênica, porém não há consenso na literatura científica (Quadro 12.5).

Como descrito no Capítulo 11 – *Sarcopenia* –, Cruz-Jentoft et al. (2019) revisitaram o EWGSOP. Utilizando a mesma metodologia, o grupo se reuniu para atualizar as melhores evidências, recomendações e adequada consistência para o documento que se tornou referência para a sarcopenia em todo o mundo.

Força muscular e velocidade de marcha

A observação clínica demostrou que a verificação da força muscular é melhor do que a massa muscular em predizer eventos indesejáveis (Schaap et al., 2018; Martin-Ponce et al., 2014). Assim, a força muscular tornou-se a medida inicial para verificação de sarcopenia e, uma vez ela alterada, o diagnóstico é de provável sarcopenia. Se confirmada alteração no elemento muscular, sarcopenia. Em especial, a *performance* física alterada adentra agora como um critério de gravidade da sarcopenia como observados nos Quadros 12.3 e 12.4.

		Quadro 12.3 Fenótipos da composição corporal: obesidade sarcopênica e sarcopenia segundo critérios do *European Work Group on Sarcopenia in Older People* (EWGSOP-2) & Batsis et al., 2014		
Fenótipos da composição corporal	**Massa gorda**	**Força muscular**	**Massa muscular**	**Velocidade de marcha**
Obesidade sarcopênica	Elevada	↓	↓	
Sarcopenia				
Provável sarcopenia		↓		
Sarcopenia		↓	↓	
Sarcopenia severa		↓	↓	↓

Fonte: Cruz-Jentoft et al. (2019) & Batsis et al. (2013).

Quadro 12.4
Mudanças nos critérios de sarcopenia segundo *European Work Group on Sarcopenia in Older People* revisto em 2019 (EWGSOP-2)

Sarcopenia provável – alteração do critério 1
Sarcopenia – alteração dos critérios 1 e 2
Sarcopenia severa – alteração do critério 3

1. Baixa força muscular

2. Baixa quantidade ou qualidade muscular

3. Baixa *performance* física

Fonte: Cruz-Jentoft et al. (2019).

Força muscular

Cruz-Jentoft et al. (2010), sugerem que a força muscular pode ser mensurada por meio de diferentes instrumentos: dinamômetro isométrico e isocinético de membros inferiores (força de flexão/extensão do joelho), pico de fluxo expiratório e a força de preensão manual. A força de preensão manual é aferida com um dinamômetro, sendo uma medida simples, confiável e de boa acurácia para avaliar a força muscular, se correlaciona bem com vários desfechos de saúde e com a função dos membros inferiores (Lourenço, 2017). Os pontos de corte definidos na literatura estão descritos no Capítulo 11 – *Sarcopenia* – e no Quadro 12.5.

Quadro 12.5			
Métodos e critérios utilizados para compor o diagnóstico de OS			
Medidas	**Critérios de diagnóstico**	**Métodos**	**Diagnóstico de OS**
Adiposidade			**OBESIDADE**
Índice de massa corporal	Gordura corporal	Antropometria	$\geq$ 30 kg/m²
Percentual de gordura	Percentual de gordura	DEXA e BIA	$\geq$ 27% – homens $\geq$ 38% – mulheres
Perímetro da cintura	Gordura abdominal	Antropometria	> 88 cm – mulheres > 102 cm – homens
			Sarcopenia
Força			
Força de preensão manual	Força muscular	Dinamômetro	< 16 kgf mulheres e < 27 kgf homens
Massa muscular			
Índice de massa muscular	Massa muscular	Antropometria equação de predição	< 7,26 kg/ m² – homens < 5,45 kg/m² – mulheres
Índice de massa muscular esquelética	Massa muscular apendicular	DEXA	< 7,00 kg/ m² – homens < 5,5 kg/m² – mulheres
Performance			
Velocidade de marcha	Desempenho	Percurso de 4,6 metros	$\leq$ 0,8 m/s

Fonte: Baumgartner et al., (2004); Batsis et al., (2013); Dodds et al., (2014); Cruz-Jentoft et al., (2019).

Velocidade de marcha

A velocidade de marcha é avaliada mensurando-se o tempo que o idoso gasta para percorrer, em sua marcha habitual, uma distância de 4,6 metros. Um cronômetro deve ser utilizado e acionado assim que o indivíduo posiciona o pé na demarcação da distância e retira o outro do solo. São considerados como portadores de diminuição de velocidade de marcha os indivíduos cuja velocidade for menor ou igual a 0,8 m/s, apresentado no Quadro 12.5 (Cruz-Jentoft et al., 2010; Cruz-Jentoft et al., 2019).

Epidemiologia no Brasil e no mundo

Newman et al. (2003) destacaram a importância de também se considerar a massa gorda ao examinar a sarcopenia. Os autores demonstraram que, sem contemplar este componente, os indivíduos com peso corporal elevado não são classificados como sarcopênicos, embora sua massa livre de gordura seja insuficiente em relação ao tamanho corporal total.

No estudo de coorte prospectivo realizado em Seul, Coreia do Sul, no período de setembro de 2007 a agosto de 2008, com 591 voluntários saudáveis com idade entre 20 e 88 anos, Kim et al. (2009) observaram prevalências de obesidade sarcopênica de 5,1% no sexo masculino e 12,5% no sexo feminino. Posteriormente, o estudo transversal de base populacional realizado pelo Fourth Korean National Health and Nutrition Examination Surveys, com 1.370 mulheres e 962 homens idosos, observou prevalência de obesidade sarcopênica de 7,6% nos homens e 9,1% no sexo feminino (Kim et al., 2012).

Em outro estudo transversal de base populacional, também realizado em uma população de coreanos, o Fifth Korean National Health and Nutrition Examination, com 2.893 idosos, encontrou uma prevalência de 3% de obesidade sarcopênica (Lee et al., 2012).

No Brasil, o estudo realizado por Neto et al. (2012) – com uma amostra de 56 idosas voluntárias recrutadas do programa de extensão da Universidade da Maturidade da Universidade Federal de Tocantins, utilizando como métodos de diagnóstico de obesidade sarcopênica o índice de massa corporal, a massa muscular e a força de preensão palmar – teve como resultado uma prevalência de 19,64% de obesidade sarcopênica.

Nos Estados Unidos, o estudo transversal realizado pelo National Health and Nutrition Examination Survey, entre 1988 e 1994, com 1.391 homens e 1.591 mulheres acima de 60 anos de idade, mostrou uma prevalência de obesidade sarcopênica de 9,6% para homens e 7,4% para mulheres (Davison et al., 2002).

Outro estudo transversal americano, realizado entre 1992 e 1995 por Baumgartner (2000), em Bernalillo County (Albuquerque), com 883 idosos, relatou prevalência de obesidade sarcopênica de 4,4% no sexo masculino e 3,0% no sexo feminino. No mesmo estudo, a razão de chances para dois ou mais relatos de incapacidade foi de 8,7 (IC 95% 2,52–32,8) e 11,98 (IC 95% 3,07–61,1) para homens e mulheres, respectivamente.

Posteriormente no estudo longitudinal realizado em Albuquerque, nos Estados Unidos, por Baumgartner et al. (2004) com 451 idosos observou-se o percentual de obesidade sarcopênica de 5,8%, que foi associado à incapacidade funcional. O risco relativo encontrado foi de 2,63 (IC 95% 1,19–5,85), ajustado por sexo, idade, atividade física e morbidade prévia. Na França, Rolland et al. (2009), por meio do estudo longitudinal EPIDOS (EPIDemiologie de l'Osteoporose), realizado em Paris entre 1992 e 1994, com mulheres idosas, também encontraram associação positiva com dificuldade para subir escadas em idosas obesas sarcopênicas OR = 3,6 (IC 95% 1,78–7,74) e a prevalência encontrada de obesidade sarcopênica foi de 2,75%.

No Brasil, Silva et al. (2013), analisando 272 idosas, no Distrito Federal, encontraram uma prevalência de 34,2% de obesidade sarcopênica, e também demostrou que 39% das idosas com eutrofia nutricional classificadas pelo índice de massa corporal (IMC) apresentavam obesidade sarcopênica quando avaliadas pela DEXA.

No recente estudo realizado na Coreia por Oh et al. (2015) com 1.433 idosos, a obesidade sarcopênica também foi mais prevalente entre as mulheres 31,3% do que nos idosos do sexo masculino 19,6%.

No estudo transversal realizado nos Estados Unidos pelo National Health and Nutrition Examination Survey III (1988–1994) com uma subamostra de 4.652 indivíduos idosos não institucionalizados, de ambos os sexos e idade maior ou igual a 60 anos, os pesquisadores observaram que a prevalência de obesidade sarcopênica atingiu 18,1% em mulheres e 42,9% em homens (Batsis et al., 2014). O Quadro 12.6 apresenta a prevalência de obesidade sarcopênica em diferentes estudos.

A incidência e a prevalência de obesidade sarcopênica apresentam ampla variabilidade devido aos diversos métodos diagnósticos e valores de referência para avaliação da massa muscular e da funcionalidade, e vem aumentando nas últimas décadas em diversas pesquisas. No final da década de 1980, a prevalência de obesidade sarcopênica em idosos não institucionalizados nos EUA era de 4% em homens e 3% em mulheres (Baumgartner et al., 2000). Estudos mais recentes, entretanto, têm mostrado prevalências maiores, de 17,8% para homens e 24,9% para as mulheres (Kim et al., 2013; Batsis et al., 2014).

No estudo transversal realizado nos Estados Unidos pelo National Health and Nutrition Examination Survey III (1999–2004) os pesquisadores utilizando os pontos de corte propostos por Baumgartner et al. (1998) com uma subamostra de 4.984 indivíduos idosos não institucionalizados, de ambos os sexos e idade maior ou igual a 60 anos, observaram que a prevalência de obesidade sarcopênica atingiu 17,9% em homens e 13,3% em mulheres (Batsis et al., 2014).

Principais problemas dos estudos relacionados com a falta de padronização de critérios, métodos e pontos de corte

As prevalências de obesidade sarcopênica ainda não são muito definidas, podendo variar até 26 vezes, principalmente pelos diferentes métodos, critérios e pontos de corte estabelecidos para massa muscular e massa gorda (Batsis et al., 2013). Esta variabilidade reforça a necessidade de se estabelecer critérios de diagnóstico e pontos de corte para se estabelecer um consenso na literatura científica (Souza et al., 2014). Além disto, as diferenças étnicas também interferem nas prevalências de obesidade sarcopênica, pois populações orientais tem menos massa muscular e menos massa gorda quando comparadas a populações ocidentais (Kim et al., 2015).

A dificuldade para a comparabilidade dos achados devido à falta de consensos sobre os métodos, critérios e pontos de corte para o diagnóstico são limitações para estudos nacionais e internacionais, sendo uma lacuna a ser preenchida para o avanço no diagnóstico mais acurado da obesidade sarcopênica.

Quadro 12.6
Prevalência de OS em diferentes estudos

Autor	Desenho	N	Métodos para diagnóstico da OS	Critério diagnóstico	Prevalência de OS
Baumgartner et al.	Transversal	Subamostra de 199	Massa muscular e percentual de gordura	Percentual de gordura: > percentil 60 / IMMA: < 7,26 kg/m² - homens / < 5,45 kg/m² - mulheres	60 a 69 anos: 2% / > 80 anos: 10%
Kim et al.	Transversal	242 homens 231 mulheres, subamostra do Korean Longitudinal Study Health and Aging	SPPB, massa muscular e força	Classe 1: MM: entre 1-2 DP / Classe 2: MM: < 2 DP	Mulheres: 9,1% / Homens: 7,6%
Rolland et al.	Coorte prospectivo	1308	Massa muscular e percentual de gordura	Percentual de gordura: acima do percentil 60 / ASM: < 5,45 kg/m²	Mulheres: 2,75%
Batsis et al.	Transversal	4.652 idosas	Percentual de gordura massa muscular esquelética	Percentual de gordura: > 25% homens e 35% mulheres / ALM: < 19,7 kg/m² homens e 15,2 kg/m² mulheres	Mulheres: 19,1% / Homens: 33,5
Baumgartner et al.	Coorte prospectivo	451	Massa muscular e percentual de gordura	Percentual de gordura: percentil > 60 / IMMA: < 7,26 kg/m² homens / IMMA: < 5,45 kg/m² mulheres	5,80%
Davison et al.	Transversal	2.917	Massa muscular e percentual de gordura	IMM: 9,12 kg/m² homens 5,53 kg/m² mulheres / Percentual de gordura: / Homens: > 37,16% / Mulheres: > 40,01%	Homens: 9,6% / Mulheres: 7,4%
Silva et al.	Transversal	272 idosas	Percentual de gordura	Percentual de gordura > 32% e IMC > 27 kg/m²	Obesidade moderada: 23,10% / Obesidade severa: 38,5% / Obesidade mórbida: 32,7%
			Massa muscular esquelética / IMC	ASM < 5,45 kg/m²	Obesidade: 25,3%

IMM: Índice de Massa Muscular; ASM: Massa Muscular Apendicular; IMC: Índice de Massa Corporal; MM: Massa Muscular; SPPB: Short Physical Performance Battery.
Fonte: elaborado pela autora com os estudos e autores descritos no quadro.

Fatores associados à OS e principais desfechos negativos

Segundo Stenholm et al. (2008) os principais fatores determinantes da OS são sedentarismo, alimentação inadequada, perda de peso, resistência à insulina, diminuição de GH e testosterona e inflamação por meio da produção de citocinas pró-inflamatórias pelo tecido adiposo.

Estudos prévios têm encontrado associações entre obesidade sarcopênica e funcionalidade, sedentarismo, proteínas pró-inflamatórias e diabetes melito (Ryu et al., 2013; Kim et al., 2013; Stenholm et al., 2008).

Ryu et al. (2013), em estudo conduzido com 2.264 idosos na Coreia entre 2008 e 2009, mostraram que a prática de atividade física moderada apresentou associação inversa com OS.

Quanto aos marcadores bioquímicos a proteína C reativa (PCR) está associada à OS. Sua concentração elevada é reconhecida como marcador clínico de inflamação acarretando catabolismo muscular (Kim et al., 2013). Estudo realizado por Schrager et al. (2007) na Itália em 1998, mostrou haver associação entre a obesidade sarcopênica e níveis elevados de IL-6 e de PCR em homens e mulheres idosos.

Além desses fatores, por outro lado, o consumo de alimentos calóricos, o déficit na ingestão proteica, o balanço energético positivo e a inatividade física podem levar a um aumento dos estoques de gordura corporal nos idosos e a perda progressiva da massa muscular (Villareal et al., 2005; Macedo et al., 2010).

Obesidade sarcopênica e impacto na capacidade funcional

Indivíduos idosos com OS apresentam desempenho prejudicado para as atividades do cotidiano, levando a um declínio funcional importante para as atividades instrumentais de vida diária, interferindo diretamente na sua capacidade funcional (Baumgartner et al., 2004; Baumgartner et al., 2000; Batsis et al., 2015). Cabe ressaltar que a presença isolada da obesidade pode se relacionar com limitações funcionais e incapacidades em idosos (Davison et al., 2002).

A associação entre OS e incapacidade funcional foi avaliada em vários estudos (Friedman et al., 2001; Gordon & Jensen, 2005; Rossi et al., 2015; Batsis et al., 2015; Zamboni et al., 2008; Zoico et al., 2004; Yang et al., 2015; Beavers et al., 2013 Rolland et al., 2009). Na Pensilvânia, no estudo conduzido por Friedman et al. (2001), foi observado que mulheres com IMC no maior quintil apresentaram limitação funcional. Posteriormente, Gordon & Jensen (2005) concluíram que as mulheres com o IMC elevado demonstraram maior risco de apresentar incapacidade funcional comparadas com as de baixo IMC.

No estudo com 167 idosas realizado por Zoico et al. (2004), variáveis antropométricas e DXA foram correlacionadas com limitações funcionais e observou-se que 40% das idosas com sarcopenia e percentual de gordura elevado apresentaram limitações funcionais.

No estudo de coorte realizado por Jensen & Friedmann (2002), na Pensilvânia, com 2.634 idosos participantes do programa de risco do Medicare, as mulheres apresentaram maior prevalência de declínio funcional 31,4% *versus* 14,3% para IMC ≥ 40 kg/m². Stenholm et al. (2009) observaram que idosos com obesidade sarcopênica, tinham menor força, declínio na velocidade de marcha e maior chance para desenvolver novas incapacidades. Uma das possíveis causas na redução da velocidade de marcha está relacionada ao aumento de gordura intramuscular nas coxas com o processo do envelhecimento (Beavers et al., 2013). Os indivíduos com obesidade sarcopênica tendem a apresentar piores escores em testes de desempenho, principalmente em tarefas que envolvem a locomoção, e apresentam piores médias de velocidades de marcha mesmo com variações nas distâncias percorridas e com diferentes definições para a obesidade sarcopênica (Bouchard & Janssen, 2010; Stenholm et al., 2009; Yang et al., 2015).

Na França, com dados obtidos do Estudo Epidemiológico de Osteoporose (EPIDOS), estudo de coorte prospectivo realizado com 1.308 mulheres idosas de cinco cidades francesas, os resultados demonstraram que aquelas que eram obesas sarcopênicas tiveram maiores chances de apresentar dificuldades para subir (OR = 2,45) e descer escadas (OR = 3,41) e para levantar de uma cadeira (OR = 2,89), quando comparadas às idosas apenas sarcopênicas (Rolland et al., 2009).

No estudo longitudinal que utilizou dados do New Mexico Aging Process Study, realizado por Baumgartner et al. (2004), na cidade de Albuquerque, nos Estados Unidos, com 451 idosos, a obesidade sarcopênica também foi associada à incapacidade funcional, e o risco relativo encontrado foi de 2,63 (IC = 95% 1,19–5,85), ajustado por sexo, idade, atividade física e morbidade prévia.

No estudo longitudinal realizado na Itália na cidade de Verona, os autores Rossi et al. (2015) analisaram 274 idosos, na faixa etária entre 66 e 78 anos com um período de seguimento de dez anos e observaram que idosos com obesidade sarcopênica (força muscular diminuída + perímetro abdominal elevado), apresentaram um risco relativo maior que três vezes de desenvolver incapacidade funcional RR = 3,30 (IC = 1,91–6,02).

Nos Estados Unidos, Batsis et al. (2015) analisaram dados de 4984 indivíduos acima de 60 anos de idade do estudo National Health and Nutrition Survey (1999–2004) e observaram associações positivas entre obesidade sarcopênica e incapacidade funcional para limitações físicas, atividades básicas e instrumentais de vida diária para ambos os sexos.

Esta confluência entre a obesidade e sarcopenia vem se tornando um importante problema de saúde pública com consequências na funcionalidade dos idosos, mais do que em situações de somente obesidade (Bouchard & Janssen, 2010; Yang et al., 2015). Estudos confirmam que a obesidade sarcopênica foi associada com prejuízo funcional em idosos (Batsis et al., 2015; Oliveira et al., 2011; Baumgartner et al. 2004).

Portanto, a manutenção e a preservação da funcionalidade para realizar as atividades de vida diária através da prevenção e tratamento da obesidade sarcopênica são pontos-chave para prolongar a independência e a capacidade funcional dos idosos.

Mudanças fisiológicas da composição corporal com o envelhecimento

A massa corporal aumenta à medida que avança a idade e, posteriormente, na faixa etária entre 70 e 75 anos, diminui ou permanece estável. Em países desenvolvidos, a média de peso de homens e mulheres aumenta com o início da meia-idade e chega a um platô por volta dos 65 anos. Nas mulheres, o aumento é maior e o platô ocorre cerca de dez anos depois dos homens. Embora a variação da massa corporal em idosos não seja de grande magnitude, ocorrem diversas mudanças nos componentes da composição corporal (Almeida et al., 2013; Coelho & Machado, 2012).

Com o envelhecimento, o tecido adiposo é redistribuído progressivamente, com níveis relativamente maiores de gordura intramuscular, subcutânea e interna depositados no tronco e não nas extremidades (Coelho & Machado, 2012). As mulheres acumulam mais gordura subcutânea, enquanto os homens apresentam maior acúmulo de gordura abdominal (WHO, 1995; Bigaard et al. 2004). Além disso, homens perdem uma quantidade de massa muscular esquelética maior quando comparados com as mulheres.

A água corporal total diminui com o envelhecimento e é um indicativo de diminuição da massa livre de gordura que corresponde a água intracelular. Na mulher, a diminuição é pequena durante a meia idade e rápida depois dos 60 anos, enquanto no homem a redução inicia na meia-idade e continua durante toda a velhice (Cervi et al., 2006).

A musculatura esquelética constitui o maior tecido do corpo. Sob a coordenação nervosa constituem a unidade motora responsável pela aptidão (locomoção, força, movimentação) e autonomia funcional do indivíduo, assim como desempenho físico em relação aos esforços (Pierine et al., 2009).

O tecido muscular esquelético diminui cerca de 40% entre 20 e 60 anos de idade e essas alterações também estão relacionadas com indivíduos saudáveis e fisicamente ativos, que podem apresentar perda muscular de 1% a 5% ao ano, particularmente nos membros inferiores, e ganho de gordura corporal de 8% por década, a partir dos 40 anos. Essa redução é mais rápida nos homens, enquanto na mulher parece ser preservada até a menopausa (Heymsfield et al., 1989; Doherty, 2003; Hughes et al., 2002).

Alterações estruturais, como a redução de massa e fibras musculares e aumento relativo de fibra tipo I (vermelha, oxidativa ou de contração lenta), estão associadas à fraqueza muscular, força específica e resistência muscular reduzida, bem como resistência a insulina e possível desenvolvimento de diabetes melito tipo dois.

A qualidade das fibras musculares influencia na gravidade da sarcopenia, pois as fibras tipo II (anaeróbicas de contração rápida) declinam de 20% a 50% devido à perda de unidades motoras (Pierine et al., 2009). Esta perda leva à remodelação de unidades motoras, envolvendo denervação seletiva de fibras musculares rápidas (tipo II), com reinervação de algumas das fibras desnervadas pelo axônio de fibras lentas (tipo I). O resultado da perda e atrofia das fibras individuais, bem como a perda de unidades motoras rápidas (com o aumento da dimensão das unidades motoras lentas), inclui perda de força muscular, necessária para ações como levantar de uma cadeira, subir escadas e recuperar a postura após um desequilíbrio (Lang, 2010; Pierine, 2010). As unidades motoras também apresentam modificações de caráter estrutural e funcional, que parecem ser induzidas pelo sistema nervoso central. Essas modificações geram comprometimento da massa muscular e modula o grau de força muscular, o que define o processo de sarcopenia (Mattiello-Sverzut, 2004).

Infiltração lipídica no músculo esquelético

A qualidade e a composição muscular podem ser avaliadas por métodos como ultrassonografia, tomografia computadorizada e ressonância magnética. O impacto da quantidade de gordura infiltrada no músculo e de gordura visceral podem ter consequências funcionais sobre indivíduos obesos, pois aumentam e piora a qualidade muscular que é associada a menor força e redução da funcionalidade em idosos. (Rech, 2014; Zamboni et al., 2008; Stenholm et al., 2008; Rocha, 2015). Além disso, a infiltração lipídica no músculo também deve ser analisada devido as consequências metabólicas sobre indivíduos obesos (Rech, 2014; Zamboni et al., 2008; Stenholm et al., 2008).

O músculo com elevada infiltração de gordura pode ser mais inflamado quando comparado ao músculo sem gordura, sugerindo a conexão entre ganho de massa gorda, músculos com triglicerídeos e inflamação. Além disso, o aumento da leptina pode levar parcialmente a uma resistência à leptina e à oxidação dos ácidos graxos nos músculos contribuindo para o depósito de gordura infiltrada em órgãos como o fígado, coração e músculos, e, consequentemente, à perda da qualidade do músculo em idosos obesos. O círculo vicioso entre perda muscular e ganho de gordura pode levar à piora da sarcopenia e, em seguida, promover o ganho de peso e inflamação (Kob et al., 2015; Zamboni et al. 2008).

Terapêutica

Cuidados nutricionais

- Garantir o aporte proteico energético e de micronutrientes necessários ao idoso.
- Reduzir a massa gorda gradativamente.
- Reduzir as perdas de massa muscular e ósseas durante a perda ponderal.
- Motivar a mudança do estilo de vida por meio de terapia combinada: dieta e exercício.
- Reduzir a morbidade e mortalidade.
- Manter e ou melhorar a funcionalidade do idoso.

Intervenções nutricionais

Uma questão central no tratamento da obesidade sarcopênica em idosos é a redução de massa gorda gradativa e aumento da massa muscular. A avaliação nutricional na primeira consulta e no acompanhamento deve ser constituída pela avaliação da composição corporal, não somente no acompanhamento da perda ponderal, pois o não acompanhamento das mudanças nos compartimentos corporais poderá levar a perda de massa muscular e óssea (Goisser et al., 2015). Estima-se que aproximadamente 25% da perda de peso alcançada com dietas de curto prazo com restrição de energia é perda de massa muscular magra.

Estudos internacionais revelam que pode haver recuperação do peso predominante, principalmente de massa gorda e não em massa corporal magra, e, portanto, os efeitos desses ciclos repetidos de perda e recuperação podem produzir ou piorar a composição corporal (Goisser et al., 2015). Cabe ressaltar que a manutenção prolongada da massa corporal magra preservada é de extrema importância após a intervenção dietética.

Para evitar a perda de massa muscular e preservar a função renal, a conduta dietética que inclui restrição calórica moderada, que deve ser realizada com cautela entre 200–750 kcal, e maior ingestão de proteínas de alto valor biológico é recomendada. A intervenção dietética em idosos com obesidade sarcopênica, baseada em alto teor de proteína e pequenas restrições calóricas, tem demonstrado proporcionar benefícios à sobrevivência e à qualidade de vida (Sajoux et al., 2017).

A recomendação atual para idosos é uma dieta hiperproteica com mais proteínas do que as recomendadas para a população em geral, uma vez que se constatou que uma ingestão diária de 1,2 a 1,5 g/kg/peso de proteína pode manter a massa muscular e obter uma menor perda de tecido ósseo, em pacientes com função renal normal (Deutz, 2014; Sajoux et al., 2017).

O aumento do aporte de proteína e aminoácidos por meio de suplementos nutricionais e pela alimentação são as formas mais eficazes para atenuar ou prevenir o catabolismo das proteínas musculares em idosos, uma vez que a musculatura esquelética em indivíduos possui uma resistência anabólica e necessita de uma grande quantidade de proteínas e aminoácidos para estimular a síntese proteica (Paddon-Jones & Rasmussen, 2009). Além disso, é recomendada uma dieta com menor aporte de carboidratos, pois tem efeitos positivos sobre a síntese proteica.

A fim de prevenir a perda de massa muscular, é recomendadado que 25–30 gramas de proteína de alto valor biológico sejam ingeridas por refeição. Esta recomendação se baseia na evidência de que a ingestão de menos de 25–30 gramas de proteína por refeição esteja associada à menor síntese de proteínas musculares nos idosos (Paddon-Jones & Rasmussen, 2009).

Aminoácidos (leucina, hidroximetilbutirato e creatina)

Outra estratégia para melhorar a síntese de proteínas é administrar suplementos com aminoácidos essenciais e aumentar a ingestão de leucina, pois promove o anabolismo e diminui a degradação da proteína (Ferreira et al., 2017). Na impossibilidade de aquisição de suplementos o estímulo ao aumento do consumo de alimentos que ricos leucina como o leite, queijo, carne, atum, frango, soja, trigo e ovos são recomendados, pois favorecem a síntese proteica.

A recomendação de aminácidos para aumento da síntese proteica estipulada pelos pesquisadores Paddon-Jones & Rasmussen (2009) é de 10–15 gramas de aminoácidos essenciais distribuídos igualmente nas refeições durante o dia.

A suplementação com hidroximetilbutirato (HMB), um metabolito ativo da leucina, também é eficaz no aumento da síntese proteica total e da força muscular no tratamento da obesidade sarcopênica (Rossi et al., 2017). Doses de 3 gramas/dia (sais de cálcio) promovem o aumento da força quando combinada com os exercícios (Deutz et al., 2013).

Os aminoácidos provenientes da alimentação podem atrasar ou prevenir o catabolismo das proteínas musculares, além disso, os músculos de pacientes idosos requerem uma grande quantidade de proteína e aminoácidos para estimular a síntese de proteínas, em um grau semelhante ao dos jovens pacientes (Paddon-Jones & Rasmussen, 2009).

Vitamina D, magnésio e B6 e B12

Suplementar quando os valores estiverem abaixo de 100 nmol/ pois a vitamina D está envolvida na síntese proteica e na saúde muscular. Doses de 50.000 UI por semana são seguras com grau de evidência A (Morley, 2010).

Avaliar suplementar magnésio (quando o déficit estiver associado à resistência à insulina), vitaminas B6 e B12 e selênio quando o déficit estiver associado à deficiência funcional.

Ômega-3

No estudo de Smith et al. (2011) foi observado que a suplementação com ômega-3 estimula a síntese proteica muscular e pode potencialmente fornecer uma intervenção de menor custo em idosos. As concentrações de mTOR e p70S6K aumentaram após a suplementação com o ômega-3 e o aumento foi maior quando mediado por aminoácidos. Suplementar com 4 gramas de óleo de peixe para aumento da taxa de síntese muscular e redução do processo inflamatório.

Atividade física

A atividade física é amplamente reconhecida como um meio para a prevenção primária da obesidade e de doenças crônicas. Em idosos o gasto energético diminui devido a vários fatores favorecendo o sedentarismo. Estimular a atividade física pode ser um dos tratamentos para prevenção da obesidade sarcopênica (Saitoh et al., 2017).

A intervenção de estilo de vida mais eficaz para o tratamento da obesidade sarcopênica é aquela que inclui tanto a perda de massa gorda induzida pela alimentação saudável quanto a associada à prática regular de exercício. No estudo realizado por Bouchonville et al. (2013) os autores demonstraram que a combinação da redução da massa corporal magra associada à terapia de perda de peso foi atenuada, embora não prevenida, quando combinada com o exercício regular. A força muscular aumentou na intervenção combinada, apesar da modesta redução na massa corporal magra, sugerindo uma melhora na qualidade muscular.

A implantação de intervenções combinadas com incentivo à prática de atividade física e aumento do aporte proteico para a população idosa são determinantes para a prevenção desta síndrome e para a promoção da qualidade de vida (Shen et al., 2016).

Considerações finais

Em resumo, os estudos apresentados mostram uma alta prevalência de obesidade sarcopênica e reforçam a necessidade de programas de prevenção e tratamento da obesidade e obesidade sarcopênica em idosos, uma vez que a obesidade pode desencadear a obesidade sarcopênica. A implantação de políticas públicas intersetoriais visando o incentivo à prática de atividade física e à promoção da alimentação saudável para a população idosa é determinante para a prevenção desta síndrome.

Cabe ressaltar que novos estudos devem ser realizados com objetivo de padronização de critérios e pontos de corte para identificação da obesidade sarcopênica e para a identificação de outros possíveis mecanismos que a desencadeiam em idosos. O estabelecimento de consensos para o diagnóstico de obesidade sarcopênica na comunidade científica é primordial para a prática da nutrição clínica.

Referências bibliográficas

Almeida MF et al. Anthropometric changes in the Brazilian cohort of older adults: SABE survey (health, well-being, and aging). Journal of obesity, 2013.

Batsis SJA, Mackenzie TA, Lopez-Jimenez F, Bartels SJ. Sarcopenia, sarcopenic obesity, and functional impairments in older adults: National Health and Nutrition Examination Surveys 1999-2004. Nutrition Research. 2015; 35(12),1031-9.

Baumgartner RN, Wayne SJ, Waters DL, Janssen I, Gallagher D, Morley JE. Sarcopenic obesity predicts instrumental activities of daily living disability in the elderly. Obes Res. 2004; 12(12):1995-2004.

Baumgartner RN. Body composition in healthy aging. Ann N Y Acad Sci. 2000; 904:437-48.

Baumgartner RN, Koelher KM, Gallagher D, Romero L, Heymsfield SB, Ross RR et al. Epidemiology of sarcopenia among the elderly in New México. Am J Epidemiol. 1998; 147:755-63.

Bauer J, Biolo G, Cederholm T, Cesari M, Cruz-Jentoft AJ et al. (2013) Evidence-based recommendations for optimal dietary protein intake in older people: a position paper from the PROT-AGE study group. JAMDA 14(8): 542e559.

Bouchonville MF, Villareal DT. Sarcopenic obesity-how do we treat it? Curr Opin Endocrinol Diabetes Obes. 2013; 20(5):412-9.

Bijlsma AY, Meskers CG, Westendorp RG, Maier AB. Chronology of age-related disease definitions: osteoporosis and sarcopenia. Ageing Res Rev. 2012; 11(2):320-4.

Batsis JA, Mackenzie TA, Barre LK, Lopez-Jimenez F, Bartels SJ. Sarcopenia, sarcopenic obesity and mortality in older adults: results from the National Health and Nutrition Examination Survey III. European journal of clinical nutrition. 2014; 68(9), 1001-7.

Batsis JA, Barre LK, Mackenzie TA, Pratt SI, Lopez-Jimenez F, Bartels SJ. Variation in the prevalence of sarcopenia and sarcopenic obesity in older adults associated with different research definitions: dual-energy x-ray absorptiometry data from the national health and nutrition examination survey 1999-2004. Journal of the American Geriatrics Society. 2013; 61(6),974-80.

Beavers KM, Beavers DP, Houston DK, Harris TB, Hue TF, Koster A, Kritchevsky SB. Associations between body composition and gait-speed decline: results from the Health, Aging, and Body Composition study. The American journal of clinical nutrition. 2013; 97(3),552-60.

Bouchard DR, Janssen I. Dynapenic-obesity and physical function in older adults. The Journals of Gerontology Series A: Biological Sciences and Medical Sciences, v. 65, n. 1, p. 71-7, 2010.

Biggard J, Frederiksen K, Tjønneland A, Thomsen BL, Overvad K, Heitmann BL, Sørensen TI. Body fat and fat-free mass and all-cause mortality. Obesity research. 2004; 12(7),1042-9.

Cruz-Jentoft AJ, Baeyens JP, Bauer JM, Boirie Y, Cederholm T, Landi F, Topinková E. Sarcopenia: European consensus on definition and diagnosis Report of the European Working Group on Sarcopenia in Older People. Age and ageing, 2010.

Cruz-Jentoft AJ, Bahat G, Bauer J, Boirie Y, Bruyère O, Cederholm T, Schneider SM. Sarcopenia: revised European consensus on definition and diagnosis. Age and Ageing. 2018; 48(1),16-31.

Cruz-Jentoft AJ, Bahat G, Bauer J, Boirie Y, Bruyère O, Cederholm T et al. Sarcopenia: revised European consensus on definition and diagnosis. Age and Ageing. 2019; 48(1):16-31.

Coelho MASC, Machado RSP. Antropometria e composição corporal. In: Valentim AAF. Nutrição no envelhecer. 2. ed. São Paulo: Atheneu, 2012. P. 15-38.

Davison KK, Ford ES, Cogswell ME, Dietz WH. Percentage of body fat and body mass index are associated with mobility limitations in people aged 70 and older from NHANES III. J Am Geriatr Soc. 2002; 50(11):1802-9.

Deutz NEP, Bauer JM, Barazzoni R, Biolo G, Boirie Y, Bosy-Westphal A, Calder PC. Protein intake and exercise for optimal muscle function with aging: Recommendations from the ESPEN Expert Group. Clinical Nutrition (Edinburgh, Scotland). 2014. 33(6), 929-36. http://doi.org/10.1016/j.clnu.2014.04.007

Deutz NE, Pereira SL, Hays NP et al. Effect of β-hydroxy-β-methylbutyrate (HMB) on lean body mass during 10 days of bed rest in older adults. Clin Nutr. 2013; 32:704-12.

Doherty TJ. Aging and Sarcopenia. J Appl Physiol. 2003; 95:1717-27.

Dodds RM, Syddall HE, Cooper R, Benzeval M, Deary IJ, Dennison EM, Kirkwood TB. Grip strength across the life course: normative data from twelve British studies. PloS one. 2014; 9(12), e113637.

Elder SJ et al. Effect of body composition methodology on heritability estimation of body fatness. The Open Nutrition Journal, v. 6, p. 48, 2012.

Fernandes SA, Mattos AA, Tovo CV, Marroni CA. Nutritional evaluation in cirrhosis: Emphasis on the phase angle. World J Hepatol. 2016; 8:1205-11.

Friedmann JM, Elasy T, Jensen GL. The relationship between bodymass index and self-reported functional limitation among older adults: a gender difference. Journal of the American Geriatrics Society. 2001; v. 49, n. 4, p. 398-403.

Ferreira AMD, Coutinho VF, Malagutti W, Sandro F, Rodrigues M, Ferraz RRN. Comparação entre os efeitos do hormônio do crescimento, leucina e ácido graxo ômega 3 no tratamento de sarcopenia em idosos: síntese e evidências, 2017.

Gradella LDM. Associação entre métodos de avaliação nutricional em diferentes situações clínicas, 2017.

Gonzalez MC, Barbosa-Silva TG, Bielemann RM, Gallagher D, Heymsfield SB. Phase angle and its determinants in healthy subjects: influence of body composition. Am J Clin Nutr. 2016;103:712-6.

Gordon L, Jensen MD. Obesity and functional decline: epidemiology and geriatric consequences. Clin. Geriatr. Med., v. 21, p. 677-87, 2005.

Goisser S, Kemmler W, Porzel S, Volkert D, Sieber CC, Bollheimer LC, Freiberger E. Sarcopenic obesity and complex interventions with nutrition and exercise in community-dwelling older persons – a narrative review. Clinical Interventions in Aging. 2015; 10, 1267-82. http://doi.org/10.2147/CIA.S82454

Hernandez-Rodriguez J, Licea-Puig ME. Generalities and treatment of Sarcopenia. Medicas UIS, v. 30, n. 2, p. 71-81, 2017.

Heymsfield SB, Arteaga C, McManus C, Smith J, Moffitt S. Measurement of muscle mass in humans: validity of the 24-hour urinary creatinine method. Am J Clin Nutr. 1983; 37(3):478-94.

Hughes VA, Frontera WR, Roubenoff R, Evans WJ, Singh MAF. Longitudinal changes in body composition in older men and women: role of body weight change and physical activity. Am J Clin Nutr. 2002; 76:473-81.

Heyward VH. Asep methods recommendation: body composition assessment. J Exerc Physiol, v. 4, n. 4, p. 1-12, 2001.

Heyward VH. Practical body composition assessment for children, adults, and older adults. International Journal of Sport Nutrition and Exercise Metabolism, v. 8, n. 3, p. 285-307, 1998.

Jensen GL, Friedmann JM. Obesity is associated with functional decline in community– dwelling rural older persons. J AM Geriatri Soc. 2002; 50:918-23.

Kim JH et al. Sarcopenia and Obesity: Gender-Different Relationship with Functional Limitation in Older Persons J Korean Med Sci. 2013 Jul; 28(7):1041-7.

Kim JH, Cho JJ, Park YS. Relationship between Sarcopenic Obesity and Cardiovascular Disease Risk as Estimated by the Framingham Risk Score. Journal of Korean Medical Science. 2015; 30(3):264-71.

Kim TN, Choi KM. Sarcopenia: definition, epidemiology, and pathophysiology. J bone Metab. 2013; 20:1-10.

Kob R, Bollheimer LC, Bertsch T et al. Biogerontology. 2015; 16:15.

Lohman TG. Body composition. Eating disorders and obesity: a comprehensive handbook, p. 62, 2002.

Lee S, Kim TN, Kim SH. Sarcopenic obesity is more closely associated with knee osteoarthritis than is nonsarcopenic obesity: a cross-sectional study. Arthritis & Rheumatism. 2012; 64: 3947-54. doi: 10.1002/art.37696.

Lee CG et al. Association between insulin resistance and lean mass loss and fat mass gain in older men without diabetes mellitus. J. Am. Geriatr. Soc. 2011; 59,1217-24.

Lang T, Steeper T, Cawthon P, Baldwin K, Taaffet DR, Harris TB. Sarcopenia: etiology, clinical consequences, intervention, and assessment. Osteoporosis International, 2010; 21(4),543-59.

Lourenço RAGR, Moreira VG. Sarcopenia: do diagnóstico ao tratamento. In: Guanabara-Koogan, editor. Manual Prático de Geriatria. Rio de Janeiro 2017. p. 15

Lohman TG. Body composition. Eating disorders and obesity: a comprehensive handbook, p. 62, 2002.

Martin-Ponce E, Hernandez-Betancor I, Gonzalez-Reimers E, Hernandez-Luis R, Martinez-Riera A, Santolaria F. Prognostic value of physical function tests: hand grip strength and six-minute walking test in elderly hospitalized patients. Scientific reports. 2014; 4:7530.

Morley JE Argiles JM, Evans WJ, Bhasin S, Cella D, Deutz NE, Kalantar-Zadeh K. Nutritional recommendations for the management of sarcopenia. Journal of the american Medical Directors association. 2010; 11(6),391-6.

Macedo GA, Costa FM, Andrade AGP, Júnior MB, Dias VB. Correlação entre o índice de massa corporal e o teste de sentar e levantar em idosos fisicamente ativos. Coleção Pesq Educ Fís. v. 9, n. 6, 2010.

Mattiello-Sverzut AC. Histopatologia do músculo esquelético no processo de envelhecimento e fundamentação para a prática terapêutica de exercícios físicos e prevenção da sarcopenia. Fisioterapia e Pesquisa, v. 10, n. 1, p. 24-33, 2004.

Nair KS. Aging Muscle. AJ Clin Nutrition. 2005; 953-63.

Neto LS et al. Associação entre sarcopenia, obesidade sarcopênica e força muscular com variáveis relacionadas de qualidade de vida em idosas. Rev Bras Fisioter, v. 16, n. 5, p. 360-7, 2012.

Newman AB, Kupelian V, Visser M, Simonsick E, Goodpaster B, Nevitt M, Harris TB. Sarcopenia: alternative definitions and associations with lower extremity function. Journal of the American Geriatrics Society. 2003; 51(11), 1602-9.

Oh C, Jho S, No JK, Kim HS. Body composition changes were related to nutrient intakes in elderly men but elderly women had a higher prevalence of sarcopenic obesity in a population of Korean adults. Nutrition Research. 2015; 35(1), 1-6.

Oliveira BLCA, Thomaz EBAF et al. Associação da cor/raça aos indicadores de saúde para idosos no Brasil: um estudo baseado na Pesquisa Nacional por Amostra de Domicílios (2008) The association between skin color/race and health. Cad. Saúde Pública, v. 30, n. 7, p. 1-15, 2014.

Pierine DT, Nicola M, Oliveira E. Sarcopenia: alterações metabólicas e consequências no envelhecimento. Revista Brasileira de Ciência e Movimento. 2009; v. 17, n. 3, p. 96-103.

Pierine DT. Associação da massa muscular esquelética com variáveis demográficas, antropométricas, dietéticas, bioquímicas e aptidão física de adultos clinicamente selecionados para programa de mudança de estilo de vida (MEV). UNESP, Botucatu-SP, 2010.

Paddon-Jones D, Rasmussen BB. Dietary protein recommendations and the prevention of sarcopenia. Curr Opin Clin Nutr Metab Care. 2009; 12(1): 86-90.

Rech CR et al. Validity of bioelectrical impedance analysis for the estimation of skeletal muscle mass in elderly women. Revista Brasileira de Medicina do Esporte, v. 16, n. 2, p. 95-8, 2010.

Rocha MAPD. Obesidade sarcopênica e risco para óbito em idosos brasileiros (Doctoral dissertation, Universidade de São Paulo), 2015.

Rolland Y, Lauwers-Cances V, Cristini C, van Kan GA, Janssen I, Morley JE, Vellas B. Difficulties with physical function associated with obesity, sarcopenia, and sarcopenic-obesity in community-dwelling elderly women: the EPIDOS, 2009.

Rossi AP et al. The potential of β-hydroxy-β-methylbutyrate as a new strategy for the management of sarcopenia and sarcopenic obesity. Drugs & aging, v. 34, n. 11, p. 833-40, 2017.

Ryu, M et al. Association of physical activity with sarcopenia and sarcopenic obesity incommunity-dwelling older adults: the Fourth Korea National Health and Nutrition Examination Survey. Age and ageing, p. aft063, 2013.

Saitoh M, Ishida J, Springer J. Physical activity for the prevention and treatment of sarcopenic obesity. Journal of cachexia, sarcopenia and muscle, v. 8, n. 3, p. 518-9, 2017.

Sajoux I, Bellon A, Vidal J. Challenges in Treatment of Obesity in the Elderly. Endocrinol Metab Int J. 2017; 5(5), 135.

Schaap LA, van Schoor NM, Lips P, Visser M. Associations of sarcopenia definitions, and their components, with the incidence of recurrent falling and fractures: the longitudinal aging study Amsterdam. J Gerontol A Biol Sci Med Sci. 2018; 73(9):1199-204.

Schrager MA et al. Sarcopenic obesity and inflammation in the In: Chianti study. Journal of Applied Physiology, v. 102, n. 3, p. 919-25, 2007

Shen SS et al. Effects of a nutrition plus exercise programme on physical function in sarcopenic obese elderly people: study protocol for a randomised controlled trial. BMJ open, v. 6, n. 9, p. 12-140, 2016.

Silva OS, Oliveira MGO, Karnikowski FSS et al. Association of body composition with sarcopenic obesity in elderly women. International Journal of General Medicine. 2013; (6) p. 25-9.

Smith GI, Atherton P, Reeds DN, Mohammed BS, Rankin D, Rennie MJ et al. Dietary omega-3 fatty acid supplementation increases the rate of muscle protein synthesis in older adults: a randomized controlled trial. Am J Clin Nutr. 2011;93(2):402-12.

Souza RGM et al. Métodos de análise da composição corporal em adultos obesos. Rev. nutr, v. 27, n. 5, p. 569-83, 2014.

Stenholm S, Harris TB, Hantanen T, Visser M, Kritchevsy SB, Ferruci L. Sarcopenic obesity: definition, cause and consequences. Curr Opin Clin Nutr Metab Care. v.11, p. 693-700, 2008.

Stenholm S, Allev D, Bandinelli S, Griswold ME, Koskinen S, Rantanen T, Ferruci L. The effect of obesity combined with low muscle strength on decline in mobility in older persons: results from the In CHIANTI study. International Journal of Obesity. 2009; 33(6),635-44.

Stenholm S, Harris TB, Rantanen T, Visser M, Kritchevsky SB, Ferrucci L. Sarcopenic obesity-definition, etiology and consequences. Current opinion in clinical nutrition and metabolic care. 2008; 11(6), 693.

Thibault R, Genton L, Pichard C. Body composition: why, when and for who? Clinical nutrition. 2012; 31(4),435-47.

World Health Organization. Obesity: Preventing and managing the global epidemic. Report of a WHO Consultation. WHO Technical Report Series 894; Geneva, Switzerland: 2000.

Yang M, Jiang J, Hao Q, Luo L, Dong B. Dynapenic Obesity and Lower Extremity Function in Elderly Adults. J Am Med Dir Assoc. 2015; 16(1):31-36.

World Health Organization. Physical status the use and interpretation of anthropometry. Report of a WHO Expert Committee. Geneva: World Health Organization: 1995. WHO Technical series, 854.

Zoico E et al. Physical disability and muscular strength in relation to obesity and different body composition indexes in a simple of health elderly women. Int J Obes

Metabol Disord; v. 28, n. 2, p. 234-41, 2004.

Zamboni M, Mazzali G, Fantin F, Rossi A, Francesco V. Sarcopenic obesity: a new category of obesity in the elderly. Nutr Metab Cardiovasc Dis. v. 18, p. 388-95, 2008.

Fatores de Risco para Doenças Cardiovasculares em Idosos: Uma Revisão da Literatura

Natália Gomes Pimenta • Andréa Abdala Frank

Introdução

O aumento da expectativa de vida e, por consequência, o envelhecimento da população brasileira, está em constante aceleração. Em 2008, a partir de dados do Instituto Brasileiro de Geografia e Estatística (IBGE), foi observado que a população idosa no Brasil era de cerca de 21 milhões, o que correspondia a 11,1% da população total do país. Além disso, foi estimado que até 2020 as pessoas com 60 anos ou mais seriam por volta de 30 milhões, e que em 2030, o número de idosos seria maior que o de crianças e adolescentes em, aproximadamente, quatro milhões (Brasil, 2011).

Em decorrência desse aumento de idade, é possível observar alterações comuns do envelhecimento, que modificam sensivelmente a qualidade de vida, como a diminuição da sensibilidade gustativa e dos movimentos orais, as perdas dentárias e a utilização de próteses, que podem causar alterações na fala, mastigação e deglutição (Soojeong & Nami, 2015). Com essas modificações já citadas, essa idade representa um fator de risco para doença cardiovascular (DCV), em consequência das alterações endoteliais que facilitam a ação de outros fatores aterogênicos (Batista et al., 2010).

O desenvolvimento dessas doenças crônicas não transmissíveis está relacionado a diversos fatores de risco, que podem ser classificados em modificáveis e não modificáveis. Entre os modificáveis, podemos destacar a hipertensão arterial, a ingestão excessiva de álcool, o diabetes melito, o tabagismo, o sedentarismo, o estresse, a obesidade e o colesterol elevado. Já entre os não modificáveis, destaca-se a idade, havendo uma possível relação entre o envelhecimento e o risco de desenvolver essas doenças crônicas, incluindo as doenças cardiovasculares. Além desse fator, a hereditariedade, o sexo e a raça também não podem ser modificados (Brasil, 2006; Casado et al., 2009).

Dentro desses fatores modificáveis, podemos destacar a alimentação inadequada; pois, a partir das alterações comuns do envelhecimento, estudos têm observado uma interferência negativa na ingestão de alimentos *in natura* ou minimamente processados, e um aumento no consumo de ultraprocessados, pois estes possuem características que facilitam o consumo, principalmente em idosos (Martins et al., 2013). Essa mudança no perfil alimentar chama atenção para consequências negativas à saúde, pois estudos observacionais têm evidenciado uma possível relação entre as características qualitativas da dieta, o sedentarismo, o excesso de peso e, por consequência, a ocorrência de doenças crônicas não transmissíveis, entre elas, as doenças cardiovasculares (Kanaya et al., 2003; Barbosa et al., 2005; Janssen et al., 2005; Sasaki et al., 2007).

Esse aumento considerável no peso do idoso provoca alterações fisiopatológicas, resultando em um aumento nas propriedades inflamatórias, na disfunção endotelial e em alterações do sistema nervoso autossômico, as quais promovem a instalação adicional de fatores de risco cardiovascular (Silva et al., 2011). Já no caso do diabetes melito, ele se torna um fator de risco pelas as altas concentrações de glicose plasmática, que levam ao desenvolvimento de degenerações crônicas, associadas à falência de diversos órgãos, entre eles, o coração (Barbosa et al., 2009).

Já o tabagismo está relacionado com o aumento da frequência cardíaca e da pressão arterial, que podem provocar ritmos cardíacos anormais e alterar negativamente os níveis de colesterol, aumento o risco de doenças cardiovasculares. Enquanto o consumo excessivo de álcool associa-se ao aumento da pressão arterial, a desregulação de lipídeos e triglicerídeos e um maior risco de infarto do miocárdio (Nogueira et al., 2014).

Além disso, evidências relatam que as doenças cardiovasculares se encontram em primeiro lugar nas causas de óbitos, representando até 50% da mortalidade, quando considerado o grupo das doenças crônicas não transmissíveis, tornando-as um dos maiores problemas de saúde pública da atualidade (Piuvezam et al., 2015; Brasil, 2016).

Diante desse contexto e do cenário atual, onde se observa um aumento significativo da população idosa, além de uma crescente incidência de doenças crônicas não transmissíveis, em especial as doenças cardiovasculares, torna-se importante a análise atualizada dos possíveis fatores de riscos para essa enfermidade na população idosa, por meio de uma revisão da literatura.

Objetivos

Geral

- Relacionar, por meio de investigação da literatura, fatores de risco mais prevalentes para o desenvolvimento de doenças cardiovasculares em idosos.

Específicos

- Identificar e descrever as características sociodemográficas dos idosos participantes dos trabalhos sobre risco cardiovascular, desenvolvidos entre os anos de 2013 e 2019.
- Identificar e descrever os fatores de risco de maior incidência para doenças cardiovasculares em idosos em trabalhos desenvolvidos entre os anos de 2013 e 2019.
- Relacionar as doenças cardiovasculares e os fatores de risco e, por meio de análise descritiva, mensurar os maiores riscos para a população idosa.

Materiais e métodos

Estratégia de pesquisa

O presente estudo trata-se de uma revisão descritiva, com o objetivo de identificar produções científicas envolvendo envelhecimento e fatores de risco para doenças cardiovasculares. Para identificar os trabalhos acerca do tema proposto foram realizadas buscas nas seguintes bases de dados: Medline, via PubMed e Lilacs, publicados entre 2013 e 2019, nos idiomas inglês, português e espanhol.

Na prospecção dos estudos foram utilizados os descritores de forma combinada por meio dos operadores booleanos (AND e OR): idosos AND doenças cardiovasculares OR doenças crônicas não transmissíveis OR risco cardiovascular AND fatores de risco, e seus correspondentes em inglês e espanhol. Considerando as características específicas de cada base de dados para as buscas, as estratégias foram adaptadas, sempre levando em consideração o objetivo e os critérios de inclusão deste estudo.

Critérios de elegibilidade

Critérios de inclusão: estudos em idosos (> 60 anos) que avaliem fatores de risco para o desenvolvimento de doenças cardiovasculares; indexados em bases de dados publicadas em inglês, espanhol ou português, entre os anos de 2013 e 2019.

Critérios de exclusão: estudos sem metodologia clara; que incluía adultos (< 60 anos); revisão sistemática; estudos de intervenção; artigos, teses e dissertações com impossibilidade de acesso.

Após a seleção dos artigos, eles foram lidos na íntegra para confirmar a sua elegibilidade, e os que não estivavam dentro dos critérios estabelecidos, foram excluídos do presente estudo.

Análise e descrição dos artigos

Para extração e análise dos dados dos artigos foram organizadas, em banco de dados, as seguintes informações: autores, ano de publicação, local de publicação, tipo de estudo, tamanho da amostra, forma de avaliação do desfecho, prevalência do desfecho e fatores associados ao risco de doenças cardiovasculares.

Aspectos éticos

Por se tratar de uma revisão da literatura sobre o tema, não houve necessidade de submeter o projeto ao parecer do Comitê de Ética em Pesquisa.

Resultados

A partir da busca preliminar, foram localizados 67 estudos. Após a leitura dos títulos e, posteriormente, dos resumos, 25 estudos foram excluídos. Por fim, foi realizada a leitura na íntegra e, para a revisão, 12 artigos foram incluídos. As características dos estudos selecionados estão descritas na Tabela 13.1.

Tabela 13.1
Descrição dos estudos selecionados segundo ano, periódico e objetivo

Referência	Ano	Periódico	Objetivo
Gandez SD & Benvegnú LA	2013	Ciência & Saúde Coletiva	Identificar hábitos alimentares saudáveis para prevenção de doenças cardiovasculares em idosos hipertensos e avaliar fatores associados.
Diniz MA & Tavares DMS	2013	Text Context Nursing	Descrever as características sociodemográficas de idosos, para identificar a prevalência de fatores de risco para doenças cardiovasculares e compará-las entre sexos e faixas etárias.
Ricci NA, et al.	2014	Clinical Interventions in Aging	Verificar a relação entre os fatores de risco para DCV e a síndrome da fragilidade em idosos residentes na comunidade.
Pereira MWM, et al.	2014	Revista Eletrônica Gestão & Saúde	Verificar a associação entre indicadores antropométricos e fatores de risco cardiovascular em idosos.
Nogueira MF, et al.	2014	Revista de Enfermagem UFPE *on-line*	Verificar a associação entre fatores comportamentais e socioeconômicos com indicadores de risco cardiovascular.
Soar C.	2015	Revista Brasileira de Geriatria e Gerontologia	Descrever as prevalências de fatores de risco para doenças cardiovasculares em idosos não institucionalizados, conforme sexo e grupo etário.
Bispo IMJ, et al.	2016	O Mundo da Saúde	Identificar a prevalência de fatores de risco cardiovascular modificáveis e associar com as características sociodemográficas de idosos.
Tavares DMS, et al.	2016	Revista Médica de São Paulo	Verificar os fatores de risco cardiovasculares associados à síndrome da fragilidade em idosos hospitalizados.
Martins VM, et al.	2017	Revista Brasileira de Geriatria e Gerontologia	Avaliar a associação entre razão TG/HDL-c e fatores de risco cardiovascular em idosos.
Massa KHC, et al.	2019	Ciência & Saúde Coletiva	Analisar a mudança na morbidade por doenças cardiovasculares entre 2000 e 2010 em idosos residentes no município de São Paulo.
Koh AS, et al.	2016	Int J Cardiol	Investigar a associação entre as categorias de pressão arterial sistólica e mortalidade por DCV entre adultos de meia-idade e idosos com e sem história de DCV.
Wu CY, et al.	2015	Medicina (Baltimore)	Investigar as associações entre pressão arterial e mortalidade por todas as causas, DCV e DCV expandida entre idosos da comunidade para determinar a faixa de pressão adequada com o menor risco de mortalidade.

As características sociodemográficas e os fatores de risco para o desenvolvimento de doenças cardiovasculares em idosos, citados nos artigos selecionados, estão descritos nas Tabelas 13.2 e 13.3.

Tabela 13.2
Caracterização dos idosos, segundo aspectos sociodemográficos

Referência	Nº de participantes	Sexo	Faixa etária	Situação conjugal	Classe econômica
Gandez SD & Benvegnú LA	212	M: 123 (58,0%) F: 89 (42,0%)	60-69: 127 (59,9%) 70-79: 59 (27,8%) > 80: 26 (12,3%)	Casado: 132 (62,3%) Separado: 10 (4,7%) Solteiro: 8 (3,8%) Viúvo: 62 (29,2%)	< 1 SM: 54 (25,6%) 1,1-2 SM: 79 (37,4%) 2,1-5 SM: 63 (29,9%) > 5 SM: 15 (7,1%)
Diniz MA & Tavares DMS	134	M: 57 (42,5%) F: 77 (57,5%)	60-70: 67 (50,0%) 70-80: 50 (37,3%) > 80: 17 (12,7%)	Casado: 78 (58,2%) Divorciado: 9 (6,7%) Viúvo: 36 (26,9%) Solteiro: 11 (8,2%)	Sem renda: 23 (17,2%) < 1 SM: 4 (3,0%) 1 SM: 65 (48,5%) 1-3 SM: 28 (20,9%) 3-5 SM: 7 (5,2%) > 5 SM: 7 (5,2%)
Ricci NA et al.	N: 761 Frágeis: 322 (9,7%) Pré-frágeis: 365 (48,0%) Não frágeis: 74 (42,3%)	F: 489 (64,3%) Não frágil: 64,0% Pré-frágil: 64,1% Frágil: 66,2%	65-74 anos: 540 (71,0%) 75-84 anos: 197 (25,9%) ≥ 85 anos: 24 (3,1%)	–	–
Pereira MWM, et al.	66	M: 56 (84,8%) F: 10 (15,2%)	65-103 (78,79±9,82) M: 73,6 (± 4,24) F: 79,71 (± 10,26)	–	–
Nogueira MF, et al.	70	M: 35 (50%) F: 35 (50%)	60-69: 32 (45,7%) 70-79: 29 (41,4%) 80-99: 8 (11,4%) > 90: 1 (1,4%)	Solteiro: 4 (5,7%) Casado: 46 (65,7%) Divorciado: 7 (10,%) Viúvo: 10 (14,3%) União Estável: 3 (4,3%)	Até 1 SM: 18 (25,7%) 1-2 SM: 48 (68,6%) > 3 SM: 4 (5,7%)
Soar C.	955	M: 263 (27,5%) F: 692 (72,5%)	60-70: 563 (58,95%) 70-80: 333 (34,87%) ≥ 80: 59 (6,18%)	–	–
Bispo IMJ, et al.	139	M: 105 (75,5%) F: 34 (24,5%)	–	–	ABC: 60 (43,2%) DE: 79 (57,2%)
Tavares DMS, et al.	205	M: 124 (60,5%) F: 81 (39,5%)	60-70: 129 (62,9%) 70-80: 64 (31,2%) ≥ 80: 12 (5,9%)	Solteiro: 9 (4,4%) Casado: 124 (60,5%) Viúvo: 43 (21,0%) Divorciado: 29 (14,1%)	–

(Continua)

Tabela 13.2
Caracterização dos idosos, segundo aspectos sociodemográficos (continuação)

Referência	Nº de participantes	Sexo	Faixa etária	Situação conjugal	Classe econômica
Martins VM, et al.	N. Total: 349 Sem risco cardiovascular: 258 Com risco cardiovascular: 91	Sem risco cardiovascular: M: 98 (38%) F: 160 (62%) Com risco cardiovascular: M: 47 (51,6%) F: 44 (48,4%)	Sem risco cardiovascular: 60-69: 100 (38,8%) 70-79: 113 (43,8%) 80 ou mais: 45 (17,4%) Com risco cardiovascular: 60-69: 40 (44%) 70-79: 43 (47,2%) 80 ou mais: 8 (8,8%)	Sem risco cardiovascular: Casado: 144 (55,8%) Sozinho: 114 (44,2%) Com risco cardiovascular: Casado: 62 (68,1%) Sozinho: 29 (31,9%)	Sem risco cardiovascular: AB: 23 (8,9%) CDE: 235 (91,1%) Com risco cardiovascular: AB: 14 (15,4%) CDE: 77 (84,6%)
Massa KHC et al.	N (2000): 2.143 N (2006): 1.413 N (2010): 1.333	M: (2000): 878 (41,2%) (2006): 540 (40,6%) (2010): 477 (40,1%) F: (2000): 1265 (58,8%) (2006): 873 (59,4%) (2010): 856 (59,9%)	60–64: (2000): 426 (32,3%) (2006): 298 (31,0%) (2010): 355 (31,6%) 65–69: (2000): 379 (26,8%) (2006): 237 (27,7%) (2010): 231 (22,6%) 70–74: (2000): 336 (18,8%) (2006): 208 (17,7%) (2010): 218 (17,7%) 75–79: (2000): 472 (11,2%) (2006): 232 (12,4%) (2010): 166 (12,8%) 80 ou +: (2000): 530 (10,9%) (2006): 438 (11,2%) (2010): 363 (15,3%)	Com companheiro: (2000): 1.122 (57,1%) (2006): 694 (57,4%) (2010): 659 (55,0%) Sem companheiro: (2000): 1.020 (42,9%) (2006): 717 (42,6%) (2010): 658 (45,0%)	

Koh AS, et al.	30.692	Pressão arterial sistólica (mmHg) F:< 100: 658 (74,8%) 100-119: 3.960 (64,1%) 120-139: 5.928 (54,5%) 140-159: 4.170 (51,4%) 160-179: 1.712 (50,5%) ≥ 180: 669 (52,9%)	> 60 anos: 11582 (38%) –	–
Wu CY, et al.	Estágio de hipertensão: Normal: 14.521 Pré-hipertensão: 30.763 Estágio 1: 22.701 Estágio 2-3: 9.404	–	–	Estágio de hipertensão: – Solteiro: Normal: 25,3% Pré-Hipertensão: 25,2% Estágio 1: 26,7% Estágio 2-3: 29,3% Casado: Normal: 74,7% Pré-hipertensão: 74,7% Estágio 1: 73,4% Estágio 2-3: 70,7%

Tabela 13.3
Caracterização dos idosos, segundo fatores de risco para o desenvolvimento
de doenças cardiovasculares

Referência	Tabagismo	Consumo de álcool	Sedentarismo	Morbidades
Gandez SD & Benvegnú LA	Sim: 30 (15,2%) Não: 182 (85,8%)	–	Sim: 20 (9,4%) Não: 192 (90,6%)	*Excesso de peso:* M: 52 (58,4%) F: 85 (69,1%) *Diabetes melito:* M: 17 (19,1%) F: 37 (30,1%)
Diniz MA & Tavares DMS	M: 10 (17,5%) F: 15 (19,5%)	*Alcoolismo:* M: 11 (19,3%) F: 1 (1,3%)	M: 30 (52,6%) F: 53 (68,8%)	*Obesidade:* M: 7 (12,3%) F: 17 (22,1%) *Circunferência abdominal aumentada:* M: 34 (59,6%) F: 70 (90,9%) *Hipertensão:* M: 35 (61,4%) F: 55 (71,4%) *Diabetes melito:* M: 7 (12,3%) F: 15 (19,5%)
Ricci NA et al., 2014.	Total: 79 (10,4%) Não frágeis: 30 (9,3%) Pré-frágeis: 41 (11,2%) Frágeis: 8 (10,8%)	–	–	*Hipertensão:* 642 (84,4%) Não frágil: 262 (81,4%) Pré-frágil: 318 (87,1%) Frágil: 62 (83,8%) *Diabetes:* 189 (24,8%) Não frágil: 56 (17,4%) Pré-frágil: 107 (29,5%) Frágil: 26 (35,1%) *Circunferência da cintura:* 321 (42,2%) Não frágil: 141 (43,8%) Pré-frágil: 151 (41,4%) Frágil: 29 (39,2%) *Obesidade:* 202 (26,5) Não frágil: 75 (23,3%) Pré-frágil: 106 (29,0%) Frágil: 21 (28,4%)

Pereira MWM, et al.	–	–	M: 60% F: 66%	**Hipertensão arterial:** M: 70,0% F: 76,8% **Diabetes melito:** M: 30,0% F: 42,9% **Síndrome metabólica:** M: 30,0% F: 44,7% **Circunferência de cintura elevada:** M: 40% F: 73,2% **Hiperglicemia:** M: 20,0% F: 37,5% **Obesidade:** M: 30,0% F: 35,7% **Colesterol elevado:** M: 10,0% F:14,9% **Triglicerídeos elevados:** M: 20,0% F: 12,5%
Nogueira MF, et al.	10 (14,3%) M: 6 (17,1%) F: 4 (11,4%)	5 (7,1%) M: 5 (14,3%) F: 0 (0,0%)	39 (55,7%) M: 21 (60,0%) F: 18 (51,4%)	**Hipertensão arterial sistêmica:** Sim, com tratamento regular: 37 (52,9%) M: 14 (40,0%) F: 23 (65,7%) Sim, sem tratamento regular: 5 (7,1%) M: 2 (5,7%) F: 3 (8,6%) **Diabetes melito:** Sim, com tratamento regular: 12 (17,1%) M: 6 (17,1%) F: 6 (80,0%) Sim, sem tratamento regular: 1 (1,4%) M: 0 (0,0%) F: 1 (2,9%) **História familiar de cardiopatia:** 31 (44,3%) M: 15 (42,9%) F: 16 (45,7%)

(Continua)

Tabela 13.3

Caracterização dos idosos, segundo fatores de risco para o desenvolvimento de doenças cardiovasculares (continuação)

Referência	Tabagismo	Consumo de álcool	Sedentarismo	Morbidades
Soar C.	–	–	–	*Hipertensão arterial:* M: 76,81% F: 82,30% *Hipercolesterolemia:* M: 25,48% F: 43,68% *Excesso de peso:* M: 36,12% F: 47,40% *Adiposidade abdominal elevada:* M: 41,06% F: 76,16%
Bispo IMJ, et al.	14 (10,1%)	19 (13,8%)	65 (46,8%)	*Sobrepeso/obesidade:* 84 (63,1%) *Circ. abdominal elevada:* 57 (41,3%) *Hipertensão arterial:* 90 (64,7%) *Diabetes melito:* 21 (15,1%)
Tavares DMS, et al.	–	–	–	*Hipertensão arterial:* Não frágil: 28 (62,2%) Pré-frágil: 66 (62,3%) Frágil: 41 (75,9%) *Excesso de peso:* Não frágil: 28 (62,2%) Pré-frágil: 38 (35,8%) Frágil: 26 (48,1%) *Circ. abdominal elevada:* Não frágil: 22 (48,9%) Pré-frágil: 51 (48,1%) Frágil: 32 (59,3%)

Glicemia elevada:
  Não frágil: 21 (46,7%)
  Pré-frágil: 61 (57,5%)
  Frágil: 36 (67,9%)
Colesterol total elevado:
  Não frágil: 13 (28,9%)
  Pré-frágil: 8 (6,4%)
  Frágil: 47 (61,1%)
HDL-c reduzido:
  Não frágil: 24 (53,3%)
  Pré-frágil: 54 (50,9%)
  Frágil: 33 (61,1,%)
LDL-c elevado:
  Não frágil: 20 (44,4%)
  Pré-frágil: 55 (51,9%)
  Frágil: 16 (29,6%)
Triglicerídeos elevados:
  Não frágil: 18 (40,0%)
  Pré-frágil: 40 (27,4%)
  Frágil: 11 (20,4%)

Martins VM, et al.

Sem risco cardiovascular:
Não: 157 (60,8%)
Sim: 101 (39,2%)

Com risco cardiovascular:
Não: 43 (47,2%)
Sim: 48 (52,8%)

Sem risco cardiovascular:
Não: 160 (62%)
Sim: 98 (38%

Com risco cardiovascular:
Não: 52 (57,1%)
Sim: 39 (42,9%)

Sem risco cardiovascular:
Não: 24 (9,3%)
Sim: 234 (90,7%)

Com risco cardiovascular:
Não: 12 (13,2%)
Sim: 79 (86,8%)

Sem risco cardiovascular:
  Sintomas depressivos: 69 (26,9%)
  Cardiopatia: 30 (11,6%)
  Dislipidemia: 112 (43,4%)
  Obesidade: 28 (10,9%)
  Hipertensão: 178 (69%)
  Diabetes: 63 (24,4%)

Com risco cardiovascular:
  Sintomas depressivos: 16 (17,6%)
  Cardiopatia: 16 (17,6%)
  Dislipidemia: 49 (53,9%)
  Obesidade: 24 (26,4%)
  Hipertensão: 73 (80,2%)
  Diabetes: 38 (41,8%)

(Continua)

Tabela 13.3
Caracterização dos idosos, segundo fatores de risco para o desenvolvimento
de doenças cardiovasculares (continuação)

Referência	Tabagismo	Consumo de álcool	Sedentarismo	Morbidades
Massa KHC et al.	*Nunca fumou:* (2000): 1.155 (52,1%) (2006): 770 (52,0%) (2010): 702 (51,0%) *Já fumou:* (2000): 697 (32,1%) (2006): 486 (34,0%) (2010): 488 (37,0%) *Fuma atualmente:* (2000): 290 (15,8%) (2006): 157 (14,0%) (2010): 142 (12,0%)	Não: (2000): 1.514 (68,3%) (2006): 1.046 (69,2%) (2010): 951 (68,2%) Sim: (2000): 629 (31,7%) (2006): 363 (30,8%) (2010): 381 (31,8%)	–	*Excesso de peso:* (2000): 714 (40,9%) (2006): 537 (43,0%) (2010): 650 (55,1%) *Diabetes:* (2000): 358 (16,7%) (2006): 292 (21,1%) (2010): 333 (25,2%) *Hipertensão:* (2000): 1.143 (53,1%) (2006): 904 (62,7%) (2010): 900 (66,8%) *Doenças cardiovasculares:* (2000): 425 (17,9%) (2006): 350 (22,2%) (2010): 322 (22,9%)
Koh AS, et al.	*Pressão arterial sistólica (mmHg)* *Ex-fumantes:* < 100: 75 (8,5%) 100-119: 722 (11,7%) 120-139: 1689 (15,5%) 140-159: 1521 (18,8%) 160-179: 687 (20,3%) ≥ 180: 240 (19,0%) *Fumantes:* < 100: 125 (14,2%) 100-119: 888 (14,4%) 120-139: 1680 (15,5%) 140-159: 1267 (16,8%) 160-179: 598 (17,6%) ≥ 180: 242 (19,1%)	*Pressão arterial sistólica (mmHg)* *Por mês:* < 100: 54 (6,1%) 100-119: 488 (7,9%) 120-139: 837 (7,7%) 140-159: 518 (6,4%) 160-179: 164 (4,8%) ≥ 180: 62 (4,9%) *Semanal:* < 100: 67 (7,6%) 100-119: 494 (8,0%) 120-139: 906 (8,3%) 140-159: 607 (7,5%) 160-179: 256 (7,5%) ≥ 180: 88 (7,0%) *Diariamente:* < 100: 18 (2,1%) 100-119: 140 (2,3%) 120-139: 283 (2,6%) 140-159: 269 (3,3%) 160-179: 128 (3,8%) ≥ 180: 55 (4,4%)	*Pressão arterial sistólica (mmHg)* < 100: 693 (78,8%) 100-119: 4.732 (76,6%) 120-139: 8 291 (76,3%) 140-159: 6 163 (76,0%) 160-179: 2 562 (75,5%) ≥ 180: 978 (77,3%)	*Pressão arterial sistólica (mmHg)* *Diabetes:* < 100: 55 (6,2%) 100-119: 505 (8,2%) 120-139: 1.398 (12,9%) 140-159: 1.424 (17,6%) 160-179: 762 (22,5%) ≥ 180: 338 (26,7%) *Doença cardíaca coronariana:* < 100: 52 (5,9%) 100-119: 368 (6,0%) 120-139: 801 (7,4%) 140-159: 686 (8,5%) 160-179: 351 (10,4%) ≥ 180: 125 (9,9%) *Acidente vascular cerebral:* < 100: 16 (1,8%) 100-119: 126 (2,0%) 120-139: 261 (3,3%) 140-159: 390 (4,8%) 160-179: 204 (6,0%) ≥ 180: 96 (7,6%)

Wu CY, et al.	*Estágio de hipertensão:* *Frequentemente/* *ocasionalmente:* Normal: 11,3% Pré-hipertensão: 8,9% Estágio 1: 7,8% Estágio 2-3: 7,4% *Não:* Normal: 88,7% Pré-hipertensão: 91,1% Estágio 1: 92,2% Estágio 2-3: 92,6%	*Estágio de hipertensão:* *Frequentemente/* *ocasionalmente:* Normal: 20,1% Pré-hipertensão: 20,1% Estágio 1: 19,4% Estágio 2-3: 16,9% *Não:* Normal: 80,0% Pré-hipertensão: 79,9% Estágio 1: 80,6% Estágio 2-3: 83,2%	*Estágio de hipertensão:* Normal: 10,9% Pré-hipertensão: 10,5% Estágio 1: 11,1% Estágio 2-3: 12,0%	*Estágio de hipertensão:* *Diabetes:* Normal: 14,4% Pré-hipertensão: 17,1% Estágio 1: 19,0% Estágio 2-3: 20,7% *Dislipidemia:* Normal: 52,0% Pré-hipertensão: 56,0% Estágio 1: 58,4% Estágio 2-3: 61,3% *Anemia:* Normal: 18,6% Pré-hipertensão: 15,6% Estágio 1: 14,5% Estágio 2-3: 16,0%

Discussão

Os resultados observados nesta revisão da literatura apontam importantes fatores de risco para o desenvolvimento de doenças cardiovasculares. Após a busca, observamos que os fatores mais citados foram: aspectos sociodemográficos (renda familiar e situação conjugal); tabagismo; consumo de álcool; sedentarismo e morbidades (excesso de peso, dislipidemia, hipertensão arterial, cardiopatia, diabetes, entre outros).

Considerando os aspectos sociodemográficos, para explicar a população estudada, observamos que os estudos, em sua maioria, consideraram a renda familiar e a situação conjugal.

Vale ressaltar que por meio dos estudos vêm se observando que o aumento da renda está intimamente associado ao maior acesso às informações e aos serviços de saúde. Essa realidade está muito relacionada com a prática de comportamentos saudáveis; sendo eles, fatores de proteção para o desenvolvimento de doenças cardiovasculares. Entretanto, é importante observar que os artigos avaliados neste presente estudo são transversais. Logo, essa associação, de natureza complexa, não pode ser afirmada, visto que ela varia ao longo da vida (Pereira et al., 2008).

Já a situação conjugal também está bastante relacionada com o desenvolvimento de doenças cardiovasculares. Estudos mostram que indivíduos que possuem um suporte familiar tendem a ter necessidades psicológicas e fisiológicas básicas atendidas. E sendo este um processo recíproco, os efeitos são para toda a família. Entretanto, a renda também se associa a este fator, pois é importante considerar os arranjos domiciliares, que podem impactar nas condições econômicas das famílias e, por consequência, na qualidade de vida dos idosos (Jacinto et al., 2014).

Entre os fatores de risco diretamente ligados ao desenvolvimento de doenças crônicas não transmissíveis, como as doenças cardiovasculares, podemos destacar o tabagismo, o consumo de álcool e a inatividade física.

Podemos observar que idosos que relataram o hábito de fumar, encontram-se em minoria em quase todos os achados na literatura. É importante ressaltar que no trabalho publicado por Martins et al. (2017), ao observarem os idosos com e sem doenças cardiovasculares, constatou-se que, aqueles que apresentavam a patologia, relataram, em sua maioria, que eram tabagistas. Esses resultados podem ser explicados pela menor prevalência de tabagismo em idosos do que em indivíduos adultos, decorrente da interrupção comum do hábito de fumar conforme o avançar da idade. Entretanto, os idosos que mantêm esse hábito tendem a desenvolver mais doenças relacionadas com essa exposição do que os fumantes jovens (Cabrera et al., 2005).

Para o fator de risco "consumo de álcool" podemos observar que a minoria dos idosos relatou esse hábito. Apesar desses resultados, estudos realizados em amostras clínicas evidenciaram que o consumo de bebidas alcoólicas na população idosa está aumentando. Entretanto, ainda são problemas pouco relatados na literatura, por isso, alguns autores ainda denominam como "epidemia invisível" (Moreira et al., 2008; Senger et al, 2011).

Além dessas evidências, é importante ressaltar que idosos são indivíduos que tendem a fragilidade e, por isso, precisam de qualidade de vida, inclusive na alimentação. O consumo excessivo de álcool é capaz de interferir na nutrição adequada dos idosos, pois dificulta a absorção e a utilização adequada dos nutrientes (Moreira et al., 2008; Senger et al., 2011).

Por fim, observamos que nos nossos achados, os idosos não eram considerados, em sua maioria, sedentários. Esses resultados são importantes, pois a prática constante de atividade física é essencial para a boa manutenção da saúde, reduzindo, assim, o risco de morbidade e mortalidade por doenças como: isquemia do coração, hipertensão, obesidade, diabetes, osteoporose e transtornos mentais (Salgado et al., 1998).

É importante ressaltar que esses fatores, consideráveis modificáveis, por serem hábitos adquiridos ao longo da vida, não podem ser muito explicados em estudos transversais, pois há a possibilidade de causalidade reversa. Como podemos observar, os estudos encontrados, eram predominantemente do tipo transversal, logo, os hábitos já podem ter sido modificados por diagnóstico prévio de alguma doença (Ferreira et al., 2010).

Considerando o estado nutricional, podemos observar que alguns estudos relataram o excesso de peso e de circunferências como um fator de risco influente no desenvolvimento de doenças cardiovasculares. Além disso, observa-se na literatura que os problemas nutricionais estão intimamente ligados ao aumento de peso e, por consequência, de morbidade, gerando assim, um impacto negativo na saúde dos idosos (Allison et al., 2002).

Esses aumentos na composição corporal apresentam intenso impacto no desenvolvimento de doença cardiovasculares. Essa associação está bastante relacionada com a grande frequência a dislipidemias, hipertensão arterial sistêmica, resistência à insulina e diabetes, morbidades comuns do excesso de peso, e que favorecem a ocorrência de eventos cardiovasculares (Pultner, 2003; Grundy, 2004; Cabrera et al., 2007).

Além disso, vale ressaltar que, em idosos, há uma ocorrência frequente de perda de peso, que ocorre, normalmente, de forma involuntária. Essa mudança, comum nessa faixa etária, está bastante explicada pelo processo do envelhecimento. Essas mudanças, marcadas pela alteração da composição corporal, resultam na redução de massa muscular e aumento do volume de tecido adiposo, favorecendo, assim, o aumento da prevalência de excesso de peso e, por consequência, as doenças crônicas não transmissíveis (Kamimura et al., 2005).

Considerando as doenças crônicas não transmissíveis, podemos observar que nos estudos, as mais relatadas como fatores de risco para o desenvolvimento de doenças cardiovasculares foram hipertensão arterial sistêmica, diabetes melito, hipertrigliceridemia, hipercolesterolemia, entre outras.

A hipertensão arterial sistêmica encontra-se como um importante fator de risco para o desenvolvimento de doenças cardiovasculares aterosclerótica, como acidente vascular cerebral, doenças coronariana, insuficiência periférica e cardíaca (Spinato et al., 2010). Essa enfermidade está bastante relacionada com fatores intrínsecos, como hereditariedade, sexo, idade e raça, além de fatores extrínsecos, como tabagismo, sedentarismo, obesidade, estresse, dislipidemia e dieta. Por isso, o aumento de exposição a esses fatores, aumenta o risco do desenvolvimento desta doença (Giroto et al, 2009).

Já o diabetes melito tem intensa relação com o desenvolvimento dessa patologia. Essa relação se resulta em decorrência da ação da hiperglicemia sobre os vasos sanguíneos, a resistência insulínica e a associação do diabetes com outros fatores de risco (Haffner et al., 1998). Além disso, idosos diabéticos também apresentam equilíbrio e mobilidade prejudicada, prejudicando assim, a qualidade de vida desse grupo (Cesarino et al., 2008).

Por fim, podemos observar que o desenvolvimento de dislipidemias também está listado como um fator de risco. Segundo a literatura, quanto maior o nível de colesterol plasmático, maior o risco de eventos coronarianos. Além disso, diversos eventos associados a dislipi-demias resultam no risco aumentado de doenças cardiovasculares (Weverling-Rijnsburger et al., 2003).

Apesar dos resultados satisfatórios da presente revisão, podemos observar algumas limitações: foram encontrados estudos, predominantemente, transversais. Além disso, pela restrição de bases de dados utilizadas, o acesso foi limitante, tendo por isso, a possibilidade de algum estudo relevante ter sido excluído.

Considerações finais

Diante dos resultados dessa presente revisão, podemos concluir que há a necessidade de mais estudos e intervenções nesse grupo, visando sempre a promoção e a prevenção da saúde. Considerando este um grupo vulnerável, essas atividades em prol da redução dos fatores de risco para o desenvolvimento de doenças cardiovasculares precisam ser realizadas com frequência e de forma facilitada para o entendimento dos idosos.

Além disso, considerando que o estado nutricional, sobretudo o excesso de peso, tem grande influência no desenvolvimento de doenças crônicas não transmissíveis, incluindo as doenças cardiovasculares, é de extrema importância que sejam realizadas atividades voltadas para a alimentação saudável, principalmente pela vulnerabilidade desses indivíduos.

Referências bibliográficas

Allison DB, Zhu SK, Plankey M, Faith MS, Heo M. Differential associations of body mass index and adiposity with all-cause mortality among men in the first and second National Health and Nutrition Examination Surveys (NHANES I and NHANES II) follow-up studies. Int J Obesity. 2002; 26(3):410-6.

Barbosa JHP, Oliveira SL, Seara LT. Produtos da glicação avançada dietéticos e as complicações crônicas do diabetes. Rev. Nutr., Campinas, v. 22, n. 1, p. 113-24, 2009.

Batista GCF, Cardoso JB, Martins JR et al. Fatores de risco para doenças cardiovasculares em pacientes idosos com aterosclerose e orientações de enfermagem para o autocuidado. Barreiras (BA). Faculdade São Francisco de Barreiras.

Bispo IMJ et al. Fatores de risco cardiovascular e características sociodemográficas em idosos cadastrados em uma Unidade de Saúde da Família. Mundo Saúde (Impr.) 2015; 40(3):334-42.

Brasil. Ministério da Saúde. A vigilância, o controle e a prevenção das doenças crônicas não transmissíveis: DCNTno contexto do Sistema Único de Saúde Brasileiro. Epidemiologia e Serviços de Saúde: Revista do Sistema Único de Saúde do Brasil 2006; 15(1):47-65.

Brasil. Instituto Brasileiro de Geografia e Estatística. Pesquisa de Orçamentos Familiares 2008-2009: análise do consumo alimentar pessoal no Brasil. Rio de Janeiro: IBGE; 2011.

Brasil. Ministério da Saúde. Vigitel Brasil 2015: vigilância de fatores de risco e proteção para doenças crônicas por inquérito telefônico. Brasília, 2016.

Buzzachera CF et al. Prevalência de sobrepeso e obesidade geral e central em mulheres idosas da cidade de Curitiba, Paraná. Nutr, Curitiba, v. 21, n. 5, p. 525-33, 2008.

Cabrera MAS, Gebara OCE, Diament J, Nussbacher A, Rosano G. Metabolic syndrome abdominal obesity, and cardiovascular risk in elderly women. Int J Cardiol. 2007; 114(2):224-9.

Cabrera MAS, Wajngarten M, Gebara OCE, Diament J. Relação do índice de massa corporal, da relação cintura-quadril e da circunferência abdominal com a mortalidade em mulheres idosas: seguimento de 5 anos. Cad Saúde Pública. 2005; 21(3):767-75.

Casado L, Vianna LM, Thuler LCS. Fatores de risco para doenças crônicas não transmissíveis no Brasil: uma revisão sistemática. Revista Brasileira de Cancerologia, v. 55, n. 4, p. 379-88, 2009.

Cesarino CB, Cipullo JP, Martin JFV, Ciorlia LA, Godoy MRP, Cordeiro JA et al. Prevalência e fatores sociodemográficos em hipertensos de São José do Rio Preto – SP. Arq Bras Cardiol. 2008; 91(1):31-5.

Diniz MA, Tavares DMS. Fatores de risco para doenças cardiovasculares em idosos de um município do interior de Minas Gerais. Texto contexto - enferm., Florianópolis, v. 22, n. 4, p. 885-92, 2013.

Ferreira CCC, Peixoto MRG, Barbosa MA, Silveira EA. Prevalência de fatores de risco cardiovascular em idosos usuários do Sistema Único de Saúde de Goiânia. Arq Bras Cardiol. 2010; 95(5):621-8.

Gadenz SD, Benvegnu LA. Hábitos alimentares na prevenção de doenças cardiovasculares e fatores associados em idosos hipertensos. Ciênc. Saúde Coletiva [online], v. 18, n. 12, 2013.

Giroto E, Andrade SM, Cabrera MAS, Ridão EG. Prevalência de fatores de risco para doenças cardiovasculares em hipertensos cadastrados em unidade de saúde da família. Acta Sci, Health Sci. 2009; 31(1):77-82.

Grundy SM. Obesity, metabolic syndrome, and cardiovascular disease. J Clin Endocrinol Metab. 2004; 89(6):2595-600.

Haffner SM, Lehto S, Ronnemma T, Pyorala K, Laakso M. Mortality from coronary heart disease in subjects with type 2 diabetes and in nondiabetic subjects with and without prior myocardial infarction. N Engl J Med. 1998; 161:1717-23.

Jacinto LAT et al. Doença arterial coronariana e suporte familiar em idosos. Rev Enferm UERJ, Rio de Janeiro. 2014; 22(6):771-7.

Kamimura MA, Baxmann A, Sampaio LR, Cuppari L. Avaliação Nutricional. In: Cuppari L. Guia de nutrição: nutrição clínica no adulto. 2. ed. Barueri: Manole; 2005.

Koh AS, Talaei M, Pan A, R Wang, Yuan JM, Koh WP. Pressão arterial sistólica e mortalidade cardiovascular em adultos de meia-idade e idosos - The Singapore Chinese Health Study. Int J Cardiol. 2016; 219: 404-9.

Martins APB, Levy RB, Claro RM, Mourabac JC, Monteiro CA. Participação crescente de produtos ultraprocessados na dieta brasileira (1987-2009). Revista de Saúde Pública, São Paulo, v. 47, n. 4, p. 656-65, 2013.

Martins MV, Souza JD, Martinho KO, Franco FS, Tinôco ALA. Associação entre razão Triglicerídeos e HDL-colesterol e fatores de risco cardiovascular em idosos atendidos na estratégia saúde da família de Viçosa, MG. Revista Brasileira de Geriatria e Gerontologia. 2017; 20(2), 236-243.

Massa KH, Pabayo R, Lebrão ML, Chiavegatto Filho AD. Fatores ambientais e doenças cardiovasculares: a associação da desigualdade de renda e espaços verdes em idosos residentes em São Paulo, Brasil. BMJ Open, 6 (9), 2017.

Monteiro CA, Cannon G, Levy RB et al. NOVA: a estrela brilha. [Classificação dos alimentos. Saúde Pública.]. World Nutrition, São Paulo, v. 7, n. 1-3, p. 28-40, 2016.

Moreira PFP, Martiniano Filho F. Aspectos nutricionais e o abuso do álcool em idosos. Envelhecimento e Saúde. 2008; 14(1):23-6.

Nogueira MF, Barreto BF, Lima MFS, Lucena IM, Freire IM, Alves MSCF. Exposição de idosos a fatores de risco para doenças cardiovasculares. Recife (PE): Rev Enferm UFPE. 2014; 8(11), 3814-22.

Nogueira MF et al. Exposição de idosos a fatores de risco para doenças cardiovasculares. Rev Enferm UFPE online., v. 8, n. 11, p. 3814-22, 2014.

Pereira MW, Arruda A, Lima M, Martins KM, Damascena K, Araújo Alves G, Silva J, Ferreira A. Indicadores antropométricos associados a fatores de risco cardiovasculares em idosos. Revista Eletrônica Gestão & Saúde, 5(5), p. 3115-31, 2014.

Piuvezam G et al. Mortalidade em idosos por doenças cardiovasculares: análise comparativa de dois quinquênios. Arq Bras Cardiol, 2015.

Poulter N. Global risk of cardiovascular disease. Heart. 2003; 89(1):112-5.

Ricci NA, Pessoa GS, Ferriolli E, Dias RC, Perracini MR. Fragilidade e risco cardiovascular em idosos da comunidade: um estudo de base populacional. Clin Interv Aging. 2014; 9:1677-85.

Salgado MA. Envelhecimento populacional: desafio do próximo milênio. Terceira Idade. 1998; 10(14):31-8.

Senger AEV et al. Alcoolismo e tabagismo em idosos: relação com ingestão alimentar e aspectos socioeconômicos. Rev. Bras. Geriatr. Gerontol. 2011; 14(4):713-9.

Silva NT et al. Prevalência e correlação entre obesidade, hipertensão arterial e a prática de atividade física. Colloquium Vitae, v. 3, n. 1, p. 32-6, 2011.

Soar C. Prevalência de fatores de risco cardiovascular em idosos não institucionalizados. Rev. Bras. Geriatr. Gerontol. [online], v. 18, n. 2, p. 385-95, 2015.

Soojeong K, Nami J. The study on development of easily chewable and swallowable foods for elderly. Nutr Res Pract. 2015; 9(4):420-4.

Spinato IL, Monteiro LZ, Santos ZMS. Adesão da pessoa hipertensa ao exercício físico - uma proposta educativa em saúde. Florianópolis (SC): Texto Contexto-Enferm, 19(2), 2010.

Tavares DMS et al. Cardiovascular risk factors associated with frailty syndrome among hospitalized elderly people: a cross-sectional study. São Paulo Med. J., São Paulo, v. 134, n. 5, p. 393-9, 2016.

Weverling-Rijnsburger AWE, Jonkers IJAM, Exel EV, Gussekloo J, Westendorp RGJ. High-density vs low-density lipoprotein cholesterol as the risk factor for coronary artery disease and stroke in old age. Chicago: Archives of Internal Medicine. 2003; 163(13),1549-54.

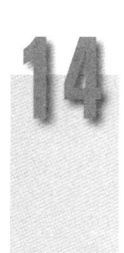

Risco Nutricional e Fragilidade em Idosos Institucionalizados do Município de Macaé (RJ)

Jady de Freitas Baptista Salles • Márcio José de Medeiros
Renata Borba de Amorim Oliveira

Introdução

O aumento da população idosa tem sido considerado um fenômeno universal. A tendência é que o número de idosos venha a representar uma boa parte da população total do país devido ao processo denominado transição demográfica, no qual a população que anteriormente mostrava-se jovem em sua maioria começa a envelhecer, em razão da elevação da expectativa de vida.

É importante que a sociedade esteja preparada para esta nova realidade. O processo natural de envelhecimento envolve modificações fisiológicas, vide o aumento da incidência de diversas doenças crônicas não transmissíveis, que com o avançar da idade tendem a levar à perda da autonomia na realização de atividades do cotidiano e a uma modificação de hábitos diários. Como consequências, tornam-se necessários cuidados constantes de saúde, demandando maiores recursos humanos e financeiros.

Esse cenário, associado às modificações na estrutura familiar e à dinâmica da sociedade atual, em que as famílias encontram-se integralmente inseridas no mercado de trabalho, pode contribuir para que a institucionalização seja uma alternativa de garantia de assistência ao idoso. Nesse caso, a alteração da rotina de vida desses indivíduos pode vir a refletir de forma direta em seu hábito alimentar, levando ao comprometimento de seu estado nutricional e, possivelmente, proporcionando o desenvolvimento precoce de fragilidade. Somam-se a estas, as alterações cognitivas que interferem diretamente sobre a capacidade funcional que se mostram altamente prevalentes nesta população.

Conforme descrito, existem outros fatores associados ao aumento do risco nutricional, além dos sociais e fisiológicos. Por essa razão, se faz necessária uma avaliação de saúde sob uma perspectiva global nessa população, que leve em consideração os demais elementos associados a essas modificações.

Nesse contexto, a síndrome da fragilidade é altamente frequente e pode ser caracterizada como um estado de vulnerabilidade associado à idade e às modificações próprias do processo de envelhecimento. Em idosos institucionalizados, pode ser justificada pelas alterações envolvidas no seu ritmo de vida e também em seu estado nutricional. É sabido que um estado nutricional inadequado predispõe o aparecimento desta síndrome.

Este capítulo aborda o risco nutricional e o grau de fragilidade de idosos residentes em instituições de longa permanência para idosos (ILPIs) do município de Macaé – RJ, com base em dados obtidos por meio do desenvolvimento de um trabalho de conclusão do curso de nutrição da Universidade Federal do Rio de Janeiro, *campus Macaé*.

A partir da concepção deste trabalho, tornou-se possível descrever a população idosa residente em tais ILPIs segundo características sociodemográficas, identificar os perfis de comorbidades e de utilização de fármacos, avaliar o estado nutricional, determinar o grau de fragilidade desses indivíduos e verificar a associação entre características sociodemográficas, tempo de institucionalização, dados clínicos e estado nutricional com o grau de fragilidade. Dessa forma, foram gerados dados de grande importância não somente para caracterização da população idosa residente nas ILPIs do município como também para auxiliar no planejamento e promoção de ações que visem a melhoria da saúde, do estado nutricional e da qualidade de vida dessa população.

Alterações fisiológicas do envelhecimento

O envelhecimento populacional brasileiro é um processo crescente, podendo ser considerado um fenômeno mundial (IBGE, 2011). A partir da década de 1970, seu início pode ser atribuído à diminuição dos níveis de mortalidade e ao aumento da expectativa de vida por causa do maior acesso aos serviços de saúde (Vasconcelos e Gomes, 2012).

Em 2000, o contingente de idosos no Brasil representava 8,6% do total da população, em 2009 passou para 11,3% e a perspectiva é de que em 2020 ultrapassará a faixa de 30 milhões de indivíduos, o que representará quase 13% dos brasileiros. A tendência é de um crescimento contínuo atingindo 17,3% de idosos em 2050 (IBGE, 2010; IBGE, 2000).

A Pesquisa Nacional por Amostra de Domicílio Contínua (PNAD), divulgada pelo Instituto Brasileiro de Geografia e Estatística, demonstrou que a população idosa era de 30,2 milhões no ano de 2017, um aumento equivalente a 18% em 5 anos, superando a expectativa de que este número fosse alcançado em 2020 (Brasil, 2018).

O envelhecimento, do ponto de vista biológico, pode ser compreendido como a involução que acomete todos os sistemas fisiológicos principais, e cada um deles de forma variável (Moraes, 2010).

Esse processo traz consigo novas demandas, uma vez que a pessoa idosa pode vir a acumular doenças crônicas não transmissíveis, causando perda de sua autonomia, e tornando-a dependente de cuidados (Küchemann, 2012). Como consequência, há uma maior exigência de recursos, tornando os cuidados com a saúde mais necessários e dispendiosos (Wong e Carvalho, 2006).

A síndrome de fragilidade mostra-se fortemente associada aos custos totais com a saúde, envolvendo custos farmacêuticos e de internação. A redução da capacidade de realização de atividades, a exaustão e a perda de peso mostram-se como as alterações com maior impacto sobre estas despesas (Bock et al., 2016).

A população idosa mostra-se suscetível a diversas alterações nutricionais, possivelmente justificadas por fatores relacionados com modificações fisiológicas, sociais, dificuldades com alimentação, ocorrência de doenças crônicas, uso de diversos fármacos, depressão e alterações da mobilidade com dependência funcional (Brasil, 2007).

Tais alterações nutricionais podem ocorrer devido à perda de apetite e/ou a redução da ingestão de alimentos e é definida como anorexia do envelhecimento. Esta vem sendo considerada mais recentemente como uma síndrome geriátrica por ser uma condição multifatorial associada a diversas implicações negativas à saúde (Morley, 2012), que tende a se desenvolver quando os efeitos em diversos sistemas acumulados tornam o idoso mais vulnerável (Martone et al., 2013). Os diversos fatores associados ao desencadeamento desse quadro podem ser divididos em: fisiológicos, psicológicos, sociais e clínicos. Entre os considerados fatores fisiológicos podem ser incluídas as alterações próprias do processo de envelhecimento, conforme já descrito, como perda sensorial (olfato, paladar e visão), além de mudanças na secreção e ação de hormônios reguladores do apetite e saciedade, modificações na mobilidade intestinal e inflamação crônica de baixo grau. O isolamento e as mudanças de ambiente são considerados os fatores psicológicos e sociais. Os fatores clínicos incluem presença de patologias e uso de fármacos (Morley, 1997).

O processo de envelhecimento também pode ser acompanhado por alterações na composição corporal, ocorrendo aumento na adiposidade (acúmulo de tecido adiposo), em que é observada a ocorrência de uma redistribuição progressiva da gordura, na qual o panículo adiposo subcutâneo dos membros é reduzido e, aquele encontrado na região intra-abdominal é aumentado (Campos et al., 2006), podendo estar associado a uma diminuição na massa muscular, denominada sarcopenia (Brady et al., 2014).

Outra condição clínica importante nesta faixa etária e associada ao estado nutricional é a anorexia do envelhecimento, que pode causar perda de peso e desnutrição nesta população, assim como a sarcopenia e a fragilidade. O cuidado deve ser ainda maior quando se trata de idosos residentes em ILPIs, visto que sua prevalência nestes indivíduos mostra-se maior (Malafarina et al., 2013), possivelmente devido ao fato de eles acumularem maior número de fatores de risco para tal.

Por outro lado, o aumento da adiposidade, principalmente em região abdominal traz consigo um maior risco para o desenvolvimento de doenças crônicas. A adiposidade central está associada a um risco aumentado para o desenvolvimento de doenças cardiovasculares, diabetes e câncer, contribuindo de forma indireta para a redução da capacidade funcional desses indivíduos (Chang et al. 2012).

Embora o aumento de adiposidade e a redução da massa muscular esquelética contribuam de forma independente para reduções funcionais, os efeitos causados pela associação dessas mudanças na composição corporal agravam ainda mais o processo de perda de capacidade física. Indivíduos que apresentam quantidades excessivas de gordura corporal e massa muscular esquelética inadequada, condição denominada obesidade sarcopênica, possuem risco maior de diminuição da funcionalidade e incapacidade (Shaap et al., 2013).

A coexistência de obesidade, do aumento de tecido adiposo e da perda de tecido muscular, torna-se algo característico pela frequência com que ocorrem. Tal quadro pode aumentar também o risco de complicações cardiometabólicas e elevar a probabilidade de este indivíduo vir a desenvolver disfunções cognitivas leves e demência, além da incapacidade física, contribuindo para o aumento do risco de fragilidade, deficiência e piora da qualidade de vida (Corica et al., 2014).

Compreender o desenvolvimento da obesidade sarcopênica ainda é um desafio, pois sua patogênese envolve a interação de uma série de fatores complexos e associados, que incluem estilo de vida, fatores endócrinos e imunológicos. No entanto, sabe-se que a diminuição da atividade física e do gasto energético associados ao envelhecimento predispõe o indivíduo ao acúmulo e redistribuição de gordura e à ocorrência de perda de massa muscular (Sakuma e Yamaguchi, 2013).

A associação entre sarcopenia e síndrome de fragilidade foi comprovadamente verdadeira no estudo desenvolvido por Davies et al. (2017), uma vez que a ausência de perda de tecido muscular mostrou-se como bom indicador para a ausência de fragilidade. Vale ressaltar que apesar da estreita relação entre ambas, a síndrome de fragilidade possui outros fatores intimamente associados.

A incapacidade funcional é um indicador de doenças ou condições que alteram a independência dos idosos. Esse parâmetro é muito útil para avaliar o estado de saúde dos idosos, pois muitos deles têm diversas doenças associadas que variam em graus de severidade e causam impactos diferenciados na vida cotidiana (Parahyba; Veras; Melzer, 2005).

Nesse contexto, entende-se que o processo de envelhecimento contribui para o aumento da prevalência de síndrome da fragilidade, que assim como as outras síndromes geriátricas, pode ocasionar incapacidade e dependência em relação às atividades físicas, contribuindo para a redução da capacidade funcional (Regis et al., 2013).

Estudos que buscaram correlacionar fatores de risco associados ao desenvolvimento do quadro de fragilidade em idosos no Brasil, demonstraram a associação positiva entre o avançar da idade e a ocorrência da síndrome. Andrade et al. (2019) e Fhon et al. (2019) também constataram que a idade é um fator determinante para seu aparecimento, sendo maior o risco de apresentá-la ao longo dos anos.

Em resumo, as alterações fisiológicas e patológicas que se acumulam durante o processo de envelhecimento devem receber a devida atenção, principalmente quando trazem consigo diversos fatores que comprometem os hábitos alimentares e a capacidade funcional do idoso e podem por sua vez, resultar em prejuízos à qualidade de vida dos indivíduos nesta etapa da vida. Compreender a influência multifatorial sobre o estado nutricional do idoso torna possível o desenvolvimento de intervenções mais eficazes nesta população, a partir de uma maior atitude de vigilância de seu estado de saúde global.

Estado nutricional no envelhecimento

O estado nutricional permite compreender a relação entre a ingestão e a necessidade de nutrientes, elucidando dessa forma a existência de um equilíbrio entre estes, e é sabido que alterações nesse cenário contribuem para o aumento da morbimortalidade. Por um lado, a desnutrição predispõe a diversas complicações graves como comprometimento imune, alterações no sistema cardiorrespiratório, gastrointestinal, e outras. Em contrapartida, o excesso de peso e a obesidade são considerados fatores de risco para uma grande variedade de complicações à saúde, relacionadas principalmente com o metabolismo e o sistema cardiovascular (Acuña e Cruz, 2004).

No que diz respeito às alterações de peso corporal e sua relação com a idade, é possível perceber que entre os 50 e 60 anos ocorre um aumento de peso corporal e, consequentemente, do Índice de Massa Corporal (IMC). Por outro lado, o que se pode afirmar é que após essa idade, ambas as medidas tendem a decrescer e que a cada década, após os 50 anos de idade, existe uma perda de até 3 kg de massa magra. Para se ter uma dimensão dessa modificação, a média de gordura corporal de um homem de 20 anos pesando 80 kg é de 15%, enquanto em um indivíduo com 75 anos de idade, com o mesmo peso, apresenta uma média de 29% (Ahmed e Haboubi, 2010).

Dados de consumo alimentar da Pesquisa de Orçamento Familiar nos anos de 2008-2009 evidenciam que grande parte dos indivíduos com idade acima dos 60 anos possui hábitos alimentares inadequados. A prevalência de ingestão de gordura saturada acima do recomendado entre idosos foi maior que 80%, assim como a prevalência de ingestão de açúcar livre se mostrou inadequada em mais de 50% dessa população. Além disso, observou-se que este mesmo grupo teve a proporção de indivíduos com ingestão de sódio acima dos níveis seguros, principalmente em áreas urbanas, correspondendo a 80,3%.

Considerando os dados da pesquisa Vigitel (2013), é possível identificar que mais da metade da população com idade igual ou superior a 65 anos apresentava excesso de peso (56,3%). Nesse mesmo grupo etário, constata-se que cerca de 20,2% possui o diagnóstico de obesidade. Se comparado com as demais pesquisas Vigitel realizadas anualmente desde 2006, é possível constatar que essas estatísticas aumentam, sendo a estimativa de aumento calculada em 1,3% em média (Brasil, 2014).

Comparando os dados da pesquisa realizada em 2013 com a realizada quatro anos depois (2017), é possível observar que entre os indivíduos com idade a partir dos 65 anos, 59,6% apresentava IMC ≥ 25. Tornou-se evidente que o aumento do número de idosos com excesso de peso ultrapassou a estimativa, sendo igual a 3,3%, acima do valor esperado (Brasil, 2017).

No tocante à população de idosos institucionalizados, os estudos realizados evidenciam frequências elevadas de risco nutricional. A prevalência de desnutrição nesta população pode atingir de 25 a 60%, constituindo um problema relacionado com o aumento de morbidade e mortalidade (Omran e Morley, 2000).

Estudo realizado em Uberlândia por Alves (2011) demonstrou a prevalência de 53,1% de idosos em risco de desnutrição e 29,5% desnutridos. Dados similares foram encontrados por Menezes e Marucci (2010), em que mais da metade dos idosos residentes em ILPIs de Fortaleza apresentaram baixo peso (53,1%). Os resultados encontrados por Machado e Coelho (2011) indicaram que, entre os idosos de ILPIs públicas no município do Rio de Janeiro, 8,3% apresentavam-se com desnutrição e 55,6%, encontravam-se em risco de desenvolver este quadro, enquanto achados de Azevedo et al. (2014) também apontaram uma prevalência de alto risco nutricional em 42,4% dos idosos de ILPIs filantrópicas da cidade de Natal, confirmando que o risco nutricional nessa população é bastante elevado em estudos de diferentes cidades brasileiras.

Uma pesquisa realizada por Lehn et al. (2012), com idosos residentes em ILPIs da cidade de São Paulo demonstrou que 47,6% da população apresentava excesso de peso, enquanto 21,4% classificava-se com baixo peso. O estado nutricional foi associado ao tempo de institucionalização e os resultados apontaram que quanto maior era este tempo, maior a ocorrência de baixo peso. Esta associação demonstrou que houve uma tendência de se perder peso com o passar dos anos nas ILPIs investigadas. Nesse contexto, sabe-se que o baixo peso constitui um importante fator de risco para o desenvolvimento de dependência e fragilidade em idosos, assim como a diminuição da massa magra, independentemente do peso (Sousa et al., 2014; Boulos et al., 2016).

É importante lembrar que, em ILPIs, os idosos sofrem modificações em sua rotina, como a necessidade de adequação à dinâmica alimentar do local, que pode estar associada à falta de assistência alimentar, a inadequação do posicionamento para a realização da refeição, o local na qual ela é oferecida, a velocidade em que ela é ofertada àqueles que necessitam de auxílio e as modificações na consistência da dieta. Estes podem ser apontados como principais motivos para diminuição da aceitação da alimentação e consequente redução da ingestão calórica (Roque et al., 2010).

Além disso, outro fator que se mostra diretamente relacionado com o risco de aumento de desnutrição na população idosa institucionalizada é o seu grau de dependência para o desenvolvimento de atividades básicas. Em estudo realizado por Lázaro et al. (2019), entre os idosos residentes, em ILPIs avaliados, que possuíam algum grau de dependência, cerca de 70% deles apresentavam risco de desnutrição ou encontravam-se desnutridos.

O monitoramento do estado nutricional do idoso em idade avançada deve ser realizado de maneira rigorosa uma vez que a diminuição do peso corporal traz consigo uma propensão à perda de massa muscular e de tecido adiposo e, como já dito anteriormente, o decréscimo de tecido muscular esquelético associado à redução de tecido ósseo tende a contribuir para a piora do quadro geral de saúde do idoso, como déficits em sua função muscular, disfunção imune, anemia, redução da capacidade cognitiva e mortalidade. Como consequência, esses indivíduos possuem risco aumentado de fragilidade e diminuição da qualidade de vida (Visvanathan e Chapman, 2009).

Outros fatores como as múltiplas doenças e a polifarmácia também podem prejudicar substancialmente a ingestão alimentar e levar à desnutrição. As consequências negativas dessas mudanças são agravadas pelos efeitos de deficiências funcionais e mentais que impactam na capacidade de acessar e preparar alimentos. Assim, em um ciclo vicioso, o declínio da força muscular e o desempenho físico em adultos mais velhos podem aumentar o risco de má nutrição, e a nutrição deficiente pode contribuir para um maior declínio e fragilidade (Cruz-Jentoft, 2017).

Por essas razões, é possível considerar a avaliação do estado nutricional como importante ferramenta para realização do diagnóstico precoce de tais distúrbios que são desencadeadores de uma diversidade de alterações patológicas (Emed et al., 2006). Como no campo da gerontologia a prática da avaliação do estado nutricional é considerada complexa em razão das alterações características do processo de envelhecimento, recomenda-se considerar as particularidades de cada idoso (Azevedo et al., 2009).

As dificuldades práticas de se realizar adequada avaliação do estado nutricional de idosos estão ligadas a diversos fatores, visto que frequentemente depende do estado cognitivo e de sua capacidade funcional. Observa-se que idosos da comunidade, de ILPIs ou que estejam em condição de hospitalização podem apresentar características distintas e, por essa razão, realizar um diagnóstico que permita atender a essas especificidades é um desafio. Em razão disso, há uma diversidade de parâmetros que podem ser utilizados para esta faixa etária, diante das situações clínicas e alterações funcionais que costumeiramente são encontradas. Desta forma, preconiza-se uma associação de indicadores, tendo em vista que cada um deles apresenta suas limitações, as quais devem ser complementadas por outros (Sampaio, 2004).

A escolha do método mais apropriado envolve um amplo conhecimento das características de cada medida, das limitações de cada método e da população a ser avaliada. A inexistência de indicador único sugere que é necessário ter cautela e assim coletar dados sobre história clínica, dietética e bioquímica (Najas e Pereira, 2002) visando gerar dados para compor uma avaliação multidimensional.

Perante as modificações próprias do envelhecimento, é possível constatar que a avaliação do estado nutricional individualizada é imprescindível para o diagnóstico precoce de risco nutricional, possibilitando a reversão de possíveis alterações encontradas e, por conseguinte, contribuir para proporcionar ao indivíduo idoso a reestruturação de suas funções orgânicas da melhor maneira possível, e do mesmo modo, trazer melhorias à sua qualidade de vida (Azevedo et al., 2009; Menezes e Marucci, 2007).

Fragilidade

Fragilidade pode ser definida como um estado de vulnerabilidade associado à idade, em decorrência da diminuição de sua reserva metabólica e da habilidade do organismo em manter o controle homeostático, juntamente a presença de doenças e de modificações próprias do processo de envelhecimento. Esses fatores tornam reduzida a capacidade de o indivíduo resistir aos desgastes ambientais, como atividades físicas e doenças agudas (Fried e Wastson, 2003).

De acordo com Fried et al. (2003), a fragilidade possui alguns sinais e sintomas característicos, que são fraqueza, perda de massa muscular e óssea, cansaço, alterações na marcha, perda involuntária do apetite e de peso. Vários desses elementos devem estar presentes clinicamente para se diagnosticar a fragilidade, que traz como resultado a elevação do risco de desenvolvimento de piores prognósticos de saúde e desfechos clínicos relativos a essa síndrome. Ainda segundo os mesmos autores, modificações com relação à diminuição da reserva metabólica e alterações fisiológicas ocorrem em diversos sistemas do indivíduo que se encontram em processo de envelhecimento. Contudo, são considerados como centrais para a instalação da síndrome de fragilidade, mudanças nos seguintes sistemas: musculoesquelético, imunológico e neurológico. São denominados como tríade de eventos, representando a sarcopenia, a disfunção imune e a desregulação neuroendócrina.

A maioria dos idosos que apresentam a síndrome de fragilidade manifestam perda da capacidade de realizar atividades básicas de vida diária e dependência para as atividades instrumentais de vida diária. Estão incluídas nas atividades básicas de vida diária aquelas que se relacionam com o autocuidado do idoso, como banhar-se, vestir-se e alimentar-se. Quanto às atividades instrumentais de vida diária, estas se encontram ligadas à tarefas da vida cotidiana, como fazer compras, atender ao telefone e utilizar serviços públicos (Chaimowicz et al., 2009).

A definição de fragilidade ainda não é consensual, podendo se basear no fenótipo de fragilidade física ou considerar definições mais amplas que incluem os domínios cognitivo, funcional e social e que ultrapassam os aspectos físicos (Van Kan et al., 2008). Existem fortes evidências para a inclusão desses componentes adicionais no diagnóstico desta síndrome, de acordo com Van Kan (2008). Segundo ele, o "Fenótipo Multidomínio", inclui além das alterações físicas, como perda de peso, sarcopenia, cansaço, entre outras, as modificações no humor e na capacidade cognitiva que podem ser afetadas pelos mesmos processos biológicos que levam a manifestação da "fragilidade física". Além disso, Van Kan considera que a perda de peso pode acabar subestimando a prevalência de fragilidade em idosos obesos, e que deficiências sensoriais, escassas condições sociais, doenças crônicas e deficiências também devem ser incluídas como domínios de fragilidade, e, portanto, ser consideradas no momento da avaliação.

O estudo realizado por Souza (2013) com cerca de 112 idosos de oito ILPIs, na cidade de Maceió, obteve como resultado a presença de fragilidade em 80,3% da população. Do total da pesquisa, aproximadamente 16% dos indivíduos apresentaram grau de fragilidade severa. Ainda no Brasil, um estudo seccional realizado em ILPIs de quatro municípios nas regiões Centro-Oeste e Sudeste do país, identificou prevalência de fragilidade em 52% da população total de 442 idosos (Santiago, 2013).

A redução do apetite em idosos está relacionada diretamente com uma piora no estado nutricional, uma menor força de preensão palmar e redução em sua capacidade funcional, ou seja, encontra-se intimamente ligada a um maior risco de fragilidade. A perda de apetite influencia de maneira significativa a perda de peso, a redução dessa massa corporal total de forma involuntária, é considerada um sinal de fragilidade. Logo, essa diminuição na aceitação alimentar pode ser um indicador precoce do processo de desnutrição e do desenvolvimento de fragilidade (Prat et al., 2008).

A pesquisa longitudinal denominada ELSI-Brasil avaliou a presença de multimorbidades em uma amostra de aproximadamente 9000 participantes a partir de 50 anos. Entre os indivíduos acima de 60 anos, cerca de 70% apresentavam pelo menos duas morbidades associadas, sendo a Hipertensão Arterial Sistêmica a de maior prevalência (Nunes et al., 2018).

Quando associado a doenças crônicas, frequentes nesta população, a manutenção e/ou recuperação do estado nutricional é um desafio. Outrossim, o aparecimento da fragilidade ocorre de maneira mais acelerada quando existem problemas associados à nutrição do idoso (Borges et al., 2013).

A ingestão de macro e micronutrientes, quando não realizada de forma suficiente e adequada, também tem se mostrado com fator associado à Síndrome de Fragilidade. Assim, a nutrição se mostra como meio de retardar a progressão da síndrome e de suas consequências negativas em indivíduos idosos (Lorenzo-López et al., 2017).

Em um estudo realizado por Spira et al. (2015), foi possível observar que indivíduos que apresentam uma maior perda de massa muscular apendicular (massa muscular dos membros superiores e inferiores) apresentavam chances aumentadas de apresentar fragilidade. A redução desse índice indicou correlação positiva com as variáveis características da síndrome, como fraqueza, redução da velocidade de marcha e diminuição da atividade física.

Concomitantemente, a associação entre a redução do nível de atividade física demonstrou-se capaz de intensificar as alterações próprias do processo de envelhecimento. Em consequência, há diminuição do gasto calórico e aumento do tecido de reserva energética, que combinados, elevam o risco do desenvolvimento de doenças crônicas e outros fatores adversos à saúde, intimamente ligados à fragilidade em indivíduos idosos (Silva et al., 2019).

Portanto, o processo de envelhecimento, o estado nutricional e a fragilidade encontram-se forte e intimamente interligados, e a manutenção de um bom estado nutricional é vista como uma maneira de se prevenir o desenvolvimento de fragilidade. De forma semelhante, a recuperação do estado nutricional, pela ingestão adequada de nutrientes e de energia, apresenta um papel fundamental na diminuição da incidência de sarcopenia e de fragilidade (Donini, 2015). Por conseguinte, a detecção do risco nutricional e do grau de fragilidade dos idosos institucionalizados é de grande importância para o planejamento de ações que promovam estratégias eficazes de prevenção e reabilitação da saúde e da qualidade de vida nessa população. Ao apresentarem maior risco nutricional e idade mais avançada, essa população torna-se mais propensa ao desenvolvimento da fragilidade.

Por fim, como idosos residentes em ILPIs representam uma população cujo risco nutricional é elevado se comparados aos idosos da comunidade (por acumularem com maior frequência déficit cognitivo, funcional e em seu estado geral de saúde), o objetivo deste trabalho de campo foi identificar o risco nutricional e a fragilidade de idosos institucionalizados no município de Macaé, tendo em vista a inexistência de dados desta natureza a nível local.

Metodologia

Realizou-se um estudo transversal, de abordagem quantitativa, visando avaliar o estado nutricional e o grau de fragilidade da população. A pesquisa foi realizada nas duas ILPIs do Município de Macaé (RJ), tratadas neste capítulo como instituição A e B, responsáveis por oferecer cuidados a 104 idosos ao total.

As instituições dispõem de equipe multiprofissional em saúde, composta por assistentes sociais, enfermeiros, fisioterapeutas, fonoaudiólogos, médicos, nutricionistas, técnicos de enfermagem, terapeutas ocupacionais, além de uma equipe de cuidadores de idosos, que fornecem apoio ao idoso institucionalizado.

Critérios de inclusão e exclusão

Foram adotados os seguintes critérios de inclusão: idosos a partir de 60 anos, residentes nas ILPIs do município, que concordaram em participar da pesquisa, por meio da assinatura do Termo de Consentimento Livre e Esclarecido (TCLE).

Como critérios de exclusão foram considerados: aqueles que se recusaram a participar do estudo, que demonstraram resistência à realização das medidas antropométricas, idosos com membros amputados, ou pacientes com distúrbios psiquiátricos que inviabilizassem o contato com os membros da equipe de pesquisa.

Amostragem

Tendo em vista a avaliação de toda população de idosos residentes nas ILPIs do município, não se fez necessário cálculo de tamanho amostral.

Instrumentos e técnicas para coleta de dados

Para cada participante foi realizada uma entrevista semiestruturada, em que foram obtidas variáveis sociodemográficas, clínicas, de estado nutricional e fragilidade dos idosos.

Avaliação sociodemográfica

Os seguintes dados foram coletados: ILPI onde reside, nome, idade, sexo, raça autorreferida, grau de instrução e tempo de institucionalização.

Avaliação clínica

Foram coletados os dados de prontuário: diagnóstico clínico e uso de fármacos, por meio da descrição da nomenclatura e dose daqueles utilizados no dia da avaliação. A polifarmácia, também teve sua frequência determinada entre a população.

Avaliação nutricional

Para o diagnóstico nutricional foram utilizados: o índice de massa corporal (IMC), a espessura do músculo adutor do polegar (EMAP), a força de preensão palmar (FPP), a miniavaliação nutricional (MAN), a bioimpedância elétrica (BIA), exames bioquímicos e dados dietéticos (consistência habitual da alimentação e se recebia terapia nutricional enteral via oral (TNEVO).

Para determinação do IMC, o peso foi aferido por meio do uso de balança digital portátil da marca Omron®, com os indivíduos descalços e usando vestimenta leve, a estatura foi obtida com o uso do estadiômetro portátil da marca Altura Exata®, instalado em local plano e o IMC foi calculado utilizando-se a equação peso (kg) dividido pela estatura (m) elevada ao quadrado.

Para os idosos acamados ou que apresentavam algum tipo de problema postural que impossibilitasse a aferição direta das medidas citadas acima, foram aferidas a dobra cutânea subescapular (DCSE) com o plicômetro científico da marca Cescorf®, perímetro da panturrilha (PP), perímetro do braço (PB) e altura do joelho (AJ) com fita métrica inextensível, para estimativa de peso e estatura a partir das equações de Chumlea et al. (1988 e 1985).

A aferição da DCSE foi realizada abaixo da extremidade inferior da escápula direita. A pele e o tecido subcutâneo foram pinçados e a dobra angulada em 45° a partir do plano horizontal, onde foi posicionado o plicômetro um centímetro abaixo dos dedos que pinçavam a dobra, conforme padronização de Durnin e Rahaman (1967).

A medida da AJ foi obtida com o paciente sentado ou deitado em decúbito dorsal, com o joelho dobrado e o tornozelo de uma das pernas, formando um ângulo de 90°. Com a fita inextensível foi aferida a medida de distância entre o calcanhar e a patela, passando pela parte anterior da coxa. Foram realizadas duas medições, calculou-se a média delas e posteriormente foi aplicada à fórmula de Chumlea et al. (1985).

Para aferição do PB, era solicitado ao indivíduo dobrar o braço não dominante em ângulo reto e com a palma da mão voltada para cima. Foi medida a distância entre a superfície acromial da escápula e o olécrano do cotovelo na parte posterior do braço, e o ponto mediano entre ambos foi marcado. Com o braço relaxado ao lado do corpo, posicionou-se a fita no ponto mediano circundando o braço, possibilitando a leitura do resultado em centímetros, conforme padronização da WHO (1995).

Na realização da medida do PP, o indivíduo deveria permanecer sentado com a perna pendendo relaxadamente ou em pé com o peso distribuído equitativamente entre ambos os pés, em seguida a fita foi posicionada ao redor da parte mais larga da panturrilha e a medida registrada conforme padronizado por Chumlea et al. (1988).

As equações de Chumlea et al. (1985 e 1988) para estimativa de estatura e peso foram utilizadas nos casos em que a aferição direta de tais medidas não era possível, diante de dificuldades e/ou limitações encontradas para sua obtenção. A partir da aferição da AJ e da idade do indivíduo pode-se obter como resultado a altura estimada. Já a obtenção do peso estimado pode ser feita a partir da combinação dos resultados obtidos de outras medidas de composição corporal como, PB, PP, DCSE e AJ. Tais equações são comumente aplicadas em estudos que avaliam o estado nutricional de idosos, de fácil aplicação e capazes de estimar tais medidas, de acordo com o sexo e a idade.

Equação para estimativa de estatura
Estatura estimada homem $= 64,19 - (0,04 \times$ idade$) + (2,02 \times$ AJ$)$
Estatura estimada mulher $= 84,88 - (0,24 \times$ idade$) + (1,83 \times$ AJ$)$

AJ: altura do joelho.
Fonte: Chumlea et al., 1985.

Equação para estimativa de peso
Peso estimado homem $= (1,73 \times$ CB$) + (0,98 \times$ CP$) + (0,37 \times$ DCSE$) + (1,16 \times$ AJ$) - 81,69$
Peso estimado mulher $= (0,98 \times$ CB$) + (1,27 \times$ CP$) + (0,4 \times$ DCSE$) + (0,87 \times$ AJ$) - 62,35$

CB: Perímetro do braço (em cm); *CP:* Perímetro da panturrilha (em cm); *DCSE:* Dobra cutânea subescapular (em mm); *AJ:* Altura do joelho (em cm).
Fonte: Chumlea et al., 1988.

Os idosos tiveram seu IMC classificado a partir dos pontos de corte propostos pela Organização Pan-Americana de Saúde (OPAS) (2001), conforme descrito: baixo peso (IMC ≤ 23 kg/m²), peso normal ou eutrofia ($23 <$ IMC < 28 kg/m²), pré-obesidade ou sobrepeso ($28 \leq$ IMC < 30 kg/m²) e obesidade (IMC ≥ 30 kg/m²).

A aferição da EMAP foi realizada utilizando-se de um plicômetro científico da marca Cescorf®, utilizando o protocolo de avaliação estabelecido por Lameu et al. (2004). Com o indivíduo sentado, o cotovelo apoiado sobre a perna homolateral em ângulo de 90°, comprimiu-se o músculo adutor no vértice do triângulo imaginário formado pela extensão do polegar e do dedo indicador de sua mão dominante. A média de três medidas foi considerada como a espessura do músculo adutor. Os pontos de corte para classificação são dados segundo o mesmo autor, para homens ($12,5 \pm 2,8$ mm) e para mulheres ($10,5 \pm 2,3$ mm). A apresentação de resultados menores dos que os considerados como adequados de acordo com o ponto de corte, para cada sexo, indicam desnutrição.

A medida da FPP foi obtida com o dinamômetro hidráulico Jamar®. Realizou-se três avaliações, em mão dominante, com intervalo de 1 minuto entre elas. A média das três medidas foi calculada com ajustamento por sexo e IMC, conforme as faixas sugeridas pela WHO citadas por Marucci e Barbosa (2003): homens: $0 <$IMC ≤ 23, ponto de corte $\leq 27,00$ kgf; $23 <$ IMC < 28, PC $\leq 28,67$ kgf; $28 \leq$ IMC < 30, PC $\leq 29,50$ kgf; IMC ≥ 30, PC $\leq 28,67$ kgf; mulheres: $0 <$ IMC ≤ 23, PC $\leq 16,33$ kgf; $23 <$ IMC < 28, PC $\leq 16,67$ kgf; $28 \leq$ IMC < 30, PC $\leq 17,33$; IMC ≥ 30, PC $\leq 16,67$kgf.

Sobre a Miniavaliação Nutricional (MAN) trata-se de um instrumento composto por 18 itens, que abrange: antropometria, avaliação dietética, avaliação global e autoavaliação de saúde. Ela foi projetada e validada para oferecer uma avaliação e uma detecção de desnutrição de forma rápida em idosos e sua utilização permite que o risco nutricional seja identificado antes que os indivíduos apresentem perda de peso ou redução dos níveis de albumina sérica, conforme padronizado por Vellas et al. (1999). Nesta pesquisa, o instrumento foi aplicado de forma completa para todos os indivíduos. Cada item vale de 0 a 3 pontos, ao fim da avaliação é obtido um escore total, e a partir dele é realizada a classificação do estado nutricional do indivíduo. Aqueles que apresentam escore $> 23,5$ são considerados bem nutridos, escores $< 23,5$ e > 17 representam risco de desnutrição e, escores < 17 representam desnutrição (VELLAS et al., 1999).

Para composição corporal, foi utilizada a BIA tetrapolar com o aparelho Biodynamics 310®, e foram obtidos dados absolutos e em percentual de gordura corporal, água corporal e massa magra. Entre os métodos utilizados para a avaliação da composição corporal, a BIA apresenta como vantagens a alta velocidade com que as informações são processadas, não ser um método invasivo, ser prática, reprodutível e relativamente barata, que estima, além dos componentes corporais, a distribuição dos fluidos nos espaços intra e extracelulares. Este método tem sido validado para estimar tanto a composição corporal quanto o estado nutricional de indivíduos saudáveis, e naqueles que se encontram em situações clínicas diversas como desnutrição, bem como em crianças, atletas e idosos (Eickemberg et al., 2011).

O método da avaliação da composição corporal por bioimpedância está fundamentado no princípio de que os tecidos corpóreos oferecem diferentes resistências à passagem da corrente elétrica. No modelo tetrapolar, utilizado neste estudo, a transmissão da corrente elétrica pelo corpo é dada por quatro sensores metálicos que, em contato com as mãos e/ou pés, apontam a impedância dos segmentos corporais (Eickemberg et al., 2011). O indivíduo, devidamente posicionado em decúbito dorsal, sobre uma superfície plana, tem os sensores postos nos devidos polos para que a leitura dos dados possa ser corretamente realizada.

Na população idosa é comum haver mudanças relacionadas com a distribuição (intra ou extracelular) e a quantidade (hipo ou hiper-hidratação) de líquidos corporais (Deurenberg, 1993), evidenciando limitações já conhecidas quanto ao uso deste método, além de possíveis alterações associadas ao uso de fármacos. Sendo assim, é necessário que sua utilização seja criteriosamente avaliada bem como seus resultados criticamente interpretados, visando garantir a confiabilidade; porém, considerando-se o custo-benefício do método e a portabilidade do aparelho, ela se mostra como uma boa ferramenta, mostrando-se capaz de determinar o índice de massa livre de gordura, que possui correlação direta com sarcopenia e apontar para intervenções que revertam a perda de massa muscular adicional em populações idosas frágeis (Smale et al., 2013)

Foram utilizados como pontos de corte para classificação dos resultados obtidos pela BIA, os descritos na Tabela 14.1, propostos por Kyle (2001). As variáveis percentual (%) de gordura corporal e peso de massa magra são divididas por sexo e faixa etária, conforme descrito na Tabela 14.1.

Foram coletados os seguintes marcadores bioquímicos: hemácias, hemoglobina, hematócrito, leucócitos, linfócitos e colesterol total. Nesse caso, os dados foram obtidos em exames realizados com data mais recente, no intervalo máximo de um ano.

As células da chamada série vermelha, hemoglobina (Hb) e hematócrito (Ht), foram classificadas de acordo com os valores de referência propostos pelo laboratório de análises clínicas responsável pelos exames bioquímicos de ambas instituições. Valores de referência de normalidade: Hb (homens) 14–18 g/dL, Ht (homens) 42–52%; Hb (mulheres) 11,5–16 g/dL, Ht (mulheres) 36–47%.

Para avaliação do estado nutricional, os valores encontrados de leucócitos e linfócitos foram aplicados a uma fórmula, cujo resultado apresenta a contagem total de linfócitos (CTL). Quando os resultados encontrados a partir desse cálculo estão diminuídos, há um indicativo para risco nutricional. O cálculo da Contagem Total de Linfócitos (CTL) é realizado da seguinte forma, CTL = (percentual de linfócitos × leucócitos)/100, considerando-se como depleção leve resultados com valores de 1.200–2.000/mm³; depleção moderada valores de 800–1.199/mm³; e depleção grave valores < 800/mm³ (Bottoni, 2001).

Tabela 14.1
Classificação das variáveis percentual de gordura e massa magra, segundo sexo e faixa etária

	Faixa etária	Percentual de gordura diminuído	Percentual de gordura adequado	Percentual de gordura aumentado
Homens	55–64 anos	< 13,8	13,9–26,4	> 26,5
	65– 74 anos	<17,2	17,3–27,6	> 27,7
	75–84 anos	< 18	18,1–28	> 28,1
	> 85 anos	< 19,8	19,9–31,4	> 31,5
Mulheres	55–64 anos	< 24,4	24,5–36	> 36,1
	65–74 anos	< 27,3	27,4–39,9	> 40
	75–84 anos	< 29,1	29,2–40,4	> 40,5
	> 85 anos	< 24,3	24,4–42,5	> 42,6
	Faixa etária	Peso massa magra diminuído	Peso massa magra adequado	Peso massa magra aumentado
Homens	55–64 anos	< 51,8	51,9–61,6	> 61,7
	65–74 anos	< 50,4	50,5–61,1	> 61,2
	75–84 anos	< 47,8	47,9–58,2	> 58,3
	> 85 anos	< 46,9	47–53,3	> 53,4
Mulheres	55–64 anos	< 37,2	37,3–44,8	> 44,9
	65–74 anos	< 35,7	35,8–45,5	> 45,6
	75–84 anos	< 34,1	34,2–42,2	> 42,3
	> 85 anos	< 30,2	30,3–40	> 40,1

(Coluna lateral esquerda: Percentual de gordura corporal / Massa magra (kg))

Fonte: Kyle, 2001.

O colesterol sérico mostra-se atualmente como um indicador precoce do estado nutricional de idosos. Valores maiores de 160 mg/dL são identificados como fator protetor para desnutrição, uma vez que resultados abaixo desse valor podem estar associados à redução dos níveis de lipoproteínas e também das proteínas viscerais e, consequentemente, indicar desnutrição em idosos. Portanto, valores de colesterolemia < 160 mg/dL foram considerados indicativos de desnutrição (Coelho et al., 2007).

Os dados dietéticos foram obtidos a partir do registro da consistência em que a dieta é oferecida para cada indivíduo, sendo as opções consideradas: normal, branda, pastosa, semilíquida e líquida. Além disso, foi observado se o indivíduo encontra-se recebendo Terapia Nutricional Enteral Via Oral (TNEVO).

Grau de fragilidade

O grau de fragilidade foi determinado por meio da Escala de Fragilidade de Edmonton. Tal instrumento foi elaborado por Rolfson et al. (2006). Em 2007, Fabrício-Wehbe realizou a adaptação transcultural e validou a aplicação para a população brasileira com idade maior ou igual a 65 anos.

Trata-se de um instrumento para uso clínico que avalia nove domínios da saúde, representados por onze itens:

1. *Cognição:* Por meio do teste do relógio (clocktest) para avaliação de suspeita de alterações cognitivas. Neste teste, os participantes recebem uma folha com um círculo desenhado padrão com 10 cm de diâmetro e, em seguida, o seguinte comando é dado ao avaliado: "Por favor, imagine que este círculo é um relógio. Eu gostaria que você colocasse os números nas posições corretas e que depois incluísse os ponteiros de forma a indicar a hora onze e dez".

   O método de pontuação é realizado da seguinte forma:

   A. *Aprovado:* nesse caso, todos os ponteiros e números apresentam-se em suas devidas posições. Não existem adições ou duplicidade.
   B. *Reprovado com erros mínimos:* tal pontuação é dada quando todos os ponteiros e números estão presentes. Os ponteiros estão corretamente posicionados. Porém, os ponteiros têm o mesmo comprimento e/ou pequenos erros de espaçamento.

      Um "erro de espaçamento" ocorre se, após sobrepor a transparência alvo e fazer a rotação para a melhor pontuação, ocorrer qualquer um dos itens abaixo:

      i. algum número está posicionado no meio do círculo.
      ii. há mais ou menos de três números em qualquer um dos quatro quadrantes.
   C. *Reprovado com erros significantes:* nos casos em que tal resultado é obtido, são observadas as seguintes alterações no desenho:

      a. Posicionamento dos ponteiros de hora e minutos está, significativamente, fora de curso.
      b. Uso inapropriado dos ponteiros do relógio, de forma que o paciente tenta escrever as horas à semelhança de um relógio digital ou circula os números em vez de usar ponteiros.
      c. Os números estão agrupados em apenas um lado do relógio (por exemplo, qualquer quadrante contém menos de dois números) ou os números estão em ordem contrária.
      d. Ocorrem outras distorções quanto à sequência ou mesmo uma possível distorção da integridade da face do relógio (disposição dos números e ponteiros).

   Nos casos de reprovação (com erros mínimos ou significativos) neste domínio do teste de fragilidade, a pontuação resultante contribui para o escore final do teste. A ocorrência desses fatos não inviabilizou a continuidade das demais questões do instrumento, cujas respostas puderam ser obtidas com auxílio do cuidador ou técnico de enfermagem, que estivesse habitualmente responsável pela rotina do idoso.
2. Estado geral de saúde: Composto por dois itens, que avaliam o número de vezes em que o indivíduo precisou ser internado e como considera sua saúde.
3. Independência funcional: Composto por um item, que avalia em quais das atividades em questão o participante necessita de ajuda para desenvolver.
4. Suporte social: Composto por um item que avalia se na ocorrência de necessidade de auxílio o participante pode contar com alguém para ajudá-lo.
5. Uso de fármacos: Composto por dois itens, que avaliam o uso de cinco ou mais fármacos prescritos de forma regular.
6. Nutrição: Composto por um item, que tem por objetivo avaliar se o indivíduo percebeu perda de peso, por meio do questionamento quanto a redução de medidas percebidas pela alteração de suas vestimentas.

7. Humor: Composto por um item, questiona a frequência com que o participante se sente deprimido ou triste.
8. Continência: Composto por um item, que avalia problemas com a perda de controle urinário involuntariamente.
9. Desempenho funcional: Por meio do teste levante e ande (*get up and go*) para equilíbrio e mobilidade. Este teste é realizado de forma cronometrada. O avaliador deve posicionar uma cadeira em local apropriado, de preferência de frente para um corredor continuamente reto e, a partir disso calcular aproximadamente 3 metros de distância e demarcar o chão. Feito isso, o participante receberá as seguintes orientações: "Eu gostaria que você sentasse nesta cadeira com suas costas e braços apoiados. Depois, quando eu disser "Vá", por favor, fique em pé e caminhe com passo seguro e confortável até a marca no chão, volte para a cadeira e sente-se novamente".

Este teste é pontuado da seguinte maneira: 0–10 segundos correspondem à coluna A, 11–20 segundos à coluna B e > 20 segundos, à coluna C. Nos casos em que o indivíduo se mostrar relutante ou incapaz de completar o teste, e que seja necessário auxílio de outra pessoa, do uso de cintos de segurança, andadores ou bengalas, o teste deve ser pontuado como > 20 segundos.

Para cada item, existem 3 opções de coluna a serem marcadas, A, B e C. Itens marcados na coluna A valem 0. Cada item marcado na coluna B vale 1 ponto e aqueles marcados na coluna C valem 2 pontos.

A pontuação desta escala é obtida em escores, a partir da soma dos pontos de cada item, em que o valor máximo obtido é 17. O indivíduo cujo teste resulta neste valor, apresenta maior nível de fragilidade. As faixas de escores classificam os diferentes graus de fragilidade: 0–4 não apresenta fragilidade; 5–6 aparentemente vulnerável; 7–8 fragilidade leve; 9–10 fragilidade moderada; 11 ou mais fragilidade severa.

Análise estatística

Os dados obtidos foram analisados em duas etapas. A primeira, de caráter exploratório, teve como objetivo a caracterização da população investigada, tendo sido adotadas medidas descritivas (frequências absolutas e relativas, média, desvio padrão e coeficientes de variação) e gráficos para descrever as variáveis em estudo. Na segunda etapa, foi realizada análise de dados categorizados para avaliar a relação entre as variáveis sociodemográficas, clínicas e de estado nutricional com fragilidade. Toda a análise estatística foi realizada com o *software* PSPP versão disponível.

Considerações éticas

Segundo as recomendações do Ministério da Saúde, na resolução 196, de outubro de 1996, inciso III, alínea G, é necessário contar com o Consentimento Livre e Esclarecido do sujeito da pesquisa e/ou representante legal. E, alínea J: "prover procedimentos que assegurem a confiabilidade e a utilização de informações sem prejuízo das pessoas" (Brasil, 1996).

Os idosos que concordaram em participar da pesquisa assinaram o Termo de Consentimento Livre e Esclarecido (TCLE), elaborado de acordo com as normas da Resolução nº 466/2012 do Conselho Nacional de Saúde e receberam uma cópia desse termo. Foi garantida a utilização dos dados dos participantes nesta pesquisa, bem como a divulgação dos resultados para fins exclusivamente acadêmicos.

Os participantes foram avisados de que a desistência poderia ocorrer a qualquer momento e que sua participação não traria riscos para si ou para terceiros. Foram também informados quanto aos benefícios de sua participação, que envolvem a melhor compreensão do estado nutricional e do risco de fragilidade de idosos residentes em ILPIs de Macaé, gerando informações sobre a saúde dessa população que possam contribuir para o planejamento de estratégias institucionais de intervenção e para fins de políticas públicas. Os objetivos da pesquisa encontravam-se claramente descritos no TCLE.

Nos casos em que os idosos não apresentaram autonomia mental (identificado pelo diagnóstico médico em prontuário ou de baixo desempenho no teste cognitivo realizado), a instituição ficou responsável pela concordância e assinatura do TCLE, bem como por respostas às questões sobre sua condição de saúde que faziam parte dos instrumentos de avaliação utilizados.

Às instituições foi apresentado o termo de compromisso de participação no estudo, de modo a esclarecer, assim como no TCLE, os objetivos da pesquisa e os benefícios gerados por ela. Tal termo foi assinado anteriormente ao início do desenvolvimento do trabalho, como forma de consentimento e autorização para a sua realização.

Resultados

Foram avaliados 83 idosos, que atenderam aos critérios de inclusão do estudo, tendo sido 69,8% (n = 58) residentes na instituição A e 30,2% (n = 25) na instituição B. Eram, em sua maioria, do sexo feminino, representando 63,9% do total. Quanto à raça, a maior parte era branca (56,7%), seguido por negros (33,7%) e pardos (9,6%). No que se refere ao grau de instrução, 55,2% apresentava entre 0 e 3 anos de estudo, e 30,1% dos participantes não possuíam registros de grau de instrução em prontuário (Tabela 14.2).

Tabela 14.2
Distribuição dos idosos institucionalizados, segundo características sociodemográficas, Macaé (RJ), Brasil

Variáveis	n	%
ILPI	83	
A	58	69,8
B	25	30,2
Sexo	83	
Masculino	30	36,1
Feminino	53	63,9
Raça	83	
Branco	47	56,7
Pardo	8	9,6
Negro	28	33,7
Grau de Instrução	58	
0–3 anos	32	55,2
4–7 anos	19	32,8
8–10 anos	7	12,0
11 anos ou mais	0	0

ILPI: Instituições de Longa Permanência para Idosos; *n:* número de idosos; *%:* percentual.
Fonte: Salles; Medeiros; Oliveira, 2015.

A população estudada apresentou, média de idade igual a 80,4 anos (DP = 10,53). O tempo médio de institucionalização foi de 5,9 anos (DP = 6,47) (Tabela 14.3).

Tabela 14.3
Medidas descritivas da idade (ano) e tempo de institucionalização (ano) – Macaé (RJ), Brasil

Variáveis	Valor mínimo	Valor máximo	Média	Desvio padrão	N
Idade	60	109	80,42	10,53	83
Tempo de institucionalização	0,08	41,00	5,90	6,47	83

Fonte: Salles; Medeiros; Oliveira, 2015.

No que tange ao estado de saúde, entre os diagnósticos clínicos, foram registradas doenças do sistema musculoesquelético, cardiovascular, digestório, doenças neurológicas e sensoriais, metabólicas, distúrbios psiquiátricos, e outros. É oportuno destacar que alguns idosos apresentaram mais de uma patologia e foram listadas apenas as de maior prevalência (Figura 14.1).

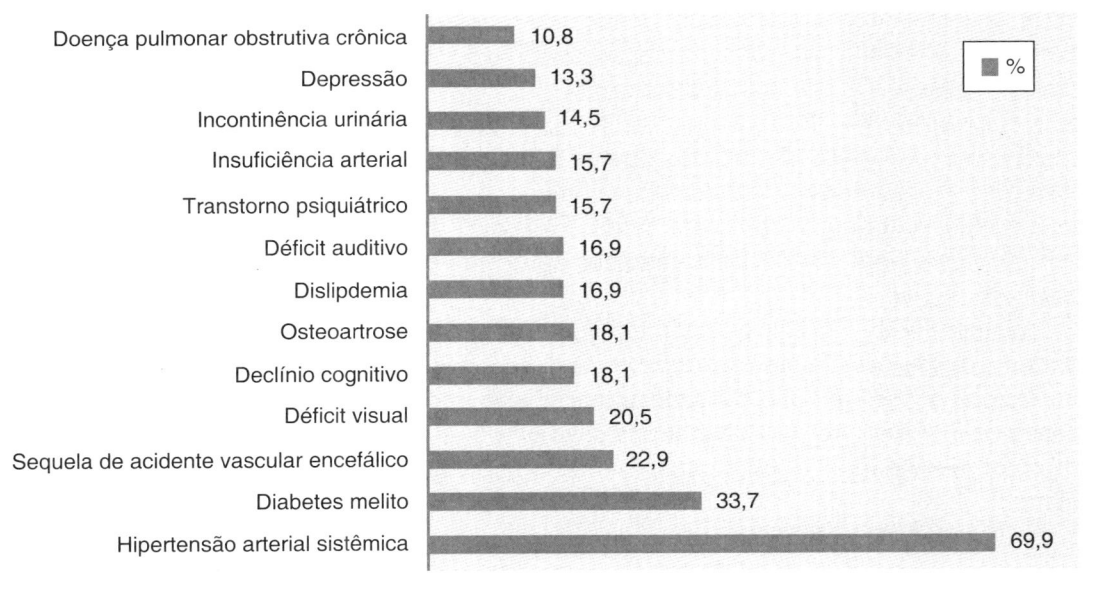

FIGURA 14.1 Distribuição de morbidades apresentadas por idosos institucionalizados (n = 83), Macaé/RJ, Brasil.
Fonte: Salles; Medeiros; Oliveira, 2015.

Quanto aos fármacos, constatou-se o uso regular de 1 a 16 medicamentos por idoso, sendo a média 6,7 (DP = 3,18) e 78,9% dos idosos submetidos à polifarmácia. Os fármacos utilizados pelos idosos foram avaliados por classe terapêutica, cuja distribuição encontra-se na Figura 14.2.

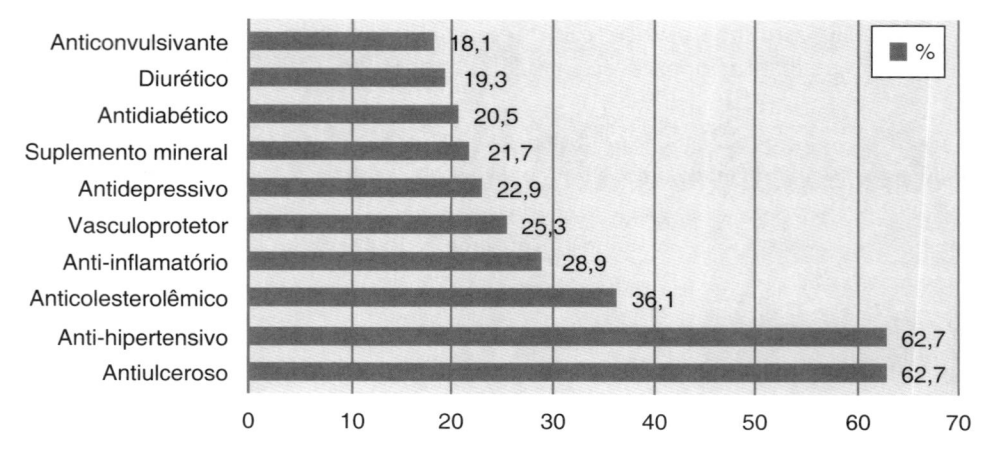

FIGURA 14.2 Distribuição por classe terapêutica dos medicamentos utilizados por idosos institucionalizados (n = 83), Macaé/RJ, Brasil, 2015.
Fonte: Salles; Medeiros; Oliveira, 2015.

Os indicadores nutricionais podem ser observados na Tabela 14.4. É válido ressaltar que algumas das variáveis não foram mensuradas em todos os idosos, fato explicado pela complexidade em se avaliar idosos institucionalizados, em se tratando de um grupo de grande heterogeneidade. A média de peso foi de 55,84 kg (DP = 17,63 kg). A média de estatura desses idosos foi de 1,54 m (DP = 0,1 m).

A média de IMC foi 23,8 kg/m² (DP = 6,77 kg/m²), permitindo classificar a população média como eutrófica, dentro dos pontos de corte considerados neste trabalho; porém, encontra-se próximo do limite inferior considerado como adequado. O valor médio da Espessura do Músculo Adutor do Polegar (EMAP) foi de 12,25 mm (DP = 4,58 mm), considerado reduzido para homens, se comparado aos pontos de corte, e indicativo de diminuição de massa muscular.

A medida de FPP foi realizada em 48 idosos, 57,8% da população. Verificou-se que a média dos valores foi de 5,15 kgf (DP = 5,5 kgf), demonstrando então, que a população apresenta, quase em sua totalidade, uma redução significativa da força muscular. Na avaliação da FPP, excluíram-se da amostra os idosos que não possuíam condições cognitivas de compreender as instruções para sua mensuração, além daqueles anteriormente citados (Tabela 14.4).

Os resultados obtidos pela BIA apontam média de massa magra igual a 35,57 kg (DP = 15,37 kg), percentual de gordura de 44,01% (DP = 11,7%), valor este que quando comparado aos pontos de corte para classificação, encontra-se aumentado (Tabela 14.4).

Ainda na Tabela 14.4, encontram-se descritos os marcadores bioquímicos. As hemácias apresentaram valor médio de 4,31 g/mL (DP = 0,6 g/mL), enquanto a média dos valores de hemoglobina e hematócrito foram 12,57 g/mL (DP = 1,57 g/mL) e 37,77% (DP = 5,83%) respectivamente. É possível observar que tais valores encontram-se reduzidos quando comparados aos valores de ponto de corte para esses parâmetros, principalmente para os homens. A contagem total de linfócitos (CTL) apresentou valor médio de 2.253,58 mm³

(DP = 1.258,6 mm³), permitindo concluir que tal parâmetro não identificou risco nutricional na população avaliada.

A média dos valores de colesterol foi de 185,51 mg/dL (DP = 47,14 mg/dL). Por esse parâmetro, os resultados encontrados não apontam risco nutricional (Tabela 14.4). Com relação à pontuação obtida pela Miniavaliação Nutricional (MAN), a média foi 19,43 mg/dL (DP = 4,54), dessa forma, a população, em média, pode ser classificada como em risco de desnutrição (Tabela 14.4).

Conforme os dados da Tabela 14.5, 71,1% dos idosos avaliados faz uso de dieta branda, 15,7% dieta pastosa, 7,2% dieta líquida e 6% dieta na consistência normal. Já na Tabela 14.6, observa-se que a maior parte da população idosa avaliada (69,9%) não faz uso de terapia nutricional via oral.

A classificação do grau de fragilidade encontra-se na Figura 14.3. Constata-se que 90,4% da população apresenta algum grau de fragilidade, enquanto apenas 1,2% são considerados não frágeis.

Pela Tabela 14.7 constata-se que o valor médio da escala de fragilidade de Edmonton foi de 9,28 (DP = 2,18), ou seja, em média a população apresenta fragilidade moderada.

A partir da observação dos dados apresentados nas Tabelas 14.8–14.11, há uma predominância de fragilidade moderada independentemente da variável considerada, exceto para raça.

Tabela 14.4
Medidas descritivas dos indicadores nutricionais dos idosos institucionalizados, Macaé (RJ), Brasil, 2015

Variável	N	Valor mínimo	Valor máximo	Média	Desvio padrão
Peso	81	26	97,5	55,84	17,63
Estatura	82	1,24	1,79	1,54	0,1
IMC	79	12,3	48,5	23,8	6,77
EMAP	78	3,80	29,50	12,25	4,58
FPP	48	0,00	24,30	5,15	5,50
Gordura (%)	47	23,5	71,9	44,01	11,70
Massa magra (kg)	47	8,1	88,0	35,57	15,37
Hemácias	83	2,73	5,75	4,31	0,60
Hemoglobina	83	8,60	16,00	12,57	1,57
Hematócrito	83	4,85	48,70	37,77	5,83
CTL	83	1.333,2	8.336,10	2.53,58	1.258,60
Colesterol Total	67	19,9	331,0	185,51	47,14
MAN	82	10,0	28,0	19,43	4,54

IMC: Índice de Massa Muscular; *EMAP:* Espessura do Músculo Adutor do Polegar; *FPP:* Força de Preensão Palmar; *CTL:* Contagem Total de Linfócitos; *MAN:* Miniavaliação Nutricional.
Fonte: Salles; Medeiros; Oliveira, 2015.

Tabela 14.5
Distribuição da consistência da dieta fornecida aos idosos institucionalizados (n = 83), Macaé (RJ), Brasil, 2015

Consistência da dieta	f	%
Líquida	6	7,2
Pastosa	13	15,7
Branda	59	71,1
Normal	5	6

Fonte: Salles; Medeiros; Oliveira, 2015.

Tabela 14.6
Distribuição da utilização de terapia nutricional enteral via oral por idosos institucionalizados (n = 83), Macaé (RJ), Brasil, 2015

Terapia nutricional via oral	f	%
Não	58	69,9
Sim	25	30,1

Fonte: Salles; Medeiros; Oliveira, 2015.

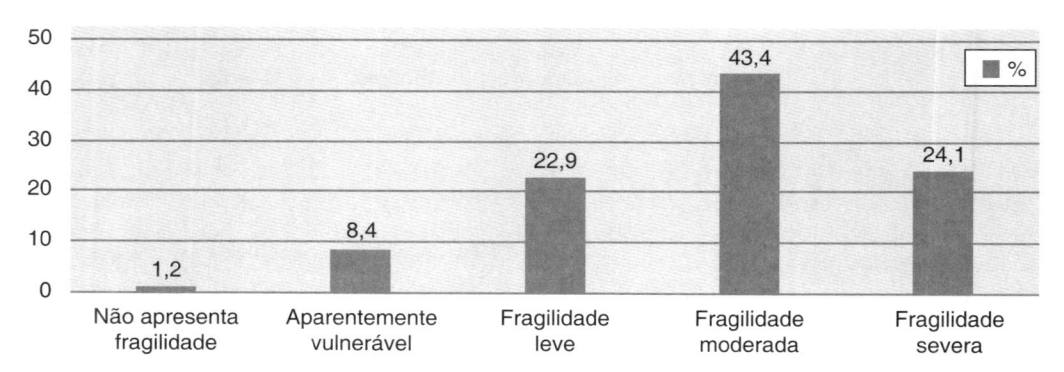

FIGURA 14.3 Distribuição dos idosos institucionalizados segundo grau de fragilidade, de acordo com a escala de fragilidade de Edmonton, Macaé (RJ), Brasil, 2015.
Fonte: Salles; Medeiros; Oliveira, 2015.

Tabela 14.7
Medidas descritivas da pontuação na escala de fragilidade de Edmonton dos idosos institucionalizados (n = 83), Macaé (RJ), Brasil

Variáveis	Valor mínimo	Valor máximo	Média	Desvio padrão
Pontuação	4,00	14,00	9,28	2,18

Fonte: Salles; Medeiros; Oliveira, 2015.

Tabela 14.8
Distribuição dos idosos institucionalizados por instituição de permanência e graus de fragilidade, Macaé (RJ), Brasil

Grau de fragilidade	Instituição de longa permanência			
	A		B	
	f	%	f	%
Não apresenta fragilidade	1	1,6	0	0
Aparentemente vulnerável	6	10,1	1	4,1
Fragilidade leve	11	18,6	8	33,3
Fragilidade moderada	26	44,6	10	41,6
Fragilidade severa	15	25,4	5	20,8

Fonte: Salles; Medeiros; Oliveira, 2015.

Tabela 14.9
Distribuição dos idosos institucionalizados por sexo e graus de fragilidade, Macaé (RJ), Brasil

Grau de fragilidade	Sexo			
	Feminino		Masculino	
	f	%	f	%
Não apresenta fragilidade	0	0	1	3,4
Aparentemente vulnerável	4	7,5	3	10,3
Fragilidade leve	10	18,8	9	31,0
Fragilidade moderada	23	43,3	12	41,3
Fragilidade severa	16	30,1	4	13,7

Fonte: Salles; Medeiros; Oliveira, 2015.

Tabela 14.10
Distribuição dos idosos institucionalizados por raça e graus de fragilidade, Macaé (RJ), Brasil

Grau de fragilidade	Raça					
	Branca		Parda		Preta	
	f	%	f	%	f	%
Não apresenta fragilidade	1	2,1	0	0	0	0
Aparentemente vulnerável	3	6,3	1	12,5	3	10,7
Fragilidade leve	9	19,1	0	0	10	35,7
Fragilidade moderada	19	40,4	6	75	11	39,2
Fragilidade severa	15	31,9	1	12,5	4	14,2

Fonte: Salles; Medeiros; Oliveira, 2015.

Tabela 14.11
Distribuição dos idosos institucionalizados por grau de instrução e graus de fragilidade, Macaé (RJ), Brasil

Grau de fragilidade	Grau de instrução					
	0–3 anos		4–7 anos		8–10 anos	
	f	%	f	%	f	%
Não apresenta fragilidade	0	0	1	5,3	0	0
Aparentemente vulnerável	2	6,2	2	10,6	0	0
Fragilidade leve	10	31,2	5	26,3	2	28,5
Fragilidade moderada	14	43,8	6	31,5	3	43
Fragilidade severa	6	18,8	5	26,3	2	28,5

Fonte: Salles; Medeiros; Oliveira, 2015.

Foram avaliados o grau de fragilidade e as morbidades consideradas mais prevalentes nessa população. A partir das Tabelas 14.12–14.25, observa-se que a fragilidade moderada é predominantemente independente da variável considerada, exceto para osteoatrose, depressão e DPOC.

Tabela 14.12
Distribuição dos idosos institucionalizados, por diagnóstico de hipertensão arterial sistêmica e graus de fragilidade, Macaé (RJ), Brasil

Grau de fragilidade	Hipertensão arterial sistêmica			
	Não (n = 25)		Sim (n = 58)	
	f	%	f	%
Não apresenta fragilidade	1	4	0	0
Aparentemente vulnerável	3	12	4	7,2
Fragilidade leve	6	24	13	22,4
Fragilidade moderada	6	24	30	51,6
Fragilidade severa	9	36	11	18,8

Fonte: Salles; Medeiros; Oliveira, 2015.

Tabela 14.13
Distribuição dos idosos institucionalizados por diagnóstico de diabetes melito e graus de fragilidade, Macaé (RJ), Brasil

Grau de fragilidade	Diabetes melito			
	Não (n = 55)		Sim (n = 28)	
	f	%	f	%
Não apresenta fragilidade	1	1,8	0	0
Aparentemente vulnerável	5	9,1	2	7,1
Fragilidade leve	12	21,8	7	25
Fragilidade moderada	22	40	14	50
Fragilidade severa	15	27,3	5	17,9

Fonte: Salles; Medeiros; Oliveira, 2015.

Tabela 14.14
Distribuição dos idosos institucionalizados por diagnóstico de sequela de AVE e graus de fragilidade, Macaé (RJ), Brasil

Grau de fragilidade	Sequela de AVE			
	Não (n = 64)		Sim (n = 19)	
	f	%	f	%
Não apresenta fragilidade	1	1,6	0	0
Aparentemente vulnerável	7	10,9	0	0
Fragilidade leve	16	25	3	15,8
Fragilidade moderada	25	39	11	57,9
Fragilidade severa	15	23,5	5	26,3

AVE: Acidente Vascular Encefálico.
Fonte: Salles; Medeiros; Oliveira, 2015.

Tabela 14.15
Distribuição dos idosos institucionalizados por diagnóstico de déficit visual e graus de fragilidade, Macaé (RJ), Brasil

Grau de fragilidade	Déficit visual			
	Não (n = 66)		Sim (n = 14)	
	f	%	f	%
Não apresenta fragilidade	1	1,5	0	0
Aparentemente vulnerável	7	10,6	0	0
Fragilidade leve	17	25,8	2	14,3
Fragilidade moderada	27	40,9	9	64,3
Fragilidade severa	14	21,2	3	21,4

Fonte: Salles; Medeiros; Oliveira, 2015.

Tabela 14.16
Distribuição dos idosos institucionalizados por diagnóstico de declínio cognitivo e graus de fragilidade, Macaé (RJ), Brasil

Grau de fragilidade	Declínio cognitivo			
	Não (n = 68)		Sim (n = 15)	
	f	%	f	%
Não apresenta fragilidade	1	1,5	0	0
Aparentemente vulnerável	7	10,3	0	0
Fragilidade leve	16	23,5	3	20
Fragilidade moderada	26	38,2	10	66,7
Fragilidade severa	18	26,5	2	13,3

Fonte: Salles; Medeiros; Oliveira, 2015.

Tabela 14.17
Distribuição dos idosos institucionalizados por diagnóstico de osteoartrose e graus de fragilidade, Macaé (RJ), Brasil

Grau de fragilidade	Osteoartrose			
	Não (n = 68)		Sim (n = 15)	
	f	%	f	%
Não apresenta fragilidade	1	1,5	0	0
Aparentemente vulnerável	6	8,8	1	6,7
Fragilidade leve	14	20,7	5	33,3
Fragilidade moderada	32	47	4	26,7
Fragilidade severa	15	22	5	33,3

Fonte: Salles; Medeiros; Oliveira, 2015.

Tabela 14.18
Distribuição dos idosos institucionalizados por diagnóstico de dislipidemia e graus de fragilidade, Macaé (RJ), Brasil

Grau de fragilidade	Dislipidemia			
	Não (n = 69)		Sim (n = 14)	
	f	%	f	%
Não apresenta fragilidade	1	1,5	0	0
Aparentemente vulnerável	6	8,7	1	7,2
Fragilidade leve	16	23,2	3	21,4
Fragilidade moderada	29	42	7	50
Fragilidade severa	17	24,6	3	21,4

Fonte: Salles; Medeiros; Oliveira, 2015.

Tabela 14.19
Distribuição dos idosos institucionalizados por diagnóstico de déficit auditivo e graus de fragilidade, Macaé (RJ), Brasil

Grau de fragilidade	Déficit auditivo			
	Não (n = 69)		Sim (n = 14)	
	f	%	f	%
Não apresenta fragilidade	1	1,5	0	0
Aparentemente vulnerável	6	8,7	1	7,1
Fragilidade leve	17	24,6	2	14,3
Fragilidade moderada	28	40,6	8	57,1
Fragilidade severa	17	24,6	3	21,5

Fonte: Salles; Medeiros; Oliveira, 2015.

Tabela 14.20
Distribuição dos idosos institucionalizados por diagnóstico de transtorno psiquiátrico e graus de fragilidade, Macaé (RJ), Brasil

| Grau de fragilidade | Transtorno psiquiátrico | | | |
| | Não (n = 70) | | Sim (n = 13) | |
	f	%	f	%
Não apresenta fragilidade	1	1,4	0	0
Aparentemente vulnerável	4	5,7	3	23
Fragilidade leve	16	22,9	3	23
Fragilidade moderada	30	42,9	6	46,3
Fragilidade severa	19	27,1	1	7,7

Fonte: Salles; Medeiros; Oliveira, 2015.

Tabela 14.21
Distribuição dos idosos institucionalizados por diagnóstico de insuficiência arterial e graus de fragilidade, Macaé (RJ), Brasil

| Grau de fragilidade | Insuficiência arterial | | | |
| | Não (n = 70) | | Sim (n = 13) | |
	f	%	f	%
Não apresenta fragilidade	1	1,4	0	0
Aparentemente vulnerável	6	8,6	1	7,7
Fragilidade leve	16	22,9	3	23,1
Fragilidade moderada	30	42,9	6	46,1
Fragilidade severa	17	24,2	3	23,1

Fonte: Salles; Medeiros; Oliveira, 2015.

Tabela 14.22
Distribuição dos idosos institucionalizados, por diagnóstico de incontinência urinária e graus de fragilidade, Macaé (RJ), Brasil

| Grau de fragilidade | Incontinência urinária | | | |
| | Não (n = 71) | | Sim (n = 12) | |
	f	%	f	%
Não apresenta fragilidade	1	1,4	0	0
Aparentemente vulnerável	7	9,8	0	0
Fragilidade leve	15	21,2	4	33,3
Fragilidade moderada	29	40,8	7	58,4
Fragilidade severa	19	26,8	1	8,3

Fonte: Salles; Medeiros; Oliveira, 2015.

Tabela 14.23
Distribuição dos idosos institucionalizados por diagnóstico de depressão e graus de fragilidade, Macaé (RJ), Brasil

Grau de fragilidade	Depressão			
	Não (n = 72)		Sim (n = 11)	
	f	%	f	%
Não apresenta fragilidade	0	0	1	9,05
Aparentemente vulnerável	4	5,6	3	27,3
Fragilidade leve	16	22,2	3	27,3
Fragilidade moderada	33	45,8	3	27,3
Fragilidade severa	19	26,4	1	9,05

Fonte: Salles; Medeiros; Oliveira, 2015.

Tabela 14.24
Distribuição dos idosos institucionalizados por diagnóstico de doença pulmonar obstrutiva crônica (DPOC) e graus de fragilidade, Macaé (RJ), Brasil

Grau de fragilidade	DPOC			
	Não (n = 74)		Sim (n = 9)	
	f	%	f	%
Não apresenta fragilidade	1	1,3	0	0
Aparentemente vulnerável	6	8,1	1	11,1
Fragilidade leve	17	23	2	22,2
Fragilidade moderada	33	44,6	3	33,3
Fragilidade severa	17	23	3	33,3

Fonte: Salles; Medeiros; Oliveira, 2015.

Tabela 14.25
Distribuição dos idosos institucionalizados por utilização de polifarmácia e graus de fragilidade, Macaé (RJ), Brasil

Grau de fragilidade	Polifarmácia			
	Não (n = 20)		Sim (n = 63)	
	f	%	f	%
Não apresenta fragilidade	0	0	1	1,6
Aparentemente vulnerável	0	0	7	11,1
Fragilidade leve	7	35	12	19,1
Fragilidade moderada	8	40	28	44,4
Fragilidade severa	5	25	15	23,8

Fonte: Salles; Medeiros; Oliveira, 2015.

Os dados que relacionam graus de fragilidade e medidas antropométricas encontram-se descritos na Tabela 14.26. Nesse caso, os valores de alguns indicadores nutricionais não puderam ser obtidos em sua totalidade, em vista da ocorrência de limitações à aplicação e execução das aferições e por somente um indivíduo ter sido classificado como não frágil. Segue abaixo a descrição das principais alterações encontradas.

Tabela 14.26
Medidas descritivas dos indicadores nutricionais dos idosos institucionalizados segundo grau de fragilidade, Macaé (RJ), Brasil

Grau de fragilidade		N	Valor mínimo	Valor máximo	Média	Desvio padrão
Não apresenta fragilidade	IMC	1	27,10	27,10	27,10	–
	Espessura do músculo adutor do polegar	1	22,10	22,10	22,10	–
	Força de preensão palmar	1	6,30	6,30	6,30	–
	Gordura	1	40,7	40,7	40,70	–
	Massa magra	1	43,8	43,8	43,80	–
Aparentemente vulnerável	IMC	7	21,40	31,30	26,01	3,46
	Espessura do músculo adutor do polegar	5	6,00	16,80	10,82	4,52
	Força de preensão palmar	5	–	13,30	4,78	5,59
	Gordura	5	31,9	71,9	43,70	16,66
	Massa magra	5	20,2	47,5	33,12	12,73
Fragilidade leve	IMC	18	13,90	48,50	25,65	9,75
	Espessura do músculo adutor do polegar	18	3,80	20,80	12,24	4,28
	Força de preensão palmar	10	–	24,30	6,19	7,77
	Gordura	8	33,3	66,4	44,03	10,70
	Massa magra	8	33,0	53,4	41,30	6,81
Fragilidade moderada	IMC	33	12,30	38,00	22,96	5,74
	Espessura do músculo adutor do polegar	34	5,30	23,10	11,98	3,99
	Força de preensão palmar	17	–	13,00	5,50	5,09
	Gordura	21	23,5	67,9	42,35	10,56
	Massa magra	21	8,1	88,0	37,52	19,57
Fragilidade severa	IMC	20	12,70	38,50	22,60	5,95
	Espessura do músculo adutor do polegar	20	5,70	29,50	12,59	5,53
	Força de preensão palmar	15	–	17,00	4,10	4,70
	Gordura	12	25,5	70,9	47,32	13,32
	Massa magra	12	10,6	49,3	28,67	10,55

Fonte: Salles; Medeiros; Oliveira, 2015.

Entre os indivíduos que foram classificados como aparentemente vulneráveis, a média dos valores de EMAP foi de 10,82 mm (DP = 4,52 mm), apontando risco nutricional limítrofe. A FPP apresentou média de 4,78 kgf (DP = 5,59 kgf) indicando redução significativa da força muscular nesses indivíduos. A média do percentual de gordura foi de 43,7% (DP = 16,7%) e da massa magra 33,12 kg (DP = 12,7 kg), indicando valores elevado e diminuído, respectivamente.

Quanto ao grupo fragilidade leve, o valor médio das medidas de FPP foi igual a 6,19 kgf (DP = 7,77 kgf), considerado também extremamente diminuído. Assim como o grupo anterior, os valores e percentuais de gordura estiveram elevados e a massa magra diminuída.

Com relação ao grupo fragilidade moderada, o valor médio de IMC encontrado foi de 22,96 kg/m² (DP = 5,74 kg/m²), considerado como baixo peso para essa faixa etária, com base nos pontos de corte determinados. A média de EMAP encontrada foi de 11,98 mm (DP = 3,99 mm) considerado limítrofe para a normalidade, indicando provável depleção da massa muscular, assim como a média de FPP foi de 5,5 kgf (DP = 5,09 kgf), apontando muito baixa força muscular. A média de gordura foi de 42,35% (DP = 10,56%), enquanto o peso de massa magra foi de 37,52 kg (DP = 19,57 kg), em analogia ao que ocorre nas classificações anteriores.

Ao avaliar os indivíduos com fragilidade severa, o valor médio de IMC encontrado foi de 22,6 kg/m² (DP = 5,95 kg/m²), classificado como baixo peso. Para a medida força de preensão palmar, o valor médio encontrado foi de 4,10 kgf (DP = 4,70 kgf), considerado muito reduzido e, por isso, indicativo de perda importante de força muscular entre esses indivíduos. Os dados de BIA também apontaram uma elevação da média do percentual de gordura corporal 47,32% (DP = 13,32) e um peso de massa magra diminuído 28,67 kg (DP = 10,55).

A Tabela 14.27 descreve a relação entre as médias dos resultados obtidos nas variáveis observadas em exames bioquímicos, a média da pontuação total gerada a partir da aplicação da Miniavaliação Nutricional (MAN) segundo os graus de fragilidade. No grupo considerado como aparentemente vulnerável, podemos considerar que os valores encontrados nos exames bioquímicos não indicaram risco nutricional, com exceção da CTL, cuja média aponta depleção leve. Quanto à pontuação média obtida por meio da MAN, esta foi igual a 21,36 pontos (DP = 5,18 pontos) indicando que a média da população apresenta risco de desnutrição.

Entre os idosos com fragilidade leve, a média de valores do eritrograma não indicou prejuízo nutricional assim como a CTL. Os valores obtidos de colesterol total indicaram que em média não ocorre diminuição e, portanto, não há risco de desnutrição para este parâmetro. Com relação à MAN, a pontuação média obtida foi de 21,47 pontos (DP = 4,09 pontos), indicativa de risco de desnutrição.

Entre os idosos que apresentaram fragilidade moderada, o eritrograma indicou os valores médios dentro da faixa de normalidade, assim como a CTL e a média de colesterol total. A MAN indicou que este grupo de idosos encontra-se em risco de desnutrição, com média de 19,14 (DP = 4,18), apontando um pior resultado quando comparado à fragilidade leve.

Quanto ao grau de fragilidade severa, o eritrograma apontou resultados limítrofes aos valores de referência principalmente para o hematócrito, CTL e colesterol total encontram-se dentro do valor de normalidade, entretanto, a MAN obteve valor médio igual a 16,9 pontos (DP = 4,02 pontos), considerado desnutrição.

Os resultados dessa tabela mostram que há uma piora gradual nos valores da MAN à medida que o grau de fragilidade aumenta, tendo apresentado forte redução na categoria fragilidade moderada, atingindo desnutrição para o grau de fragilidade severa.

Tabela 14.27
Medidas descritivas dos parâmetros bioquímicos e da Miniavaliação Nutricional dos idosos institucionalizados, segundo graus de fragilidade, Macaé (RJ), Brasil

Grau de fragilidade		N	Valor mínimo	Valor máximo	Média	Desvio padrão
Não apresenta fragilidade	Hemácias	1	4,83	4,83	4,83	–
	Hemoglobina	1	13,80	13,80	13,80	–
	Hematócrito	1	42,30	42,30	42,30	–
	CTL	1	2.217,60	2.217,60	2217,60	–
	Colesterol total	1	183,0	183,0	183,00	–
	Miniavaliação nutricional	1	27,5	27,5	27,50	–
Aparentemente vulnerável	Hemácias	7	2,73	5,05	4,08	0,74
	Hemoglobina	7	10,30	15,50	12,47	1,67
	Hematócrito	7	29,60	45,80	37,26	4,91
	CTL	7	358,20	3.334,50	1.800,43	978,22
	Colesterol total	7	88,0	246,0	171,86	51,32
	Miniavaliação nutricional	7	13,0	27,0	21,36	5,18
Fragilidade leve	Hemácias	19	2,80	5,49	4,22	0,71
	Hemoglobina	19	9,20	14,30	12,21	1,55
	Hematócrito	19	27,90	43,70	37,35	4,78
	CTL	19	1.128,40	4.949,10	2.449,54	1.078,37
	Colesterol total	18	119,0	282,0	190,33	41,20
	Miniavaliação nutricional	19	14,5	28,0	21,47	4,09
Fragilidade moderada	Hemácias	36	3,10	5,75	4,40	0,60
	Hemoglobina	36	8,60	16,00	12,71	1,72
	Hematócrito	36	27,50	48,70	38,74	5,00
	CTL	36	1,33	8.336,10	2.093,68	1.432,92
	Colesterol total	25	19,9	272,0	179,76	54,38
	Miniavaliação nutricional	35	10,5	25,0	19,14	4,18
Fragilidade severa	Hemácias	20	3,37	5,27	4,29	0,44
	Hemoglobina	20	10,10	14,20	12,62	1,31
	Hematócrito	20	4,85	43,20	36,37	8,12
	CTL	20	667,80	5.288,60	2.515,67	1.189,75
	Colesterol total	16	149,0	331,0	195,19	42,37
	Miniavaliação nutricional	20	10,0	23,5	16,90	4,02

CTL: Contagem Total de Linfócitos.
Fonte: Salles; Medeiros; Oliveira, 2015.

A Tabela 14.28 evidencia a frequência absoluta e relativa de idosos segundo a classificação pela MAN e grau de fragilidade, cujos dados encontram-se descritos abaixo.

Entre os que apresentavam desnutrição, 47,8% tinham grau de fragilidade moderada e 39,1% grau de fragilidade severa. Dos idosos que apresentaram risco de desnutrição, 42,9% tinham fragilidade moderada e 26,2% fragilidade severa. Em contrapartida, entre os idosos em estado nutricional adequado, 38,9% apresentaram fragilidade moderada e nenhum apresentou fragilidade severa.

Tais resultados apontam que ocorre uma redução da incidência de fragilidade entre os indivíduos que possuem estado nutricional considerado normal, e há um aumento do grau de fragilidade à medida que piora o estado nutricional.

Tabela 14.28
Distribuição dos idosos institucionalizados segundo classificação de estado nutricional com base na Miniavaliação Nutricional e graus de fragilidade, Macaé (RJ), Brasil, 2015

Grau de fragilidade	Classificação pela MAN					
	Normal		Risco de desnutrição		Desnutrido	
	f	%	f	%	f	%
Não apresenta fragilidade	1	5,6	0	0	0	0
Aparentemente vulnerável	3	16,6	4	9,5	0	0
Fragilidade leve	7	38,9	9	21,4	3	13,1
Fragilidade moderada	7	38,9	18	42,9	11	47,8
Fragilidade severa	0	0	11	26,2	9	39,1

Fonte: Salles; Medeiros; Oliveira, 2015.

Discussão

Ao analisarmos as características sociodemográficas da população deste estudo, foi possível constatar que 63,9% eram do sexo feminino e 56,7% de raça branca. Com relação aos dados disponíveis de escolaridade, 55,2% tinham até 3 anos de estudo. A idade variou de 60 a 109 anos com média de 80,4 anos (DP = 10,53) e o tempo de institucionalização apresentou média de 5,9 anos (DP = 6,47).

Estudos nacionais apresentam resultados semelhantes. Ao analisar o perfil sociodemográfico de 333 idosos em instituições do município de São José do Rio Preto-SP, Ferreira et al. (2012) identificaram que 64% da população era composta por idosas, com média de 78,6 anos de idade (DP = 9,02), porém quanto ao perfil de escolaridade, 36% possuíam ensino fundamental incompleto, com tempo de institucionalização de cinco anos em média. Nesse mesmo estudo, observou-se que quanto à raça, 78% eram brancos, resultado este maior do que o encontrado no presente estudo, porém, ainda sim, corrobora com a maior prevalência de idosos institucionalizados de raça branca.

Estudo de Alencar et al. (2012), cujo objetivo foi traçar o perfil de idosos residentes em ILPIs, identificou que a maioria da população era composta por mulheres (51,1%) com idade variando de 60 a 92 anos (73,0 ± 8,9 anos), baixa escolaridade, sendo 25,5% analfabetos,

55,3% apresentavam 4 ou menos anos de estudo e o tempo de institucionalização dos idosos variou de um mês a 25 anos.

Uma pesquisa conduzida por Rosa et al. (2011) descreveu o perfil dos idosos institucionalizados do Rio Grande do Sul, tendo apontado predomínio do sexo feminino (62,9%), baixa escolaridade e idade entre 62 e 106 anos, apresentando uma média de 78,8 anos (DP = 10,2). Esse predomínio feminino é, em geral, explicado pelo fato de as mulheres possuírem uma maior expectativa de vida quando comparadas aos homens (Pavan et al., 2008). O grande tempo de sobrevida encontrado neste estudo também pode ser explicado pelo aumento da longevidade da população brasileira, que vem alterando a distribuição etária, elevando a proporção dessa faixa etária, confirmando-se assim o fenômeno da feminilização da velhice, devido a sua maior expectativa de vida sobre os homens, já apontada por Camarano (2004).

Os possíveis fatores para maior longevidade das mulheres em relação aos homens dizem respeito à menor exposição das mulheres a riscos que determinam a mortalidade por causas externas, a procura mais sistemática por serviços de saúde ao longo de toda vida e ainda por menor consumo de bebidas alcóolicas e tabaco quando comparadas aos homens. A longevidade das idosas também pode estar associada a fatores genéticos e biológicos que ainda necessitam de maiores estudos (Pontes et al., 2009).

No que diz respeito ao nível do grau de instrução dos idosos, verificou-se alta frequência de pessoas com pouco ou nenhum grau de escolaridade. Tal observação pode estar associado a realidade pregressa de discriminação de oportunidades educacionais, sobretudo entre mulheres, de quem conta hoje com 80 ou mais anos de idade (Davim et al., 2004).

O tempo de institucionalização avaliado neste estudo demonstrou-se elevado nesta população, ocorrido muitas vezes em função de uma baixa disponibilidade de recursos financeiros, tempo e estrutura familiar para lidar com as limitações e demandas complexas acumuladas em decorrência do processo de envelhecimento nestes idosos. Por acreditarem que os idosos recebem cuidados adequados numa instituição, a família opta por prolongar o tempo de institucionalização desses indivíduos (Tier et al. 2004) ou mesmo, por vezes, a institucionalização é uma escolha do próprio idoso, por se achar um entrave para a família (Telles et al., 2002).

Sobre as características clínicas, verificou-se alta frequência de doenças crônicas, com maior destaque para as não transmissíveis, dentre elas hipertensão arterial sistêmica e diabetes melito. Esses resultados assemelham-se aos de outros estudos realizados com idosos residentes em ILPIs. Em pesquisas realizadas por Borges et al. (2015), 81,5% apresentou pelo menos uma doença crônica, sendo a hipertensão arterial sistêmica (45,5%) e o diabetes melito (20,4%) as mais frequentes e por Alves et al. (2013) que, ao analisar o perfil clínico dos idosos residentes em ILPIs, identificaram que a maior parte da população do estudo apresentava hipertensão arterial sistêmica (32,1%), seguido de depressão e diabetes melito. As doenças crônicas mostraram-se mais prevalentes principalmente entre os idosos mais longevos.

As doenças cardiovasculares representam causa importante de adoecimento com o envelhecer da população, predispondo à perda da autonomia e/ou independência dos idosos, além de representar a principal causa de óbito (Romero et al., 2010). Assim, a presença destas morbidades merece atenção devido à maior vulnerabilidade ante as complicações cardio/cerebrovasculares determinadas pela associação entre as condições clínicas e outros fatores.

Quanto ao perfil de fármacos utilizados pelos idosos, observou-se a necessidade de prescrição de um número elevado de medicamentos (média 6,7 ± 3,18) caracterizando polifarmácia (79,8% da população), no qual os mais utilizados foram os gastroprotetores (62,7%), anti-hipertensivos (62,7%), hipolipemiantes (36,1%), anti-inflamatórios (28,9%) e vasculoprotetores (25,3%). Em estudo realizado por Fochat et al. (2012), foram analisadas as prescrições de 122 idosos residentes em ILPIs do estado de Minas Gerais e constatou-se o uso regular de 1 a 15 (média = 6 ± 3) fármacos por idoso, e 82 idosos (67,2%) encontravam-se submetidos à polifarmácia. A maior parte desses fármacos pertencia a classe dos neurolépticos (38,8%), seguindo por cardio (22,2%) e gastroprotetores (19,4%).

Em função da diversidade de doenças apresentadas pelos idosos, é comum o fenômeno da polifarmácia, predispondo os idosos aos efeitos das interações medicamentosas que podem se acentuar devido às alterações na absorção, metabolismo e eliminação das drogas que decorrem do envelhecimento (Secoli et al., 2010). Nogueira et al. (2010) mostraram uma associação positiva relevante entre o número de medicamentos utilizados e a capacidade funcional em idosos longevos. Segundo os autores, quanto maior a utilização de fármacos, maior o comprometimento da capacidade funcional dos usuários, provavelmente devido à potencialização de seus efeitos adversos.

Lima (2013) realizou um estudo com 261 idosos, no qual foi identificada a frequência de polifarmácia em 73,6% da população, antipisicóticos (26,5%) e analgésicos (15,1%) foram os mais frequentes, enquanto ansiolíticos (12,5%), antiarrítimicos (7,2%) e antidepressivos (6,8%) encontram-se na maioria das prescrições. Resultados semelhantes foram encontrados por Cecchin et al. (2014), cuja média foi de 6,32 (±2,67) fármacos utilizados por idoso institucionalizado. Resultados semelhantes de média, valores mínimo e máximo de fármacos foram encontrados no presente estudo e apesar das classes terapêuticas citadas na literatura terem sido semelhantes as foram encontradas aqui, os valores de frequência de cada classe encontrados neste trabalho mostram-se diferentes.

Quanto ao estado nutricional, estudo de Ramos et al. (2012) avaliou 73 idosos institucionalizados e 175 idosos de comunidade do município de Porto Alegre. A média de IMC foi de 25,4 kg/m² (DP = 4,3) e 27 kg/m² (DP = 4,7), respectivamente, porém esta diferença não foi estatisticamente significativa (p = 0,359). Estudo de Saulo (2013) avaliou o risco nutricional de 385 idosos residentes em ILPIs da cidade de Natal-RN, cujos resultados apontaram pouco mais de 20% com estado nutricional adequado ou eutrófico, 46% em risco de desnutrição e 31,4% apresentaram-se desnutridos.

Sperotto e Spinelli (2010) avaliaram o estado nutricional de vinte idosos independentes de uma ILPI no município de Erechim (RS), com intuito de analisar a prevalência de desnutrição entre eles. Com relação à MAN, pôde-se observar que 35% foram classificados como desnutridos, e 65% da amostra estava em risco nutricional. Com relação ao IMC, observou-se que 25% dos idosos encontraram-se com diagnóstico de desnutrição, 50% eutróficos e 25% com excesso de peso.

Apesar da existência de mais de uma proposta de ponto de corte de IMC para a população idosa e isto dificultar a comparação de frequências dos perfis de estado nutricional por esse índice, verifica-se que a maioria da população encontra-se em risco nutricional, corroborando o que pode ser observado em outros estudos: de que a população idosa residente em instituições de longa permanência apresenta risco nutricional mais elevado quando comparado aos idosos da comunidade. O presente estudo evidenciou valor médio baixo de IMC (23,8; DP = 6,77), limítrofe com a desnutrição, indicando ser uma população que necessita de vigilância rigorosa de seu estado nutricional.

Volpini e Frangella (2013) avaliaram 102 idosos institucionalizados em sua pesquisa e apresentaram resultado das medidas da EMAP e da FPP, segundo sexo e faixa etária. Os valores médios de tais medidas, no grupo masculino, exceto nas faixas etárias de 70 aos 75 anos e dos 95 aos 100 anos, revelaram que os idosos encontraram-se com massa e força muscular preservados, respectivamente. Já no grupo feminino, observou-se que, exceto na faixa etária dos 70 aos 75 anos, os resultados encontraram-se dentro da normalidade. Com relação a esse parâmetro, os idosos avaliados apresentaram valores médios limítrofes/inferiores ao que são considerados como normais, diferentemente do que foi encontrado no estudo citado.

Estes mesmos autores avaliaram a FPP e os resultados foram apresentados divididos por sexo. Entre o masculino, em todas as faixas etárias a classificação foi de baixa força muscular, bem como no feminino, com exceção das mulheres, na faixa etária dos 80 aos 85 anos, que apresentaram como resultado a mesma classificação. Contudo, verificou-se que a média dos valores de FPP no grupo masculino, foram superiores aos das mulheres (FPPd = 6,04 kg *versus* FPPd = 3,17 kg, respectivamente) (Volpini e Fragella, 2013). Para este parâmetro, os resultados foram semelhantes aos encontrados neste estudo, e parecem demonstrar associação com o estado nutricional dos idosos institucionalizados, o que faz com que apresentem um pior desempenho no teste por apresentarem peso limítrofe e massa muscular reduzida.

Martin et al. (2012) avaliaram a correlação entre estado nutricional e FPP em idosos. Para classificação do estado nutricional, utilizaram o IMC, triagem de risco nutricional por meio da MAN, e FPP realizada com auxílio de um dinamômetro manual hidráulico. A média da MAN encontrada foi de 26,82 pontos (26,5 pontos para o sexo feminino e 27,46 para o masculino). Os resultados mostraram que 7,1% nas mulheres e 14,3% nos homens apresentaram risco nutricional pela MAN. A média de IMC encontrada nas mulheres foi de 26,35 kg/m^2 e nos homens, 26,23 kg/m^2, diferença não estatisticamente significativa. Os homens apresentaram maior força de preensão palmar, se comparados às mulheres. Segundo o IMC na amostra feminina, 46,4% apresentavam diagnóstico nutricional de eutrofia, seguidos por 21,4% com diagnóstico de desnutrição e sobrepeso e 10,8% com obesidade. Entre os idosos, mais da metade da amostra (57,1%) obteve diagnóstico nutricional de eutrofia, seguidos por 21,5% com sobrepeso, 14,3% com diagnóstico de desnutrição e somente 7,1% da amostra apresentando obesidade. As mulheres apresentaram valores de força de preensão palmar inferiores à dos homens em todas as faixas de IMC. Idosas desnutridas apresentaram força de preensão palmar semelhante à das idosas obesas. Já os homens desnutridos apresentaram força de preensão palmar inferiores à dos idosos obesos.

Tais autores observaram que a força muscular é afetada pelo estado nutricional, sendo esperado que indivíduos com pior diagnóstico nutricional apresentem valores de força muscular inferiores aos mais bem nutridos. Embora indivíduos com valores baixos de IMC tenham apresentado valores reduzidos de força de preensão palmar, não houve diferença estatisticamente significativa. Quando utilizaram a MAN, foi verificada correlação positiva com o teste de FPP para a amostra, ou seja, quanto maior o escore apresentado na MAN, maior a força de preensão palmar. Assim, o estado de risco nutricional parece realmente influenciar os resultados da força muscular.

Outras possíveis variáveis associadas à redução da FPP podem ser consideradas, tal como apontado pelo estudo de Maciel et al. (2010), que avaliou a FPP em idosos institucionalizados na cidade de Natal-RN. Obteve-se como resultado no estudo uma média de 20,9 kgf (DP = 8,0), relativamente maior quando comparado ao que foi encontrado na presente pesquisa na cidade de Macaé-RJ. Foram obtidas correlações estatisticamente significativas com o tempo de institucionalização dos idosos participantes, com a função cognitiva, com a altura e massa corporal.

Crispim e Resende (2013) avaliaram IMC, FPP e desempenho cognitivo entre idosas institucionalizadas e da comunidade. Não foi encontrada correlação entre o IMC e a FPP nas idosas avaliadas, tanto na amostra total, quanto nos dois grupos separadamente; porém, foi encontrada uma associação entre a FPP e a cognição.

Poucos são os trabalhos encontrados na literatura, que avaliam o estado nutricional de idosos institucionalizados utilizando a bioimpedância elétrica. Tal fato pode ser justificado pelas dificuldades e limitações em realizar este teste nesta população, em razão das diversas modificações inerentes ao processo de envelhecimento. Evidenciamos no presente estudo, que a população encontra-se com o peso de massa magra de 35,57 kg (DP = 15,37). Em contrapartida, o valor médio encontrado quanto ao percentual de gordura mostrou-se elevado quando comparado aos pontos de corte (44,01%, DP = 11,70). Essas características podem estar atribuídas ao processo de modificação da composição corporal que fisiologicamente ocorre durante o processo de envelhecimento, corroborando os achados da literatura.

Valores próximos aos obtidos no presente estudo puderam ser observados em pesquisa realizada por Santos (2013), em que a composição corporal de idosos institucionalizados foi obtida pela BIA, obteve-se resultados percentuais médios de gordura corporal de 33,5% (DP = 7,31) e massa muscular total 43,5 kg (DP = 8,4). E, ao avaliar a correlação entre a composição corporal e variáveis distintas, identificou-se que o nível de gordura corporal correlacionou-se positivamente com o tempo de institucionalização.

Partindo do pressuposto que a elevação da gordura corporal encontra-se associada a maior incidência de doenças cardiovasculares e metabólicas, e também pode estar associada à sarcopenia, um longo tempo de institucionalização predispõe a população à grande probabilidade de apresentar esta característica, sem deixar de ser considerado que outras variáveis também poderão estar envolvidas e condicionar essa relação (Santos, 2013).

Aponta-se que o aumento de gordura corporal associado à sarcopenia representa uma condição negativa para a saúde do idoso, devido ao aumento do risco de quedas e fraturas, diminuição da capacidade de realizar atividades de vida diária, perda de independência, além de estar associado ao aumento da mortalidade (Silva, 2006). Além disso, sabe-se que a instalação da fragilidade ocorre a partir de alguns eventos e a sarcopenia é um deles (Fried e Walston, 2003), assim como entre os casos de fragilidade, a maioria dos idosos mostra-se dependente para realização de atividades diárias (Chaimowicz et al., 2009). O presente estudo detectou baixa massa magra, força muscular extremamente diminuída e elevado percentual de gordura, que podem contribuir para o desenvolvimento de fragilidade .

Ainda no estudo de Volpini e Frangella (2013) com idosos institucionalizados, foram obtidos os seguintes resultados quanto a exames bioquímicos no sexo masculino, o hematócrito mostrou-se reduzido em todas as faixas etárias, bem como a hemoglobina, após os 80 anos (11,7 ± 2,8 g/mL). Já no sexo feminino, o resultado do hematócrito também se mostrou diminuído após os 70 anos (37,7 ± 2,0%) e o da hemoglobina reduzido somente na faixa etária dos 90 aos 100 anos (11,7 ± 1,3 g/mL). A contagem total dos linfócitos se mostrou reduzida em 2% dos idosos (n = 63), e destes, 78% (n = 49) foram classificados com depleção proteica. A hipocolesterolemia foi encontrada no sexo masculino após os 75 anos, diferentemente para o grupo feminino. No geral, o presente estudo identificou parâmetros eritrocitários limítrofes, embora uma competência imune razoavelmente preservada.

Em estudo realizado por Collembre et al. (2011), em foi utilizada a MAN em idosos institucionalizados, a verificação do estado nutricional classificou 12,5% das mulheres como desnutridas e 18,75% em risco de desnutrição, com resultado semelhante no grupo masculino (10,71% e 25,0%, respectivamente), não apresentando diferença significativa entre os sexos. Utilizando a MAN foi possível observar que 64,3% da população foi classificada como eutrófica, 25% apresentavam risco de desnutrição e 10,7% estavam desnutridos. A tendência ao surgimento de desnutrição e sua vulnerabilidade com o avançar da idade pode ser observada. A MAN apontou que idosos longevos tendem a apresentar mais desnutrição do que os de idade menos avançada.

Muitos estudos comparam a classificação do estado nutricional pelo IMC e MAN, e apontam a MAN como como uma ferramenta mais sensível para identificação de risco nutricional. Da Paz et al. (2012) ao avaliarem o estado nutricional de idosos residentes em ILPIs, por meio do IMC e da MAN, obtiveram os seguintes resultados: com base no IMC 37,5% da população foi classificada com estado nutricional de desnutrição, o mesmo percentual de eutrofia foi constatado, enquanto 25% apresentavam sobrepeso. Pôde-se verificar por meio da MAN a prevalência de eutrofia em 66,7% dos idosos, seguido do risco de desnutrição em 25% e desnutrição em 8,3%. No presente estudo, tanto o IMC quanto a MAN foram utilizados com a finalidade de se identificar desnutrição nos idosos, tendo o IMC identificado desnutrição em 37,5% e a MAN, 33,3%.

Em um estudo realizado por Silva (2014), que avaliava o risco nutricional em idosos residentes em ILPIs, constatou-se que, de acordo com o IMC, 32,9% da população apresentava resultado igual a desnutrição, enquanto 35,3% apresentavam-se eutróficos e 31,7% em sobrepeso. Quando avaliados pela MAN, 52,1% dos idosos estavam em risco nutricional, representados por aqueles tanto em risco de desnutrição quanto os desnutridos.

Compreende-se que a população idosa institucionalizada brasileira apresenta variadas limitações físicas para a mensuração dos parâmetros antropométricos e neste estudo, também foi possível constatá-las. A variável peso não pôde ser mensurada em idosos que apresentavam Síndrome de Imobilidade, que impediu até mesmo que fossem obtidos dados que permitissem o cálculo estimado do peso desses indivíduos, tendo ocorrido o mesmo para a estatura.

Ressalta-se que não foram encontraram estudos que avaliaram a EMAP e sua associação ao grau de fragilidade em idosos institucionalizados para fins de comparação, tendo em vista ser um parâmetro ainda recente em estudos populacionais e, principalmente, nesta população. Recomenda-se sempre aliá-la a outros parâmetros antropométricos e bioquímicos.

No presente estudo foi possível observar que a maior parte da população não fazia uso de TNEVO. Os casos em que este tipo de terapia mostrou-se presente eram os casos em que os indivíduos apresentavam grau de disfagia avançado, recusa frequente da alimentação mesmo quando em consistência modificada, ou nos casos em que idoso encontrava-se em risco nutricional pela diminuição excessiva do peso. Por outro lado, a grande maioria da população possuía necessidade de algum tipo de alteração com relação à consistência da dieta administrada, tendo 94% da população a consistência da dieta modificada para branda, pastosa ou líquida. Dentre estes, 71,1% recebiam dieta branda, seguidas de pastosa e líquida. Embora haja grande necessidade de modificação na consistência da dieta oferecida e estes idosos, a grande maioria faz uso de dieta de consistência bem próxima à normal.

Um estudo de revisão realizado por Ferreira (2012), demonstrou alta prevalência de disfagia em mais de 60% da população idosa institucionalizada. Como consequência da senescência, ocorreram diversas modificações que conduziram ao declínio do processo eficiente de mastigação e deglutição. Alimentos de textura modificada e líquidos espessados apresentam-se como uma importante estratégia para uma alimentação segura em indivíduos disfágicos, diminuindo o risco de aspiração e complicações associadas e garantindo que atinjam as necessidades nutricionais por meio de alimentação por via oral, passível de ser deglutida.

Keller et al. (2012) apontaram a necessidade de adaptação da textura da dieta, desde que variável e oralmente atrativa, devendo ser oferecida com apoio no horário das refeições (valorizando o treinamento dos cuidadores). Se praticada dessa forma, não revela um impacto negativo no estado nutricional e assegura refeições seguras, agradáveis e nutricionalmente adequadas. Embora a ingestão de dietas com textura modificada esteja altamente associada à desnutrição, outros fatores também podem colaborar para tal, como a necessidade de assistência no momento da alimentação.

Ao analisar a consistência da dieta oferecida a 87 idosos residentes em instituições de longa permanência na França, Massoulard et al. (2011) concluíram que aproximadamente 44% apresentava modificação em sua consistência. Embora a ingestão de calorias seja menor do que o que é recomendado para ingestão diária nesse tipo de população, não foi evidenciada associação significativa com prejuízo do estado nutricional.

Os resultados encontrados no presente estudo permitem observar que a maior parte da população em questão apresenta algum grau de fragilidade, destacando que a maior parte dela (43,4%) apresentou grau de fragilidade moderada, seguida de fragilidade severa (24,1%) e fragilidade leve (22,9%).

Cordeiro et al. (2015) conduziram estudo com 33 idosos elegíveis residentes em ILPIs na cidade de Fortaleza, 51,1% apresentavam-se aparentemente vulneráveis, 30,3% apresentavam fragilidade leve e 18,2% apresentavam fragilidade moderada, perfil diferente do presente trabalho. Outro estudo, realizado por Fernandes (2015), com um total de 20 idosos, demonstrou que nove idosos apresentavam fragilidade leve (45%); quatro, fragilidade moderada (20%) e apenas um idoso apresentava fragilidade severa (5%), totalizando 14 idosos (70% da amostra). Já estudo de Borges et al. (2013) avaliou associação entre estado nutricional e fragilidade e obteve como resultado, em uma amostra de 54 idosos: 3,7% não frágeis; 22,2% aparentemente vulneráveis; 74,1% frágeis, dos quais 37,5% apresentaram fragilidade leve, 35% fragilidade moderada e 27,5% fragilidade severa. Com relação ao IMC, foi notório o percentual de idosos com baixo peso (51,8%), representando 45% dos frágeis, seguido pelo percentual de sobrepeso (24,1%), representando 25% dos frágeis.

Souza (2014) realizou estudo visando determinar a frequência de fragilidade em idosos residentes em ILPIs da cidade de Maceió. Os resultados mostraram que 34,8% da população apresentou fragilidade leve, seguido por 29,5% com fragilidade moderada, 16% fragilidade severa, 13,4% aparentemente vulneráveis e apenas 6,3% não apresentou fragilidade. Os idosos do sexo feminino mostraram-se mais frágeis (44,64%). Apesar de não haver diferença estatisticamente significativa de frequência de fragilidade entre os sexos, a tendência de apresentar fragilidade foi duas vezes maior no feminino quando comparado ao masculino. Os idosos entre 60 e 79 anos de idade apresentaram maior fragilidade (46,43%); porém, não houve associação estatisticamente significativa entre fragilidade e faixa etária. No entanto, os idosos mais longevos apresentaram maior probabilidade de fragilidade quando comparado aos mais jovens.

Os resultados do presente estudo corroboram os achados da literatura, tendo sido apontado fragilidade em sua maioria no sexo feminino, ainda assim não se pode deixar de considerar que a maior parte da população era de mulheres. O mesmo se observa para a associação entre graus de fragilidade e estado nutricional, cujas observações apontam que há uma piora gradual do estado nutricional à medida que a fragilidade aumenta, o que confirma que o estado nutricional desfavorável da pessoa idosa está ligado a um pior prognóstico da síndrome de fragilidade.

Estudo realizado por Veira et al. (2013), teve por objetivo associar o grau de fragilidade à variáveis sociodemográficas, tendo sido identificada associação estatisticamente significativa entre fragilidade e pré-fragilidade à idade e capacidade de ler e escrever. Percebeu-se um aumento gradativo da prevalência de idade avançada e analfabetismo entre os idosos considerados frágeis ou pré-frágeis; porém, com relação à raça, a maior parte dos idosos considerados frágeis ou pré-frágeis eram de raça não branca. Ademais, a maior parte dos idosos que apresentava algum grau de fragilidade também tinha pelo menos uma morbidade associada, principalmente hipertensão arterial sistêmica e diabetes melito.

Esse resultado pode ser fundamentado pelo fato de a fragilidade ser determinada por disfunção imunológica, desregulação neuroendócrina e processos inflamatórios crônicos, assim como pela associação da fragilidade a alterações orgânicas estruturais subclínicas que predispõem os indivíduos a doenças. Existe também uma relação de retroalimentação positiva entre fatores de risco para doenças e fragilidade, fato que incrementa a propensão para desfechos de maior gravidade (Samper-Ternent, 2012).

Assim como observado nos estudos de Veira et al. (2013) e Lenardht (2015), existe uma associação entre grau de instrução e presença de fragilidade, em que o nível de escolaridade apresenta-se inversamente proporcional à condição de fragilidade. A maioria dos idosos frágeis possuía baixa escolaridade. Ao comparar o percentual de escolaridade dos frágeis entre os pré-frágeis e não frágeis esse percentual diminuiu cerca de 17 e 28%, respectivamente.

Segundo Casale-Martínez (2012), a baixa escolaridade é consequência da privação de oportunidades e desigualdade na condição de saúde dos idosos ao longo da vida. Más condições socioeconômicas, pouca instrução formal e baixa renda são características presentes em pessoas mais debilitadas, as quais são mais suscetíveis a problemas de saúde, como a fragilidade. Acredita-se que o nível de educação atue como modificador de efeito na associação entre fragilidade e desempenho cognitivo por meio de mecanismos como o da reserva cognitiva. Dessa maneira, o aumento da escolaridade é visto como proteção contra os prejuízos cognitivos em indivíduos mais velhos.

No que diz respeito a associação entre fragilidade e polifarmácia, pode-se constatar neste estudo que a polifarmácia foi mais frequente entre os idosos que apresentavam fragilidade moderada (44,4%), seguido por fragilidade severa (23,8%). Em estudo realizado por

Santiago e Mattos (2014), com 442 idosos institucionalizados de quatro municípios brasileiros, a prevalência de fragilidade foi de 52% e houve associação estatisticamente significativa entre fragilidade e polifarmácia.

De fato, a ocorrência da polifarmácia favorece a ocorrência de interações medicamentosas e de reações adversas a medicamentos. E no caso de idosos, como as prescrições são feitas por diferentes profissionais, há um aumento significativo do risco de associações medicamentosas. É grande o impacto da polifarmácia em saúde pública, devido ao aumento do custo com serviços de saúde e fármacos, sem que isso se traduza em uma melhor qualidade de vida da população (Silva e Macedo, 2013).

No que diz respeito às variáveis relacionadas com o estado nutricional, além do IMC, como EMAP, FPP, % gordura corporal, massa magra (kg), e dados de exames bioquímicos, pode-se perceber diferentes tendências quando comparados ao grau de fragilidade. Quantos aos valores médios de EMAP obtido nos diferentes grupos, observa-se principalmente que os seus valores são mais elevados nos indivíduos que não apresentam fragilidade e, para as categorias de "aparentemente vulnerável" em diante, seus valores são baixos, se mantendo assim e variando pouco à medida que os graus de fragilidade avançam.

Os valores médios de FPP obtidos de cada um dos grupos classificados de acordo com o grau de fragilidade permitem constatar valores extremamente baixos para todas as categorias, identificando indivíduos com força muscular extremamente baixa. Silva et al. (2012) realizaram uma pesquisa onde avaliavam a FPP em idosos e seus achados apontam que a média de FPP das mulheres foi de 19,1 kgf (DP = 6,1) enquanto nos homens foi de 31 kgf (DP = 8,8), mostrando-se significativamente maior entre os homens do que entre as mulheres. Tais dados mostram-se mais elevados se comparados a média da população total avaliada nesse estudo, o que pode estar atribuído ao fato de os idosos da pesquisa citada viverem em comunidade enquanto no presente estudo foram avaliados idosos residentes em ILPIs. Outro achado interessante do referido estudo foi a correlação positiva e significativa entre FPP e as variáveis antropométricas em mulheres, aquelas que apresentavam maior IMC apresentavam menor resultado quanto a FPP.

Quanto aos exames bioquímicos, para os indivíduos "aparentemente vulneráveis" houve depleção leve da competência imunológica e para todos os graus de fragilidade, resultados limítrofes do eritrograma, principalmente para os homens. Não foram encontrados estudos que correlacionassem diretamente os resultados obtidos a partir de parâmetros bioquímicos e fragilidade; porém, é sabido que estes constituem uma variável importante na contribuição de um diagnóstico nutricional global e por isso são igualmente importantes.

Os valores de colesterol plasmático encontrados divergem do estudo de Coelho et al. (2007), que realizaram um estudo com idosos hospitalizados e detectaram valores de colesterol reduzidos na população idosa, indicativo de desnutrição. Quando comparado ao grau de fragilidade, o aumento deste, por outro lado, torna-se fator protetor à desnutrição. Entretanto, cabe ressaltar que hipocolesterolemia também é encontrada em insuficiência renal, hepática, má absorção e também se dá pelo uso de fármacos da classe das estatinas. Além disso, os idosos passam por alterações próprias do envelhecimento que provocam modificações em seus processos metabólicos, e juntamente aos demais fatores citados anteriormente, experimentam um aumento do risco de maus prognósticos e desfechos clínicos referentes a esta síndrome (Cangassu, 2013).

O presente estudo evidenciou que o risco de desnutrição aumentou gradativamente ao avanço da síndrome de fragilidade. Ng et al. (2015), em estudo com idosos institucionalizados de Singapura, demonstraram correlação entre o avanço da síndrome de fragilidade e a ingestão alimentar desses indivíduos. Para Guyonnet et al. (2015), o estado nutricional deve ser considerado como um dos principais fatores que podem afetar o resultado da síndrome de fragilidade, uma vez que ele apresenta relação direta, sendo sua frequência maior a medida que há aumento da ocorrência de desnutrição e risco nutricional.

Apesar do entendimento de que o estado nutricional impacta diretamente no avanço da síndrome de fragilidade, e da MAN ser considerada como um excelente teste de triagem de risco nutricional na população idosa, poucos são os estudos que se propõem a estabelecer uma relação desta com fragilidade, principalmente utilizando-se a Escala de Fragilidade de Edmonton, o que torna difícil a comparação dos dados aqui obtidos com os achados da literatura.

Estudo de Boulos et al. (2016), com idosos da comunidade, demonstrou que entre os 18 itens que compõem a MAN, 14 possuíam associação com a síndrome de fragilidade. E entre os idosos classificados como desnutridos ou em risco de desnutrição foi constatado um aumento significativo da fragilidade. Bollwen et al. (2013), em seu estudo com idosos institucionalizados, demonstraram que entre os itens da MAN, 12 se relacionaram diretamente com a fragilidade, 15,1% da população encontrava-se em risco nutricional, 46,9% dos frágeis encontravam-se em risco de desnutrição de acordo com o MAN. Assim como no presente estudo, a maior parte da população que apresenta algum grau de fragilidade encontra-se em risco de desnutrição identificado pela MAN, embora as escalas de fragilidade variem de estudo para estudo.

Os resultados do presente estudo apontam associação entre a síndrome de fragilidade e estado nutricional em idosos. Entretanto, faz-se necessária uma profunda compreensão da interdependência desses fatores, o que representará uma base sólida em termos de identificação de estratégias de tratamento bem-sucedidos.

Conclusão

Trata-se de uma população predominantemente feminina, cor branca, baixa escolaridade, de idade avançada, elevado tempo de institucionalização, com alta prevalência de morbidades, alta frequência de polifarmácia, apresentando IMC limítrofe com baixo peso, EMAP reduzida, FPP baixa, resultados de BIA indicando diminuição da massa muscular e elevado percentual de gordura, valores de eritrograma limítrofes, predominantemente em risco de desnutrição de acordo com a MAN, utilizando-se de dieta com consistência branda, baixa frequência de terapia nutricional enteral via oral e apresentando fragilidade moderada em sua maioria.

Evidencia-se frequência baixa de fragilidade entre os indivíduos que possuem estado nutricional adequado, havendo piora do grau de fragilidade à medida que o estado nutricional se torna desfavorável, atingindo a desnutrição no grau de fragilidade severa.

Os resultados obtidos apontam a necessidade de se realizar uma avaliação global do estado nutricional do idoso institucionalizado uma vez que trata-se de uma população extremamente heterogênea e já sabidamente de elevado risco nutricional. É preciso que haja compreensão das diversas alterações fisiológicas próprias do processo de envelhecimento e sua influência sobre o estado nutricional e entender que a complexidade de se avaliar este tipo de população é real, de grande importância e não deve ser considerada fator limitante para sua realização.

Torna-se evidente a ocorrência de fragilidade moderada e elevado risco nutricional nos idosos institucionalizados avaliados, estando ambos intimamente associados, direta ou indiretamente. Identifica-se também a necessidade de mais estudos sobre fragilidade e estado nutricional entre idosos residentes em ILPIs bem como pesquisas que permitam a ampliação do conhecimento sobre esta temática e geração de dados que possam ser utilizados como comparativo em idosos de diferentes regiões do país e do mundo.

Este trabalho apresentou limitações inerentes a estudos deste tipo. Nem todas as variáveis propostas conseguiram ser avaliadas em toda população. Os dados bioquímicos, principalmente proteínas totais e albumina mostraram-se escassos e poucos registros em prontuário de nível de escolaridade. Outra limitação é o delineamento transversal, o que impede inferir sobre causalidade entre as variáveis. A carência de literatura que tenha utilizado as mesmas variáveis e sua associação com fragilidade também mostrou-se como fator limitante para ampliar a discussão dos resultados obtidos, confirmando a necessidade de novas pesquisas entre a população idosa institucionalizada.

Os resultados deste trabalho reforçam o potencial de atuação do profissional nutricionista em ILPIs, sua importância no que diz respeito à vigilância do estado nutricional, grau de fragilidade, conhecimento e valorização de todos os domínios que envolvem a avaliação multidimensional do idoso, colaborando para a manutenção de sua capacidade funcional e preservação de autonomia.

Referências bibliográficas

Acuña K, Cruz T. Avaliação do estado nutricional de adultos e idosos e situação nutricional da população brasileira. Arq Bras Endocrinol Metabol, v. 48, n. 3, Junho, 2004.

Ahmed T, Haboubi N. Assessment and management of nutrition in older people and its importance to health. Clinical Interventions in Aging, v. 5, p. 207-16, 2010.

Alencar MA et al. Perfil dos idosos residentes em uma instituição de longa permanência. Rev. Bras. Geriatr. Gerontol., Rio de janeiro, v. 15, n. 4, p. 785-96, 2012.

Alves DF. Estado nutricional de idosos institucionalizados de Uberlândia. 2011, 90 f. Dissertação (Mestrado) – Universidade Federal de Uberlândia, Programa de Pós-Graduação em Ciências da Saúde.

Alves KA et al. Perfil de saúde dos idosos de uma instituição de longa permanência relacionados aos déficits cognitivos. Cadernos de Graduação – Ciências Biológicas e da Saúde, Aracaju, v. 1, n. 17, p. 81-92, out. 2013.

Andrade J, Duarte YA, Alves L, Andrade F, Souza Junior PR, Lima-Costa MF, Andrade F. Frailty profile in Brazilian older adults. Revista de Saúde Pública, v. 52, n. 2, 17s, 2019. Disponível em: <https://doi.org/10.11606/s1518-8787.2018052000616>. Acesso em: 15/06/2019.

Azevedo EAM et al. Avaliação nutricional de idosos residentes em instituições filantrópicas. J Health Sci Inst., v. 32, n. 3, p. 260-4, 2014.

Azevedo MM, Melo APR, Cabral PC. Avaliação nutricional do idoso. Rev Bras Nutr Clin, v. 24, n. 4, 230-5, 2009.

Barbosa AR et al. Relação entre estado nutricional e força de preensão manual em idosos do município de São Paulo, Brasil. Rev Bras Cineantropom Desempenho Hum. v. 8, p. 37-44, 2006.

Bock JO et al. Associations of frailty with health care costs-results of the ESTHER cohort study. BMC health services research, v. 16, n. 128, 2016. Disponível em: <doi:10.1186/s12913-016-1360-3>. Acesso em: 15/06/2019.

Borges CL et al. Avaliação da fragilidade de idosos institucionalizados. Acta Paul Enferm, v. 26, n. 4, p. 318-22, 2013.

Borges CL et al. Características sociodemográficas e clínicas de idosos institucionalizados: contribuições para o cuidado de enfermagem. Mevenferm UERJ, Rio de Janeiro, v. 23, n. 3, p. 381, maio/jun 2015.

Bottoni A, Oliveira GP, Ferrini MT. Avaliação nutricional: exames laboratoriais. In: Waitzberg DL. Nutrição oral, enteral e parenteral na prática clínica. 3. ed. São Paulo: Atheneu, 2001, p. 279-94.

Boulos C. Malnutritionand frailty in community dwelling older adults living in a rural setting. Clin Nutr. v. 35, n. 1, p. 138-43, Feb 2016.

Bowllein J et al. Nutritional status according to the mini nutritional assessment (MNA®) and frailty in community dwelling older persons: a close relationship. J Nutr Health Aging., v. 17, n. 4, p. 351-6, Apr 2013.

Brady AO, Straight CR, Evans EM. Body composition, muscle capacity, and physical function in older adults: An integrated conceptual model. Journal of Aging and Physical Activity, v. 22, p. 441-52, 2014.

Brasil. Envelhecimento e saúde da pessoa idosa. Ministério da Saúde, Secretaria de Atenção à Saúde, Departamento de Atenção Básica. Brasília: Ministério da Saúde, 2007. 192 p.: il. – (Série A. Normas e Manuais Técnicos) (Cadernos de Atenção Básica; n. 19).

Brasil. Ministério da Saúde. Secretaria de Vigilância em Saúde. Vigitel Brasil 2013: vigilância de fatores de risco e proteção para doenças crônicas por inquérito telefônico. Ministério da Saúde, Secretaria de Vigilância em Saúde. Brasília: Ministério da Saúde, 2014, 120p.

Brasil. Ministério da Saúde. Secretaria de Vigilância em Saúde. Vigitel Brasil 2017: vigilância de fatores de risco e proteção para doenças crônicas por inquérito telefônico. Ministério da Saúde, Secretaria de Vigilância em Saúde. Brasília: Ministério da Saúde, 2017, 130p.

Brasil. IBGE, Coordenação de Trabalho e Rendimento. Pesquisa de orçamentos familiares 2008-2009: análise do consumo alimentar pessoal no Brasil. IBGE, Coordenação de Trabalho e Rendimento. Rio de Janeiro: IBGE, 2011, 150 p.

Brasil. IBGE, Coordenação de População e Indicadores Sociais.Síntese de indicadores sociais : uma análise das condições de vida da população brasileira: 2017. IBGE, Coordenação de População e Indicadores Sociais. Rio de Janeiro: IBGE, 2017, 147p.

Camarano AA, Kanso S, Mello JL. Como vive o idoso brasileiro? In: Camarano AA. (Org.). Os novos idosos brasileiros muito além dos 60? Rio de Janeiro: IPEA, p. 25-76, 2004.

Campos MAG et al. Estado nutricional e fatores associados em idosos. Ver Assoc Med Bras; v. 52, n. 4, p. 214-21, 2006.

Cangassu MMB. Atenção ao idoso frágil: uma proposta de intervenção da equipe vermelha de saúde da família o município de BONFIM/MG. Lagoa Santa, Minas Gerais. 2013. 32f. Trabalho de Conclusão de Curso de Especialização em Atenção Básica em Saúde da Família, Universidade Federal de Minas Gerais.

Casale-Martínez RI et al. Social Determinants of Frailty in Elderly Mexican Community-Dwelling Adults. J Am Geriatr Soc., april 2012. Disponível em: <http://onlinelibrary.wiley.com/doi/10.1111/j.1532415.2011.03893.x/abstract;jsessionid=A221CD5DB26727AB8672A741D3089218.f01t01>. Acesso em: 11 de fevereiro de 2016.

Cecchin L et al. Polimedicação e doenças crônicas apresentadas por idosos de uma instituição de longa permanência.Fisi Senectus Unochapecó, v. 2, n. 1, p. 25-32, Jan/Jun 2014.

Chaimowicz F. Saúde do Idoso. Nescon, Especialização em Atenção Básica em Saúde da Família. Belo Horizonte: Coopmed, 172 p. 2009.

Chang SH, Beason TS, Hunleth JM, Colditz GA. A systematic review of body fat distribution and mortality in older people. Maturitas, v. 72, p. 175-91, 2012.

Chumlea WC et al. Estimating stature from knee height for person 60 to 90 years of age. J Am Med Assoc. v. 33, n. 2, p. 116-20, 1985.

Chumlea WC et al. Prediction of body weight for the nom ambulatory elderly from anthropometry. J Am Diet Assoc. v. 88, p. 137-42, 1988.

Coelho AK, Rocha FL, Fausto MA. Circunferência da panturrilha e níveis plasmáticos de colesterol total: Indicadores precoces de estado nutricional de idosos. In: Congresso Brasileiro de Nutrição Integrada – Ganepão, São Paulo, 2007.

Colembergue JP et al. Uso da miniavaliação nutricional em idosos institucionalizados. Scientia Medica (Porto Alegre), v. 21, n. 2, p. 59-63, 2011.

Cordeiro LM et al. Qualidade de vida do idoso fragilizado e institucionalizado. Acta Paul Enferm. v. 28, n. 4, p. 361-6, 2015.

Corica F et al. Obesity in the context of aging: quality of life considerations. Pharmaco Economics, 2014. Disponível em: <http://link.springer.com/article/10.1007%2Fs40273-014-0237-8>. Acesso em: 16 abr., 2015.

Crispim CS et al. Preensão palmar e cognição em idosas institucionalizadas e residentes na comunidade. Revista Ciência & Saúde, Porto Alegre, v. 6, n. 1, p. 44-51, jan./abr. 2013.

Cruz-Jentoft AJ et al. Nutrition, frailty, and sarcopenia. Aging Clinical and Experimental Research, v. 29, n. 1, p. 43-8, 2017.

Da Paz RC et al. Avaliação nutricional em idosos institucionalizados. Revisa 2012, v. 1, n. 1, p. 9-18, jan/jun 2012.

Davies B et al. Relationship between sarcopenia and frailty in the toledo study of healthy aging: a population based cross-sectional study. Journal of the American Medical Directors Association, v. 19, n. 4, p. 282-6, 2017.

Davim RMB et al. Estudo com idosos de instituições asilares no município de Natal/RN: características socioeconômicas e de saúde.Rev Latino-Am Enfermagem. v. 12, p. 518-24, 2004.

De La Rica-Escudín M et al. Frailty and mortality or incident disability in institutionalized older adults: The FINAL Study. Maturitas, v. 78, n. 4, p. 329-34, 2014.

Deurenberg P. The dependency of bioelectrical impedance on intra and extracellular water distribution. In: Kral JG, Van Itallie TB, editors. Recent development in body composition analysis: methods and applications. London: Smith-Gordon, p. 43-8, 1993.

Donini LM. Nutrition and frailty. J Frailty Aging, v. 4, n. 1, p. 3, 2015.

Durnin JVGA, Rahaman VM. The assessment of the amount of fat in the human body from measurements of skinfold thickness. Br J Nutr, n. 21, p. 681-8, 1967.

Eickemberg M et al. Bioimpedância elétrica e sua aplicação em avaliação nutricional. Rev. Nutr. Campinas, v. 24, n. 6, p. 883-93, nov./dez. 2011.

Fabrício-Wehbe SCC. Adaptação cultural e validação da "Edmonton Frailscale" (EFS). 2008. 164 f. Tese (Doutorado – Programa Interunidades de Doutoramento em Enfermagem entre Escola de Enfermagem/ Escola de Enfermagem de Ribeirão Preto. Área de Concentração: Enfermagem) – Escola de Enfermagem de Ribeirão Preto da Universidade de São Paulo.

Ferreira LL et al. Perfil sociodemográfico e funcional de idosos institucionalizados. Estud. Interdiscipl. Envelhec., Porto Alegre, v. 17, n. 2, p. 373-86, 2012.

Ferreira LF. Disfagia na pessoa idosa: intervenção do nutricionista e padronização de dietas de textura modificada. 2012, 142 f. Dissertação - Faculdade de Ciências da Nutrição e da Alimentação da Universidade do Porto.Porto.

Fochat RC et al. Perfil de utilização de medicamentos por idosos frágeis institucionalizados na Zona da Mata Mineira, Brasil. Sciences Rev Ciênc Farm Básica Apl., v. 33, n. 3, p. 447-54, 2012.

Fohn JRS. Frailty syndrome among elderly and associated factors: comparison of two cities. Rev. Latino-Am. Enfermagem, v. 26 , Epub 3100, p. 1-9, 2018.

Fried LP et al. Frailty in older adults: Evidence for a phenotype. J Gerontol. A. Biol. Sci. Med. Sci., v. 56, p. 146-56, 2001.

Fried LP, Walston J. Frailty and Failure to thrive. In: Hazzard WR et al. Principles of geriatric medicine and gerontoly. 5. ed. New York: McGraw-Hill, 2003.

Geraldes AAR et al. A força de preensão manual é boa preditora do desempenho funcional de idosos frágeis: um estudo correlacional múltiplo. Rev Bras Med Esporte. v. 14, n. 1, p. 11-6, Jan 2008.

González-Vaca J et al. Frailty in institutionalized older adults from Albacete. The FINAL study: Rationale, design, methodology, prevalence and atributes. Maturitas, v. 77, p. 78-84, 2014.

Guyonnet S et al. Nutrition, frailty and prevention of disabilities with aging J. Frailty Aging, v. 4, p. 13-25, March, 2015.

Instituto Brasileiro de Geografia e Estatistica (IBGE). Censo Demográfico 2010: Resultados Preliminares do Universo. Brasília; 2011.

Instituto Brasileiro de Geografia e Estatística (IBGE). Censo Demográfico 2000. Disponível em: <http://www.ibge.gov.br/home/presidencia/noticias/25072002pidoso.shtm> Acesso em: 11 jul. 2015.

Keller H et al. Issues associated with the use of modified texture foods. Journal of Nutrition Health & Aging. v. 16, n. 3, p. 195-200, 2012.

Küchemann BA. Envelhecimento populacional, cuidado e cidadania: velhos dilemas e novos desafios. Revista Sociedade e Estado, v. 27, n. 1, Janeiro-Abril 2012.

Kyle UG et al. Fat-freeand fat mass percentiles in 5225 healthy subjects aged 15 to 98 years. Nutrition, v. 17, p. 534-41, 2001.

Lameu EB et al. Adductor policis muscle: a new anthropometric parameter. Rev. Hosp. Clín. Fac. Med. S. Paulo, v. 59, n. 2, p. 57-62, 2004.

Lázaro MAP. Valoración del riesgo de malnutrición en pacientes institucionalizados en función del grado de dependencia. Nutr. Hosp., v. 36, n. 2, p. 296-302, 2019.

Lehn F et al. Estado nutricional de idosos em uma instituição de longa permanência. Health Sci Inst., v. 30, n. 1, p. 53-8, 2012.

Lenardt MH et al. Relação entre fragilidade física e características sociodemográficas e clínicas de idosos. Esc Anna Nery, v. 19, n. 4, p. 585-92, 2015.

Lima TJV. Perfil da farmacoterapia utilizada por idosos institucionalizados : uma análise dos problemas relacionados ao uso de medicamentos em instituições de longa permanência para idosos .Araçatuba, 2013, 118 f. Tese (Doutorado) – Universidade Estadual Paulista, Faculdade de Odontologia de Araçatuba.

Lorenzo-López L et al. Nutritional determinants of frailty in older adults: A systematic review. BMC Geriatr., v. 17, n. 1, p. 108. 2017. Disponível em: <doi:10.1186/s12877-017-0496-2>. Acesso em: 15/06/2019.

Machado RSP, Coelho MASC. Risk of malnutrition among brazilian institutionalized elderly: a study with the mini nutritional assessment (MNA) questionnaire.The J of Nut., Health Aging, v. 15, n. 7, 2011.

Maciel ACC et al. Marcha e força em idosos institucionalizados. Ev. Bras. Geriatr. Gerontol., Rio de Janeiro, v. 13, n. 2, p. 179-18, 2010.

Malafarina V et al. The anorexia of ageing: Phisiopathology, prevalence, associated commorbity and mortality. A sistematic review.Maturitas, v. 74, n. 4, p. 293-302, 2013.

Martin FG et al. Estado nutricional e força de preensão palmar em idosos. Rev. Bras. Geriatr. Gerontol., Rio de Janeiro, v. 15, n. 3, p. 493-504, 2012.

Martone AN et al. Anorexia of aging: A modifiable risk factor for frailty. Nutrients v. 10, n. 5, p. 4126-33, 2013.

Marucci MFN, Barbosa AR. Estado Nutricional e capacidade física. In: Lebrão ML, Duarte YAO. SABE – Saúde, bem-estar e envelhecimento. O projeto SABE no município de São Paulo: uma abordagem inicial. Brasília: OPAS, p. 95-117, 2003.

Massoulard A et al. Analysis of the food consumption of 87 elderly nursing home residents, depending on food texture. Journal of Nutrition Health & Aging. v. 15, n. 3, p. 192-95, 2011.

Menezes TM, Marucci MFN. Avaliação antropométrica de idosos residentes em Instituições de Longa Permanência de Fortaleza-CE. Rev. Bras. Geriatr. Gerontol., v. 13, n. 2, p. 235-43, 2010.

Menezes TN, Marucci MFN. Perfil dos Indicadores de gordura e massa muscular corporal dos idosos de Fortaleza, Ceará, Brasil. Cad Saúde Pública, v. 23, n. 12, p. 2887-95, 2007.

Moraes EN et al. Características biológicas e psicológicas do envelhecimento. Rev Med Minas Gerais, v. 20, n. 1, p. 67-73, 2010.

Morley JE, Silver AJ. Anorexia in the elderly. Neurobiology of ageing, v. 1, n. 9, p. 9-16, 1988.

Morley JE. Anorexia of ageing: Physiologic and pathologic. Am J of Clin Nutr, v. 4, n. 66, p. 760-73, 1997.

Morley JE. Anorexia of aging: A true geriatric syndrome. J. Nutr. Health Aging, v. 16, n. 5 p. 422-5, 2012.

Najas M, Pereira FAI. Nutrição. In: Freitas EV et al. (Eds.). Tratado de Geriatria e Gerontologia. Ria de Janeiro: Guanabara Koogan, p. 838-45, 2002.

NG TP et al. Nutritional, physical, cognitive, and combination interventions and frailty reversal among older adults: a randomized controlled trial. The American Journal of Medicine, v. 128, n. 11, November 2015.

Nogueira SL et al. Fatores determinantes da capacidade funcional em idosos longevos. Rev Bras Fisioter. v. 14, n. 4, p. 322-9, 2010.

Nunes BP et al. Multimorbidity: the brazilian longitudinal study of aging (ELSI-Brazil). Rev Saude Publica. v. 52, suppl. 2:10s. 2018. Disponível em: <doi:10.11606/S1518-8787.2018052000637>. Acesso em: 15/06/2019.

Omran ML, Morley JE. Assessment of protein energy malnutrition in older persons, part I: history, examination, body composition, and screening tools. Nutrition, v. 16, p. 56-63, 2000.

Organização Pan-Americana de Saúde (OPAS). XXVI Reunión del Comitê Asesor de Investigaciones em Salud – Encustra Multicêntrica – Salud, Bienestrar y Envejecimiento (SABE) em América Latina y el Caribe. Washington (DC): WHO. Maio, 2001.

Parahyba MI, Veras R, Melzer D. Incapacidade funcional entre as mulheres idosas no Brasil. Revista de Saúde Pública, São Paulo, v. 39, n. 3, p. 383-91, 2005.

Pavan FJ et al. Mulheres idosas enfrentando a institucionalização. Cad. Saúde Pública. v. 24, n. 9, p. 2187-90, 2008.

Pierrine DT et al. Sarcopenia: alterações metabólicas e consequências no envelhecimento. Rev Bras Ciênc Mov, v. 17, p. 96-103, 2009.

Pontes RJS et. al. Transição Demográfica e Epidemiológica. In: Medronho RA et al. Epidemiologia. 2. ed. São Paulo: Atheneu, p. 123-151, 2009.

Prat MS et al. Pérdida de apetito em ancianos no institucionalizados y su relación con La capacidad funcional. Med Clin (Barc). v. 130, n. 14, p. 531-3, 2008.

Ramos LJ et al. Aspectos éticos e nutricionais de idosos. Rev HCPA, v. 32, n. 2, 2012.

Ramos LR. Fatores determinantes do envelhecimento saudável em idosos residentes em centro urbano: Projeto Epidoso, São Paulo. Caderno de Saúde Pública. Rio de Janeiro, v. 19, n. 3, p. 793-798, maio/jun 2003.

Regis MOR et al. Prevalência a síndrome de fragilidade em idosos residentes em instituição de longa permanência da cidade de São Paulo. Revista Kairós Gerontologia, v. 16, n. 3, p. 251-62, jun. 2013.

Rolfson DB et al. Valiability and reability of the Edmonton Frail Scale. Age Aging, v. 35, n. 5, p. 526-9, Jun. 2006.

Romero AD et al. Características de uma população de idosos hipertensos atendida numa unidade de saúde da família. Rev RENE. v. 11, p. 72-8, 2010.

Roque FP et al. Descrição da dinâmica de alimentação de idosas institucionalizadas. Rev. Soc. Bras. Fonoaudiol. v. 15, n. 2. p. 256-63, 2010.

Rosa PV et al. Perfil dos idosos residentes em instituições de longa permanência da região Sul do país. RBCEH, Passo Fundo, v. 8, n. 1, p. 38-47, jan./abr. 2011

Sakuma K, Yamaguchi A. Sarcopenic obesity and endocrinol adaptation with age. Intern. J. of End., 2013. Disponívelem: <http://dx.doi.org/10.1155/2013/204164>. Acesso em: 15 maio, 2015.

Sampaio LR. Avaliação nutricional e envelhecimento. Rev. Nutr. Camp., v. 17, n. 4, p. 507-14, out/ dez 2004.

Samper-Ternent R et al. Frailty as a predictor of falls in older mexican americans. J Aging Health, v. 24, p. 641-53, 2012.

Santiago LM. Fragilidade em Idosos no Brasil: Identificação e análise de um instrumento de avaliação para ser utilizado na população do país. 2013. 135 f. Tese (Doutorado) – Escola Nacional de Saúde Pública Sergio Arouca, Rio de Janeiro, 2013.

Santigo LM, Mattos IE. Prevalência e fatores associados à fragilidade em idosos institucionalizados das regiões Sudeste e Centro-Oeste do Brasil. Rev. Bras. Geriatr. Gerontol. Rio de Janeiro, v. 17, n. 2, 2014.

Santos ALGN. Alterações da aptidão física, composição corporal e medo de cair de idosos institucionalizados. Bragança, SP, 2013, 242 f. Tese de mestrado. Instituto Politécnico de Bragança, Escola Superior de Saúde.

Saulo VS. Prevalência e fatores associados aos risco de desnutrição e à desnutrição em idosos institucionalizados. Natal, RN, 2013. Dissertação, Mestrado em Saúde Coletiva – Universidade Federal do Rio Grande do Norte . Centro de Ciências da Saúde. Programa de Pós-graduação em Saúde Coletiva.

Schaap LA, Koster A, Visser M. Adiposity, musclemass, and muscle strength in relation to functional decline in older persons. Epidemiologic Reviews, v. 35, n. 1, p. 51-65, 2013.

Secoli SR. Polifarmácia: interações e reações adversas no uso de medicamentos por idosos. Revista Brasileira de Enfermagem, v. 63, n. 1, p. 136-40, 2010.

Secoli SR. Risk of Potential drug-drug interactions among brazilian elderly. Drugs Aging. v. 27, n. 9, p. 759-70, 2010

Silva EAE, Macedo LC. Polifarmárcia em Idosos. Revista Saúde e Pesquisa, v. 6, n. 3, p. 477-86, set./dez. 2013.

Silva JL. Idosos Institucionalizados: um estudo sobre risco nutricional e seus fatores associados. Recife: O autor, 2014. 73 f. Dissertação (Mestrado) – Universidade Federal de Pernambuco, CCS, Programa de Pós-graduação Integrado em Saúde Coletiva.

Silva NA et al. Força de preensão palmar e flexibilidade e suas relações com variáveis antropométricas em idosos. Rev Assoc Med Bras. v. 59, n. 2, p. 128-35, 2012.

Silva TA et al. Sarcopenia associada ao envelhecimento: Aspectos etiológicos e opções terapêuticas. Rev Bras. Reumatol. v. 46, n. 6, p. 391-7, 2006.

Silva VD et al. Association between frailty and the combination of physical activity level and sedentary behavior in older adults. BMC Public Health. v. 19, n. 1, p. 709-15, 2019.

Smale K. B. Comparison of bioelectrical impedance analysis and air displacement plethysmography in community-dwelling older adults. Journal of Applied Gerontology, v. 20, n. 5, p. 1-15, 2013.

Sousa KT et al. Baixo peso e dependência funcional em idosos institucionalizados de Uberlândia (MG), Brasil. Ciência & Saúde Coletiva, v. 19, n. 8, p. 3513-20, 2014.

Souza EMS. Fragilidade em idosos institucionalizados: aplicação da Edmonton Frail Scale associada à independência funcional. 2013, 154 p. Tese (Doutorado) - Programa Interunidades de Doutoramento em Enfermagem entre Escola de Enfermagem/ Escola de Enfermagem de Ribeirão Preto. Área de Concentração: Enfermagem) – Escola de Enfermagem de Ribeirão Preto da Universidade de São Paulo.

Sperotto FM, Spinelli RB. Avaliação nutricional em idosos independentes de uma instituição de longa permanência no município de Erechim-RS. Perspectiva, Erechim. v. 34, n. 125, p. 105-16, março/2010.

Spira D et al. Association of low lean mass with frailty and physical performance: A comparison between two operational definitions of sarcopenia — Data from the Berlin aging study II (BASE-II). Journals of Gerontology A BiolSci Med Sci, 2015. Disponível em: <http://biomedgerontology.oxfordjournals.org/content/early/2015/01/31/gerona.glu246.short>. Acesso em: 09 jun. 2015.

Tier CG et al. Refletindo sobre idosos institucionalizados. Rev Bras Enferm. v. 57, n. 3, p. 332-5, maio/jun 2004.

Telles PCP. et al. Causas da inserção de idosos em uma instituição asilar. Rev Enferm. v. 6, n. 1, p. 135-43, abr 2002.

Topinková E. Aging, disability and frailty. Ann Nutr Metab. v. 52, Suppl. 1, p. 6-11, 2008.

Van Kan GA et al. The IANA task force on frailty assessment o folder people in clinical practice. The J of Nut., Health & Anging, v. 14, n. 1, p. 29-37, 2008.

Vasconcelos AMN, Gomes MMF. Transição demográfica: a experiência brasileira. Epid. Serv. S. Brasília, v. 21, n. 4, p. 539-48, out-dez 2012.

Veira RA et al. Prevalência de fragilidade e fatores associados em idosos. Cad. Saúde Pública, Rio de Janeiro, v. 29, n. 8, p. 1631-43, ago, 2013.

Vellas B et al. The mini nutritional assessment (MNA) and its use in grading the nutritional state of elderly patients. Nutrition, v. 15, n. 2, p. 116-22, 1999.

Visvanathan R, Chapman IM. Undernutrition and anorexia in older Person. Gastroenterol Clin N Am, v. 38, p. 393-409, 2009.

Volpini MM, Frangella VS. Avaliação nutricional de idosos institucionalizados. Einstein. v. 11, n. 1, p. 32-40, 2013.

Wong LLR, Carvalho JA. O rápido processo de envelhecimento populacional do Brasil. R. Bras. Est. Pop., São Paulo, v. 23, n. 1, p. 5-26, jan-jun. 2006.

World Health Organization. Physical status: the use and interpretation of anthropometry. (WHO – Technical Report Series, 854.) Geneva, p. 375-409, 1995.

15

Perfil Nutricional de Idosos Institucionalizados: Uma Revisão Sistemática

Juliana Pereira Stelet Ferreira • Andréa Abdala Frank

Introdução

O envelhecimento se caracteriza pelo acúmulo de uma variedade de danos moleculares e celulares que com o passar do tempo ocasionam perda gradual nas reservas fisiológicas, além do aumento no risco de desenvolvimento para diversas doenças e um declínio geral na capacidade funcional do indivíduo. Nesta fase da vida é importante considerar as abordagens que melhoram as perdas associadas ao avanço da idade, a manutenção das atividades de vida diária e o crescimento psicossocial (OMS, 2015). O idoso é considerado qualquer indivíduo com idade igual ou superior a 60 anos; o envelhecimento fisiológico também é avaliado, o que não impede uma pessoa ser social e intelectualmente ativa (Sperotoo, 2010).

O envelhecimento da população mundial é um acontecimento inevitável que nas próximas décadas se tornará acelerado uma vez que os países se encontram em desenvolvimento. A maioria dos países vem atravessando um processo de transição demográfica, onde a situação de altos níveis de fecundidade e mortalidade vem se tornando reduzidos a cada ano (Saad, 2016).

O declínio das taxas de fecundidade e o aumento da longevidade têm levado ao envelhecimento da população. Em 1950, havia 205 milhões de pessoas com mais de 60 anos de idade no mundo, já em 2012 esse número aumentou para 810 milhões de pessoas. Especula-se que esse número chegue a 1 bilhão em menos de dez anos e que duplique até 2050, alcançando 2 bilhões. Mundialmente, as mulheres formam a maioria das pessoas idosas (UNFPA, 2012).

O aumento da expectativa de vida retrata por um lado mudanças culturais e avanços obtidos em relação a saúde e condições de vida como: redução da taxa de fecundidade, queda da mortalidade infantil, hábitos alimentares mais saudáveis e maior cuidado com o corpo. Por outro lado, reflete a possibilidade de as pessoas envelhecidas estarem mais propensas a doenças degenerativas e crônicas que os tornam sem autonomia, ou seja, dependente de cuidados de alguém (Kuchemann, 2012).

O surgimento de Instituições de Longa Permanência (ILPs) que realizam os cuidados dos idosos é decorrente da ausência de uma rede familiar capaz de corresponder às necessidades de autonomia e bem-estar. O idoso quando deixa o meio familiar, sofre processos de adaptação, levando-o ou não a aceitar esta condição, com possível mudança em sua qualidade de vida (Lima apud Carvalho, 2011). Na grande maioria das vezes observa-se que o perfil do idoso institucionalizado se caracteriza pelo aumento do sedentarismo, a perda de autonomia e ausência dos familiares, além das influências de fatores biológicos, doenças degenerativas e diversas outras causas externas comuns na fase do envelhecimento (Gonçalves et al., 2013).

O conhecimento precoce do estado nutricional do idoso propõe melhoras nas taxas de morbimortalidade e qualidade de vida o que é importante para essa população desempenhar o seu papel como indivíduo ativo e participante da sociedade. Os grandes aliados para a promoção da qualidade de vida de idosos institucionalizados são o apoio nutricional e a assistência contínua uma vez que a nutrição tem um papel essencial no envelhecimento, a alimentação adequada e saudável facilita a manutenção do estado nutricional além de auxiliar no suprimento das deficiências nutricionais prevenindo a má nutrição do idoso (Rodrigues et al., 2010).

Diante do aumento da prevalência de idosos que residem em ILPs, em muitos casos com expressiva modificação de hábitos alimentares, faz-se necessário realizar uma revisão sistemática da literatura sobre o estado nutricional desses idosos no intuito de identificar o perfil nutricional dessa população.

Metodologia

Tratou-se de um estudo de revisão sistemática, conduzido conforme a metodologia *Preferred Reporting Items for Systematic Reviews and Meta-Analyses (PRISMA)*. Para identificar os artigos acerca do assunto, realizou-se busca nas bases de dados Pubmed e no Portal Virtual da Biblioteca Virtual em Saúde (BVS) com a seguinte estratégia de busca: *nutrition and eldery and nursing homes, nursing homes, eldery nursing homes, eldery, nutrition*. Somente foram encontrados artigos em inglês e em espanhol.

Para a inclusão dos artigos, foram empregados os seguintes critérios: estudos que avaliaram o perfil nutricional de idosos institucionalizados, com população-alvo idosos de idade superior a 60 anos, realizados em qualquer país do mundo, artigos publicados no período de 2010 a 2017, com texto na íntegra e com os idiomas em inglês, português e espanhol. Como critérios de exclusão, foram utilizados os seguintes assuntos abordados: idosos hospitalizados, doenças específicas, saúde bucal e mental, estudos qualitativos e artigos que consideravam idosos com idade inferior a 60 anos.

Logo após a busca a base de dados e a aplicação das estratégias de busca, foram identificados artigos com duplicidade entre os dados e com isso, esses foram excluídos do estudo. Foram lidos todos os resumos resultantes e em casos de que a leitura do resumo não era suficiente para estabelecer se o artigo deveria ser incluído, considerou-se os critérios de inclusão definidos, com isso o artigo foi lido na íntegra para determinar sua elegibilidade. Quando o resumo do artigo era suficiente, os artigos eram selecionados e então obtinha-se a versão integral do mesmo para confirmação de elegibilidade e inclusão no estudo.

Foram encontrados 51 artigos da base de dados BVS e 125 na Pubmed totalizando 176 artigos encontrados, todavia um artigo foi removido por duplicata. Deste total foram elegíveis 20 artigos, porém 12 estudos foram excluídos após a aplicação dos critérios de exclusão, sendo esses estudos relacionados a idosos hospitalizados, presença de doenças específicas, saúde bucal, idade inferior a 60 anos e estudos quantitativos. Portanto, para essa revisão, após a seleção utilizando os critérios de exclusão, foram selecionados oito artigos.

Para a extração dos dados dos artigos foi elaborado um instrumento contendo as informações referentes aos autores, ano da publicação, local da publicação, tamanho da amostra, forma de avaliação do estado nutricional, prevalência do estado nutricional e a conclusão dos autores.

A análise dos estudos encontrados aconteceu em duas etapas feitas de forma descritiva, sendo a primeira etapa incluindo o ano, autoria, local do estudo, tipo de estudo, população-alvo e a forma de avaliação do perfil nutricional dos idosos estudados. Já a segunda etapa caracterizou-se pela análise do estado nutricional dos idosos institucionalizados nos estudos encontrados.

Resultados

Depois da busca na base de dados BVS e Pubmed, os artigos foram selecionados obedecendo aos critérios de inclusão estabelecidos no presente estudo e esses foram discriminados para que fossem discutidos na revisão. A Figura 15.1 representa a síntese do processo de seleção dos artigos.

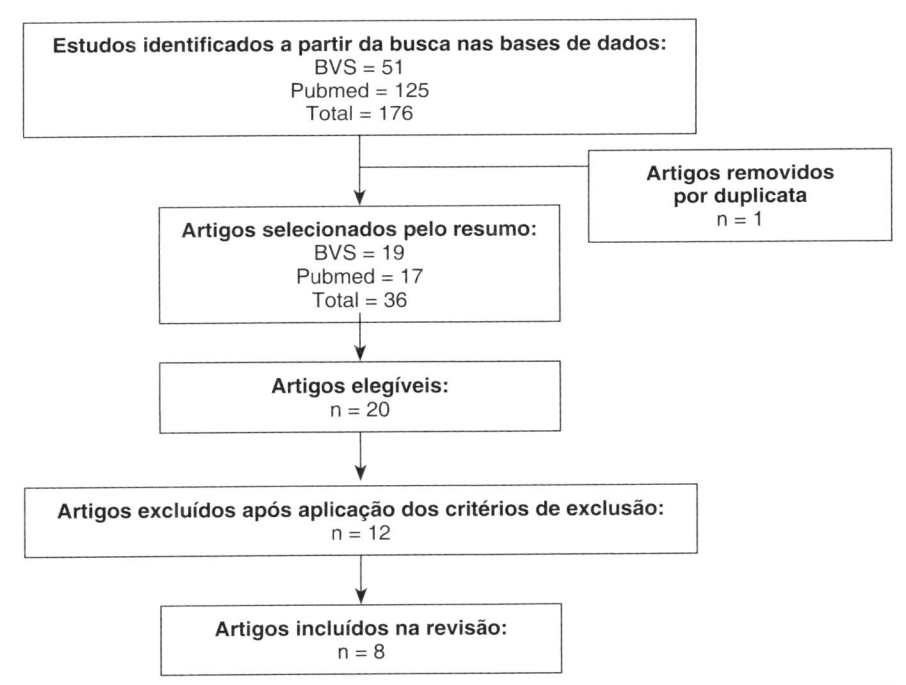

FIGURA 15.1 Fluxograma de identificação e seleção dos artigos para revisão sistemática sobre perfil nutricional de idosos institucionalizados de 2010–2017.
Fonte: autoras.

Na maioria dos estudos o sexo predominante foi feminino e os idosos tinham mais de 70 anos de idade. Os idosos estavam institucionalizados há mais de um ano, tinham baixa escolaridade e eram financeiramente dependentes de seus filhos ou parentes.

Na Tabela 15.1, há a descrição do estado nutricional dos idosos institucionalizados no mundo e o número amostral de todos os estudos foi superior a 100 indivíduos, além

Tabela 15.1

Estudos que analisaram o estado nutricional de idosos institucionalizados no mundo

Autor/ano	Amostragem/local	Métodos para avaliação do estado nutricional	Resultados	Conclusão
Yang et al., 2011	N = 198 idosos. Idade (média) = 73 anos. Local = Estados Unidos.	Miniavaliação Nutricional (MAN) Índice de Massa Corporal (IMC)	Com base nos resultados da MAN foram encontrados 12,1% de idosos desnutridos, 51% em risco de desnutrição e 36,9% com o estado nutricional normal. Já nos resultados do IMC 8,1% dos participantes estavam abaixo do peso, 37,9% eram de peso normal, 25,3% tinham sobrepeso e 28,8% estavam obesos.	Os adultos mais velhos institucionalizados que sofrem de desnutrição definidos pela MAN é mais provável que necessitem de maiores quantidades de cuidados de saúde e mortalidade. As intervenções nutricionais nestes casos podem ser uma abordagem eficaz para tratar a desnutrição em idosos institucionalizados.
Donini et al., 2013.	N = 100 idosos. Idade (média) = 80 anos. Local = Roma, Itália.	MAN Medidas antropométricas Recordação dietética de 2 dias	De acordo com a MAN, a prevalência de desnutrição foi de 36%, 46% dos indivíduos estavam em risco de desnutrição enquanto o estado nutricional normal foi de apenas 18% dos participantes. A força muscular foi reduzida e sintomas de anorexia foram mais frequentes em idosos desnutridos.	O estudo enfatiza a necessidade de maior atenção ao estado nutricional dos idosos institucionalizados. Além disso, salienta a necessidade da gestão de lares de idosos que levem em conta a reestruturação de serviços como forma de melhorar o estado nutricional e de saúde dos idosos institucionalizados.
Ulger et al., 2013	N = 534 idosos. Idade (média) = 76 anos. Local = Ankara na Turquia.	MAN Medidas antropométricas Bioimpedância	Segundo a MAN o risco de desnutrição foi determinado em 53,6%, e a desnutrição foi de 15,9%.	Em conclusão, o estudo identificou alta prevalência de desnutrição na população estudada uma vez que a MAN é um importante preditor da mortalidade nesta população.

Doumit et al., 2014.	N = 221 idosos. Idade (média) = 78,4 anos. Local = Líbia.	MAN IMC	A MAN demonstrou que havia 69,2% dos idosos bem nutridos, 27,6% em risco de desnutrição e 3,2% desnutridos. Com base no IMC médio entre os idosos estudados, 31,1% estavam com peso normal, 33% acima do peso, 20,1% obesos e 15,8% com baixo peso ou desnutridos.	O estudo conclui destacando a diferença entre o estado nutricional entre idosos libaneses institucionalizados, com isso, incentivou os provedores de saúde e as agências do governo a melhorarem a qualidade de vida dos idosos.
Engelheart et al., 2014	N = 128 idosos. Idade (média) = 84 anos. Local = Suécia.	MAN Medidas antropométricas Recordatório de 24h de 3 a 5 dias	Utilizando a avaliação feita pela MAN, 21 idosos estavam desnutridos, além disso foi observado um score mediano de MAN de 23,5 que significa risco de desnutrição para os residentes das ILPIs. Observou-se uma ingestão dietética de energia menor de 20 kcal/kg em 16% dos residentes e ingestão média de vitaminas D, E, ácido fólico, magnésio e selênio ficaram abaixo do recomendado.	Concluiu-se que os dados sobre a ingestão alimentar devem ser comparados com outras variáveis, como mudanças na composição corporal, energia, metabolismo, função física, metabólica e endócrina, regulação bioquímica e como as variáveis mudam com o tempo. Níveis de ingestão recomendados para energia, proteína e água, geralmente estão relacionados com o peso corporal; no entanto, micronutrientes (vitaminas e minerais) são recomendados como ingestão total, independentemente do peso corporal.
Pereira et al., 2015.	N = 359 idosos. Idade = ≥ 60 anos. Local = Salvador na Bahia.	MAN IMC	De acordo com o IMC, 44,3% dos idosos apresentaram baixo peso, 34,3% tinham peso normal e 21,4% tinham excesso de peso. Já com base na MAN, 66,3% dos residentes tinham risco de desnutrição ou estavam desnutridos.	É necessária uma abordagem interdisciplinar no contexto da institucionalização, a fim de melhorar a saúde e a qualidade de vida dos idosos

(Continua)

Tabela 15.1
Estudos que analisaram o estado nutricional de idosos institucionalizados no mundo (*continuação*)

Autor/ano	Amostragem/local	Métodos para avaliação do estado nutricional	Resultados	Conclusão
Pizzato et al., 2015.	N = 161 idosos. Idade = ≥ 75 anos. Local = Itália	Medidas antropométricas	De acordo com o IMC médio (25,58 kg/m²) os idosos foram classificados com peso estável.	O artigo concluiu que a perda de peso mesmo em residentes que tenham sobrepeso, aumenta o risco de mortalidade. Com isso, todos os indivíduos admitidos em ILPIs devem ser submetidos a uma avaliação e seu peso deve ser monitorado rotineiramente para permitir adaptações dietéticas oportunas e adequadas.
Brabcová et al., 2016	N = 320 idosos. Idade = ≥ 75 anos. Local = República Checa.	IMC MAN	Com base no IMC os idosos com idade entre 75 e 79 anos tiveram o IMC médio de 26,7 kg/m² classificados com sobrepeso. Já a faixa etária mais velha (acima de 90 anos) os valores normais de IMC foram encontrados em 37,1% dos entrevistados, enquanto a metade dos entrevistados (50,2%) estava na categoria de sobrepeso, 10,5% estavam obesos e 2,2% abaixo do peso. De acordo com a MAN, 36,3% dos idosos estavam com risco de desnutrição e 63,7% estavam com bom estado nutricional.	O estudo concluiu que a nutrição é um importante indicador de saúde nas condições dos idosos com mais de 75 anos além de ser influenciada por fatores psicossociais. O lado positivo da pesquisa foi de que os fatores sociais e econômicos foram menos significativos nas causas de desnutrição e esses fatores continuam sendo importantes determinantes de saúde.

N: número da amostra. *MAN:* miniavaliação nutricional. *IMC:* índice de massa corporal.

disso, a maioria dos autores avaliou o estado nutricional por meio do IMC e da Miniavaliação Nutricional (MAN), mas também foram encontrados artigos que realizaram essa avaliação utilizando a bioimpedância, medidas antropométricas e inquéritos alimentares. Com relação ao estado nutricional, houve maior prevalência de idosos em risco de desnutrição seguido de peso normal ambos utilizando os dois métodos de avaliação.

As conclusões enfatizam a necessidade de melhoria na gestão das instituições de longa permanência tanto para eficiência e qualidade no atendimento interdisciplinar quanto para o estabelecimento de intervenções nutricionais. O estado nutricional deve ser constantemente monitorado por ser um importante indicador de saúde e de mortalidade.

Discussão

Conforme observou-se na presente revisão bibliográfica, com a crescente transição demográfica que ocorre em vários países há um aumento da necessidade por ILPS, uma vez que o cuidado com o idoso tem deixado de ser um domínio familiar e tem sido transferido para instituições asilares. As ILPs são instituições de caráter residencial que se destinam a serem domicílios coletivos de pessoas com 60 anos ou mais. Apresentando aspectos singulares, todas as atividades realizadas no mesmo ambiente e sob única responsabilidade, sendo a mesma rotina para todos os idosos residentes (Oliveira et al., 2015).

A alta prevalência de idosos institucionalizados do sexo feminino e com faixa etária em torno de 70 anos também foi observado nos estudos de Lisboa et al., 2012. A autora relatou que o elevado número de mulheres idosas é maior do que o dos homens em razão da maior expectativa de vida entre elas. Da mesma maneira foi observado no Brasil, em Porto Alegre, com predomínio de 62,2% de mulheres idosas, em relação às maiores taxas de mortalidade de idosos do sexo masculino e à maior longevidade das mulheres (Souza et al., 2006). O estudo que avaliou a qualidade de vida dos idosos institucionalizados, também teve uma ocorrência maior do sexo feminino (Freitas et al., 2010). De acordo com os autores isso se deve à expectativa de vida maior das mulheres, já que essas cuidam da saúde com maior facilidade em relação aos homens e isto reflete na viuvez que, também, é mais frequente no sexo feminino.

A MAN foi desenvolvida com o objetivo de avaliar o risco de desnutrição e identificar as populações predispostas a intervenções uma vez que a avaliação nutricional do idoso detalhada tem um custo elevado e requer muito tempo para que seja feita de forma adequada. O método de avaliação nutricional pela MAN foi utilizado em todas as pesquisas analisadas. Para a avaliação do estado nutricional de idosos residentes de uma ILPI filantrópica, na cidade do Rio Grande do Sul, os autores também utilizaram a MAN e observaram que o uso deste método para a avaliação do estado nutricional de idosos deve ser criterioso, uma vez que na classificação os idosos podem apresentar eutrofia, mas na avaliação pelo IMC alguns idosos podem estar classificados abaixo da normalidade (Colembergue et al., 2011).

A avaliação em idosos deve diagnosticar a dimensão e a variedade de problemas nutricionais, identificando os seus determinantes com o intuito de estabelecer medidas de intervenção adequadas e práticas. O estado nutricional debilitado nesta população pode contribuir para consequências graves à saúde que em alguns casos podem se tornar irreversíveis. A alteração do estado nutricional merece ser identificado o mais precoce possível, evitando o desenvolvimento de doenças incapacitantes e melhorando a qualidade de vida nessa população.

Segundo Paz et al. (2012), a avaliação nutricional dos idosos é considerada complexa, uma vez que há modificações decorrentes do envelhecimento. As alterações na composição corporal, como declínio da massa magra e líquidos corpóreos, aumento da quantidade de tecido adiposo e diminuição de alguns órgãos, são modificações relevantes, o que faz com que as pessoas envolvidas nesse estádio necessite de profissionais experientes para realizar o diagnóstico nutricional e determinar condutas dietéticas que visem à melhora da qualidade de vida desse grupo (Silva et al., 2010).

Analisando os artigos selecionados para compor a presente revisão bibliográfica foi identificado que os idosos apresentaram em sua maioria risco de desnutrição. Os valores do IMC de idosos institucionalizados em Curitiba apontaram 42,8% com baixo peso e 34,3% estavam eutróficos (Rodrigues et al., 2010). No estado de Minas Gerais pesquisadores também avaliaram idosos institucionalizados quando o indicador IMC detectou que a maioria estava com excesso de peso (Laia et al., 2015). No Rio Grande do Sul avaliou-se o estado nutricional de idosos residentes de ILPIs e com a utilização da MAN observou que 35% da amostra tinham desnutrição e 65% estavam em risco nutricional (Sperotto et al., 2010).

De acordo com os estudos, o perfil nutricional dos idosos institucionalizados demonstra de forma clara que a moradia influencia na condição nutricional dessa população em razão dos hábitos alimentares e diminuição na qualidade de vida, ocasionando risco no estado nutricional e estado geral que esses idosos estão propensos a sofrer. Além disso, os idosos com baixo peso necessitam de maior assistência por meio de intervenções alimentares e educacionais.

A adequação do perfil nutricional da pessoa idosa é uma tarefa árdua, porém possível se realizada com cautela e perseverança, considerando além das doenças crônicas e degenerativas, a associação do uso de medicamentos, efeitos colaterais e interações com alimentos, as modificações fisiológicas inerentes ao envelhecimento que interferem no apetite, no consumo alimentar e na absorção de alguns nutrientes; sem preterir questões sociais e econômicas na conquista de uma alimentação saudável (Monteiro et al., 2015).

A obesidade e a desnutrição são dois extremos verificados entre os idosos. Apesar da desnutrição ser um fator mais associado à mortalidade em relação ao excesso de peso, a obesidade também vem tendo uma elevada prevalência na população geriátrica e resulta em importantes repercussões clínicas que estão ligadas ao fato de acelerar o declínio funcional do idoso e agravar suas limitações, ocasionando perda de independência e de autonomia (Santos et al., 2010).

Quando institucionalizados, a rotina diária, sobretudo na área de alimentação, permite modificações de hábitos alimentares e assim fragilizar a saúde desses indivíduos. O envelhecimento atua diretamente no estado nutricional dos idosos uma vez que ocorrem alterações no organismo, como diminuição dos botões gustativos, redução do olfato e paladar, falha na mastigação em virtude da ausência de dentes ou próteses mal adaptadas e constipação intestinal devido à redução na mobilidade (Sperotto, 2010).

A ingestão dietética de energia, vitaminas e minerais abaixo do recomendado também foi um fato encontrado em alguns artigos estudados. Esse achado tem ligação direta com o estado nutricional dos idosos institucionalizados uma vez que um déficit na ingestão de calorias e nutrientes compromete o estado geral e, principalmente, de saúde desses indivíduos.

O adequado planejamento da alimentação dos idosos institucionalizados, considerando as características higiênicas sanitárias e nutricionais, são de responsabilidade dos asilos. O Ministério da Saúde na Portaria nº 810 de 1989, estabelece normas para o funcionamento das ILPIs e ressalta a responsabilidade da própria instituição na produção de refeições para os internos (Brasil, 2006b). O Guia Alimentar nacional descreve recomendações oficiais para a população brasileira as quais favorecem a formação de hábitos alimentares saudáveis. Entre as orientações expostas no guia e que podem ser utilizadas para a população idosa, destacam-se as recomendações para o consumo de cereais integrais, frutas, legumes, carnes magras, queijos, iogurtes, peixes e feijões. Os alimentos nutritivos e o consumo dos mesmos em quantidades corretas apresentam um impacto favorável na saúde e qualidade de vida dos indivíduos (Nogueira et al., 2016).

Cada ILPI deve ofertar assistência integral à pessoa idosa, no que se refere à avaliação nutricional dos idosos é sabido que a condição de saúde é influenciada pelo consumo e utilização de nutrientes. De fato, o isolamento social, a ingestão de líquidos inadequada, a quantidade e qualidade das refeições, o modo de se alimentar e entre outros fatores, podem influenciar no estado nutricional dos idosos. Com isso, um padrão alimentar inadequado é um precursor para o agravamento de doenças crônicas. Sendo assim, o estímulo a uma dieta alimentar balanceada e com avaliação contínua do estado nutricional dos idosos, busca identificar precocemente os riscos de possíveis complicações de saúde (Lima et al., 2017).

Conclusão

Com base no que foi observado e descrito constata-se que idosos residentes em ILPIs são mais suscetíveis a desnutrição e riscos de desnutrição, uma vez que são expostos a residirem nesses locais em que ocorre risco no estado nutricional e no estado geral desses idosos.

Sugere-se buscar melhores estratégias nutricionais com o objetivo de melhorar o estado nutricional e a qualidade de vida para esses indivíduos. Além disso, são necessários maiores incentivos ao desenvolvimento de estudos científicos com essa população objetivando buscar soluções para a reversão dos achados clínicos e promoção de saúde entre os idosos por meio da alimentação planejada de forma criteriosa, atendendo as necessidades individuais de cada um, ou mesmo do conjunto de idosos residentes em ILPIs.

Referências bibliográficas

Alves JDS, Scorsolini-Comin F, Santos MA. Idosos em instituições de longa permanência: desenvolvimento, condições de vida e saúde. Psicologia: reflexão e crítica, v 26, 2013.

Brabcová I, Trelová M, Bártlová S, Vacková J, Tóthová V, Motlová L. Risk factors for malnutrition in seniors age 75+ living in home environment in selected regions of the Czech Republic. Cent Eur J Public Health. 2016; 24 (3),206-10, República Checa.

Brasil. Ministério da Saúde. Secretaria de Atenção à Saúde. Departamento de Atenção Básica. Cadernos de Atenção Básica: Envelhecimento e saúde da pessoa idosa. Ministério da Saúde, Secretaria de Atenção à Saúde. Departamento de Atenção Básica. Brasília: Ministério da Saúde, 2006b. 192p.

Carvalho MPR, Dias MO. Adaptação dos idosos institucionalizados. Millenium, v. 40, Portugal, 2011.

Colemberg JP, Conde SR. Uso da miniavaliação nutricional em idosos institucionalizados. Scientia Medica, v. 21, n. 2, Porto Alegre, 2011.

Doumit JH, Nasser RN, Hanna R. Nutritional and health status among nursing home residents in Lebanon: comparison across gender in a national cross sectional study. BMC Public Health, 14:629, Líbano, 2014.

Donini LM, Neri B, Chiara D, Pogioggalle E, Muscaritoli M. Nutritional care in a nursing home in Italy. Plos One, 8(2), Italia, 2013.

Engelheart S, Akner G. Dietary intake of energy, nutrients and water in eldery people living at home or in nursing homes. J Nutr Health Aging, Suécia, 2014.

Freitas MAV, Scheicher ME. Qualidade de vida de idosos institucionalizados. Rev Bras Geriat Geront, Rio de Janeiro, 2010.

Gonçalves LG, Vieira ST, Siqueira FV, Hallal PC. Prevalência de quedas em idosos asilados do município de Rio Grande, RS. Revista de Saúde Pública, v. 42, Rio Grande do Sul, 2008.

Kuchemann BA. Envelhecimento populacional, cuidado e cidadania: velhos dilemas e novos desafios. Revista Sociedade e Estado, v. 27, n. 1, 2012.

Laia BB, Queiroga LKF, Silva RF, Viana ESM. Avaliação nutricional de idosos institucionalizados de Jequeri, MG. Revista Científica Univiçosa, v. 7, n. 1, Viçosa – MG, 2015.

Lima A, Viegas S. A diversidade cultural do envelhecimento: a construção social da categoria de velhice. Psicologia VI, n. 2, p. 149-58, 1988.

Lima APM, Gomes KVL, Pereira FGF. Avaliação nutricional de idosos residentes em instituições de longa permanência. Rev Baiana Enferm, n. 31, Ceará, 2017.

Lisboa CR, Tania CMC. Perfil epidemiológico, clínico e de independência funcional de uma população idosa institucionalizada. Rev Bras de Enferm, Brasília, 2012.

Monteiro MAM, Maia ICMP. Perfil alimentar de idosos em uma instituição de longa permanência de Belo Horizonte – MG. Rev APS, v. 18, Belo Horizonte – MG, 2015.

Nogueira LM, Morimoto JM, Tanakac JAW, Bazaneli AP. Avaliação qualitativa da alimentação de idosos e suas percepções de hábitos alimentares saudáveis. Journal Health Sci, n. 18, São Paulo, 2016.

Oliveira JM, Rozento CA. Instituição de longa permanência para idosos: um lugar de cuidado para quem não tem opção? Rev Bras de Enferm, 2014.

Organização Mundial da Saúde. Resumo: Relatório Mundial de envelhecimento e saúde. Sociedade Brasileira de Geriatria e Gerontologia, 2015.

Paz RC, Fazzio DMG, Santos AB. Avaliação nutricional de idosos institucionalizados. Revisa, n. 1, v. 1, 2012. Acesso em: 30 de novembro de 2017.

Pereira MLAS et al. Nutritional status of institutionalized eldery Brazilians: a study with the Mini Nutritional Assessment. Nutr Hosp, 31(3), 1198-204, Bahia, 2015.

Pizzato S et al. Effect of weigh loss on mortaly in overweight and obese nursing homes residents during a 5-year follow-up. European Journal of Clinical Nutrition, Italia, 2015.

Rodrigues SC, Aboirihan CLS, Yamane R. Qualidade de vida e o estado nutricional em homens idosos institucionalizados. Cadernos da Escola de Saúde, v. 3, Curitiba, 2010.

Saad P. Envelhecimento populacional: demandas e possibilidades na área de saúde. ABEP, 2016. Acesso em: 28 de novembro de 2017.

Santos ACO, Machado MMO, Leite EM. Envelhecimento e alterações no estado nutricional. Geriatria e Gerontologia, v. 4, n. 3, Pernambuco, 2010.

Souza LM, Morais EP, Barth QCM. Características demográficas, socioeconômicas e situação de saúde de idosos de um programa de saúde da família de Porto Alegre, Brasil. Rev Latino-Am. Enferm 2006; 14 (6):79-85.

Silva AKQ, Gusmão SC, Castro KR, Moreira RAN, Morais AHA. Perfil nutricional de idosos assistidos em instituição de longa permanência na cidade de Natal, RN. Geriatria e Gerontologia. v. 4, n. 1, 2010.

Sperotto FM, Spinelli RB. Avaliação nutricional em idosos independentes de uma instituição de longa permanência no município de Erechim, RS. Perspectiva, v. 34, n. 125, Rio Grande do Sul, 2010.

Ulger Z, Halil M. Malnutrition in Turkish nursing homes: a correlate of short term mortality. The Journal of Nutrition, Health and aging, v. 17, n. 4, Turquia, 2013.

UNFPA – Envelhecimento no século XXI: Celebração e desafio. Fundo de População das Nações Unidas, Nova York, 2012.

Yang Y et al. Under-nutrition at baseline and health services utilization and mortality over a one-year period in older adults receiving Medicare home health services. J Am Med Dir Assoc, 12 (4) 287-94, USA, 2011.

Práticas Alimentares e Aspectos Nutricionais na Doença de Alzheimer

Beatrice Fátima da Silveira Carvalho

Aspectos nutricionais nas demências

As demências são doenças neurodegenerativas, progressivas, heterogêneas nos seus aspectos etiológicos, clínicos e neuropatológicos. O diagnóstico da demência deve ser fundamentado em exames clínicos, laboratoriais, de imagem e, quando possível, aplicação de testes neuropsicológicos por profissional especializado. A mais conhecida das demências é a Doença de Alzheimer (DA), mas existem outros tipos de demências, que podem ser reversíveis tais como: hidrocefalia de pressão normal, distúrbios cognitivos ligados ao álcool e deficiência de folato. Entre as demências irreversíveis temos Doença de Alzheimer (DA), demência de corpúsculo de Lewy, demência frontotemporal (Pick) e demência vascular. O diagnóstico correto permite um prognóstico da evolução da doença, o que é fundamental para o planejamento alimentar do paciente.

Falhas no diagnóstico e na detecção precoce das demências ocorrem na maioria dos casos. Muitas vezes pacientes e seus familiares atribuem os sintomas iniciais da demência ao processo de envelhecimento. É fato que demência e envelhecimento não são sinônimos. Alterações cognitivas leves podem ser encontradas no envelhecimento normal, como lentidão no processamento das informações, mas essas alterações não podem ser progressivas ou incapacitantes, por isso é necessário o monitoramento do déficit cognitivo no idoso por todos os profissionais que lidam com esse indivíduo mesmo quando ele não apresenta deterioração cognitiva.

A evolução da DA é caracterizada por uma neuropatologia progressiva cumulativa ao longo de décadas. À fase assintomática inicial se segue uma fase prodrômica com comprometimento cognitivo e funcional leve, mas perceptível e, eventualmente, a progressão para a demência. Essa progressão gradual cria uma janela de oportunidade para intervenções no estágio inicial da doença.

Os critérios propostos para definir a fase prodrômica são: transtornos episódicos de memória (desempenho abaixo de um desvio padrão em dois entre oito testes cognitivos [dos quais pelo menos um da memória]) e evidências de patologias subjacentes da DA, com base em achados positivos em pelo menos um dos seguintes testes diagnósticos: LCR, ressonância magnética (RM) e tomografia por emissão de prótons (PET). A dieta é um importante fator de risco modificável da demência, e uma intervenção nutricional no comprometimento cognitivo leve mostrou efeitos sobre a atrofia cerebral.

A degeneração neuronal, com a perda da função sináptica, deve-se ao acúmulo de placas senis (compostas por proteínas Ab – amiloides) no interstício interneuronal e por novelos neurofibrilares no citoplasma celular (Heueb, 2008).

Prevalência

De acordo com o relatório World Alzheimer Report de 2015, estima-se que 46,8 milhões de pessoas em todo mundo tenham demência atualmente, podendo chegar a 74,7 milhões em 2030 e 131,5 milhões em 2050. O total de casos novos de demência a cada ano no mundo é de quase 9,9 milhões, o que significa um diagnóstico a cada 3 segundos (Burlá, 2014).

No Brasil, o estudo de Herrera (2002) et al. observou que 55,1% dessas demências são decorrentes de DA e 14,1% são decorrentes de DA associada à doença cerebrovascular (DA + demência vascular). Nesse estudo, os pesquisadores constataram que a prevalência foi maior entre as mulheres e em pessoas analfabetas (12,1%) do que em indivíduos com escolaridade de 8 anos ou mais (2%). Observa-se que as taxas de prevalência de demência também variam conforme a região em que se vive, a idade e a condição socioeconômica.

Um importante estudo realizado por dois brasileiros, Lopes e Bottino (2002), entre 1994 e 2000, demonstrou grande variação de prevalência de demência em diversas regiões do mundo: na África, uma prevalência de 2,2%; América do Norte, 6,4%; América do Sul, 7,1%; Ásia, 5,5% e na Europa, 9%. Já quanto à prevalência de demência relacionada com a idade, os pesquisadores constataram que indivíduos entre 65 e 69 anos tinham uma prevalência média de 1,17% e indivíduos acima de 95 anos, de 54,83%. Em outro estudo brasileiro em 2004, Nitrini et al. observaram que após os 65 anos a taxa de demência dobrou a cada 5 anos, confirmando que a idade é o principal fator de risco para o desenvolvimento de doença de Alzheimer e que o grupo de idosos com 80 anos ou mais é o que mais cresce.

O estudo de Nitrini (1993) encontrou uma prevalência de DA de 54% dos casos após 85 anos. Em alguns outros estudos há uma variação de até 70% do total de casos. Já para a demência vascular, a segunda causa mais frequente de demência, a taxa foi de 20%.

No Brasil, o conhecido estudo de Catanduva demonstrou que a mulher (59%) desenvolve mais demência do que o homem (41%). Ninguém sabe ao certo a razão, mas uma forte possibilidade é o fato de a mulher viver mais que o homem, em média 7 anos, e a idade é o principal fator de risco para o desenvolvimento de DA.

Não há dados sobre a incidência da DA no Brasil, entretanto, utilizando como base pesquisas em outros países e dados do IBGE, pode-se estimar que 1,2 milhão de pessoas sofram com a doença, cerca de 100 mil novos casos por ano. Estes dados poderiam ser muito maiores, se houvesse um estudo criterioso sobre isto, pois, acredita-se que a DA é subdiagnosticada no país.

A DA, assim como outras demências, é reconhecida como um importante problema de saúde pública em todo o mundo. O valor estimado dos gastos com essa doença aproxima-se de 100 bilhões de dólares por ano. As projeções mais conservadoras de despesa/ano em 2030 para os EUA, somente com o cuidado direto desses pacientes, atingem cifras alarmantes de cerca de 30 bilhões de dólares. Assim, nos EUA a DA custará sozinha, o equivalente ao custo atual de todos os cuidados de saúde somados. Apesar de ainda não dispormos de medicamentos capazes de interromper ou modificar o curso da DA, há melhora cognitiva e sintomática, demonstrada cientificamente, com o uso de vários agentes farmacológicos, intervenções psicossociais e técnicas de reabilitação cognitiva (Machado, 2002).

Etiologia

Embora o conceito de que as demências ocorram de forma inevitável com o envelhecimento esteja ultrapassado, as dificuldades para o seu diagnóstico persistem, particularmente na fase prodrômica. Desse modo, é importante ressaltar a necessidade de conscientização de todos os profissionais da área de saúde que lidam com idosos, para que estejam sempre alerta ao reconhecimento dos sintomas de demência (Machado, 2010).

Como ainda não se conhece completamente a etiopatogênese da DA, não é possível curar a doença; entretanto, pode-se fornecer um cuidado integral uma vez instalada a enfermidade. Sabe-se que o diagnóstico precoce e preciso, a intervenção interdisciplinar, o envolvimento da família e dos grupos de apoio são de fundamental importância na abordagem de pacientes com DA. Alguns estudos relatam maior prevalência da doença em indivíduos que consomem dietas ricas em colesterol e gorduras saturadas e pobres em hortaliças, frutas e cereais integrais. Por outro lado, uma alimentação equilibrada, rica em fibras, vitaminas B12 e B6 e ômega-3 ajudam a diminuir a incidência de doenças degenerativas em geral (Morris, 2003). Outro estudo coloca que baixos índices de vitamina D está associada a uma menor função cognitiva em adultos mais velhos.

Dados de estudos observacionais apontam para um papel protetor de certos nutrientes, tais como: ômega-3, vitaminas E, B6 e B12 mudanças dos hábitos alimentares (dieta mediterrânea). No entanto, os dados provenientes de ensaios clínicos controlados, aleatorizados não mostram um efeito consistente (Otaegui et al., 2014).

Holm e Soderhamn (2003) encontraram em 59 pacientes estudados perda de peso no ano anterior, o que reforça a ideia de que a perda de peso precede a demência leve e moderada e não é consequência apenas da dependência funcional.

Um dos principais fatores que ocasionam a desnutrição, talvez o principal, é a incapacidade funcional. Muitos idosos quando perdem a sua capacidade de discernimento começam a esquecer de se alimentar ou esquecem os valores nutritivos das refeições. À medida que se isolam socialmente começam a perder a capacidade de fazer as suas compras; deprimem por se alimentarem sozinhos, mudam os seus hábitos alimentares. Com a sua capacidade funcional afetada os idosos deixam de preparar as suas refeições, além de não conseguirem se alimentar sozinhos em uma fase mais avançada. A depressão, outro fator causador da desnutrição, se instala devido à percepção do declínio funcional. Além disso, ocorre perda de peso inexplicável na DA. A perda de peso e a caquexia são achados importantes em pacientes com DA, sendo considerados sintomas para a definição do diagnóstico.

As principais hipóteses para explicar a perda ponderal quando a ingestão energética é adequada são: atrofia do córtex temporal mesial (CTM), que está relacionada com comportamento alimentar e costuma ser afetado nos primeiros estágios da doença e durante a sua progressão; necessidade energética aumentada; distúrbios biológicos como hiperinsulinemia e resistência à insulina, que podem estar relacionados com ganho ponderal ou inatividade física e não com a doença em si; declínio nos peptídeos orexígenos, tais como o neuro-peptídeos Y (NPY) e norepinefrina, foram observados em pacientes com DA e podem estar relacionados com anorexia, afetando diretamente o balanço energético devido ao seu efeito sobre a ingestão alimentar, gasto energético e massa corporal (Gillette-Guynnot et al., 2000).

Conduta alimentar nas fases da doença

A DA é dividida em três fases: inicial, intermediária e final. Para iniciarmos o planejamento alimentar é fundamental o conhecimento do tipo de demência e em que fase ela está, pois para cada fase aplica-se uma conduta diferenciada. Além disso, precisamos conversar com o cuidador e saber se ele é informal (familiar, vizinhos, amigos) ou formal (cuidador contratado) e qual está sendo o impacto da DA na família, qual o tempo disponível para o cuidado, bem como as condições financeiras.

Fase inicial

A fase inicial dura de 2–3 anos e é caracterizada por sintomas vagos e difusos, que se desenvolvem insidiosamente. O comprometimento da memória é, em geral, o sintoma mais proeminente. Indivíduos com demência podem apresentar no início uma perda da concentração, déficit de atenção depressão ou mesmo agitação e hiperatividade.

Com pacientes participativos se trabalha a Educação Nutricional com métodos didáticos e muitas vezes trabalhamos em conjunto com a Terapia Ocupacional por meio de jogos, cartazes e dinâmicas para que os idosos memorizem os bons hábitos alimentares. Em alguns casos, conseguimos ainda mudanças nos hábitos alimentares.

Geralmente nessa fase, com relação à miniavaliação nutricional (MAN), encontramos idosos eutróficos ou com risco nutricional. O risco nutricional é justificado em função do início do comprometimento funcional e da inexplicável perda de peso que acomete as demências.

É importante que o idoso seja monitorado continuamente com relação ao seu estado nutricional, assim se objetiva a minimização de eventuais perdas. Essa é uma fase primordial para a evolução da doença, pois nela conseguimos fazer ainda alguma prevenção dos agravos. Os primeiros cuidados podem retardar algumas perdas funcionais e nutricionais. Muitos idosos chegam a uma fase moderada ou grave como desnutridos, por não terem sido devidamente cuidados na fase inicial.

O idoso que apresentar um risco nutricional necessita de suplementação nutricional para evitar a desnutrição; caso já esteja apresentando um comprometimento com relação à deglutição, a presença do fonoaudiólogo é fundamental para a manutenção da via oral ao longo da doença o que impacta positivamente na qualidade de vida.

Fase intermediária

Esta fase é marcada por intensificação do déficit cognitivo aumentando o número de delírios e confusões mentais. A capacidade de aprendizado fica seriamente prejudicada. Todos esses déficits contribuem para a perda das habilidades na realização de tarefas da vida diária, ocasionando não apenas um declínio cognitivo, mas também funcional (Machado, 2002).

A perda funcional é hierárquica: a dificuldade para executar atividades instrumentais (por exemplo, lidar com finanças) precede a dificuldade para executar tarefas básicas (por exemplo, alimentar-se) (Machado, 2002).

A partir dessa fase, os déficits não cognitivos conhecidos como os sintomas psicológicos e de comportamento das demências estão mais presentes, tais como: agitação, perambulação, agressividade, questionamentos repetidos, reações catastróficas, distúrbios do sono e "síndrome do entardecer" (agitação frequente do paciente ao entardecer) (Machado, 2002). Devido a esses distúrbios de comportamento o paciente aumenta o seu gasto energético e diminui a sua ingestão alimentar.

A dificuldade de lidar com esse idoso aumenta no que se refere à alimentação. Precisamos usar a nossa criatividade, pois dessa forma vamos percebendo que pequenas intervenções fazem uma grande diferença, além de um treinamento constante com o cuidador. Nessa fase utilizamos mais as práticas alimentares na DA e alguns conceitos de nutrição comportamental.

Com relação ao estado nutricional, é uma fase marcada por perdas ponderais, pois o declínio cognitivo é um importante fator nutricional. Precisamos estar mais atentos a essas perdas, por meio de um monitoramento constante do estado nutricional para que haja uma intervenção eficaz.

Essa fase é marcada por momentos de agitação, ambivalência de sentimentos, momentos tranquilos e conturbados. Em muitos desses momentos, devido aos distúrbios de comportamento, os pacientes podem apresentar uma ingestão calórica e proteica baixa. Diante dessa situação precisamos identificar o principal agente causador, colocar em uso as práticas alimentares, suplementação nutricional, buscar atuações conjuntas com a equipe multidisciplinar e, acima de tudo, controlar a nossa ansiedade profissional ante ao paciente e seus familiares. O ganho de peso não será rápido, primeiro precisamos combater vários fatores que estão atuando para essa perda de peso. Vale salientar que essas alterações podem ser momentâneas e uma intervenção brusca, como a colocação de uma sonda em um paciente pode ser uma atitude prematura.

Comportamento alimentar

O paciente com DA nas fases iniciais e moderada apresenta alguns distúrbios alimentares como: compulsão alimentar e anorexia. Algumas vezes, esses comportamentos são simultâneos. Nesse caso, temos que usar as práticas alimentares, estratégias comportamentais e acima de tudo a nossa criatividade, pois cada paciente é único.

O quadro de compulsão alimentar traz um grande desafio com pacientes diabéticos ou com outra restrição alimentar. Esse paciente esquece que não pode consumir açúcar e devido a sensação de calmaria e prazer se sente atraído por doces e chocolates. Na fase moderada ele se esquece que se alimentou e fica pedindo comida a todo momento. É muito comum perguntas repetitivas sobre alimentação.

Algumas dicas importantes: minimizar as distrações nas refeições; retirar os alimentos não permitidos do alcance e do campo visual do paciente; as refeições devem ser realizadas na mesa de refeições; tirar o foco da alimentação com outras atividades do interesse do paciente; caso seja necessário ter alimentos estratégicos para beliscos preferir frutas liofilizadas ou desidratadas

A anorexia ou recusa de se alimentar é o comportamento que deixa os familiares e cuidadores alarmados, ficam desesperados sem saber o que fazer. Nessa hora decidem chamar a nutricionista. O primeiro passo é tentar identificar a origem do problema. As causas podem ser diversas: disfagia, depressão, medicação, problemas dentários ou uma recusa alimentar somente. É preciso descartar todas essas causas por meio da avaliação dos outros profissionais (fono, odontólogo, psicólogo e médico).

Muitas vezes, o idoso percebe a falta de coordenação motora com os talheres, se suja todo ou não sabe mais como usar. Isso faz com que a hora das refeições seja um momento desagradável, estressante e ele prefere não se alimentar. É aconselhável não se irritar quando ele se suja ou deixa cair alguma coisa. Fazer as refeições com o idoso, sentado a sua frente para que ele possa copiar como se usa os talheres.

Esse atendimento requer uma anamnese mais minuciosa focada em hábitos alimentares, alimentos da preferência, temperatura do alimento que mais agrada, preferência por doces ou salgados, alimentos da infância ou regionais. O grande desafio é que o paciente na maioria das vezes não tem mais condições de responder e o familiar/cuidador não consegue responder de forma assertiva. Com base nessas informações vamos traçar a nossa conduta alimentar buscando alimentos da preferência e hábitos familiares do paciente. Muitas vezes alcançamos sucesso em alimentos da infância ou regionais.

Quando trabalhamos o comportamento alimentar em pacientes com demências o nosso trabalho é mais focado no treinamento do familiar/cuidador. Muitas vezes trabalhamos a reeducação alimentar deles em conjunto. É preciso estar presente orientando e apoiando em relação a mudança de hábito e persistência (Quadro 16.1)

Quadro 16.1 Intervenções práticas para a alimentação na DA	
Alteração comportamental	**Intervenções**
Falta de concentração	• Colocar o utensílio nas mãos do paciente para que tente ainda comer sozinho. • Ser verbalmente direto em cada passo do processo de alimentação o ajuda a alimentar-se corretamente e com segurança.
Mastigação constante	• Lembrar ao paciente quando parar de mastigar após engolir cada pedaço, pois é comum que continue. • Concentrar a atenção dele no ato da mastigação e deglutição minimizando distrações.
Quando combativo Estiver arremessando alimentos	• Identifique o agente provocador e tente removê-lo. • Coloque-se do lado não dominante do paciente, ao alimentá-lo para evitar agressões. • Utilizar louças inquebráveis e com asas o ajuda a se alimentar, sem maiores acidentes. • Oferecer um alimento por vez deixa-o mais calmo e atencioso à alimentação. • Recompensá-lo pelo comportamento apropriado na hora das refeições pode ser um estímulo para que a atitude se repita.
Quando o paciente come objetos não comestíveis	• Remover os objetos não comestíveis do alcance evita que o paciente os confunda. • Fornecer alimentos que sejam fáceis de pegar com as mãos (*finger foods*) é apropriado para ele ter algo em suas mãos.

(*Continua*)

Quadro 16.1	
Intervenções práticas para a alimentação na DA (*continuação*)	
Alteração comportamental	**Intervenções**
Quando o paciente come muito rápido	• Utilizar colher infantil ou xícara, de modo a oferecer pequenas quantidades por vez. • Monitorar cada passo da alimentação usando palavras como "mastigue", "coma mais um pedaço" o estimula a comer um pouco mais devagar. • Oferecer alimentos sólidos para mantê-lo mastigando em vez dele "engolir" o alimento por inteiro.
Quando o paciente come muito devagar	• Alimentar-se primeiro para que possa dedicar mais tempo ao paciente. • Utilizar louças térmicas para manter a temperatura adequada.
Se o paciente apresentar frequente esquecimento e/ou desorientação	• Lembrá-lo do seu lugar à mesa. • Minimizar distrações no ato da alimentação. • Limitar escolhas alimentares para que não fique exigente no momento da alimentação e comer de todos os alimentos. • Simplificar a rotina de suas tarefas diárias para ajudá-lo a se lembrar depois.
Quando o paciente esquecer de engolir	• Dizer ao paciente para engolir após cada mastigação. • Perceber se o paciente engoliu antes de oferecer o próximo pedaço para que não haja engasgos. • Observar sua garganta para se certificar que realmente está engolindo.
Quando o paciente expressar emoção inapropriada	• Comece uma conversa para distraí-lo. • Ignorar a exibição emocional pode fazer com que desista de continuar. • Manter o ambiente tranquilo ajuda-o a ser mais tranquilo.
Quando o paciente estiver bastante agitado	• Sentar-se ao lado do paciente à mesa para lhe transmitir segurança. • Mudar o local da refeição pode ser adequado, levando-o a um lugar mais tranquilo. • Fazer exercícios antes das refeições deixa-o mais cansado e calmo para receber os alimentos. • A utilização de *finger foods* torna mais prática a alimentação do paciente. • Utilizar xícaras com tampas evita que se suje no momento da agitação.
Quando o paciente brinca com os alimentos	• Servir um alimento por vez, reduzindo a empolgação. • Encher somente a metade do prato, limitando o objeto visto pelo idoso como de brincar.
Quando o paciente é propenso a apresentar mania de cuspir o alimento	• Avaliar a habilidade de mastigação e deglutição, pois o paciente pode estar apresentando comprometimento na deglutição. • Em algumas situações dizer ao paciente para não cuspir ajuda a lembrá-lo de não fazê-lo. • Supervisionar as refeições a fim de certificar-se que o paciente esteja saciado. • Supervisionar horários regulares de oferecer as refeições.
Não querer ir ao local das refeições	• Perguntar o motivo para tentar resolver o problema. • Mudar o local das refeições pode ser apropriado para tranquilizá-lo e convencê-lo a comer toda a comida. • Experimentar uma refeição em grupo e uma sozinho para comparar a reação do paciente em cada uma delas e manter a situação mais agradável para ele pode ser interessante.

Fonte: Frank AA. Nutrição no Envelhecer, 2012.

Fase avançada

Essa fase dura em média de 8 a 12 anos e corresponde ao estágio terminal. Todas as funções cognitivas estão gravemente comprometidas, havendo até mesmo dificuldade para conhecer faces e espaços familiares. Devido à perda total da capacidade de realizar atividades da vida diária, os pacientes tornam-se totalmente dependentes e passam a se comunicar somente por meio de sons incompreensíveis e jargões semânticos, até alcançarem o mutismo (Machado, 2002).

Finalmente ficam acamados com incontinência urinária e fecal. Não conseguem mais se alimentar sozinhos. A alimentação pela via oral está mais vulnerável ao comprometimento. Os pacientes apresentam maior incidência de inadequação calórica e proteica. É preciso analisar cada caso.

Nessa fase, a disfagia, vista nos Quadros 16.2 e 16.3, pode estar instalada e a consistência dos alimentos pela via oral deve ser pastosa ou liquidificada. Estamos diante de um paciente que necessita de um aporte calórico maior e uso de espessantes, pois é nessa fase que encontramos os casos mais graves de desnutrição. A maioria tem a sua deglutição ou mastigação afetada. O espessante é um pó adicionado aos líquidos, permitindo um líquido mais grosso, dessa forma diminui o risco de broncoaspiração e preserva a via oral, pois permite um melhor controle do líquido na cavidade oral. Existem várias consistências de líquidos espessados. A escolha da consistência adequada é estabelecida em uma conduta conjunta com a fonoaudióloga. Há vários tipos de espessantes no mercado.

Quadro 16.2
Descrição dos diferentes graus da disfagia, a partir da avaliação fonoaudiológica realizada, seguido do tipo de dieta sugerida e suas principais características

Deglutição e disfagia	Tipo de dieta	Características da dieta
Deglutição normal	Normal	Inclui todos os alimentos e todas as texturas
Deglutição funcional	Branda	Alimentos macios que requerem certa habilidade de mastigação, como carnes cozidas e úmidas, verduras e legumes cozidos, pães e frutas macias. Exclui alimentos de difícil mastigação ou que tendem a se dispersar na cavidade oral, como os secos (farofa), verduras e legumes crus, grãos etc., bem como as misturas de consistências (canja de galinha feijão com caldo e caroço).
Disfagia leve	Pastosa	Alimentos bem cozidos, em pedaços ou não, que requerem pouca habilidade de mastigação, como arroz pastoso, carnes e legumes bem cozidos, picados ou desfiados, pães macios e sopas cremosas e/ou com pedaços de legumes bem cozidos ou batidos. Líquidos podem ser espessados ou não. Pode haver necessidade de suplementação nutricional.
Disfagia leve a moderada	Pastosa homogênea	Alimentos cozidos e batidos, coados e peneirados formando uma preparação homogênea e espessa. Ausência de grumos, por exemplo, purês, mingaus, líquidos espessados. Pode haver necessidade de suplementação nutricional da alimentação.
Disfagia grave	Enteral	Via oral suspensa e necessidade de dieta enteral exclusiva.

Fonte: Guideline de Disfagia e Desnutrição – SBGG, 2013.

Quadro 16.3 Líquidos permitidos por tipo de disfagia		
Deglutição e disfagia	**Descrição da consistência**	**Exemplos**
Deglutição normal	Líquidos ralos	Água, gelatina, café, chás, sucos, refrigerantes
Deglutição funcional	Líquidos ralos	Água, gelatina, café, chás, sucos, refrigerantes
Disfagia leve	Néctar – o líquido escorre da colher formando um fio	Suco de manga ou pêssego ou iogurte líquido
Disfagia leve a moderada	Mel – o líquido escorre da colher formando um V	Mel
Disfagia moderada	Creme – o líquido se solta da colher, caindo em bloco	Papa de frutas e iogurtes cremosos
Disfagia grave	Líquida	Enteral exclusiva

Fonte: adaptada de Crary et al., 2005.

É fundamental a intervenção interdisciplinar, com inclusão do fonoaudiólogo para a avaliação da segurança alimentar, assim como para a decisão da via de alimentação. Esta decisão é indiscutivelmente interdisciplinar com a presença de alguns membros chaves da equipe como médico, nutricionista e fonoaudiólogo.

Sempre que for possível a via oral deve ser mantida. O acompanhamento fonoaudiológico desde o início da doença permite muitas vezes a manutenção da via oral nessa fase. Quando a via oral não for mais possível a gastrostomia (GTT) é considerada a via de melhor aceitação.

Sabe-se que dietas mais pastosas e líquidas tem o teor calórico baixo e, portanto, nessa fase, é fundamental a utilização do suplemento nutricional para aumentar esse valor calórico e proteico. Além de ser uma dieta pobre em fibras.

Sugestão para adaptação da consistência líquida, conforme o grau da disfagia, com o uso do espessante:

Uma complicação nutricional observada com frequência em pacientes acamados e desnutridos são as lesões por pressão. Essas são lesões localizadas na pele causadas pela interrupção do fornecimento de sangue para a área, geralmente provocada por pressão, cisalhamento ou fricção ou uma combinação dos três.

A desnutrição é um dos principais fatores que predispõem às lesões por pressão e também atua como um dificultador da sua cicatrização. Enquanto não se atua na desnutrição do paciente não se alcança a cicatrização. O tratamento das lesões por pressão é de fato um tratamento multiprofissional, não adianta um excelente aporte nutricional se os curativos não estiverem sendo orientados e executados corretamente pela enfermagem. Precisamos ainda de controle e atuação médica eficazes em virtude do alto risco de infecções.

O paciente que está acometido por uma lesão por pressão é um paciente frágil e desnutrido. Por essa razão, quando avaliamos o seu estado nutricional, no primeiro momento não devemos esperar ganho de peso nem ganho de massa muscular. Muitas vezes quando o paciente está apresentando melhora do processo de cicatrização e ocorre uma pequena perda de peso ou de massa muscular, tendemos a avaliar de forma negativa a nossa conduta nutricional, o que não é correto.

Condutas alimentares que visam postergar a DA

Já é aceito que o estilo de vida e, particularmente, os hábitos alimentares influenciam a saúde mental e a prevalência e a progressão da DA. Numerosos estudos epidemiológicos revelaram efeitos rentáveis da ingestão dietética, especialmente de óleo de peixe, no declínio cognitivo durante o envelhecimento e a demência.

Dieta mediterrânea é um termo usado para descrever os hábitos alimentares tradicionais de pessoas em Creta, sul da Itália e de outros países mediterrânicos. É uma dieta predominantemente baseada em vegetais, com azeite sendo o principal tipo de gordura adicionada. Há muitos estudos observacionais que exploram a potencial associação entre adesão à dieta mediterrânea e declínio cognitivo. A presente revisão concentra-se em estudos longitudinais com avaliações cognitivas repetidas. Isso também avalia provas sobre comportamentos relacionados com a maneira mediterrânica de vida, que foi demonstrado estar associada à cognição, ao saber, à interação social–participação em atividades de lazer, incluindo atividades físicas e sono de qualidade. A associação-efeito sinérgico desses comportamentos de vida, incluindo a dieta, é desconhecido. Padrões de vida podem constituir uma nova investigação e perspectiva de saúde pública (Yannakoulia, 2015).

O estudo de Féart et al. (2013) atualizou os conhecimentos disponíveis sobre a relação entre a adesão à dieta mediterrânea (MeDi) e o declínio cognitivo, risco de demência ou doença de Alzheimer (DA), e análise das razões para alguns resultados inconsistentes entre os estudos. O MeDi tradicional tem sido reconhecido pelo Comitê Científico das Nações Unidas para a Educação e a Cultura como um patrimônio cultural imaterial da humanidade. Esse padrão alimentar é caracterizado por um alto consumo de alimentos de origem vegetal (ou seja, legumes, frutas, leguminosas e cereais), uma alta ingestão de azeite como a principal fonte de gordura, ingestão moderada de peixe, de baixo a moderado consumo de produtos lácteos e baixo consumo de carnes e aves, com vinho consumido em quantidades baixas a moderadas durante as refeições. Além da conhecida associação entre maior adesão ao MeDi e menor risco de mortalidade, em particular de doenças cardiovasculares e câncer, novos dados de grandes estudos epidemiológicos sugerem uma relação entre a adesão MeDi e o declínio cognitivo ou risco de demência. No entanto, alguns resultados inconsistentes foram encontrados, bem como, até mesmo nos países mediterrânicos. Nesta revisão, analisamos as razões prováveis para explicar essas discrepâncias, e propor que a maioria dessas diferenças são devido a variações na metodologia utilizada para avaliar a adesão MeDi. Discutimos também a possibilidade de confusão residual por estilo de vida, ou seja, maiores adeptos da MeDi também têm um estilo de vida saudável em geral, o que pode influenciar favoravelmente cognição. Em conclusão, estudos em larga escala em várias populações com metodologia comum são necessários antes de se considerar a adesão MeDi como uma estratégia dietética ideal para prevenir o declínio cognitivo ou demência (Figura 16.1).

Um consórcio europeu composto por pesquisadores desenvolveu o estudo Lipididiet com o objetivo de explorar o impacto terapêutico e preventivo da nutrição no desempenho neuronal e cognitivo. Por meio desse estudo foi desenvolvido um índice de dieta saudável e aconselhamento dietético em relação a doença de Alzheimer. Esse índice preconiza uma dieta rica em vegetais, frutas, fibras, peixes e gorduras insaturadas. Café e álcool com moderação. Diminuição do consumo de carne e gordura saturada, sal (< 5 g por dia) e açúcares.

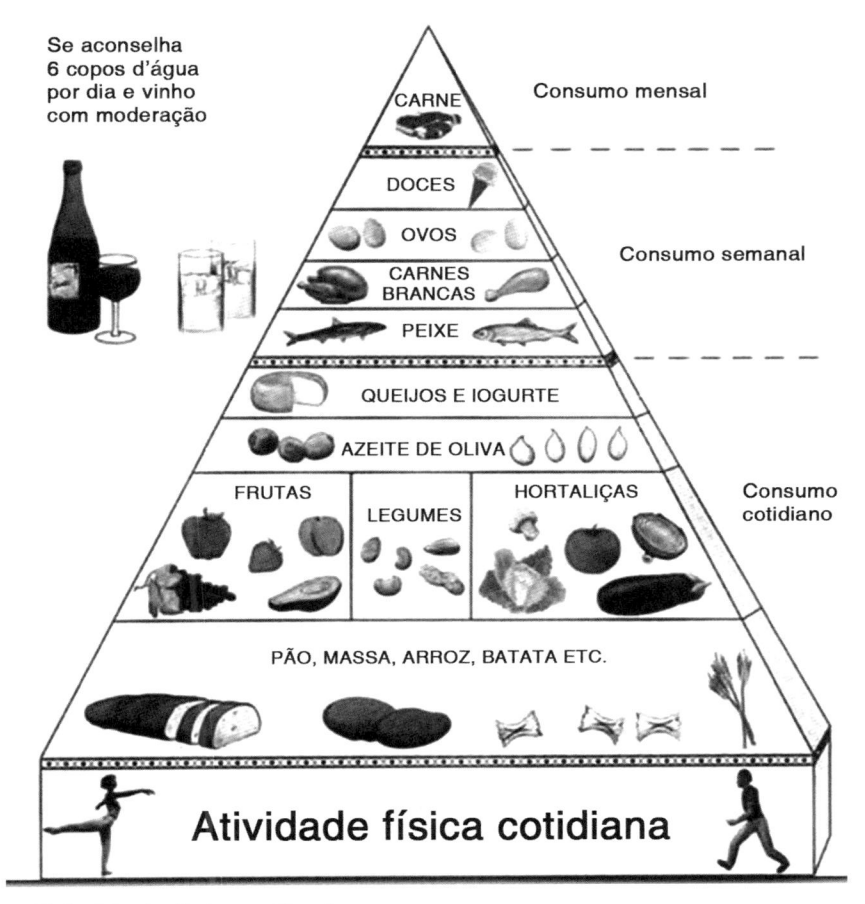

Se aconselha 6 copos d'água por dia e vinho com moderação

CARNE — Consumo mensal

DOCES

OVOS

CARNES BRANCAS

PEIXE

Consumo semanal

QUEIJOS E IOGURTE

AZEITE DE OLIVA

FRUTAS

LEGUMES

HORTALIÇAS

Consumo cotidiano

PÃO, MASSA, ARROZ, BATATA ETC.

Atividade física cotidiana

FIGURA 16.1 Pirâmide da dieta mediterrânea.
Fonte: http://www.mediterradiet.org/

Esse consórcio Europeu estudou também os efeitos do Fortasyn Connect. O Fortasyn Connect é uma emulsão lipídica composta de: ácidos graxos ômega-3, monofosfato de uridina, fosfolipídios, colina, vitaminas do complexo B, zinco, vitaminas C e E. O Fortasyn Connect permite que esses nutrientes ajam em sinergia e atuem diretamente na proteção das membranas dos neurônios e estimula a formação de contatos (sinapses) entre os neurônios. O primeiro estudo randomizado, duplo-cego, com 311 pacientes usando o Fortasyn Connect por 24 meses concluiu que uma intervenção nutricional poderia ajudar a conservar as capacidades de AVD, em uma fase inicial da demência. Foi observado ainda: redução do volume hipocampal e melhora da memória.

Em 2016, eles fizeram vários estudos com emulsão lipídica em camundongos visando abrandar a progressão e aliviar os sintomas da DA. A alimentação a curto prazo (3 semanas) de ratos adultos APPswe/PS1dE9 (modelo de rato transgênico de AD) com dietas experimentais contendo óleo de peixe ou estigmasterol inverteu a diminuição da capacidade de resposta dos receptores muscarínicos do hipocampo à acetilcolina em comparação com os não transgênicos Apenas a dieta à base de óleo de peixe enriquecida com nutrientes que suportam a neuroproteção (dieta Fortasyn) aumentou a densidade de receptores muscaríni-cos e sinapses colinérgicas no hipocampo. Esses achados fornecem evidências importantes de prova de princípio de que a ingestão regular de componentes dietéticos específicos pode ajudar a prevenir algumas das principais mudanças funcionais precoces.

Vários compostos naturais estão sendo propostos até o momento para reduzir o estresse oxidativo em cérebros de indivíduos com DA. Entre esses compostos o que mais se destaca é o resveratrol. O resveratrol é uma fitoalexina sintetizada em muitas espécies de plantas medicinais e comestíveis em resposta as condições de estresse. Até o presente momento esta substância tem se mostrado útil em diversas doenças. No campo da neurodegeneração o tratamento com resveratrol passou a ser benéfico em modelos animais com DA, tanto *in vivo* como *in vitro*. Por meio de inúmeros estudos foi comprovado que essa molécula consegue bloquear a maquinaria proteolítica e dessa forma reduzir o dano neuronal. Por outro lado, o trabalho de pesquisa nesse campo ainda é incompleto e necessita de mais estudos, uma vez que se conhece pouco sobre os efeitos farmacológicos do resveratrol, especialmente sua biodisponibilidade, biotransformação e sinergismo com outros fatores dietéticos (Rosa et al., 2017).

Considerações importantes

Estamos diante de um paciente que se aproxima da sua terminalidade. É preciso en-tender, respeitar e dialogar com cuidadores e familiares sobre esse momento. Os cuidados realizados estão mais centrados no alívio e conforto. Não se pode esquecer que a fase final das demências é muito longa. Torna-se necessário reconhecer o momento em que o paciente se encontra para estabelecer a melhor conduta.

Como podemos observar, a fase final das demências é a fase que demanda cuidados mais intensivos. O paciente tem que ser monitorado constantemente, não só no aspecto nutricional, mas de uma maneira geral. Aquele paciente que teve um atendimento multiprofis-sional, com um olhar gerontológico desde o início da doença, chega a essa fase necessitando menos de cuidados intensivos, consegue se adaptar melhor as suas limitações e apresenta melhor qualidade de vida. A intervenção interdisciplinar, o envolvimento familiar e os grupos de apoio são de fundamental importância para que o cuidado seja bem-sucedido.

Referências bibliográficas

Alves SJ. Perda de peso corporal em idosos com doença de Alzheimer. Monografia apresentada no Curso de Especialização em Nutrição Clínica INJC - UFRJ. 2008.

Blank M, Giannini T. Úlceras e feridas – as feridas tem alma. Dilivros, 2014, 847p.

Burlá C, Py L. Palliative care: science and protection at the end of live. Cad Saúde Pública. 2014; 30(6):1139-41.

Burlá C, Rego G, Nunes R. Alzheimer, dementia and the living will: a proposal. Medicine, Health Care and Philosophy. 2014; 17:389-95.

Duarte ACG, Castellani F. Semiologia nutricional. Axcel Books. Rio de Janeiro, 2002.

Féart C, Samieri C, Allès B, Barberger-Gateau P. Potential benefits of adherence to the Mediterranean diet on cognitive health. Proc Nutr Soc. Feb 2013; 72(1):140-52.

Frank AA, Carvalho B. Avaliação nutricional e planejamento dietético para idosos com doença de Alzheimer e suas interfaces. Petrópolis, RJ; 2009.

Frank AA, Soares EA. (Org.). Nutrição no envelhecer. São Paulo: Atheneu, 2012.

Freitas EV, Py L, Neri AL, Cançado FAX, Gorzoni ML, Rocha SM. Tratado de Geriatria e Gerontologia. In: Machado JCB. Doença de Alzheimer. Rio de Janeiro: Guanabara Koogan, 2002, p. 133-43.

Freitas EV, Py L, Neri AL, Cançado FAX, Gorzoni ML, Rocha SM. Tratado de Geriatria e Gerontologia. In: Machado JCB. Doença de Alzheimer. Rio de Janeiro: Guanabara Koogan, 2011, p. 288-318.

Guigoz Y. The mini nutritional assessment (MNA) review of the literature - what does it tell us? The Journal of Nutrition, Health and Ageing, v. 10, n. 6, p. 466-87, 2006.

Herrera EJ, Caramelli P, Silveira AAS, Nitrini R. Epidemiologic survey of dementia in a community--dwelling Brazilian population. Alzheimer Dis Assoc Disord, v. 16, n. 2, p. 103-8, 2002.

Holm B, Soderhamn O. Factors associated with nutrition status in a group of people in early stage of dementia. Clinical Nutrition, 2003; 22(4):285-389.

Hooshamand B et al. Vitamin D in relation to cognitive impairment cerebrospinal fluid biomarkers, and brain. The Journal of Gerontology, series A, biological sciences and medical sciences. 2014 sept 1; (69):1132-38.

I Consenso de Nutrição e Disfagia em Idosos Hospitalizados, coordenadora Najas M. Manole, 2011.

Instituto Brasileiro de Geografia e Estatística. Síntese de Indicadores Sociais uma Análise das Condições de Vida da População Brasileira (2012). Rio de Janeiro: IBGE. Relatório 2012: Demência - uma prioridade de saúde pública. Disponível em: http://www.alz.co.uk/WHO-dementia-report

Janickova H et al. Lipid – based diets effectively combat Alzheimer Research. Journal Current Alzheimer Research, v. 12, 2015.

LipiDidDiet. 28.05.2015, Dietary advice in relation to prevention of AD and cognitive impairment.

Lopes MA, Bottino C. Prevalência de demência em diversas regiões do mundo: Análise dos estudos epidemiológicos de 1994 a 2000. Arq. Neuro-Psiquiatr, v. 60, n. 1, p. 61-9, 2002.

Machado J, Caram CLB, Frank AA, Soares EA, Laks J. Estado nutricional na doença de Alzheimer. Rev. Assoc. Med. Bras. [Internet]. 2009 [citado 2015 Nov 11]; 55(2):188-191. Disponível em: http://www.scielo.br/scielo.php?script=sci_arttext&pid=S0104-42302009000200024&lng=pt. http://dx.doi.org/10.1590/S0104-42302009000200024.

Morris MC, Evans DA, Bienias JL et al. Dietary fats and the risk of incident Alzheimer disease. Arch Neurol. 2003; 60:194-200.

Nitrini R, Caramelli P, Herrera JR et al. Incidence of dementia in a community-dwelling Brazilian population. Alzheimer Dis. Assoc. Disord., v. 18, n. 4, p. 241-6, 2004.

Nitrini R. Diagnóstico de demência: avaliação clínica, neuropsicológica e através da tomografia computadorizada por emissão de fóton único. Tese (livre-docência). Faculdade de Medicina da Universidade de São Paulo, 1993.

Otaegui-Arrazola A, Amiano P, Elbusto A, Verdaneta E, Marinez-Lage P. Diet, Cognition, and Alzheimer's disease: food for thought, EUR J Nutri, 2014 fev; 53(1):1-23.

Rosa MO, Machado FS, Frusciante MR, Funchal C. O efeito protetor do resveratrol na doença de Alzheimer. Revista Brasileira Multidisciplinar – REBRAM. v. 28, n. 1, junho 2017.

Soininen H, Solomon A, Visser P, Hendrix S, Blennow K, Kivipelto M, Hartmann T. 24-month intervencion with specific multinutrient in people with a specific multinutrient in people with prodromal Alzheimer's disease (LipiDiDiet): a randomised, double-blind, controlled trial. Lancet Neurol. 2017; 16:965-75.

Unicovsky MAR; Abuchaim S. Úlceras de pressão. In: Busnello FM. Aspectos nutricionais no processo do envelhecimento. São Paulo; Atheneu, 2007, p. 211-22.

Vellas B et al. Overview of the MNA - Its History and Challenges. The Journal of Nutrition, Health and Ageing, v. 10, n. 6, p. 456-65, 2006.

Yannakoulia M, Kontogianni M, Scarmeas N. Cognitive health and Mediterranean diet: just diet or lifestyle pattern? Ageing Res Rev. Mar 2015; 20:74-8.

Zamboni P, Kik RME, Toé TFD. Demências. In: Busnello FM. Aspectos nutricionais no processo de envelhecimento. São Paulo: Atheneu, 2007 p. 191-5.

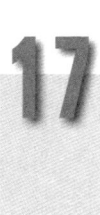

Bioética de Proteção à Pessoa Idosa

Ana Maria Florentino • Celina Szuchmacher Oliveira

Introdução

Este capítulo traz uma abordagem da Bioética no Envelhecer. Nesse sentido, as autoras, optaram em dividir o capítulo em quatro momentos. No primeiro momento discutem bioética de proteção e promoção. No segundo, a relação nutricionista/pessoa idosa e, nas pesquisas envolvendo idosos, priorizando o cuidado com responsabilidade e respeito à dignidade humana.

Em um terceiro momento, traz a questão da espiritualidade como uma reflexão da sua vida e uma proximidade com a sua finitude. O objetivo das autoras é auxiliar os nutricionistas na intervenção alimentar e nutricional, uma vez que a resistência na mudança de um comportamento alimentar é justificada pela proximidade do fim da vida.

O quarto momento as autoras trazem os cuidados paliativos como expansão dos serviços, revelando um quadro promissor, o que poderá permitir que todos recebam cuidados de forma integral e digna.

Bioética e envelhecimento

O termo *bioética* tem sua origem em 1970 com o Prof. Van Rensselaer Potter, sua grande preocupação era com a interação do problema ambiental às questões de saúde. E apresenta a bioética como uma nova ciência ética que combina humildade, responsabilidade, uma competência interdisciplinar, intercultural e que potencializa o senso de humanidade (Florentino et al., 2016).

A bioética é uma tomada de consciência ante as transformações históricas e sociais na sociedade contemporânea. As questões éticas têm influenciado o meio acadêmico e a sociedade a buscar respostas equilibradas ante as mudanças culturais, sociais, ambientais e tecnológicas.

Florentino et al. (2016), referenciando Berlinguer (1993), defendem que a bioética não se limita a ética médica e biológica e apresentam duas categorias para a bioética.

A primeira é a *Ética do dia a dia ou do cotidiano*, em que o confronto entre a vida e a antivida se faz necessário para resgatar a esperança, como exemplo, destacam-se a questão indígena, a exclusão social, o racismo, as desigualdades de gênero, o envelhecimento populacional, a miséria. Portanto, são os problemas morais envolvidos na vulnerabilidade humana (Schramm, 2008).

A partir da ética do cotidiano, vamos inserir o conceito da Bioética de Proteção que nos ilumina para o enfrentamento dos problemas morais na era da globalização. Pelo quadro de vulnerabilidade dos idosos, na década de 1990 inicia-se o período de garantia dos direitos a proteção à pessoa idosa.

Nesse sentido, as autoras deste capítulo propõem dois quadros em anexo (1 e 2), a partir da leitura do texto: "A bioética de proteção: uma ferramenta para a avaliação das práticas sanitárias?" (Schramm, 2017), entendendo que a saúde do idoso deve ser pensada a partir do diálogo interdisciplinar e a preocupação comum com a qualidade de vida da referida população.

Todos os direitos são inerentes à pessoa humana, o envelhecimento é um direito personalíssimo e sua proteção, um direito social. Os principais direitos estabelecidos são: direito à vida, à proteção, à saúde, ao trabalho, à previdência social, à educação, à cultura, ao lazer, à moradia e ao voto.

Nesse sentido, trazemos o Estatuto do Idoso como exemplo da disposição de normas gerais sobre a "proteção integral" aos idosos, em que o seu objetivo principal é de regular os direitos dessas pessoas em múltiplas esferas e dimensões. Incorpora novos elementos e enfoques, dando um tratamento integral que visa proporcionar o bem-estar dos idosos, com uma visão de longo prazo.

O Estado tem a obrigação de proteger, promover, prover e agir para impedir que terceiros (indivíduos, grupos, empresas e outras entidades) interfiram na realização ou atuem no sentido da violação do Direito Humano das pessoas ou grupos populacionais (Anexo 1). Para melhor entender a implementação de direitos, bem como a coerência entre os meios e os fins utilizados para garantidos mesmos, apresentamos as obrigações do Estado:

Obrigação de proteger

O Estado deve agir para impedir que terceiros (indivíduos, grupos, empresas e outras entidades) interfiram na realização ou atuem no sentido da violação do Direito Humano à alimentação adequada das pessoas ou grupos populacionais.

> Art. 9º É obrigação do Estado garantir à pessoa idosa a proteção à vida e à saúde, mediante a efetivação de políticas sociais públicas que permitam um envelhecimento saudável e em condições de dignidade.
>
> *(Estatuto do Idoso, 2003)*

> Art. 20. O idoso tem direito a educação, cultura, esporte, lazer, diversões, espetáculos, produtos e serviços que respeitem sua peculiar condição de idade.
>
> *(Estatuto do Idoso, 2003)*

Art. 43. As medidas de proteção ao idoso são aplicáveis sempre que os direitos reconhecidos nesta Lei forem ameaçados ou violados:

I – por ação ou omissão da sociedade ou do Estado;

II – por falta, omissão ou abuso da família, curador ou entidade de atendimento;

III – em razão de sua condição pessoal.

São exemplos do descumprimento da obrigação de proteção quando há desrespeito ou qualquer omissão do governo em relação a ações de terceiros que geram violação à Assistência Social, Saúde e ao Direito Humano à Alimentação Adequada (Anexo 1: Leis que garantem e protegem o direito do idoso).

Obrigação de promover

A obrigação de promover significa que o Estado deve envolver-se pró-ativamente em atividades destinadas a fortalecer o acesso de pessoas a recursos, meios e sua utilização por elas, para a garantia de seus direitos humanos, como também reparar em caso de violação de seus direitos (Anexo 2: Políticas que promovem uma longevidade saudável).

A obrigação de promover está configurada em alguns artigos do Estatuto do Idoso (2003) que destacamos:

Art. 15. É assegurada a atenção integral à saúde do idoso, por intermédio do Sistema Único de Saúde (SUS), garantindo-lhe o acesso universal e igualitário, em conjunto articulado e contínuo das ações e serviços, para a prevenção, promoção, proteção e recuperação da saúde, incluindo a atenção especial às doenças que afetam preferencialmente os idosos.

§ 1º A prevenção e a manutenção da saúde do idoso serão efetivadas por meio de:

I – cadastramento da população idosa em base territorial;

II – atendimento geriátrico e gerontológico em ambulatórios;

III – unidades geriátricas de referência, com pessoal especializado nas áreas de geriatria e gerontologia social;

IV – atendimento domiciliar, incluindo a internação, para a população que dele necessitar e esteja impossibilitada de se locomover, inclusive para idosos abrigados e acolhidos por instituições públicas, filantrópicas ou sem fins lucrativos e eventualmente conveniadas com o poder público, nos meios urbano e rural;

V – reabilitação orientada pela geriatria e gerontologia, para redução das sequelas decorrentes do agravo da saúde.

Art. 23. A participação dos idosos em atividades culturais e de lazer será proporcionada mediante descontos de pelo menos

50% (cinquenta por cento) nos ingressos para eventos artísticos, culturais, esportivos e de lazer, bem como o acesso preferencial aos respectivos locais.

Art. 39. Aos maiores de 65 (sessenta e cinco) anos fica assegurada a gratuidade dos transportes coletivos públicos urbanos e semiurbanos.

Obrigação de prover

Assim destacamos no Estatuto do Idoso, o Capítulo III, que trata sobre a obrigação do Estado em assegurar o provimento de alimentos aos Idosos:

Art. 13. As transações relativas a alimentos poderão ser celebradas perante o promotor de justiça ou defensor público, que as referendará, e passarão a ter efeito de título executivo extrajudicial nos termos da lei processual civil.

Art. 14. Se o idoso ou seus familiares não possuírem condições econômicas de prover o seu sustento, impõe-se ao Poder Público esse provimento, no âmbito da assistência social.

Reforçamos no Art. 14 a obrigação do Estado em prover alimentos diretamente a indivíduos ou grupos incapazes de obtê-los por conta própria, até que alcancem condições de fazê-lo. Portanto, a obrigação de prover está mais particularmente relacionada com o direito fundamental de todos em estarem livre da fome e de terem acesso a uma alimentação equilibrada e variada.

Um Estado deve prover o Direito Humano à Alimentação Adequada (DHAA) de determinados indivíduos ou grupos, por meio de transferência de renda ou renda básica; entrega de alimentos em conformidade com as especificidades de cada grupo, população, comunidade ou outros esquemas de seguridade social.

É importante, contudo, que, em paralelo a essas ações, sempre haja planejamento e estratégias para garantir o respeito, a proteção e a promoção do DHAA, isto é, o exercício do direito humano à alimentação de forma soberana e autônoma.

No capítulo VIII, da Assistência Social, no artigo 34, estabelece que:

Aos idosos, a partir de 65 (sessenta e cinco) anos, que não possuam meios para prover sua subsistência, nem de tê-la provida por sua família, é assegurado o benefício mensal de 1 (um) salário mínimo, nos termos da Lei Orgânica da Assistência Social (LOAS).

Nestes 14 anos do Estatuto dos Idosos, não foram estabelecidas prioridades para a sua implementação nem fontes para o seu financiamento. Por isso, os custos de algumas medidas propostas estão sendo divididas com a sociedade, o que pode ameaçar a solidariedade intergeracional.

A segunda categoria da Bioética, por Berlinguer, seria a de *Situações – limite ou de fronteira* que se relaciona com o avanço tecnológico na área médica e na biologia, como exemplo: o aborto; a eutanásia e a distanásia:[1] a engenharia genética, a experimentação com seres humanos, entre outros.

Neste tópico nós buscamos sobre a dignidade de uma finitude em que a morte na idade avançada seja um rito de passagem com respeito ao indivíduo que colaborou na construção da sociedade em que vivemos.

A intervenção tecnológica que ocorre sobre o ciclo vital possibilitou o aumento da expectativa de vida da população. Por sua vez, as perdas de pessoas próximas reafirmam a noção de finitude do ser. Em situações de sofrimento, de incapacidades instaladas no organismo, o ato de morrer pode passar a ser concebido, por alguns, como uma alternativa de alívio para si e para a família (Sommerhalder & Goldstein, 2006).

Além disso, nas investigações científicas em que a população idosa esteja incluída, ela deverá ser tratada com dignidade, respeitada nas suas decisões, e defendidas em situações de vulnerabilidade e fragilidade (Brasil, 2012). A incapacidade funcional, seja ela definitiva ou temporária, permite ao idoso instituir um rol de prioridades de acordo com suas escolhas, opiniões e desejos, sendo estes estabelecidos por uma procuração que geralmente é dada ao membro familiar que assume ser o provedor das decisões do idoso.

Assim, para a pesquisa envolvendo idosos requer a atenção na obtenção do Termo de Consentimento Livre e Esclarecido. No momento da efetivação do Termo, o profissional deve exigir a participação de um membro familiar designado pelo idoso para acompanhar os propósitos da investigação, assegurando a autonomia, a privacidade, a confidencialidade, a beneficência, a justiça e que esteja livre de prejuízos e riscos à saúde.

Os elementos fundamentais do Termo são: a informação, a compreensão, a voluntariedade e a autorização, os quais são aprovados pelo Comitê de Ética e Pesquisa. Os princípios éticos são os mesmos aplicados às demais faixas etárias e grupos vulneráveis, de acordo com a Resolução nº 466/2012 (Brasil, 2012).

Princípios da bioética na relação nutricionista – pessoa idosa

No contexto da gerontologia, ao se considerar a autonomia ou o princípio bioético do respeito à pessoa, discute-se sua competência em lidar e tomar decisões mesmo antes do surgimento de uma incapacidade funcional, como: patologias, limitações cognitivas, maus-tratos, cultura, ou até mesmo a própria família (Segre, 2002; Pessini, 2006).

Com o aumento da população idosa emergiu a necessidade de participação ativa nos diferentes campos de prática profissional e isso provocou o surgimento de debate que emergissem reflexões e discussões sobre a vulnerabilidade do idoso no seu viver em família e sociedade.

---

[1]*Eutanásia* é entendida como morte provocada por sentimento de piedade à pessoa que sofre. Em vez de deixar a morte acontecer a eutanásia age sobre a morte, antecipando-a. Assim, a eutanásia só ocorrerá quando a morte for provocada em pessoa com forte sofrimento, doença incurável ou em estado terminal e movida pela compaixão ou piedade. Portanto, se a doença for curável não será eutanásia, mas sim o homicídio tipificado no art. 121 do Código Penal, pois a busca pela morte sem a motivação humanística não pode ser considerada eutanásia. *Distanásia* é o prolongamento artificial do processo de morte e, por consequência, prorroga também o sofrimento da pessoa (Diniz MH. O estado atual do biodireito. São Paulo: Saraiva, 2001).

Entende-se por autonomia a pessoa com plena consciência de seus atos, direitos e deveres, que seja capaz de tomar decisões em conformidade com seus objetivos, escolhas, opiniões, metas e desejos. Para tal, que seja capaz de agir para que a decisão se concretize.

A dependência para a realização de atividades da vida diária (AVD) e a diminuição da autonomia da pessoa idosa pode influenciar negativamente, no seu processo de envelhecimento seja ele um idoso asilado ou em sua residência. Em contrapartida, esse processo pode levar esse idoso a ser resiliente o que o faz enfrentar o declínio fisiológico (Del Luca et al., 2011; Moraes et al., 2010).

O equilíbrio entre o envelhecimento psíquico e biológico é, portanto, o caminho para o encontro da autonomia e independência. Acredita-se que pessoas idosas autônomas, que apresentam convívios sociais efetivo, bem integradas às famílias, ampliam sua capacidade para recuperar-se dos agravos de saúde e aperfeiçoar sua longevidade. Quando há o prejuízo na autonomia da pessoa idosa isso comprometerá diretamente sua qualidade de vida e toda a dinâmica familiar (Moraes et al., 2010; Torres et al., 2009).

A cultura que valoriza a autonominado idoso é percebida por aquela que direciona a comunidade ao respeito e obediência aos anciãos pela sua inteligência, experiência e sabedoria conquistada com o tempo. Exemplo das culturas indígenas no Brasil e as não ocidentais (Saquetto et al., 2013).

Vejamos as relações que comprometem a autonomia da pessoa idosa:

1. Profissional × idoso

A relação profissional-idoso deve ser construída com base no respeito, honestidade, lealdade e compromisso com o idoso, mediante as informações que lhe são confiadas. A relação se efetiva à medida que o idoso sinta a confiança recíproca. É direito de toda a pessoa saber ou não saber sobre o seu processo saúde-doença. No entanto, surgem dilemas em que a família omite as informações da saúde ao idoso. Tal comportamento familiar impede que ele possa tomar uma decisão sobre o seu processo saúde-doença.

Portanto, a relação nutricionista-idoso deve ser transparente e clara, preservando o vínculo e reconhecendo a pessoa idosa com autonomia para a tomada de decisão sobre o seu processo saúde-doença.

2. Profissional × familiares

Atualmente, emerge um grande desafio à família, visto que, o aumento da expectativa de vida permite um maior vínculo do idoso com seus membros familiares. As relações familiares geram responsabilidades para o cuidado do membro fragilizado que necessita de atenção no domicílio. Entretanto, a institucionalização poderá ser frequente, à medida que o idoso apresente dependência para suas atividades cotidianas.

A relação familiar em um momento de dependência gera mudanças dos papéis sociais da família. Salienta-se que a convivência de diversas gerações pode contribuir para o desentendimento, devido às percepções e às visões de mundo pela cultura e valores de cada época. No entanto, a inclusão social do idoso na família possibilita um reconhecimento das potencialidades e fragilidades, enquanto ser social e amado por seus membros familiares no convívio do domicílio.

A observação por parte do profissional quanto ao abuso e maus-tratos na velhice vem sendo discutida nos âmbitos sociais de cuidado. O abuso pode ser definido como dano físico (lesões, fraturas e queimaduras) intencional ou de omissão, situações de negligência (não prover as necessidades vitais ou instrumentais), danos psicológicos (ofensas, insultos e humilhação) e socioeconômicos (espoliação e apropriação de bens).

O nutricionista, em sua prática cotidiana e nos diversos espaços institucionais, deve assumir o compromisso ético de pautar o seu exercício profissional em benefício do idoso, estando atento aos aspectos voltados para sua relação com o idoso, família e sociedade.

Espiritualidade como uma reflexão da vida e a proximidade com a finitude

O nosso objetivo em levantar esta discussão neste capítulo é pautar a fé como uma aliada para a busca de um envelhecimento bem-sucedido, conforme descrito na Figura 17.1. O envelhecimento bem-sucedido é a interseção entre as variáveis que compõe o envelhecer: ausência de doenças e incapacidades, espiritualidade, alto funcionamento físico e cognitivo e envolvimento na sociedade.

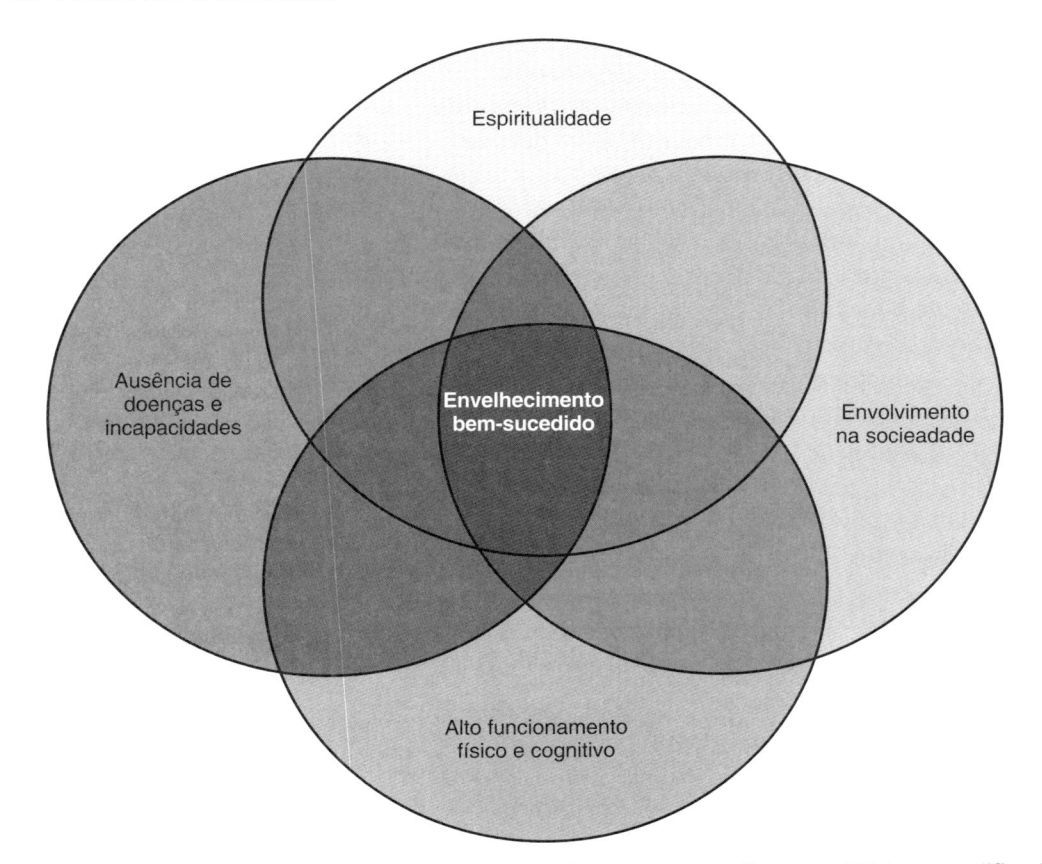

FIGURA 17.1 Modelo de envelhecimento bem-sucedido proposto por Rowe and Kahn e modificado por Crowther et al., 2002.
Fonte: Rowe and Kahn, modificado por Crowther et al., 2002.

Segundo a Associação Mundial de Psiquiatria (2016), a fé proporciona bem-estar mental e contribui na superação das adversidades, além do mais proporciona o enfrentamento de doenças. Para Tillich (1985) a fé é um possível caminho na busca pelo sagrado, em que o sagrado é algo que toca incondicionalmente, assinalando para o infinito

A conexão com Deus ou poder maior é considerada um componente chave da espiritualidade, estando associada ao eu e ao próprio modo de estar na vida. Assim, a espiritualidade favorece a resiliência e o envelhecimento bem-sucedido (Lucchetti, 2011).

A epidemiologia da Religião no Idoso é descrita na pesquisa promovida pelo Instituto Gallup Internacional (James, 2005), que envolveu cerca de 50.000 pessoas em 65 países do mundo, mais de um terço dos entrevistados revelaram ser religiosos e os idosos foram aqueles com maior grau de religiosidade (quase 70% declararam-se religiosos, em oposição a 60% dos jovens).

Nesse sentido, destacamos no Censo Demográfico de 2010 (IBGE, 2010) os resultados que mostraram o crescimento da diversidade de grupos religiosos no Brasil, que estão apontados na Tabela 17.1. A proporção de católicos seguiu a tendência de redução observada nas duas décadas anteriores, embora tenha permanecido majoritária. Em paralelo, consolidou-se o crescimento da população evangélica que passou de 15,4% em 2000 para 22,2% em 2010. Dos que se declararam evangélicos, 60% eram de origem pentecostal, 18,5% evangélicos de missão e 21,8%, evangélicos não determinados.

A pesquisa indica também o aumento do total de espíritas e dos que se declararam sem religião (ainda que em ritmo inferior ao da década anterior). E do conjunto pertencente às outras religiosidades registrou-se aumento entre a população que se declarou sem religião. Em 2000 eram quase 12,5 milhões (7,3%) ultrapassando os 15 milhões em 2010 (8,0%). Os adeptos da umbanda e do candomblé mantiveram-se em 0,3% em 2010.

A nossa intenção em apresentar estes resultados não é de enfatizar qual a religião tem mais adeptos, mas sim de enfatizar a religiosidade da população idosa como uma reflexão dos diferentes aspectos do envelhecimento e, nesse sentido, se a questão da finitude parecia longínqua, pouco pensada, na velhice, torna-se mais próxima e até real. A morte de pais, parentes e amigos remete imediatamente à própria morte. O retorno a uma prática religiosa passa a ser mais evidente, sendo por muitos percebidos como indispensável (Cavalcante et al., 2017).

Cabe diferenciar alguns conceitos básicos sobre Religião, Religiosidade e Espiritualidade. Segundo Koenig et al., no livro *Handbook of Religion and Health*:

- Religião é o sistema organizado de crenças, práticas, rituais e símbolos designados para facilitar o acesso ao sagrado, ao transcendente (Deus, força maior, verdade suprema).
- Religiosidade é o quanto um indivíduo acredita, segue e pratica uma religião. Pode ser organizacional (participação na igreja ou templo religioso) ou não organizacional (rezar, ler livros, assistir a programas religiosos na televisão).
- Espiritualidade é uma busca pessoal para entender questões relacionadas com a vida, o seu sentido, sobre as relações com o sagrado ou transcendente que podem ou não levar ao desenvolvimento de práticas religiosas ou formações de comunidades religiosas.

Tabela 17.1
População residente, por religião, segundo a situação do domicílio e os grupos de idade – Brasil

Situação do domicílio e Grupos de Idade	População residente								
			Religião						
	Total (1)	Católica apostólica romana	Evangélicas			Espírita	Umbanda e Candomblé	Outras religiosidades	Sem religião
			De missão	De origem pentecostal	Outras evangélicas				
60-69 anos	11.56.075	7.988.403	432.270	1.294.908	434.628	309.074	34.789	309.712	543.056
70-79 anos	6.315.424	4.587.758	250.333	669.949	217.848	148.364	15.338	177.304	244.453
80 anos ou mais	2.917.391	2.195.152	114.478	262.242	90.430	64.486	5.082	82.668	100.506
Urbana									
60-69 anos	9.521698	6.529.068	367.681	1.125.112	401.337	302.050	34.061	283.492	479.447
70-79 anos	5.324.332	3.781.075	213.915	587.102	202.008	144.800	14.990	163.155	213.566
80 anos ou mais	2.476.433	1.831.163	98.852	228.677	84.529	63.367	4.949	76.226	86.534
Rural									
60-69 anos	1.834.377	1.468.335	64.589	169.796	33.291	7.025	728	26.220	63.609
70-79 anos	991.092	806.504	36.418	82.847	15.839	3.563	348	14.149	30.887
80 anos ou mais	440.958	363.989	15.626	33.565	5.902	1.119	133	6.442	13.973

Fonte: Censo Demográfico IBGE - Religião, 2010.

Para Gutz & Camargo (2013), em sua pesquisa sobre as representações sociais da espiritualidade entre idosos, eles observaram que o fato de a velhice ser considerada a última etapa da vida faz com que ocorra um aumento na frequência em pensar a vida e a morte. No decorrer do processo de envelhecimento, são utilizados recursos cognitivos, emocionais e sociais para enfrentar situações inusitadas, originados do sistema de crenças e valores socialmente construídos e compartilhados. A espiritualidade pode ser contemplada na velhice como um dos recursos de enfrentamento para situações adversas, constituindo-se de aspectos emocionais e motivacionais na busca de um significado para a vida.

A espiritualidade remete a uma questão universal relacionada com o significado e o propósito da vida, a espiritualidade é um fenômeno natural do processo de desenvolvimento e envelhecimento que requer não só sentimento, como também pensamento. Funciona como um recurso interno do indivíduo, que pode ser acionado pelo contato com a natureza, com as artes, com a experiência de doação de si ou com o engajamento em causas que visam ao bem coletivo, não necessariamente relacionado com a devoção a alguma divindade (Baker & Nussbaum, 1998).

A dimensão horizontal da espiritualidade se estende pelas experiências comuns do dia a dia, visando ao bem-estar social, enquanto a "dimensão vertical" considera a busca para alcançar Deus, um poder superior. A espiritualidade ainda pode ser compreendida como constituída de quatro componentes: realidade existencial ou significado e forma de estar na vida; transcendência; conexão e integridade; e presença de uma força unificadora ou energia: o "sagrado", que aparece tanto como um forte elemento na definição de espiritualidade como de religiosidade (Gutz & Camargo, 2013).

Resumindo, a espiritualidade e o envolvimento em religiões organizadas podem proporcionar aumento do senso de propósito e significado da vida, que são associados à maior capacidade do ser humano em responder de forma positiva às demandas do cotidiano.

Cuidados paliativos em idosos

A longevidade vem aumentando em todo o mundo, e, com isso, cresce também a necessidade de oferecer assistência e intervenção de qualidade ao idoso que se encontra doente e muitas vezes com enfermidade em fase avançada de evolução clínica, sobretudo no caso de doenças crônicas, como demências, neoplasias, pneumopatas, cardiopatas e nefropatas (Coelho, 2015).

A mudança do perfil epidemiológico da população e o aumento significativo do número de idosos levaram entidades, organizações internacionais e profissionais de saúde a refletirem sobre o cuidado no atendimento a esse segmento populacional.

É dentro deste contexto que surgem os cuidados paliativos. Estes originalmente foram concebidos como uma estratégia para atender às necessidades de pacientes com câncer em fase terminal. Hoje, porém, essa noção tem se expandido, sendo cada vez mais aplicada ao cuidado de uma gama de doenças sem possibilidades terapêuticas, incluindo aquelas de longa duração, como demência e outras doenças neurológicas (Paiva, 2014).

A Organização Mundial da Saúde (OMS), em 1990, definiu cuidados paliativos como:

> *Abordagem multidisciplinar de assistência para doentes crônicos, cuja enfermidade está em progressão e que ameaça a continuidade da vida* (grifo nosso).
>
> *(Paiva, 2014).*

Os referidos cuidados têm como objetivo:

> *Aliviar sintomas indesejáveis, decorrentes de alguma enfermidade ou tratamento promovido por equipe multidisciplinar, para melhorar a qualidade de vida tanto dos pacientes quanto de seus familiares. Desse modo, o sofrimento poderá ser mitigado de forma preventiva, tratando não apenas a dor, mas também dos sintomas físicos, sociais, psicológicos e espirituais* (grifo nosso).
>
> *(Paiva et al., 2014).*

No Brasil, o cuidado paliativo iniciou na década de 1980, apresentando crescimento significativo a partir do ano 2000, com a consolidação dos serviços existentes bem como pela promoção de novas iniciativas. Atualmente, a perspectiva de expansão dos serviços revela um quadro promissor, o que poderá permitir que todos recebam cuidados de forma integral e digna. O Rio Grande do Sul foi o primeiro estado a contar com o Serviço de Cuidados Paliativos. Mas somente em 1997, com a fundação da Associação Brasileira de Cuidados Paliativos (ABCP), em São Paulo, é que este tema foi introduzido na formação de profissionais de saúde (Nickel et al., 2016).

Tendo como referência o que está descrito pela Associação Europeia de Cuidados Paliativos, a Associação Brasileira desenvolveu seu estatuto adaptado à nossa realidade, no qual os objetivos são:

> *Proporcionar o vínculo científico e profissional entre aqueles que praticam e estudam as disciplinas ligadas aos cuidados nas enfermidades crônico-degenerativas em fase avançada e terminal; aperfeiçoar a qualidade dos serviços prestados; fomentar pesquisas; desenvolver, assessorar programas curriculares e acadêmicos de educação na área de saúde; promover a qualidade de vida dos enfermos nos diferentes níveis de atenção; e estudar e discutir problemas éticos e suas implicações na prática de Cuidados Paliativos* (grifo nosso).
>
> *(Nickel et al., 2016).*

Para atendimento a essa demanda, o Ministério da Saúde inaugurou no Instituto Nacional do Câncer (INCA) sua primeira Unidade Hospitalar de Cuidados Paliativos, cuja filosofia se expandiu posteriormente para outras instituições e estados. Em 2005, um grupo de médicos fundou a Academia Nacional de Cuidados Paliativos (ANCP), com o objetivo de estimular a atuação de profissionais paliativistas no país. E, em 12 de dezembro de 2006, foi instituída a Câmara Técnica em Controle da Dor e Cuidados Paliativos pelo Ministério da Saúde (Nickel et al., 2016).

Em 2005, na 33ª sessão da Conferência Geral da Unesco, foi publicada a Declaração Universal sobre Bioética e Direitos Humanos, que embora não ressalte especificamente o tema de cuidados paliativos, é enfática em reconhecer a preocupação que a ciência deve ter com a melhoria da qualidade de vida das pessoas, procurando promover o bem-estar individual, das famílias, grupos, comunidades e da humanidade em geral. Os cuidados paliativos podem ser uma forma pela qual os profissionais da saúde vivenciam essa preocupação, corroborando a citada declaração universal (Crippa et al., 2015).

A publicação de tais documentos só reforça o quanto o tema ganhou destaque em nível nacional e mundial chamando atenção para importância de sensibilizar os profissionais e as instituições formadoras para esse novo olhar no cuidado com o idoso.

Apesar de a história dos cuidados paliativos serem relativamente recente no Brasil, a trajetória dessa discussão contribuiu para o conhecimento dos profissionais de saúde e reorganização do modelo de assistência prestada aos pacientes sem prognóstico de cura, favorecendo assim o processo de cuidado e valorização do ser humano (Nickel et al., 2016).

Aliar a dimensão do cuidado à ética e aos cuidados paliativos implica pensar o ser humano, ter escuta, permitindo ao indivíduo a possibilidade de se expressar, ficar atento a sua história, escolhas e decisões. Abrir um canal que permita o diálogo estimulando que o indivíduo possa discorrer sobre sua trajetória de vida (Paiva et al., 2014).

Essa dimensão ética do cuidado se traduz em documento criado em 2009, pela Universidade Aberta da Terceira Idade – UNATI/UERJ intitulado Manual de Cuidados Paliativos em pacientes com câncer (UNIDADE DE CUIDADOS, 2009).

No referido documento é explicitado a importância da atuação multiprofissional na promoção da qualidade de vida de pacientes em estado terminal. Destacamos o papel do nutricionista na equipe para criar estratégias que possam contribuir com a qualidade de vida do idoso. Para tal, alguns aspectos devem ser considerados, o primeiro aspecto é a escolha do idoso que sempre deve ser levada em consideração no plano de cuidados, respeitando-se os princípios da bioética, em especial o da autonomia, assim como a participação direta dos cuidadores e familiares. A alimentação deve ser fornecida conforme a tolerância, respeitando as necessidades e as preferências individuais. As refeições devem ser momentos de compartilhar alegria, prazer, estimular a memória cristalizada, fluida e a socialização.

O nutricionista tem um papel fundamental no plano de cuidados devendo ser flexível e atender na medida do possível as solicitações dos idosos contribuindo para seu bem-estar (UNIDADE DE CUIDADOS, 2009).

Considerações finais

As autoras entendem a integralidade não apenas como um princípio do Sistema Único de Saúde (SUS), mas também como uma discussão e um olhar para a prática na área da saúde e que está relacionada com a abordagem integral de compreensão do ser humano. Para tal, trazemos um estudo de caso (Anexo 3) com a finalidade de discutirmos e entender que a atuação do nutricionista perpassa pelo olhar integral da saúde do idoso.

Nesta perspectiva, a ação integral em saúde e nutrição estará associada ao tratamento respeitoso, digno, com qualidade e acolhimento.

Referências bibliográficas

Baker DC, Nussbaum PD. Religious practice and spirituality then and now: a retrospective study of spiritual dimensions of residents residing at a continuing care retirement community. J Relig Gerontol. 1998; 10(3):33-51.

Brasil. Presidência da República. Lei n. 8.742 de 7 de dezembro de 1993. Dispõe sobre a Lei Orgânica da Assistência Social.

Brasil. Ministério da Saúde. Estatuto do Idoso/Ministério da Saúde. 2. ed. rev. Brasília: Editora do Ministério da Saúde, 2007. 70p. (Série E. Legislação de Saúde.)

Brasil. Ministério da Saúde. Conselho Nacional de Saúde. Resolução n. 466, de 12 de dezembro de 2012. Diretrizes e normas regulamentadoras de pesquisas envolvendo seres humanos.

Camarano AA. Brasil. Secretaria de Assuntos Estratégicos da Presidência da República. Instituto de Pesquisa Econômica e Aplicada. Estatuto do idoso: avanços e contradições: textos para discussão. Rio de Janeiro, 2013. 27p.

Cavalcante AM. Psiquiatria on line Brasil: a psicologia do idoso. Disponível em: http://www.polbr. med.br/ arquivo/mour0502.htm. Acesso em: 16 dez 2017.

Coelho ME, Ferreira AC. Cuidados paliativos: narrativas do sofrimento na escuta do outro. Rev. Bioét. (Impr.). 2015; 23(2):340-8. Disponível em: http://www.albertolins.caldas.unir.br/capsula.html.

Crippa A et al. Aspectos bioéticos nas publicações sobre cuidadospaliativos em idosos: análise crítica. Rev. Bioét. (Impr.). 2015; 23(1):149-60. Disponível em: http://dx.doi.org/10.1590/1983-804220152310550

Crowther MR et al. Rowe and Kahn's model of successful aging revisited: positive spirituality- the forgotten factor. The Gerontologist. 2002; 42(5):613-20.

Del Duca GF, Thume E, Hallal PC. Prevalência e fatores associados ao cuidado domiciliar a idosos. Rev. Saúde Pública. 2011; 45(1):1-8.

Florentino A et al. Exercício profissional, ética e bioética. In: Silva CVC et al. Quimo nutrição: teorias & dicas questões de provas comentadas. Rio de Janeiro: Águia Dourada, 2016. p. 427-41.

Gutz L, Camargo BV. Espiritualidade entre idosos mais velhos: um estudo de representações sociais. Rev. Bras Geriatr. Gerontol., Rio de Janeiro, 2013; 16(4):793-804.

Instituto Brasileiro de Geografia e Estatística. Censo Demográfico IBGE – Religião, 2010. Acesso em: 16 dez 2017.

James M. Voice of the people 2005: religiosity around the world. Gallup International. Disponível em: http://extranet.gallup-international.com/uploads/internet/Religiosity%20around%20the %20world%20VoP%2005%20press%20release.pdf. Acesso em: 16 dez 2017

Lucchetti G et al. O idoso e sua espiritualidade: um pacto sobre diferentes aspectos do envelhecimento. Rev Bras Geriatr e Gerontol, 2011 jan-mar. Disponível em: http:// revista.unati.uerj.br/pdf/ rbgg/v14n1/v14numa16.pdf. Acesso em: 16 dez 2017.

Moraes EN, Moraes FL, Lima SPP. Características biológicas e psicológicas do envelhecimento. Rev. Méd Minas Gerais. 2010; 20(1):67-73.

Nickel L et al. Grupos de pesquisa em cuidados paliativos: a realidade brasileira de 1994 a 2014. Research groups in palliative care: the brazilian reality from 1994 to 2014. Grupos de investigación en cuidados paliativos: la realidade brasileña de 1994 a 2014. Escola Anna Nery. 2016; 20(1):70-6.

Paiva FC et al. Ética em cuidados paliativos: concepções sobre o fim da vida. Rev. Bioét. (Impr.) 2014; 22(3):550-60. Disponível em: http://dx.doi.org/10.1590/1983-80422014223038.

Pessini L. Bioética, envelhecimento humano e dignidade no adeus à vida. In: Cançado FAX, Doll J, Gorzoni ML (Coord.). Tratado de geriatria e gerontologia. Rio de Janeiro: Guanabara; 2006.

Rowe JW, Kahn RL. Successful aging. The Gerontologist. 1997; 37(4):433-40.

Saquetto M et al. Aspectos bioéticos da autonomia do idoso. Rev. Bioét. (Impr.) 2013; 21(3):518-24.

Segre M. Bioética. Definição de bioética e sua relação com a ética, deontologia e diceologia. In: Segre M, Cohen C (Org.). Bioética. 3. ed. São Paulo: Edusp; 2002.

Sommerhalder C, Goldstein LL. O papel da espiritualidade e da religiosidade na vida adulta e na velhice. In: Freitas EV, Py L, Cançado FAX, Doll J, Gorzoni ML (Org.). Tratado de geriatria e gerontologia. 2. ed. Rio de Janeiro: Guanabara Koogan; 2006. p. 1307-15.

Schramm FR. Bioética de proteção: ferramenta válida para enfrentar problemas morais na era de globalização. Bioética. 2008; 16(1):11-23.

Schramm FR. A bioética de proteção: uma ferramenta para a avaliação das práticas sanitárias? Ciência & Saúde Coletiva. 2017; 22(5):1531-8.

Tillich P. Dinâmica da fé. 3. ed. São Leopoldo: Sinodal; 1985.

Torres GV, Reis LA, Reis LA, Fernandes MH. Qualidade de vida e fatores associados em idosos dependentes em uma cidade do interior do Nordeste. J. Bras. Psiquiatr. 2009; 58(1):39-44.

Unidades de Cuidados. Manual de cuidados paliativos em pacientes com câncer. 1. ed. Rio de Janeiro, 2009, 85p.

World Psychiatric Association (WPA) Position Statement on Spirituality. Disponível em: http://www. wpanet.org/detail.php? section_id=8&category_id=171&content_id=1821.

ANEXO 1

Quadro A.1 Leis que garantem e protegem o direito do idoso		
Obrigação de Proteção		
Legislação	Finalidade	Link para consulta
Lei Orgânica da Saúde nº 8.080/90	Diretrizes para organização e funcionamento do Sistema de Saúde Brasileiro.	http://portalms.saude.gov.br/vigilancia-em-saude/vigilancia-ambiental/vigifis/legislacao-e-portarias
Lei Orgânica da Assistência Social nº 8.742/93	Dispõe sobre a organização da Assistência Social e dá outras providências.	http://www.planalto.gov.br/ccivil_03/leis/L8742compilado.htm.
Estatuto do Idoso – Lei nº 10.741/2003	Destinado a regular os direitos assegurados às pessoas com idade igual ou superior a 60 (sessenta) anos.	http://www.planalto.gov.br/ccivil_03/leis/2003/L10.741.htm
Resolução nº 466/2012	Aprovar as seguintes diretrizes e normas regulamentadoras de pesquisas envolvendo seres humanos.	http://conselho.saude.gov.br/resolucoes/2012/reso466.pdf.
Emenda Constitucional nº 64	Inclui a alimentação no artigo 6º da Constituição Federal. No entanto, isso não significa necessariamente a garantia da realização desse direito na prática, o que permanece como um desafio a ser enfrentado.	http://www4.planalto.gov.br/consea/comunicacao/artigos/2014/direito-humano-a-alimentacao-adequada-e-soberania-alimentar.

Fonte: as autoras.

ANEXO 2

Quadro A.2 Políticas que promovem uma longevidade saudável		
Obrigação de promoção		
Política Nacional de Promoção da Saúde (PNPS)	Baseia-se no conceito ampliado de saúde e no referencial teórico da promoção da saúde como um conjunto de estratégias e formas de produzir saúde, no âmbito individual e coletivo.	Ações específicas: Divulgação e implementação da Política Nacional de Promoção da Saúde; Alimentação saudável; Prática corporal/ atividade física; Prevenção e controle do tabagismo; Redução da morbimortalidade em decorrência do uso abusivo de álcool e outras drogas; Redução da morbimortalidade por acidentes de trânsito; Prevenção da violência e estímulo à cultura de paz; Promoção do desenvolvimento sustentável.
Disponível em: http://bvsms.saude.gov.br/bvs/publicacoes/politica_nacional_promocao_saude_3ed.pdf		
Política Nacional de Práticas Integrativas e Complementares (PNPIC)	Baseiam-se num modelo de atenção humanizada, centrada na integralidade do cuidado.	Contempla as áreas de homeopatia, plantas medicinais e fitoterapia, medicina tradicional chinesa/acupuntura, medicina antroposófica e termalismo social – crenoterapia. Em março de 2017, foram incluídas as práticas: Arteterapia, Ayurveda, Biodança, Dança circular, Meditação, Musicoterapia, Naturopatia, Osteopatia, Quiropraxia, Reflexoterapia, Reiki, Shantala, Terapia comunitária integrativa e yoga.
Disponível em: http://bvsms.saude.gov.br/bvs/publicacoes/politica_nacional_praticas_integrativas_complementares_2ed.pdf		
Universidade Aberta à Terceira Idade	Abordagem interdisciplinar, na qual está ancorada a educação permanente, a pessoa idosa é estimulada a assumir o papel de protagonista do seu aprendizado.	Construção da Cidadania da Pessoa Idosa.
Disponível em: http://www.en.ipea.gov.br/agencia/images/stories/PDFs/livros/livros/161006_livro_politica_nacional_idosos_capitulo6.pdf		

Fonte: as autoras.

ANEXO 3

Estudo de caso

Essa dimensão do cuidado pode ser ilustrada com uma situação real que ocorreu em uma Instituição de Longa Permanência para Idosos no município do Rio de Janeiro:

"O Sr. Alberto tinha 87 anos, andava muito triste, chorava muito e pedia aos auxiliares de enfermagem uma fritada de batata frita. Como esta preparação não constava no cardápio da instituição sempre era negado e o sr. Alberto permanecia mergulhado em sua tristeza. Essa situação foi relatada ao nutricionista, que imediatamente foi conversar com seu Alberto e entender o motivo de tanta tristeza. Ele relatou que sua avó fazia essa fritada quando ele era criança e essa preparação lhe trazia boas lembranças. A nutricionista explicou que não poderia fazer do jeito que sua avó preparava, mas iria fazer o possível. No dia seguinte, chegou o momento tão esperado, foi servido na hora do almoço a fritada de batata assada. A partir daquele dia o sr. Alberto passou a sorrir e aquela tristeza que o amargurava deu lugar a maravilhosas lembranças".

Algumas questões para debate:

- Qual a questão central trazida neste caso apresentado?
- Se você fosse o nutricionista o que faria? Justifique.
- A atitude do profissional contraria valores e preceitos estabelecidos no Código de Ética e Conduta do nutricionista?
- Dentro do caso apresentado quais são os princípios da Bioética envolvidos?
- Você identifica questões referentes aos cuidados paliativos? Quais?

Alimentação na Doença de Alzheimer: A Dificuldade do Cuidador Familiar em Reconhecer Alterações Comportamentais Relacionadas à Alimentação

Advá Griner • Liliane C. Pacheco • Luciana Branco da Motta

Introdução

Assumir os cuidados de um idoso com Doença de Alzheimer (DA) em casa traz implicações para toda a família e particularmente para o eleito, dentro do círculo familiar, como o cuidador principal. Geralmente leigo, assume funções para as quais, na maioria das vezes, não está preparado, envolvendo-se em praticamente todos os aspectos do cuidado e assumindo, progressivamente, responsabilidades adicionais, dentre as quais a alimentação.

Na literatura, alimentar o idoso no contexto da demência reflete uma das maiores dificuldades dos cuidadores e é um forte preditor de morbidade e sobrecarga entre eles e pode exigir grande habilidade para ajudar os idosos a obter quantidades adequadas de alimentos, calorias e fluidos.

O comprometimento cognitivo causado pela demência impede o cumprimento de estratégias para a ingestão dos alimentos. As dificuldades derivadas podem ser: reconhecimento de alimentos e utensílios de cozinha, da utilização efetiva desses utensílios para colocar a comida na boca, ou de controle eficaz da mastigação e da deglutição de alimentos. A deterioração cognitiva ainda tem efeito sobre o apetite e sobre o paladar dos acometidos. Além disso, pacientes deprimidos ou com distúrbios de comportamento estão mais propensos a alimentar-se de maneira inadequada.

São alterações comuns em idosos com DA a hiporexia, a perda da capacidade de reconhecer o alimento ou lembrar o que comeu, a ingestão de quantidades inadequadas de alimentos, a dificuldade de mastigar e a disfagia.Isso corrobora a frequente identificação de perda de peso, desnutrição e broncoaspiração em pacientes com demência.

Os problemas alimentares surgem na interface dos cuidados ao paciente com DA e refletem-se nas dificuldades que cuidadores encontram para fazer com que o idoso seja alimentado adequadamente. Alguns processos estão intimamente relacionados com tais dificuldades e podem ser divididos em: os antecedentes (recusa alimentar, assistência, interação social, escolhas alimentares etc.) e as consequências (ingestão inadequada, perda de peso, desnutrição, entre outros).

A literatura sobre problemas relativos à alimentação das pessoas com demência é vasta, e engloba as dificuldades de alimentação na percepção dos cuidadores. Entretanto, a grande parcela da produção disponível restringe-se a casos observados em Instituições de Longa Permanência para Idosos (ILPI) e a partir da perspectiva dos enfermeiros. Isso exclui fatores socioculturais e uma boa parcela de influências emocionais a considerar na interação cuidador familiar-paciente. Outro fato é o foco da maioria das publicações no estágio avançado da doença e a escassez de descrições acerca das dificuldades de alimentação comuns nos estágios iniciais da DA.

Este capítulo, no campo da nutrição em gerontologia, propõe analisar as dificuldades encontradas pelos cuidadores familiares ao alimentar seus idosos em seus respectivos lares. A concepção se deu a partir da vivência como nutricionista residente do Programa de Residência Multiprofissional em Saúde do Idoso do Núcleo de Atenção ao Idoso (NAI) do Hospital Universitário Pedro Ernesto (HUPE-UERJ) e da imersão no ambulatório de distúrbios cognitivos. Entende-se que este conhecimento é fundamental para a compreensão, pelos profissionais da saúde, da qualidade das relações familiares, da capacidade e do compromisso de cuidar, e da possível necessidade de apoio ao cuidador à medida que progride a demência do idoso que o cuidador acompanha.

Metodologia

Foi realizada uma pesquisa qualitativa, adotando o método de estudo de caso transversal, a partir de entrevistas. A população do estudo foram cuidadores familiares de idosos cadastrados no programa de dispensação de medicamentos excepcionais do Ministério da Saúde no Programa de Alzheimer do Hospital Universitário Pedro Ernesto (HUPE). Este recorte procurou garantir um diagnóstico médico fechado e o conhecimento deste diagnóstico pelos familiares.

A distribuição dos medicamentos excepcionais é realizada pelo Sistema Único de Saúde (SUS) e destinada, no caso de DA, a pacientes diagnosticados em estágio leve ou moderado da doença. A seleção dos participantes da pesquisa foi feita a partir do agendamento para entrega da medicação pela farmácia do ambulatório do Núcleo de Atenção ao Idoso do HUPE. A vinda do cuidador para retirada de remédios foi considerada momento estratégico para a abordagem, já que é nessas ocasiões que costumam comparecer ao ambulatório sem o paciente. O período de recrutamento transcorreu de junho a setembro de 2013 e a escolha foi aleatória. Dos 12 cuidadores recrutados para a pesquisa, um cuidador se recusou a participar da entrevista alegando falta de tempo e de interesse.

Além do diagnóstico e da disposição voluntária em participar da entrevista, os critérios de inclusão foram: identificar-se como cuidador de idoso com DA; ter laços de parentesco com o idoso; estar envolvido nas tarefas cotidianas do cuidado relacionadas com a alimentação e acompanhar minimamente as refeições do idoso; conhecer a rotina alimentar do paciente; o paciente ter 60 anos ou mais e viver em sua própria residência ou na de familiares no momento da entrevista.

Foram realizados dois encontros com cada participante. Na primeira etapa esclarecia-se acerca do estudo e era entregue um roteiro de observação a ser preenchido pelo entrevistado, que visava a reunião de informações sobre a rotina alimentar e possíveis alterações comportamentais que poderiam dificultar a oferta de alimentos por parte do cuidador e seu aceite ou ingestão por parte do idoso. O objetivo deste instrumento foi permitir que os cuidadores entrassem em contato com a temática e com o foco da entrevista, e estimulá-los a refletir acerca dessas potenciais dificuldades. A entrevista ficava então agendada para a data de retirada de nova medicação pela farmácia, aproximadamente um mês depois. A coleta de dados se deu por meio de um formulário sociodemográfico e de entrevistas. O roteiro da entrevista aberta, próprio dessa pesquisa, focou as atividades desempenhadas pelo cuidador relacionadas com a alimentação do idoso e as dificuldades percebidas ao alimentar o idoso no ambiente domiciliar. A amostra foi definida no campo de estudo, a partir do momento em que os discursos se tornaram repetitivos.

Os depoimentos foram gravados e, posteriormente, transcritos na íntegra. Em seguida, foram submetidos à analise de conteúdo temática, seguindo as recomendações de Bardin. Os dados coletados na pesquisa empírica foram estruturados e comparados com dados de fontes secundárias.

O projeto foi submetido ao Comitê de Ética em Pesquisa do HUPE, conforme determina a Resolução nº 196/96/CONEP (número do parecer: 285.673) e uma vez concordando em participar da entrevista, após receber informações a seu respeito, o entrevistado era convidado a assinar o Termo de Consentimento Livre e Esclarecido.

Resultados

Dos onze cuidadores a maioria é idosa, com média de 60 anos de idade (Tabela 18.1). A média da renda familiar referida foi de 4,41 salários mínimos (incluindo nesse valor os benefícios do idoso). Segundo o estadiamento clínico da demência, cinco pacientes apresentavam demência leve (CDR1) e seis apresentavam demência moderada (CDR2).

Tabela 18.1
Características dos cuidadores familiares (n = 11). Rio de Janeiro (RJ), 2013

Características		n (%)
Sexo	Feminino	9 (81,8)
	Masculino	2 (18,2)
Idade (anos)	< 50	2 (18,2)
	50-59	2 (18,2)
	60-69	5 (45,4)
	70-79	2 (18,2)
Parentesco	Cônjuge	3 (27,3)
	Filha(o)	6 (54,5)
	Irmã(o)	1 (9,1)
	Sobrinha	1 (9,1)
Cuidador	Primário	9 (81,8)
	Secundário	2 (18,2)
Estado civil	Casada (o)	4 (36,3)
	Divorciada	1 (9,1)
	Solteira(o)	6 (54,6)

Fonte: autor. Resultados da pesquisa, 2013.

Foram eleitas quatro grandes categorias temáticas relacionadas com os cuidados com a alimentação dos pacientes: assumindo um novo papel; impacto na vida do cuidador; reconhecendo as novas dificuldades e dificuldades relacionadas com a alimentação relatadas pelos cuidadores. Na categoria "dificuldades relacionadas com a alimentação relatadas pelos cuidadores" foram encontradas as subcategorias: inadequação da dieta; maus hábitos; toma tempo; alterações comportamentais e alterações comportamentais relacionadas com a alimentação. A Tabela 18.2 permite visualizar a organização das categorias e subcategorias eleitas a partir da análise das entrevistas, e orienta a discussão desenvolvida a partir delas.

Tabela 18.2
Categorias e subcategorias identificadas nas entrevistas. Rio de Janeiro (RJ), 2013

Categorias	Subcategorias
Assumindo um novo papel	Inadequação da dieta
Impacto na vida do cuidador	Maus hábitos
Reconhecendo as novas dificuldades	Toma tempo
Dificuldades relacionadas com a	Alterações comportamentais
alimentação relatadas pelos cuidadores	Alterações comportamentais relacionadas com a alimentação

Fonte: autor. Resultados da pesquisa, 2013.

Categoria 1) Assumindo um novo papel

Quanto à dispensação dos cuidados, todos relataram que os seus idosos alimentavam-se exclusivamente por via oral e sozinhos. No entanto, os pacientes têm a sua autonomia comprometida e já apresentam perda notável na funcionalidade. No domínio da alimentação, muitos deles têm prejuízos na capacidade de preparar a comida. Nesse cenário de dependência, o preparo da comida passou a ser uma nova e importante atribuição para alguns dos cuidadores:

> [...] a que eu mais gosto é fazer comida. A-d-o-r-o. E eu cuido muito da alimentação dela... (cuidador 8, filha, 66 anos)

> [...] a comida tem que ser fresquinha. Todo dia eu faço comida. Eu virei uma cozinheira... porque eu acho que é o que ela precisa mais, então eu tenho que me empenhar mais, né? E ela só depende de mim para isso... (cuidador 2, filha, 63 anos)

> [...] eu cozinho. Eu nunca cozinhei. Nunca. Porque essa tarefa foi sempre dela... (cuidador 3, irmã, 73 anos)

Além de preparar a comida, a maioria dos cuidadores em questão organiza, porciona a comida no prato e oferece a refeição para proporcionar a ingestão alimentar dos seus idosos.

> [...] eu não me preocupava com a alimentação. Agora eu já tenho que... (cuidador 11, filha, 50 anos)

> [...] alimentação eu que tenho que fazer e até botar o café, porque se não ele entorna tudo e essas coisas. Então eu prefiro botar o café... (cuidador 6, esposa, 72 anos)

> [...] você faz o prato dela. Você cozinha e monta o prato dela. Deixa tudo prontinho. Cabe a ela comer sozinha. (cuidador 7, filha, 61 anos)

Categoria 2) Impacto na vida do cuidador

Embora apresentada pela maioria dos cuidadores entrevistados como uma incumbência satisfatória, conforme já exposto, a rotina alimentar do paciente muitas vezes intercorre em sentimentos de irritação, tristeza, cansaço e preocupação do cuidador. Nos recortes a seguir, percebe-se a influência da alimentação no estado de humor dos cuidadores:

> [...] eu foco assim, preocupando o que ela gosta para eu fazer, para ela comer. (cuidador 2, filha, 63 anos)

> [...] eu me irrito assim, quando eu vejo ela comendo e ela joga comida no chão... aquilo me dá um nojo se ela comer alguma coisa e a mão dela ficar doce assim de doce, ela dá a mão para a cachorra lamber. (cuidador 8, filha, 66 anos)

> [...] gasta mais tempo, cansa mais... tem que lembrar ela de comer, deixar distrair um pouco e lembrar... consome... seria cansado também, mas o triste é que demora muiiiito. Por que não come logo? (cuidador 7, filha, 61 anos)

Categoria 3) Reconhecendo as novas dificuldades

A principal queixa dos cuidadores parece ter o seu foco no comprometimento das funções da memória, que desponta como prejuízo comum e pronunciado em estágios iniciais da doença.

Apesar de frequentemente presentes ao longo de seus relatos, alguns cuidadores parecem ignorar outros prejuízos como distúrbios na capacidade de aprendizagem, de julgamento e principalmente as alterações de comportamento e distúrbios de humor.

Alguns fatores, próprios do curso da doença, parecem tornar custoso o reconhecimento das dificuldades e da necessidade de assumir novas tarefas. Por exemplo, no discurso da cuidadora 1, marcado por relatos do comprometimento da funcionalidade do marido pelo déficit cognitivo, parece a deixar confusa o fato de ele ainda realizar tarefas bastante complexas, como dirigir.

> [...] porque mesmo ele tendo problema de saúde ele é bem lúcido. Bem lúcido, bem perfeito. Na mente dele tem seus altos e baixos, quando está estressado tudo dele troca, mas daqui a meia hora tá tudo no normal... (cuidador 1, esposa, 65 anos)

A cuidadora 7 também demostrou certa confusão com a sintomatologia da doença, embora enfermeira de formação e estar lidando a cinco anos com a evolução da DA da mãe.

> [...] tem essa história de que a memória antiga está presente. Eu não sei, já estou desconfiando. Onde está essa memória? Ela não sabe a data que ela nasceu... (cuidador 7, filha, 61 anos)

Já a cuidadora 6 poderia estar apresentando dificuldade em reconhecer as alterações de comportamento associadas a alimentação apresentadas pelo seu marido pois, em algumas falas manifesta negação a doença e seus efeitos.

> *[...] que o meu marido ele não tem Alzheimer. Não tem. Ele teve duas demências e não tem Alzheimer. Ele toma o remédio por que ele fica melhor com ele do que sem ele e consegue a gente viver melhor...* (cuidador 6, esposa, 72 anos)

Alguns cuidadores conseguiam reconhecer o comprometimento da função da alimentação nos seus pacientes. Porém, os sintomas podem estar sendo confundidos com ocorrências banais do cotidiano ou aceitos como um processo natural, decorrente do envelhecimento.

> *[...] começando por causa da idade dele... você sabe que a maioria dos idosos não tem a capacidade de mastigar igual a gente e às vezes se engasga – até a gente às vezes se engasga... eu acho normal... você sabe que assim, o idoso, não por causa da doença, o idoso ele vai diminuindo a, a, o apetite... de alteração que ele apresentou da doença, para mim, dele, só foi o problema do esquecimento.* (cuidador 4, sobrinha, 53 anos)

Categoria 4) Dificuldades relacionadas com a alimentação relatadas pelos cuidadores

Durante as entrevistas foi comum ouvir dos cuidadores que o parente em questão não dava trabalho para comer, que comia de tudo e sozinho. Todos insistiram em defender, inicialmente, que não reconheciam em suas rotinas dificuldades de alimentação nos idosos com DA.

> *[...] Ele come tudinho. Não deixa. Nunca foi de deixar comida no prato.* (cuidador 5, filha, 48 anos)

> *[...] não tem. Ele come bem. É só botar a comida na frente... ele é comportadinho.* (cuidador 6, esposa, 72 anos)

> *[...] Eu não vejo essas modificações alimentares, não vejo.* (cuidador 10, esposo, 69 anos)

Se, em um primeiro momento, a maioria dos entrevistados pareciam não identificar dificuldades de seus pacientes em se alimentar em decorrência da DA, essa associação se construía em algumas falas ao longo das entrevistas.

É evidente que o modo como as entrevistas foram conduzidas – recorrendo ao formulário preenchido pelos cuidadores – indicava para os depoentes que essa associação devia ser feita. Embora quatro cuidadores reconhecessem as dificuldades de alimentação dos seus pacientes, os registros confirmam que o número de alterações que cursaram com a doença nesses pacientes era superiores às reconhecidas espontaneamente.

Condutas associadas a transtornos de comportamento e de humor foram reconhecidas como dificuldades de alimentação por dois cuidadores. Uma idosa "dispersa" se levantava da mesa durante a refeição e outra comia com as mãos, mas, no caso desta, o incômodo da filha parecia ser maior com o fato de dar comida ao cachorro. A queixa de uma cuidadora da falta de atividades da mãe fazia menção a consequente falta de apetite acarretada pelo baixo gasto energético da idosa durante o dia.

A Tabela 18.3 propõe organizar as ideias centrais em torno de comportamentos associados à alimentação que, acometendo o paciente, despontam como dificultosas da relação na concepção do cuidador. A organização se deu a partir da interpretação da autora e o importante era a fala se referir a momentos da rotina alimentar do idoso e exprimir no cuidador alguma noção de dificuldade.

Tabela 18.3
Subcategorias da categoria 4
Dificuldades relacionadas com a alimentação relatadas pelos cuidadores (n = 11)
e seus respectivos temas. Rio de Janeiro (RJ), 2013

Subcategorias	Temas principais
Inadequação da dieta (n = 2)	Horários irregulares (n = 1) Escolhas alimentares (n = 2)
Maus hábitos (n = 4)	Tirar a dentadura para comer (n = 2) Muita comida na boca de uma vez só (n = 1) Come rápido (n = 1) Sugando comida dos dentes (n = 1)
Toma tempo (n = 4)	Não repete comida (n = 3) Ficar lembrando de comer (n = 1)
Alterações comportamentais (n = 2)	Dispersa (n = 1) Não faz nada o dia todo (n = 1) Dá comida para o cachorro (n = 1)
Alterações comportamentais relacionadas à alimentação (n = 4)	Engasgos ou tosse (n = 1) Dificuldade de engolir os alimentos (n = 1) Não tem fome (n = 1) Come menos do que antes (n = 1) Quer cozinhar exatamente o mesmo alimento todo dia (n = 1) Leva um longo tempo para comer (n = 2) Cospe saliva enquanto está sentado à mesa (n = 1)

Fonte: autor. Resultados da pesquisa, 2013.

Já os dados apresentados na Tabela 18.4 foram obtidos recorrendo-se ao registro de observações e a partir de relatos espontâneos e relevantes acerca de problemas alimentares apresentados pelo paciente, mas que não foram reconhecidos ou valorizados como dificultosos do cuidado com a alimentação. Todas as alterações apresentadas aqui foram confirmadas pelos cuidadores como surtidas após o início do quadro de demência e atuais, independentemente da sua frequência. Observa-se, por essa ótica que os onze cuidadores informaram que seus idosos apresentavam ao menos uma alteração de comportamento relacionada com a alimentação e todos identificavam alteração do apetite do paciente associada ao quadro de DA (*n* = 11).

Tabela 18.4
Alterações de comportamento alimentar relatadas pelos cuidadores familiares de idosos na amostra, nos grupos de CDR1 e CDR2, e total de pacientes com comprometimento do domínio de alterações alimentares. Rio de Janeiro (RJ), 2013

Alterações alimentares	N alterações	nCDR 1	nCDR 2	N pacientes (CDR1:CDR2)
(a) *Problemas de deglutição*				5 (4:1)
Engasgos ou tosse	2	2	–	
Dificuldade de engolir os alimentos ou líquidos	1	1	–	
Demora para engolir os alimentos ou líquidos	2	2	–	
Mastiga a comida, mas não engole	2	1	1	
(b) *Alteração do apetite*				11 (5:6)
Não tem fome ou perda de apetite	2	1	1	
Procura comida entre as refeições	2	1	1	
Come muito durante as refeições	3	–	3	
Esquece que já comeu	5	2	3	
Diz que está satisfeito o tempo todo e não quer comer	2	1	1	
Você precisa ficar limitando a ingestão de alimentos do idoso	4	1	3	
Come mais do que comia antes	1	1	–	
Come menos do que comia antes	1	1	–	
(c) *Preferências alimentares*				4 (2:2)
Prefere alimentos doces mais do que preferia antes	2	1	1	
Bebe mais refrigerante	2	1	1	
Desenvolveu algum modismo alimentar	1	1	–	
Rejeita algum alimento ou sabor (por exemplo, rejeita doces)	2	1	1	
(d) *Hábitos alimentares*				5 (2:3)
Quer cozinhar ou comer exatamente os mesmos alimentos todos os dias	1	–	1	
Tende a comer alimentos do mesmo grupo	1	–	1	
Quer comer no mesmo horário todos os dias	2	1	1	
Leva um longo tempo para comer	2	1	1	
(e) *Inadequação de comportamento (oral)*				4 (3:1)
Deixa a comida transbordar ou cair da boca	2	1	1	
Cospe os alimentos	1	–	1	
Cospe saliva enquanto sentado à mesa	2	1	1	
Total	**45**	**22**	**23**	

Fonte: adaptada de Ikeda et al., 2002.

Discussão

Embora a amostra seja pequena, as características sociodemográficas do grupo não fogem do perfil habitual dos cuidadores familiares de idosos. O cuidador é predominantemente do sexo feminino, cônjuge ou filha que, por determinação social, preenche uma expectativa de maior envolvimento com a esfera doméstica. Outro traço importante do grupo é a predominância de idosos "independentes" cuidando de idosos "dependentes".

Além da incumbência cultural imposta à família no sentido de que seja a maior provedora do suporte a um indivíduo com incapacidade, esse tipo de decisão reforça-se por fatores como restrição financeira.Mesmo quando somadas as rendas familiar e individual do idoso, nos contextos ora analisados, não se viabiliza a contratação de um cuidador não familiar, seja formal ou informal.

Ao abordar as principais dificuldades dos cuidadores familiares em alimentar os idosos portadores de demência foi impossível não considerar a alimentação como um processo que extrapola o ato de comer. Ele envolve uma gestão de processos múltiplos que recaem crescentemente sobre o cuidador, que, nos casos analisados, tinha pouca ou nenhuma informação sobre a doença e a maneira como ela evolui.

À medida que o familiar com DA desenvolve prejuízos na cognição e na sua autonomia, ocorrem mudanças nas relações e nas funções relativas ao alimento dentro da dinâmica familiar.Em nossa amostra, as tarefas relacionadas com o preparo do alimento estavam sob a responsabilidade de cuidadores que, em sua maioria percebiam a nova atribuição como aceitável. Uma explicação para essa falta de resistência talvez se encontre em Papachristou et al.Os autores identificam uma perda gradual de autonomia no paciente que permite ao cuidador adaptar-se também gradualmente a novas exigências à medida que a demência progride. Tarefas mais elaboradas como a aquisição do alimento, são comprometidas mais cedo, seguidas por uma progressão mais lenta do declínio na capacidade de preparar os alimentos. Por isso, esses cuidadores se adaptam a nova função à medida que a demência progride.

Esse modelo de perda/assunção gradual de funções não pode desviar a atenção dos detalhes que podem, sim, implicar especificidades. É fundamental conhecer-se quem e como está envolvido na organização, aquisição e preparo dos alimentos, e se encontra alguma dificuldade para tal. Stockdell e Amella mencionam a importância de se manter os padrões das refeições, pois quando se alteram em virtude de doença, de cuidados prestados ou mesmo mudanças no ambiente, podem comprometer a capacidade de comer ou de ser assistido corretamente. Segundo as autoras, se essas mudanças são significativas, podem levar à desnutrição.

A perda da capacidade de realizar atividades cotidianas e as dificuldades de alimentação, nem sempre óbvias nesta etapa da doença, são um sinal e uma consequência da demência e um fator que permite predizer o estado nutricional do paciente e a sobrecarga do cuidador, além disso, caracteriza-se como uma verdadeira "bola de neve". Sobrecargas emocional, física e material do cuidador demonstraram ser fatores preditores de perda de peso desses pacientes.

Diante dessa tênue associação, uma atenção especial deve ser dada à qualidade da interação da díade e tensões existentes em torno da alimentação. Alterações e dificuldades de alimentação podem incitar frustração, estresse e conflitos, e isso se fez evidente em alguns dos relatos.

Apesar das implicações, os entrevistados apresentam disposição e solidariedade para assumir os cuidados necessários em suas diversas dimensões. Cabe elencar nessa discussão o que dificulta o reconhecimento das incapacidades e alterações comportamentais relacionadas com a alimentação.

Por geralmente ficarem nítidas em estágios mais avançados da doença, as dificuldades em completar as estratégias de autoalimentação e os prejuízos na ingestão de alimentos podem estar passando despercebidas. Supõe-se que, tratando-se da amostra sob análise, o reconhecimento instintivo das dificuldades seja menor se comparados aos cuidadores de pacientes em estágio avançado e por isso encontra-se sub-relatado na pesquisa.

Chamou a atenção o fato de alguns cuidadores confundirem os fatores que contribuem para a dificuldade de alimentação entre os idosos como simples problemas de coordenação e atenção e não como consequências do déficit cognitivo ou funcional. Outros atribuíram a causa das alterações apresentadas ao envelhecimento e acreditavam que eram evoluções naturais do processo de envelhecimento.

Um possível motivo para a dificuldade dos cuidadores familiares em reconhecer o comprometimento da função de alimentação pode ser explicado pela necessidade imprescindível de um conhecimento especializado. O estudo de Lorenzo-López et al. (2017) corrobora com a suspeita. Os autores estudaram os sintomas neuropsiquiátricos como preditores de sobrecarga de cuidadores formais e informais. Em seus achados, os cuidadores profissionais referiam maior sobrecarrega com as alterações do apetite e do comportamento alimentar apresentados pelos pacientes quando comparados ao grupo de cuidadores familiares ($0,97 \pm 1,61$ *vs.* $0,05 \pm 0,32$, $p = 0,003$).

A DA cursa com uma progressão não linear da dependência e os sinais e sintomas variam de pessoa para pessoa. Isso pode maquiar as demandas por assistência e torna nebulosa a compreensão de que as dificuldades são uma consequência da síndrome demencial.

O comprometimento da memória, queixa unânime dos cuidadores, só foi relacionada por uma cuidadora como parte agravante da rotina de alimentação do idoso, pois precisava lembrar à mãe de seguir com a refeição. Em outros casos, sintomas como o déficit de atenção, anedonia e apatia podem estar comprometendo o cumprimento das estratégias de alimentação e cursar com uma maior dependência para realizar as refeições,mas a associação foi ignorada pelos cuidadores. A percepção dos sintomas da doença é impedida algumas vezes pela negação da doença – na maioria dos casos involuntária – por parte do familiar.

Salienta-se que na abordagem das dificuldades percebidas no momento da refeição, na perspectiva do cuidador, é impraticável não considerar fatores além dos comportamentais. Autores atentam para a importância de incluir no contexto fatores sociais, culturais e ambientais, no intento de fugir de uma intervenção compartimentada e, consequentemente, limitada.

Recorrendo-se aos discursos concedidos pelos cuidadores (ver Tabela 18.3), faz-se nítida uma combinação das distintas, mas indissociáveis, dimensões. Por exemplo, quando reconhecem que é difícil lidar com o desregramento de horários das refeições na rotina.

Culturalmente, as nossas refeições são feitas em conjunto, com horário determinado e um cardápio planejado.Entretanto, o uso da alimentação como distração ou na forma de "beliscos" permite que a alimentação disperse para outros ambientes (além da mesa) e de maneira espontânea e individual, de acordo com a vontade de comer algo (sem um planejamento).

As escolhas alimentares, a noção do que é adequado ingerir ou não e as quantidades também sofrem forte influência da cultura. O hábito de consumir produtos industrializados, mais condizentes com o estilo de vida atual, estão incorporados aos hábitos alimentares de idosos, principalmente nas áreas urbanas. Os produtos processados e prontos para consumo caracterizam uma dieta com alto teor energético e baixo aporte nutritivo e por isso são ditos inadequados.

Outro exemplo se imprime na desaprovação de novos comportamentos durante as refeições. Os rituais e regras de como proceder à mesa, são representações sociais de boas maneiras (educação) e imprime também uma marca cultural. As expectativas e repreensões da "má etiqueta" podem impactar no estado nutricional do idoso acometido pela demência e a interpretação desses comportamentos por parte dos cuidadores é um elemento crítico à forma como são tratadas as dificuldades de alimentação.

Os distúrbios alimentares relacionados com a falta de atenção, distração e dificuldade de permanecer à mesa podem comprometer as porções ingeridas e a oferta de alimentos. Essas "atitudes" apontam para a identificação de comportamentos alimentares aversivos que são preditos de perda ponderal e sobrecarga do cuidador.

As questões discutidas até o momento são consideradas antecedentes das dificuldades de alimentação. Os conceitos são comumente confundidos nas produções científicas, porém, numa progressão, eles antecedem ou acarretam as dificuldades de alimentação.

Entre as dificuldades de alimentação reconhecidas uma cuidadora se mostrou preocupada com os eventos de tosses e falta de ar do pai ao se alimentar e com a dificuldade que parecia ter para engolir os alimentos sólidos. Segundo o *I Consenso Brasileiro de Nutrição e Disfagia em Idosos Hospitalizados*, quando associados ao quadro de demência, tais sinais clínicos podem ser indicativos da presença de risco de disfagia e merecem uma avaliação fonoaudiológica. Outros cuidadores referiram problemas de deglutição em seus pacientes, mas diferentemente, não expressaram preocupação com o reconhecimento de que tais alterações poderiam estar colocando em risco a vida dos seus familiares.

Ikeda et al. estudaram a frequência e como se dava a sequência evolutiva das alterações comportamentais associadas à alimentação em pacientes acometidos com DA e demência frontotemporal. Nos achados, alguns pacientes com DA desenvolveram disfagia no estágio inicial da doença (primeiro ou segundo sintoma apresentado). Os autores atentam para a influência desse sintoma na sobrecarga dos cuidadores que prestam os cuidados em domicílio, já que soma-se a uma gama de outras preocupações.

Ao recorrer ao registro de observação dos cuidadores (ver Tabela 18.4), todos mencionaram algum sintoma de alteração de apetite dos idosos. Cuidadores de outro estudo descreveram seus pacientes com demência como pouco interessados pela comida e sem apetite. Em seus relatos os pacientes não se alimentavam tanto quanto antes da doença, além de recusar comida, comiam porções menores ou levavam um longo tempo para comer. Além da perda funcional resultar na incapacidade de controle dos mecanismos de alimentação, ela compromete o reconhecimento da necessidade de se alimentar. Ikeda e colaboradores defendem que a perda de apetite é um achado comum nos pacientes com DA, mas não uma regra.

Quando observamos as alterações do apetite apresentadas pelos pacientes, seguindo o registro dos cuidadores, notamos que embora não fosse reconhecida a dificuldade de lidar com a hiperfagia, os cuidadores observavam um aumento da ingestão durante as refeições comparado ao período pré-morbidade e alguns passaram a limitar a ingestão de alimentos do idoso. Olhando para esses números, temos a impressão do predomínio de hiperfagia nos pacientes CDR 2 (estágio moderado da doença).

Alteração nas preferências alimentares e novos hábitos são bastante comuns e puderam ser observadas nesse estudo. A habilidade de escolha dos alimentos e como consumi-los está relacionada com a independência de comprar, cozinhar e consumir aquilo que lhe é agradável ou comum, mas no caso de um indivíduo que apresenta deterioração da capacidade de julgamento e perda da autonomia muitas vezes acaba consumindo o que lhe é oferecido, ou seja, escolhido por outro.

Na literatura, as alterações no padrão de preferências alimentares surgem como fator de estresse quando o cuidador assume as escolhas alimentares no lugar do paciente. Nesse contexto, o cuidador encontra dificuldades em lidar com o que considera ser recusa de uma alimentação mais saudável ou uma tradição familiar ou ainda parte do tratamento para a doença. No caso de pacientes diabéticos ou hipertensos a preferência por um determinado paladar pode surgir como um agravante dos cuidados.

Segundo Papachristou et al., os cuidadores parecem ficar mais confortáveis e seguros quando os familiares mantêm o padrão alimentar e aceitam comer o que gostavam antes de desenvolver a demência. Os autores defendem que isso faz sentido diante da necessidade de manter a rotina prévia e na busca por um sentido de "normalidade" em suas vidas diárias.

Os participantes descreveram aumento na preferência por doces, refrigerantes e desinteresse em comer certos alimentos, mas não foram identificados relatos de que essas mudanças pudessem ser encaradas como dificuldades na rotina de cuidados. Levar um longo tempo para comer e querer cozinhar o mesmo alimento sempre, pode surgir como reflexo do déficit de memória, apraxia ou suporte insuficiente.

Embora rastreado, o estágio da doença parece ser pouco determinante no surgimento das alterações comportamentais associadas à alimentação e nas dificuldades de alimentação referidas pelos cuidadores. Para sugerir tal associação, uma amostra maior deve ser selecionada e aplicada análise estatística.

O estudo de Sloane et al. (2017) buscou monitorar o surgimento e a piora de alterações e sintomas da DA e demências relacionadas com a percepção de cuidadores familiares. Em sua amostra (n = 136) foram incluídos pacientes com demência em estágio moderado (60%) e avançado e 17% (23 indivíduos) necessitavam de auxilio para se alimentar. Ao longo do acompanhamento de seis meses, 99% dos cuidadores familiares referiram o surgimento ou piora de um sintoma. Não comer ou beber adequadamente foi referido por 44% (60 participantes) dos cuidadores e a piora foi associada a lentificação psicomotora, comum na evolução da demência. Quando rastreado o estadiamento da doença, 41% estavam em estágio moderado e 19% avançado (p = 0,88). A perda da capacidade de comer e beber representou uma probabilidade 35% maior, mas não significativa (p = 0,38), de hospitalização e uso dos serviços de emergência.

Diante do exposto nesta seção, é importante que a prática dos profissionais envolvidos na atenção ao idoso com demência considere seus antecedentes culturais e compreenda as crenças alimentares dos cuidadores como parte de suas estratégias de cuidados. É importante perceber que muitas das condutas adotadas nos lares se deve a uma busca por um convívio tranquilo e próximo a rotina de "normalidade" que seguiam antes do adoecimento do familiar. Considerar no plano terapêutico tal objetivo pode ser uma prioridade, antes mesmo de melhorar resultados nutricionais e clínicos.

São necessários estudos e evidências que comprovem que o reconhecimento das dificuldades de alimentação por parte dos cuidadores familiares aumenta a eficácia das estratégias nutricionais propostas pelos profissionais de saúde. Além disso, tais pesquisas devem considerar os resultados para os cuidadores, como redução da sobrecarga e melhora da qualidade de vida.

Conclusão

O cuidador familiar eleito inicia na nova função sem um treinamento prévio e o conhecimento necessário para lidar com a responsabilidade que está prestes a assumir. Os achados neste estudo apontam que para reconhecer o comprometimento da função de alimentação precocemente é necessário um conhecimento especializado sobre a doença e a progressão dos sintomas.

Cada uma das entrevistas que compõem o *corpus* deste trabalho indica ao menos uma alteração de comportamento alimentar com potencial de comprometer a ingestão alimentar dos idosos e, diante dessa constatação, trabalhou-se com a hipótese de que os cuidadores de idosos acometidos pelos estágios iniciais da DA deixam de reconhecer as alterações comportamentais relacionadas com a alimentação como: (i) dificultosas de sua rotina de cuidados e, portanto, impactantes à sua própria saúde e; (ii) prejudiciais à ingestão adequada e segura de alimentos, agravando a saúde dos idosos de que cuidam.

A partir da discussão realizada neste artigo propõe-se pensar, em trabalho futuro, como prover aos cuidadores informações acerca dessas alterações comuns no curso da DA e ajudá-los a vislumbrar práticas que os auxiliem a oferecer alimentação adequada aos seus familiares. O capítulo retrata o desafio que os profissionais da saúde têm ao abordar a alimentação na DA, procurando realizar uma busca ativa, centrada no relacionamento e respeitando fatores socioculturais do paciente e do seu cuidador.

Os autores aspiram que esta leitura ajude os profissionais envolvidos na atenção a díade paciente/cuidador e os próprios cuidadores a ter uma melhor compreensão da etiologia e das manifestações clínicas das dificuldades alimentares na DA. Na atenção ao idoso com demência é necessário avaliar a condição de saúde de forma mais ampliada e oferecer ao cuidador intervenções mais confortáveis para ajudá-los a alimentar e melhorar a qualidade das refeições em família.

Referências bibliográficas

Amella EJ. Feeding and hydration issues for older adults with dementia. Nurs Clin North Am. 2004 set; 39(3): 607-23.

Aselage MB, Amella EJ. An evolutionary analysis of mealtime difficulties in older adults with dementia [Internet]. J Clin Nurs. 2010 jan; 19 (1-2):33-41. Disponível em: file:///C:/Users/Vinha/Downloads/dementia%20and%20meal%20times[1]%20(1).pdf. Acesso em: 23 jan 2014.

Atta-Konadu E, Keller HH, Daly K. The food-related role shift experiences of spousal male care partners and their wives with dementia. Journal of Aging Studies [Internet]. 2011 ago; 25(3):305-15. Disponível em: http://www.sciencedirect.com/science/article/pii/S0890406510001210. Acesso em: 15 fev 2014.

Bardin, L. Análise de conteúdo. São Paulo: Edições 70, 2011.

Brasil, Conselho Nacional de Saúde. Resolução n. 196, de 10 de outubro de 1996 [Internet]. Aprova as diretrizes e normas regulamentadoras de pesquisas envolvendo seres humanos. Disponível em: conselho.saude.gov.br/docs/Reso196.doc. Acesso em: 20 fev 2013.

Caldas CP. Contribuindo para a construção da rede de cuidados: trabalhando com a família do idoso portador de síndrome demencial. Textos Envelhecimento [Internet]. 2002; 4(8):39-56. Disponível em: http://revista.unati.uerj.br/scielo.php?script=sci_arttext&pid=S1517592820020002000005&lng=pt&nrm=iso. Acesso em: 12 fev. de 2014.

Cartaxo HGO, Gaudêncio MMP, Santos ARM, Araújo RA, Freitas CMSM. Vivência dos cuidadores familiares de idosos dependentes: Revelando estratégias para o enfrentamento do cotidiano. Estud. interdiscipl Envelhec [Internet]. 2012; 17(1):59-74. Disponível em: http://seer.dev.ufrgs.br/index.php/RevEnvelhecer/article/view/20437/23188. Acesso em: 14 fev 2014.

Holm B, Söderhamn O. Factors associated with nutritional status in a group of people in an early stage of dementia. Clin Nutr [Internet]. 2003 aug; 22(4):385-9. Disponível em: http://download.journals.elsevierhealth.com/pdfs/journals/0261-5614/PIIS0261561403 000359.pdf. Acesso em: 9 jan 2014.

Ikeda M, Brown J, Holland AJ, Fukuhara R, Hodges JR. Changes in appetite, food preference, and eating habits in frontotemporal dementia and Alzheimer's disease. J Neurol Neurosurg Psychiatry [Internet]. 2002 oct; 73(4):371-6. Disponível em: http://www.ncbi.nlm.nih.gov/pmc/articles/PMC1738075/pdf/v073p00371.pdf. Acesso em: 15 fev 2014.

Instituto Brasileiro de Geografia e Estatística (IBGE). Pesquisa de orçamentos familiares, 2008-2009. Análise do consumo alimentar pessoal no Brasil. Rio de Janeiro; 2011. 150p. Disponível em: http://www.ibge.gov.br/home/estatistica/populacao/condicaodevida/pof/2008_2009_analise_consumo/pofanalise_2008_2009.pdf

Keller HH, Edwards G, Cook C. Mealtime experiences of families with dementia. Am J Alzheimers Dis Other Demen. 2006 Dec-2007 Jan; 21(6):431-8.

Lorenzo-López L, de Labra C, Maseda A, Lorenzo T, Agrafojo H et al. Caregiver's distress related to the patient's neuropsychiatric symptoms as a function of the care-setting. Geriatr Nurs. 2017 mar-apr; 38(2):110-8. Disponível em: http://www.gnjournal.com/article/S0197-4572(16)30155-0/pdf. Acesso em: 23 set 2017.

Marques MJF, Teixeira, HJC, Souza DCDBN. Cuidadoras informais de Portugal: vivência do cuidar de idosos. Trab. Educ. Saúde. 2012; 10(1):147-59.

Minayo MCS. O desafio do conhecimento – pesquisa qualitativa em saúde. 12. ed. São Paulo: Hucitec, 2010. p. 407.

Papachristou I, Giatras N, Ussher M. Impact of dementia progression on food-related processes: a qualitative study of caregivers' perspectives. Am J Alzheimers Dis Other Demen [Internet]. 2013 sep; 28(6): 568-74. Disponível em: http://michael-ussher.com/publications/2013-Impact-Dementia--Progression-Food-Related-Processes.pdf. Acesso em: 16 fev 2014.

Sloane PD, Schifeling CH, Beeber AS et al. New or worsening symptoms and signs in community--dwelling persons with dementia: incidence and relation to use of acute medical services. J Am Geriatr Soc. 2017 Apr; 65(4):808-14.

Sociedade Brasileira de Geriatria e Gerontologia (SBGG). I Consenso brasileiro de nutrição e disfagia em idosos hospitalizados. Barueri, SP: Minha Editora, 2011. Disponível em: http://www.sbgg.org.br/profissionais/arquivo/sbgg-com-vc/consenso.pdf

Stockdell R; Amella EJ. The Edinburgh Feeding Evaluation in Dementia scale: determining how much help people with dementia need at mealtime. Am J Nurs. 2008 aug; 108(8):46-54. Acesso em: 9 jan 2014.

Watson R, Manthorpe J, Stimpson A. Learning from carers' experiences: helping older people with dementia to eat and drink. Nurs Older People [Internet]. 2003 fev; 14(10):23-7. Disponível em: http://rcnpublishing.com/doi/abs/10.7748/nop2003.02.14.10.23.c2200. Acesso em: 23 jan 2014.

Watson R. Eating difficulty in older people with dementia. Nurs Older People [Internet]. 2002; 14(3):21-5. Disponível em: http://nursingolderpeople.rcnpublishing.co.uk/archive/article-eating-difficulty-in--older-people-with-dementia. Acesso em: 23 jan 2014.

Alimentação com Sabor de Saúde

Melissa Côrtes da Rosa • Andréa Abdala Frank

Encontre nos alimentos o prazer neles escondido.
Seja criativo no preparo das refeições,
assim como no conduzir da vida.

O caminho para a conquista da saúde do idoso depende do autocuidado. Autocuidado significa cuidar de si próprio. Diz respeito às atitudes, aos comportamentos que a pessoa tem em seu próprio benefício, com a finalidade de manter ou promover a saúde e bem-estar (Brasil, 2008).

Entre os comportamentos para o autocuidado da pessoa idosa está a alimentação balanceada e diversificada, contemplando todos os grupos alimentares, sem restrições desnecessárias, sem neuras, com sabor e prazer.

Os grupos alimentares são definidos como construtores, reguladores e energéticos. Os alimentos construtores destinam-se a síntese, reparo e manutenção dos tecidos corporais, bem como células especializadas do corpo, como, por exemplo, as células sanguíneas. Dentre eles estão os grãos, leite e derivados, carnes e similares e os feijões. Os reguladores, verduras e legumes, participam do metabolismo orgânico, fazendo parte de enzimas e coenzimas. E, por fim, os energéticos, responsáveis pelo fornecimento de energia química, essencial na produção de trabalho, quer seja voluntário ou involuntário, para o corpo. Os alimentos energéticos são: cereais (pães, massas, biscoitos de trigo, milho e centeio), raízes e tubérculos (batata, inhame e mandioca). Os alimentos energéticos são: cereais (pães, massas, biscoitos de trigo, milho e centeio), raízes e tubérculos (batata, inhame e mandioca), gorduras (óleo vegetais, gordura das carnes, leite integral e laticínios), as bebidas alcoólicas e os açúcares (xaropes, doces, biscoitos, bebidas açucaradas).

Quando comparamos as diretrizes nutricionais para adultos e idosos, observamos que há diferenças nas recomendações de cálcio, vitamina D e proteína. A recomendação de cálcio aumenta de 1.000 mg para 1.200 mg aos 70 anos de idade. Já a vitamina D aumenta de 10 µg para 15 µg (Roos et al., 2011). Uma alimentação rica em laticínios e vegetais verde-escuros garantem uma ingestão adequada em cálcio. A vitamina D pode ser encontrada no fígado de boi, gema de ovo, no atum e sardinha em molho ou óleo (em óleo o teor de vitamina D é maior, porém o valor calórico também é alto). Se a alimentação não atingir a recomendação de cálcio e vitamina D, a suplementação pode ser necessária (Silva, Marucci e Roediger, 2016).

Com relação à proteína, de acordo com o *PROT-AGE Study Group*, para manutenção e recuperação da saúde e funcionalidade, os idosos devem ingerir mais proteína que os adultos, podendo variar de 1,0 a 1,2 g/kg de proteína para idosos saudáveis, 1,2 a 1,5 g/kg de proteína para idosos com doenças crônicas, até 2,0 g/kg de proteína para idosos desnutridos e/ou com doenças severas (Bauer et al., 2013).

Por se tratar de uma faixa etária extensa em anos (de 60 a 100 anos ou mais), podemos dividir os idosos em dois tipos: 1) O idoso jovem e ativo, sem doenças crônicas ou com doenças controladas, que necessita de uma alimentação muito semelhante à do adulto (equilibrada para manutenção da saúde e bem-estar), ou 2) um idoso frágil, com doenças crônicas severas, degenerativas ou demenciais, que necessita de orientações e preparações adaptadas para manutenção ou recuperação do estado nutricional.

No primeiro caso, a mudança de hábitos alimentares por meio da reeducação alimentar é fundamental na manutenção da saúde e bem-estar. Pela reeducação alimentar, é possível incentivar o indivíduo a ser capaz de escolher seus próprios alimentos e montar seu cardápio a partir das orientações sugeridas pelo profissional de saúde.

Já para os idosos com doenças crônicas severas, talvez seja necessário adaptar as preferências alimentares a necessidade e condição de saúde e doença atual. Mudanças na consistência de alimentos e líquidos, preparações hipercalóricas e hiperproteicas, restrições alimentares ou suplementação alimentar podem ser soluções necessárias. Esse é o caso dos idosos com insuficiência renal, Parkinson, Alzheimer e outras demências, idosos com sequelas de acidente vascular encefálico (AVE), entre outras doenças comuns na idade avançada.

A recomendação nutricional para idosos com ou sem doenças crônicas severas é semelhante, exceto pela quantidade de proteína que varia de acordo com a gravidade da doença. Assim, o grande desafio está na adaptação de preparações para manter ou recuperar o estado nutricional (Silva, Marucci e Roediger, 2016).

Para que todos os nutrientes sejam contemplados de forma equilibrada é necessário que se tenha um planejamento alimentar. Para tal, sugerirmos algumas orientações gerais:

Orientações gerais para o planejamento alimentar

- Aumentar o fracionamento das refeições (de 4 a 6) em horários regulares.
- Ingerir ao menos 6 copos/dia de líquidos (água, água saborizada, sucos naturais, leite, chá de frutas e outros), principalmente pela manhã e à tarde, evitando à noite.
- Ingerir frutas e vegetais da época, de preferência crus com casca e bagaço. Em caso de serem cozidos, cozinhá-los inteiros com casca e pouca água; a água do cozimento deverá ser reaproveitada de forma a garantir o consumo das vitaminas.
- Ingerir alimentos ricos em fibras, como: verduras, legumes, talos, cascas, folhas, frutas e cereais integrais que auxiliam na formação do bolo fecal, prevenindo a constipação intestinal.
- Ingerir alimentos ricos em ferro (vísceras, carnes brancas, vermelhas, folhosos verde-escuros, leguminosas etc.) acompanhados de boas fontes de vitamina C, como limão, laranja. A vitamina C aumenta a absorção do ferro (prevenção da anemia).

- Evitar excesso de frituras e gorduras de origem animal, dando preferência a preparações assadas ou cozidas e utilizando com moderação óleos vegetais e azeite.
- Diminuir o consumo de sal, bem como produtos enlatados e embutidos, pois são irritantes ao estômago. Uma forma de reduzir o consumo de sal é substituir por sal de ervas (ver receita).
- Incluir temperos naturais nas preparações, tais como cebola, alho, pimentão, louro, manjericão, alecrim, entre outros. No Quadro 19.1 descrevemos os benefícios de alguns temperos naturais.
- Evitar o excesso de açúcar, doces, biscoitos recheados, biscoitos amanteigados e balas. O açúcar branco pode ser substituído pelo açúcar demerara, mascavo, rapadura ou melado (rico em ferro e cálcio), em pequenas quantidades.
- Evitar bebidas açucaradas, como refrigerantes, sucos industrializados em pó ou de caixinha. Prefira sucos naturais e águas saborizadas (ver receitas).
- Evitar bebidas ricas em cafeína (chá-preto, chá-mate, café-preto, bebidas com cola, bebidas com guaraná, bebidas energéticas).
- Evitar o consumo de álcool.

Quadro 19.1		
Ervas, uso culinários e seus benefícios para a saúde		
Erva	**Uso culinário**	**Benefícios para a saúde**
Alecrim	Carnes e peixes grelhados	Estimulante e antisséptico pulmonar
Cebolinha	Amplamente usada no molho vinagrete, acentuando o paladar no iogurte e no queijo branco	Digestiva e fonte de vitamina C
Coentro	Reforça o sabor da carne de peixe e frutos do mar	Estimula a digestão e possui ação antiespasmódica
Erva-Doce	Crua ou cozida pode ser usada com peixes, batatas e queijo branco	Protege a mucosa gástrica
Estragão	Utilizado nas carnes brancas	Aconselhado nas dietas hipossódicas
Sálvia	Reforça o paladar nas pizzas e molhos de tomate	Bactericida e sedativa
Salsa	Indicada para sopas e omeletes	Estimulante das fibras musculares lisas (intestino e útero)
Tomilho	Usada em massas, legumes cozidos a vapor e peixes assados	Antisséptico

Fonte: Stobart, 2009.

De acordo com a Vigilância de Fatores de Risco e Proteção para Doenças Crônicas por Inquérito Telefônico (VIGITEL) 57% dos idosos brasileiros apresentam sobrepeso e 20% obesidade (Brasil, 2016). A permanência do excesso de peso nessa faixa etária pode levar ao aumento da gravidade de doenças crônicas, fragilidade e dependência física (Amarya, Singh & Sabharwal, 2014).

Mudanças de hábitos são necessárias para manutenção do autocuidado, lembrando sempre que restrições alimentares e dietas sem evidência científica podem ser tão prejudiciais quanto a manutenção do excesso de peso. Assim, organizamos algumas dicas para quem deseja reduzir o peso, de forma saudável e sem abandonar o prazer de comer:

1. Não se permita ficar um longo período de tempo sem se alimentar. O ideal é consumir volumes pequenos nas refeições, sendo o espaço entre elas de, no máximo, 3 horas. A sensação de fome e o jejum prolongado não fazem parte de um programa de reeducação alimentar.

2. Nenhum medicamento para perda de peso ou redução do apetite substitui o emagrecer por meio da conscientização e do aprendizado sobre o que é alimentação e nutrição. Os efeitos colaterais dos fármacos contradiz o que chamamos de viver com saúde. Insônia e irritabilidade costumam ser as queixas mais frequentes.

3. Alimentação balanceada e atividade física são companheiras inseparáveis. Ambas são os pilares na prevenção de desordens crônicas e degenerativas. Procure uma atividade que lhe dê prazer.

4. Água ou sucos não causam saciedade, e nem tão pouco substituem as principais refeições como o almoço e jantar. O estímulo à síntese de ácido clorídrico e o rápido esvaziamento gástrico provocados pela passagem do líquido no estômago não diminuem a sensação de fome, muito menos contribuem para o preenchimento das necessidades nutricionais.

5. Alimentos rotulados como *diet* ou *light* não devem ser ingeridos sem a orientação do médico ou da nutricionista. Alguns alimentos podem conter sacarose ou ainda uma elevada concentração de gordura, mesmo que na embalagem venha escrito "sem adição de açúcar".

6. Justifica-se o valor calórico das massas, por exemplo, talharim, macarrão, lasanha, pelo tipo de molho que com frequência acompanha o prato, em geral à base de queijos com alto teor de gordura ou quantidade elevada de óleo utilizado na preparação.

7. A omissão do desjejum, além de diminuir o fornecimento de nutrientes necessários ao organismo e propiciar apatia e fraqueza nas primeiras horas do dia, faz aumentar a sensação de fome, e consequentemente, o volume de alimentos ingeridos no almoço.

8. O saber comer está intimamente relacionado com o ato de mastigar bem os alimentos. O hábito de comer de forma apressada ou distraidamente diminui a percepção de saciedade.

9. Os doces não precisam ser descartados da alimentação. Coma com moderação e prefira os de baixo valor calórico.

10. As saladas são os melhores alimentos para quem precisa de uma alimentação com baixo teor calórico. Mas não exagere nos molhos e na quantidade de azeite.

11. O comer demais no final de semana e o passar fome na segunda-feira acaba com qualquer incentivo para os que querem modificar seus hábitos alimentares.

12. Evite ingerir líquidos nas refeições.

13. Tomar laxantes ou diuréticos não fazem parte do plano alimentar condizente com qualidade de vida. Os shakes não devem substituir refeições importantes.

14. A variedade dos alimentos no cardápio semanal é a garantia de se evitar a monotonia.

A seguir sugerimos receitas saudáveis e adequadas para indivíduos acima de 60 anos de idade. Para melhor organização, dividimos as receitas em sessões: receitas salgadas, receitas doces *diet* (para diabéticos), bebidas, receitas hipercalóricas e hiperproteicas, e receitas pastosas.

Receitas salgadas

- **PASTA DE RICOTA COM ESPINAFRE (PARA SANDUÍCHE)**
  Ingredientes
  1 xícara de chá de espinafre refogado e picado
  1 xícara de chá de ricota
  Orégano a gosto
  Preparo
  Misture os ingredientes e guarde na refrigeração por até 3 dias.

- **SANDUÍCHE DE RICOTA COM CENOURA**
  Ingredientes
  1 prato raso com cenoura picada e cozida
  2 colheres de sopa de ricota
  1 colher de requeijão *light*
  Orégano
  1 tomate em rodela
  Pão de forma sem casca
  Preparo
  O pão adormecido pode ficar com sabor de pão fresco umedecendo-o com água ou leite, levando-o ao forno quente por alguns minutos.

- **PASTA DE ERVAS**
  Ingredientes
  250 g de queijo branco
  3 dentes de alho amassado
  Suco de meio limão
  1 cebola pequena ralada
  2 colheres de salsa picada
  1 colher de sopa de tomilho fresco e picado
  Sal (opcional)
  Preparo
  Misture os ingredientes e leve à geladeira.

- **RISOTO RICO**
  Ingredientes
  ½ kg de peito de frango com osso (ou 3 carcaças de frango)
  2 xícaras de chá de arroz arbóreo ou parboilizado
  1 colher de sopa de manteiga
  ½ molho de cheiro-verde

2 dentes de alho amassado
2 tomates picados (sem pele e sementes)
1 cebola média
1 colher de sopa nivelada de sal
Preparo
Cozinhar, desfiar e reservar o frango e o caldo de cocção. Aquecer a manteiga e refogar a cebola e os dentes de alho. Acrescentar o frango reservado, os tomates picados e o cheiro-verde. Colocar sal e um pouco do caldo do cozimento do frango coado. Reservar. Em outra panela, refogar o arroz com óleo e cebola, usando o caldo do frango para a cocção. Depois de pronto acrescente o frango desfiado.

- **NHOQUE DE RICOTA**
  Ingredientes para a massa
  1 xícara de farinha de trigo
  540 g de ricota
  1 ovo
  Noz-moscada ralada a gosto
  Preparo
  Passe a ricota no espremedor de batatas, acrescente o ovo e a farinha de trigo e misture com as mãos. Cozinhe em pouca água e adicione o molho desejado.

  Obs.: sirva sempre com saladas ou legumes, mesmo que o prato principal seja massa. Dessa forma reduzirá as calorias da refeição e alcançará saciedade.

- **PEIXE COM ESPINAFRE**
  Ingredientes
  Filé de peixe
  ½ xícara de espinafre cozido e picado
  1 colher de sobremesa de leite desnatado em pó
  1 colher de chá de farinha de trigo
  1 pitada de noz-moscada
  Molho
  1 colher de chá de azeite, alho, cebola, tomate e sal (opcional)
  Preparo
  Refogar os temperos e adicionar o peixe. Cozinhe e reserve. Adicione o leite, a farinha de trigo e a noz-moscada, até engrossar.

- **TALHARIM COM ABOBRINHA**
  Ingredientes
  200 g de talharim cozido
  300 g de abobrinha com casca
  Manjericão
  Alho e óleo (opcional)

Preparo

Corte as abobrinhas em tiras. Unte uma frigideira com óleo e refogue o alho. Coloque as abobrinhas e o manjericão e cozinhe. Depois junte o talharim já cozido e misture. Sirva quente.

- **LEGUMES AO QUEIJO**

Ingredientes

1 couve-flor pequena em buque

1 xícara de chá de buquês de brócolis

1 xícara de chá de cenouras pequenas

Molho

1 xícara de chá de leite desnatado

1colher de chá de farinha de trigo

1 copo de requeijão *light*

Sal a gosto

1 colher de chá de salsa picada.

Preparo

Lave bem a couve-flor, o brócolis e as cenouras, deixando-os de molho em água e vinagre por 10 minutos. Escorra. Coloque os vegetais em uma panela grande com água fervente. Cozinhe até que fiquem macios. Retire do fogo e reserve.

Molho

Misture os ingredientes e leve ao fogo para engrossar. Sirva sobre os vegetais e salpique a salsa.

- **MAIONESE SEM OVOS – *LIGHT***

Este creme pode ser empregado com legumes cozidos ou como um creme básico para patês. Por exemplo, misturado com ricota amassada, azeitonas picadas, cheiro--verde, milho-verde etc.

Ingredientes

3 batatas cozidas

1 cenoura cozida

Caldo de 1 limão

Óleo ou azeite de oliva

Sal (opcional)

Preparo

Bata no liquidificador os ingredientes (exceto o óleo ou azeite). Acrescente o óleo (ou azeite) lentamente, até formar um creme.

- **OMELETE DE COGUMELO**

Ingredientes

1 ovo batido

2 colheres de sopa de leite desnatado

1 colher de sopa de cada: salsa e cebolinha picadas

2 colheres de sopa de cebola ralada

Sal a gosto

½ xícara de cogumelo em conserva (lavado)

¾ de colher de chá de óleo

Preparo

Em uma tigela junte o ovo batido, a salsa, a cebolinha e a cebola e misture bem. Salpique o sal. Adicione o cogumelo e mexa. Em uma frigideira aqueça o óleo e despeje a mistura. Cozinhe em fogo médio até dourar.

Opcional

Um pouquinho que queijo parmesão.

Lembre-se: o excesso de ovo é ruim para a saúde. Nada melhor do que a moderação. Acompanhe com uma salada verde e arroz a gosto.

- **SALADA COLORIDA**

Ingredientes

1 xícara de chá de grão de bico

1 cenoura média ralada (cozida ou crua)

1 beterraba cozida

Folhas de alface

1 pote de iogurte natural desnatado

1 colher de sopa de hortelã fresca

1 colher de chá de azeite

Preparo

Cozinhe o grão de bico e reserve. Bata no liquidificador o iogurte, a hortelã, o azeite e sal a gosto. Em uma saladeira arrume em camadas as folhas de alface, a cenoura, a beterraba e o grão de bico. Ao servir coloque o molho de iogurte.

Compare: uma gema de ovo possui 800 mg de colesterol. Um pote de iogurte desnatado contém apenas 22 mg de colesterol. Faça a sua escolha.

- **FAROFA DE FIBRAS**

Ingredientes

3 xícaras de chá de casca de abóbora e batatas raladas

⅓ de cheiro-verde com talos picados para o molho

½ cebola média picada

2 dentes de alho

3 colheres de sopa de manteiga

1 colher de chá nivelada de colorau

1 colher de chá nivelada de sal

2 xícaras de chá farinha de mandioca torrada

Preparo

Proceder a higiene do cheiro-verde: lavar em água corrente e deixar de remolho em solução de hipoclorito por 20 min. Retirar o excesso de hipoclorito em água corrente. Picar o cheiro-verde. Dourar a cebola e o alho. Acrescentar os vegetais (talos e cascas) e refogar até amaciar. Reduzir a água e acrescentar a farinha de mandioca. Servir com feijoada vegetariana.

- **FILÉ DE PEIXE COM REQUEIJÃO**

Ingredientes

1 kg de filé de pescada ou linguado

2 limões para o suco

1 xícara de chá de molho de tomate

1 xícara de chá de requeijão *light*

Preparo

Tempere os filés com limão. Coloque-os em uma travessa refratária, despeje o molho de tomate e cubra com o requeijão. Leve ao forno quente por 20 minutos.

- **LASANHA DE BERINJELA**

Ingredientes

3 berinjelas grandes cortadas ao comprido

250 g de ricota

2 colheres de óleo

3 dentes de alho picados

½ cebola picada

3 peitos de frango cozidos e desfiados

3 copos de iogurte natural desnatado

Sal a gosto

Queijo minas ralado para polvilhar

Preparo

Cozinhe as berinjelas e reserve. Em uma panela coloque alho, cebola e óleo e refogue. Acrescente o frango desfiado. Depois o iogurte, misture bem e apague o fogo. Em um refratário coloque uma camada do molho de frango, outra de berinjela, outra de ricota temperada com sal, seguindo até finalizar com o molho. Polvilhe com queijo minas e deixe gratinar no forno por 15 min.

- **SALPICÃO**

Ingredientes

1 copo de iogurte natural desnatado

2 colheres de óleo

1 dente de alho amassado

2 colheres de sopa de salsa picada

Sal a gosto

Preparo

Legumes cozidos e picados: couve-flor, brócolis, cenoura e vagem. Doure o alho no óleo. Junte os legumes cozidos. Acrescente o sal e, por último, misture o iogurte.

- **BOLO DE FRANGO COM VEGETAIS**

Ingredientes

½ kg de peito de frango desossado e picado

½ xícara de chá de aveia para dar liga

1 ovo

1 cebola pequena ralada
1 dente de alho
1 cenoura ralada
1 tomate sem sementes picado
Salsa e agrião picados

Preparo

Misture bem todos os ingredientes. Coloque em uma forma untada e polvilhada com farinha de rosca. Leve ao forno por aproximadamente 30 min ou até que o frango esteja bem cozido e dourado por cima.

- **SALADA DE BATATA E QUEIJO COTTAGE**

Ingredientes

75 g de queijo cottage
½ colher de chá de margarina
½ de dente de alho picado
Sal a gosto
2 batatas médias cozidas e cortadas em cubo

Preparo

Em uma tigela misture bem os ingredientes, menos a batata. Adicione a batata e revolva até ficar toda envolvida pela mistura. Acompanhe com alface e tomate ou jardineira de legumes.

- **PASTEL DE RICOTA**

Ingredientes

300 g de farinha de trigo
200 g de margarina *light*
300 g de ricota
200 g de queijo branco

Preparo

Bata a margarina com a ricota até obter um creme. Acrescente a farinha de trigo até que a massa solte dos dedos. Abra a massa e corte no formato de pastéis, recheie com queijo minas. Coloque-os em um tabuleiro polvilhado e asse até dourar.

Obs.: o recheio pode variar de acordo com a sua criatividade.

- **MOLHO DE LIMÃO COM IOGURTE**

Ingredientes

½ xícara de iogurte desnatado
1 limão bem picado (para dar gosto ao molho)
½ dente de alho
½ colher de salsa

Preparo

Junte todos os ingredientes e mexa-os bem. Sugere-se acompanhar saladas, aves e peixes.

- **FRANGO DA ROÇA COM QUIABO E ANGU**

  Ingredientes

  5 sobrecoxas de frango

  1 colher de sopa de óleo

  1 cebola pequena em fatias

  2 dentes de alho espremido

  Cheiro-verde picado

  6 xícaras de quiabo cortado

  Estragão a gosto

  1 ½ xícara de farinha de arroz

  Preparo

  Em uma frigideira antiaderente doure o frango. À parte, em uma panela grande, refogue a cebola, o alho e o cheiro-verde no óleo. Junte o quiabo e o estragão e deixe dourar mexendo de vez em quando. Acrescente o frango e tampe a panela até cozinhar. Se necessário adicione água para formar caldo. Escorra o caldo em uma panela e junte a farinha de arroz aos poucos, mexendo sempre para não encaroçar. Se engrossar demais adicione água quente até a consistência desejada. Sirva com o quiabo.

- **ARROZ COM BERINJELA**

  Ingredientes

  2 berinjelas descascadas e em cubos

  1 cebola pequena picada

  1 colher de chá de azeite

  1 xícara de arroz cozido

  Uma pitada de sal (opcional)

  Uma pitada de tomilho

  Preparo

  Coloque a berinjela para assar por 15 min e reserve. Em uma frigideira refogue o azeite e a cebola e junte a berinjela assada. Adicione o restante dos ingredientes e leve ao forno por mais 20 min.

- **TALHARIM COM RICOTA E ERVAS**

  Ingredientes

  300 g de massa de talharim

  3 cebolinhas fatiadas

  ½ xícara de salsa picada

  5 fatias médias de ricota (270 g)

  3 colheres de sopa de margarina *light*

  1 colher de chá de casca de limão ralada

  1 colher de sopa de estragão seco

  Preparo

  Cozinhe e escorra o talharim, reservando meia xícara de água. No liquidificador, bata a cebolinha, a ricota, a margarina, os temperos e a água até homogeneizar. Em uma tigela misture o talharim ao creme de ricota e sirva quente. Total de 6 porções.

- **SALADA DE FEIJÃO-BRANCO E ATUM**

Ingredientes

3 colheres de sopa de feijão-branco cozido e escorrido
½ lata de atum conservado em água
Salsa e cebolinha picadas
3 colheres de chá de azeite
1 colher de sopa de suco de limão
1 dente de alho amassado
Folhas de alface

Preparo

Arrume os ingredientes em uma saladeira, sem as folhas da alface, mantendo-a na geladeira até refrescar.

- **ESPAGUETE COM QUEIJO COTTAGE**

Ingredientes

1 dente de alho amassado
½ colher de sopa de margarina light
240 g de peito de frango defumado, cortado em cubos
300 g de queijo cottage
1 xícara de leite desnatado
Noz-moscada e sal a gosto
1 colher de sopa rasa de queijo parmesão

Preparo do molho

Coloque o alho, a margarina e o peito de frango em uma panela, leve ao fogo e deixe dourar. No liquidificador, bata o queijo cottage até ficar cremoso, e adicione à panela. Depois acrescente o leite, a noz-moscada e o sal. Continue mexendo até ficar um creme homogêneo. Não deixe ferver. Coloque o molho sobre o espaguete quente e polvilhe com queijo parmesão.

- **ROCAMBOLE DE CARNE COM ABOBRINHA**

Ingredientes

½ kg de alcatra limpa e moída (temperada)
1 cebola grande picada
3 tomates picados, sem pele e sementes
1 dente de alho amassado
2 abobrinhas cortadas em pedaços pequenos, sem sementes
Salsa e sal a gosto

Preparo

Junte a carne moída e a cebola e ponha em fogo baixo. Deixe refogar até ficar solti-nha. Em seguida acrescente os tomates e a abobrinha. Mexa uma vez ou outra em fogo brando e sirva com salada verde.

- **FRANGO COM QUEIJO**
  Ingredientes
  1 peito de frango temperado com ervas
  100 g de ricota
  Azeitonas ou folhas de hortelã
  Preparo
  Tempere e refogue o peito de frango. Deixe-o apurar bem para não ficar com caldo. Na hora de servir junte a ricota e as azeitonas, deixando um pouco abafado para derreter e sirva quente.

- **FAROFA DE BERINJELA**
  Ingredientes
  1 berinjela
  2 fatias de pão integral torrado
  Salsa picada
  1 xícara de chá de queijo minas
  Orégano e alho
  Preparo
  Cortar a berinjela em cubos e refogar com óleo e alho. Despreze a água, se achar conveniente. À parte misture o pão picado, a salsa, o queijo e o orégano e leve ao fogo brando. Depois misture a berinjela e sirva com frango ou peixe.

- **FRANGO COM CATUPIRY**
  Ingredientes
  Frango cozido em pedaços e sem pele
  Para o catupiry
  1 xícara de leite desnatado
  1 xícara de queijo fresco amassado ou ralado
  1 colher de sopa de amido de milho
  Sal (opcional)
  Preparo
  Misturar o leite, o queijo, o amido de milho e o sal (opcional). Leve ao fogo mexendo sempre até engrossar.

- **FRANGO COM IOGURTE**
  Ingredientes
  Coxa ou sobrecoxa de frango sem pele
  1 colher de cebola ralada
  ½ dente de alho ralado
  Sal a gosto
  ½ pote de iogurte natural desnatado
  1 xícara de molho de tomate

Preparo

Tempere o frango com a cebola, o alho e o sal. Coloque em uma forma refratária e espalhe o iogurte com o molho de tomate. Cubra com papel-alumínio e leve ao fogo preaquecido por 20 min ou até que esteja assado. Retire o papel e asse por mais 20 min.

- **PASTA DE CENOURA COM AZEITONA**

  Ingredientes

  ½ xícara de chá de água

  2 cenouras cozidas

  Azeitonas picadas

  Salsa a gosto

  Preparo

  Misture todos os ingredientes e bata no liquidificador.

- **SALADA DE TRIGO COM TOMATE**

  Ingredientes

  1 xícara de chá de trigo em grão

  3 tomates picados em cubos

  1 cebola roxa pequena em cubos

  1 pé de alface americana

  Tempero

  2 colheres de sopa de cebolinha

  2 colheres de sopa de salsa

  2 colheres de sopa de hortelã fresca

  1 colher de sopa de azeite de oliva

  Suco de 1 limão

  1 colher de chá de sal

  Preparo

  Deixe o trigo de molho de véspera. Escorra e cozinhe com 2 xícaras de água até que fique macio, por cerca de 20 min. Escorra e coloque em uma tigela. Misture os ingredientes do tempero e regue o trigo. Junte os tomates e a cebola e deixe na geladeira por cerca de 1 h. Na hora de servir, forre uma saladeira com as folhas de alface e coloque a salada de trigo no centro. Decore com salsa.

- **FILÉ DE PEIXE COM MOLHO DE IOGURTE**

  Ingredientes

  3 filés de peixe

  Sal (1 colher de café de sal para cada filé, 2 g para o molho de iogurte)

  Gotas de limão

  Para o molho

  1 pote de iogurte natural

  100 mL de molho de tomate (½ copo de iogurte)

  ¼ de xícara de salsa picada

  ⅓ de cebola picada

  Pimenta-do-reino a gosto

Preparo

Unte um refratário e disponha os filés temperados com sal, acrescente gostas de limão. Cozinhe em fogo médio por 10 min. Misture os ingredientes do molho e acrescente ao peixe. Cozinhe por mais 20 min.

- **ESTROGONOFE DE CARNE**

Ingredientes

700 g de alcatra
1 colher de chá de óleo
1 cebola pequena picada
1 pitada de páprica
1 colher de sobremesa de massa de tomate
150 g de iogurte desnatado
Tempere a gosto

Preparo

Corte a carne em tiras. Doure a cebola com óleo e frite a carne. Adicione os demais ingredientes, misture e sirva.

- **MOSTARDA REFOGADA COM OVO**

Ingredientes

1 molho de mostarda
½ cebola picada
1 dente de alho
4 ovos

Preparo

Lave as folhas de mostarda uma a uma e deixe de molho em água clorada por 15 min. Frite ½ cebola pequena e 1 dente de alho em pouco óleo. Refogue a mostarda até soltar água. Cozinhe os ovos sobre a mostarda até a gema ficar dura.

- ***PAPILLOTE* DE VEGETAIS**

Ingredientes

2 cenouras cortadas em tiras grossas
½ pimentão vermelho cortado em cubos
1 xícara de vagem picada
1 cebola em pétalas
¼ de xícara de cebolinha picada
¼ de xícara de salsa picada
Alecrim rasgado a gosto
1 colher de café de sal em cada papillote
Corte de papel-alumínio de 30 cm × 30 cm.

Preparo

No centro do papel-alumínio acomode os vegetais, acrescente o sal e distribua as ervas sobre eles. Feche bem o papel-alumínio. Acomode os envelopes em uma forma com 2 dedos de água. Leve ao forno médio (189°), quando a água ferver na forma, deixe por mais 10 min.

- **CARNE MOÍDA COM BROTO DE FEIJÃO**
Ingredientes
300 g de carne moída
1 dente de alho
1 colher de café de sal
1 folha de manjericão rasgada
1 cebola picada
1 colher de chá de óleo
½ pacote de broto de feijão (100 g)
Preparo
Tempere a carne moída com 2 g de sal, 2 dentes de alho e 5 folhas de manjericão rasgadas. Aqueça o óleo, refogue a cebola e depois a carne moída temperada até dourar. Pouco antes de desligar, acrescente o broto e tampe a panela por 3 min.

RECEITAS *DIET* (PARA DIABÉTICOS)

- **SAGU DE LARANJA**
Ingredientes
½ xícara de chá de sagu
2 xícaras de chá de suco de laranja
1 xícara de chá de água
3 cravos
Adoçante a gosto
Preparo
Deixe o sagu de molho em 1 xícara de água pelo menos 1 h. Escorra e leve ao fogo com o suco de laranja, a água e os cravos até ferver por mais 15 min. Retire do fogo e acrescente o adoçante, até o sabor doce desejado.

- **TORTA DE TANGERINA**
Ingredientes
Massa
250 g de ricota
1 ovo
1 colher de sopa de farinha de trigo
1 colher de chá de fermento em pó
1 colher de sopa de adoçante (próprio para ir ao fogo)
1 pitada de sal
1 colher de café de canela em pó
Preparo
Misture os ingredientes e bata no liquidificador por 3 min. Espalhe em uma forma untada e asse em forno médio.

Recheio

2 pacotes de pudim *diet* sabor baunilha

Suco de tangerina

Prepare o pudim substituindo a quantidade de leite pela de suco de tangerina até obter um creme espesso. E pronto.

• DOCE DE MAÇÃ COM CALDA DE MORANGO

Ingredientes

Maçã cozida descascada e picada

Suco de ½ limão

1 xícara de água

5 envelopes (1 g cada) de adoçante

Cravo e canela

Para a calda

Morangos limpos

3 envelopes de adoçante

½ xícara de suco de laranja

Preparo

Em uma panela cozinhe todos os ingredientes, até a maçã ficar bem cozida, e reserve para a calda, ferva os ingredientes e deixe esfriar. Depois de frio leve à geladeira. Sirva o doce de maçã regado com a calda de morango.

Obs.: a maçã contém vitaminas B1, B2 e niacina.

• MANJAR DE COCO COM CALDA DE AMEIXA

Ingredientes

Manjar

1 garrafa de 200 ml de leite de coco *light*

Leite desnatado 500 ml

Amido de milho 3 colheres de sopa cheias

Adoçante em gotas (Sacarina e Ciclamato) 30 gotas

Calda

Ameixa seca descaroçada 200 g

1 xícara de chá de água

Adoçante em gotas (Sacarina e Ciclamato) 15 gotas

Preparo do manjar

Misturar o leite de coco, o leite desnatado, o adoçante e o amido de milho. Levar ao fogo brando até engrossar, mexendo sempre. Colocar em forma untada com óleo de soja. Guardar em geladeira e desenformar.

Preparo da calda

Levar ao fogo as ameixas e aferventar até amaciarem. Retirar, separar 8 ameixas para enfeitar a preparação (finalização), e liquidificar o restante (se necessário, adicionar mais água para liquidificar). Esfriar e colocar a calda sobre o manjar gelado e desenformado. Arrumar as ameixas inteiras reservadas para a decoração final.

- **ABACAXI CREMOSO**

Ingredientes

1 pacote de pudim *diet* sabor baunilha

2 xícaras de chá de leite desnatado

4 rodelas de abacaxi

Preparo

Prepare o pudim com o leite e reserve. Bata o abacaxi no liquidificador, com pouca água, e leve ao fogo para cozinhar um pouco. Misture o pudim ao abacaxi. Bata mais um pouco. Leve à geladeira e sirva gelado.

- **GELATINA COM IOGURTE**

Ingredientes

1 pacote de gelatina *diet* sabor cereja (ou morango)

1 ½ xícara de água fervente

1 copo de iogurte natural desnatado

Preparo

Dissolva a gelatina na água fervente e deixe esfriar completamente. Coloque a gelatina e o iogurte no liquidificador e bata bem. Despeje o conteúdo em tigelas individuais de sobremesa e leve à geladeira até que gele bem.

- **MOUSSE DE ABACATE**

Ingredientes

2 abacates

1 gelatina de limão *diet* diluída com apenas a metade da água descrita no rótulo

Preparo

Bater no liquidificador e levar à geladeira para gelar.

- **GELATINA DE MORANGO E GUARANÁ**

Ingredientes

2 caixas de gelatina de morango *diet*

2 xícaras de chá de água fervente

1 lata de creme de leite *light*

1 lata de guaraná zero

Preparo

Dissolva as gelatinas na água fervente e espere amornar. No liquidificador bata o creme de leite, a gelatina e o guaraná. Disponha em taças e leve à geladeira por 1 h.

- **TORTA DE FRUTAS**

Ingredientes

3 colheres de farinha de trigo

Uma pitada de sal

2 colheres de sopa de margarina *light*

50 g de iogurte natural desnatado

1 envelope de pudim *diet* sabor baunilha

1 xícara de leite desnatado
2 fatias médias de abacaxi
50 mL de suco de abacaxi
4 colheres de sopa de geleia *diet* de damasco
6 morangos pequenos
1 banana pequena em rodelas

Preparo

Forme uma massa homogênea com farinha, margarina e sal. Adicione o iogurte e misture bem. Abra a massa na forma até as pontas e asse em forno alto por 15 min. Prepare o pudim, conforme a embalagem, usando o leite desnatado e o suco de abacaxi, e deixe esfriar.

Depois de cozida, espalhe o pudim na massa e arrume as frutas usando a sua criatividade. À parte, aqueça a geleia de damasco em fogo baixo e espalhe sobre as frutas. Deixe esfriar e sirva. Total de 8 porções.

- **PAVÊ DE BAUNILHA**

Ingredientes

1 pacote de pudim *diet* sabor baunilha
3 xícaras de chá de leite desnatado
2 colheres de sopa de suco de limão
2 maçãs cortadas em cubo sem casca
12 biscoitos cream crackers

Preparo

Dissolva o pudim no leite e leve ao fogo até cozinhar. Adicione o suco de limão e misture. Cozinhe as maçãs com pouca água, reserve um pouco e misture ao restante do pudim. Coloque uma camada de biscoito no fundo de uma forma pequena. Espalhe a metade do pudim. Faça outra camada de biscoitos. Cubra com o restante do pudim. Finalmente espalhe o restante da maçã. Leve à geladeira. Sirva gelado.

- **GELATO DE BANANA**

Ingredientes

1 banana congelada
2 colheres de sopa de creme de leite
1 colher de sopa cheia de doce de leite *diet*

Preparo

Liquidifique a banana congelada e o creme de leite e disponha em uma tigela. Acrescente o doce de leite sobre o creme de banana.

- **BOLO DE BANANA**

Ingredientes

3 claras
1 gema
3 colheres de sopa de adoçante de forno e fogão
1 colher de sopa de farinha de trigo

1 colher de sopa de aveia
1 colher de sobremesa de fermento
½ xícara de leite desnatado
6 bananas em rodelas
1 colher de sobremesa de canela em pó

Preparo

Bata as claras em neve. Adicione a gema e o adoçante. Retire e acrescente farinha de trigo, aveia, fermento e leite, mexendo delicadamente. Polvilhe as bananas com canela e junte na massa. Unte uma forma e leve para assar por meia hora. Sirva frio.

- ## DOCE DE ABÓBORA

  Ingredientes

  1 kg de abóbora sem casca e em cubos
  1 colher de sopa de adoçante
  Suco de ½ limão
  Canela em pau e cravo
  ½ xícara de água

  Preparo

  Coloque todos os ingredientes em uma panela e leve ao fogo até cozinhar (± 20 min). Sirva com queijo branco ou tipo cottage. Uma colher de sopa do queijo cottage possui 15 calorias.

- ## GELADO DE ABACAXI

  Ingredientes

  Rodelas de abacaxi
  1 banana média cortada em pedaços
  1 copo de iogurte natural desnatado
  Adoçante a gosto

  Preparo

  Bata no liquidificador o abacaxi com o iogurte, reservando os pedaços de banana para a hora de servir. Sirva gelado.

- ## PURÊ DE MAÇÃ

  Ingredientes

  6 maçãs pequenas descascadas e cortadas
  ½ xícara de água
  1 colher de sopa de adoçante de forno e fogão
  1 pitada de canela e noz-moscada
  2 colheres de sopa de passas

  Preparo

  Em uma panela junte a maçã e a água. Cozinhe com tampa até a maçã ficar macia. Passe por uma peneira e adicione o restante dos ingredientes e leve novamente ao fogo por mais 2 min. Sirva quente ou frio.

- **PURÊ DE AMEIXA**
Ingredientes
9 ameixas médias, sem caroço
½ xícara de água fervente
1 colher de sopa de água gelada
Preparo
No liquidificador bata a ameixa com a água fervente até formar um purê. Por último adicione a água gelada.

- **PERAS COM MARACUJÁ**
Ingredientes
3 peras médias cortadas em cubos pequenos
3 xícaras de chá de suco de maracujá
½ xícara de água
5 colheres de adoçante em pó (próprio para ir ao fogo)
1 colher de fubá
1 colher de gelatina em pó sem sabor
Preparo
Cozinhe as peras com o suco de maracujá, a água e o adoçante por 5 min. Dissolva o fubá e a gelatina com 2 colheres de água e acrescente as peras, mexendo até encorpar ligeiramente. Divida o doce em taças, espere amornar e leve à geladeira. Quando servir enfeite com folha de hortelã.

- **LEITE CONDENSADO** *DIET*
Ingredientes
2 xícaras de chá de leite desnatado
1 xícara de chá de água fervente
2 colheres de sopa de margarina *light*
6 colheres de sopa de adoçante
Preparo
Bata todos os ingredientes no liquidificador por 5 min, coloque em uma vasilha e no refrigerador por aproximadamente 20 min. Depois disto conserva-se na geladeira.

- **ARROZ DOCE** *DIET*
Ingredientes
2 xícaras de arroz bem cozido
2 xícaras de leite desnatado
2 cravos-da-índia
1 colher de passas
Adoçante em pó a gosto
Canela em pó
Preparo
Junte o arroz, o leite, as passas e os cravos cozinhando-os até obter uma mistura cremosa. Quando cozido, misture o adoçante. Despeje a preparação em tijela, salpique canela. Deixe esfriar e leve à geladeira.

- **DOCINHO DE AMEIXA E RICOTA**

  Ingredientes

  1 xícara de chá de ameixa seca sem caroço
  1 xícara de chá de queijo minas (amassado)
  ½ xícara de suco de laranja
  1 xícara de coco ralado (sem açúcar)

  Preparo

  Leve ao fogo brando as ameixas, o suco de laranja e o coco. Mexa com uma colher de pau até que fique consistente. Acrescente o queijo minas. Deixe esfriar e forme as bolinhas.

- **CALDA DE MORANGO**

  Ingredientes

  2 xícaras de morangos cortados
  1 xícara de água mineral
  Suco de ½ limão
  ½ xícara de adoçante em pó
  1 pedaço de canela em pau
  2 colheres de sopa de vinho tinto
  1 colher de café de araruta

  Preparo

  Leve ao fogo por 10 min os morangos, a água, o limão e o adoçante. Retire do fogo e junte a canela e o vinho misturado com a araruta. Tire da panela e coloque em uma vasilha. Deixe o caldo esfriar e adicione os morangos inteiros. Esta calda pode ser feita também com cerejas, abacaxi e tangerina.

- **BOLO DE FRUTAS SECAS**

  Ingredientes

  240 g de frutas secas (não cristalizadas)
  1 ½ xícara de água
  1 colher de sopa de margarina *light*
  1 xícara de cenoura ralada (bem fina)
  4 colheres de chá de raspa de limão
  1 xícara + 2 colheres de sopa de farinha de trigo
  Uma pitada de canela em pó e de noz-moscada ralada
  3 colheres de sopa de adoçante em pó

  Preparo

  Cozinhe até levantar fervura, a água com as frutas e a margarina. Deixe cozinhar por 5 min e coloque a cenoura e a raspa do limão. Misture bem e deixe esfriar. Em uma tigela misture a farinha com os demais ingredientes e a mistura cozida. Adoce e despeje em uma forma de bolo levemente untada. Leve ao forno por 45 min, até dourar.

- **RECHEIO BÁSICO PARA BOLO**

Ingredientes

1 copo de leite desnatado
2 colheres de sopa rasa de maisena
3 sucos de uma laranja
15 gotas de adoçante
1 colher de sopa de coco ralado

Preparo

Diluir a maisena no leite e levar ao fogo baixo, mexendo sempre. Quando ficar cremoso, adicione o coco e o suco de laranja. Retire do fogo, adicione as gotas de adoçante e deixe esfriar para ficar pastoso. Está pronto para rechear.

- **TORTA DE RICOTA COM MAÇÃ**

Ingredientes

100 g de ricota
1 ovo
1 colher de sobremesa de farinha de trigo
2 colheres de sopa de vinho
½ colher de café de fermento em pó
1 maçã cortada em fatias e regada com limão para não escurecer
2 colheres de sopa de passas ou ameixa seca
Canela e casca de limão
1 colher de café de adoçante (próprio para ir ao fogo)

Preparo

Lave e deixe as passas de molho por 2 h, e reserve a água.

Massa

Bater no liquidificador o ovo, a água das passas, a farinha, o vinho, o fermento, o adoçante e a casca de limão. Arrumar em camada em um pirex pequeno, a massa, a maçã e por último as passas. Salpicar com canela e assar.

- **MOUSSE DE LARANJA**

Ingredientes

1 envelope de gelatina sem sabor
1 xícara de chá de suco de laranja
1 xícara de chá de água fervente
1 xícara de leite em pó
10 gotas de adoçante
1 colher de sopa de casca de laranja ralada

Preparo

Dissolva a gelatina na água quente, junte o suco de laranja e bata no liquidificador juntamente com o leite e o adoçante. Misture a raspa de laranja. Despeje em taças e leve à geladeira.

- **CREME DE RICOTA-DOCE**

Ingredientes

200 g de ricota
¾ de xícara de chá de iogurte desnatado
Casca ralada de um limão verde
2 colheres de sopa de leite em pó desnatado
15 gotas de adoçante
Baunilha e canela em pó a gosto

Preparo

Bata o iogurte com o leite e junte aos poucos a ricota já bem amassada com o adoçante, algumas gotas de baunilha e a casca de limão. Misture com colher até a consistência de um creme. Coloque em taças e leve à geladeira. Sirva-se com ameixa ou morango.

- **MANJAR BRANCO**

Ingredientes

1 litro de leite desnatado
1 vidro de leite de coco *light*
½ xícara de chá de amido de milho
1 xícara de chá de adoçante em pó próprio para ir ao fogo
Margarina *light* para untar

Preparo

Misture todos os ingredientes, leve ao fogo e mexa até engrossar. Unte a forma com margarina, despeje o creme e leve à geladeira por, no mínimo, 2 h.

- **CREME DE LARANJA**

Ingredientes

1 copo de suco de laranja
1 copo de leite desnatado
1 colher de sopa de maisena
1 pacote de adoçante

Preparo

Misture o leite, o suco e a maisena e bata no liquidificador. Leve ao fogo até engrossar. Deixe esfriar e misture o adoçante.

- **DOCE DE CASCA DE ABÓBORA**

Ingredientes

4 xícaras de chá de casca de abóbora
1 copo d'água
6 cravos
Canela
2 unidades de canela em pó

Preparo

Cozinhe as cascas, escorra e reserve o caldo. Bater em pequenas porções, as cascas no liquidificador. Fazer uma calda rala com 1 copo do caldo reservado, cravo e canela. Junte o adoçante estando o fogo desligado.

BEBIDAS

ÁGUA SABORIZADA
   1 jarra de água, 1 laranja em rodelas, 1 ramo de alecrim, 5 anis-estrelado.

MORANGO COM LARANJA (*Fonte de vitamina C, potássio e cálcio*).
   100 g de morango, suco de 2 laranjas. Rende 1 copo.

MANGA, MELÃO E LARANJA (*Fonte de vitaminas A, C, selênio e zinco*).
   ½ manga madura, 1 fatia de melão e suco de 2 laranjas. Rende 2 copos.

LARANJA E KIWI (*Fonte de vitaminas A, C, potássio e ácido fólico*).
   Suco de 2 laranjas e 2 kiwis picados. Rende 1 copo.

PERA, LIMÃO E ABACAXI (*Fonte de B1, B6, C, cálcio, zinco e cobre*).
   2 peras, ½ limão siciliano, 2 fatias de abacaxi. Rende 1 copo.

PERA E KIWI (*Fonte de C, B6, cobre, magnésio, fósforo e cálcio*).
   1 pera e 2 kiwis. Rende 1 copo.

MANGA, LARANJA E ACEROLA (*Fonte de vitaminas A, C, B1, B6, cobre, potássio, cálcio e ferro*).
   ½ manga, 1 laranja, 50 g de acerola congelada. Rende 1 copo.

MORANGO, MELANCIA, CENOURA E LARANJA (*Fonte de vitamina C, cálcio, magnésio, potássio e betacaroteno*).
   100 g de morango, 1 fatia de melancia, suco de 1 laranja e ½ cenoura crua.

MELÃO, LIMÃO, CENOURA E GENGIBRE (*Fonte de vitaminas C, A, selênio e zinco*).
   1 fatia de melão, suco de 1 limão, 1 cenoura pequena e 1 cm de raiz de gengibre fresca. Rende 1 copo.

AIPO, MAÇÃ E BROTO DE ALFAFA (*Fonte de vitaminas A, C, B6, K, potássio, ácido fólico, ferro e cálcio*).
   2 talos de aipo, 1 maçã verde, 20 g de broto de alfafa. Rende 1 copo.

MORANGO, CENOURA, BETERRABA, LARANJA (*Fonte de vitaminas A, C, potássio, magnésio e selênio*).
   100 g de morango, 1 cenoura, ¼ de beterraba e 1 laranja.

CENOURA, LARANJA E MAÇÃ (*Fonte de vitaminas C, B1, B6, betacaroteno, ácido fólico, potássio, cálcio e ferro*).
   2 cenouras, 1 laranja, 1 maçã.

ABACAXI COM COUVE (*Fonte de vitamina C, ácido fólico, cálcio*).
   2 fatias de abacaxi e 1 punhado de couve picada congelada.

MORANGO, ABACAXI E BANANA (*Fonte de vitaminas C e B, magnésio, potássio e zinco*).
   100 g de morango, 2 fatias de abacaxi e 1 banana. Rende 1 copo.

BANANA, LARANJA, MAÇÃ E CENOURA (*Fonte de vitamina C e potássio*).
   1 banana, 1 maçã, 1 cenoura, 100 mL de água de coco ou água. Rende 2 copos.

SUCO VERDE
   1 laranja, 1 maçã, 1 fatia de abacaxi, 2 folhas de couve, 100 ml de água de coco. Rende 2 copos.
   PARA ENRIQUECER OS SUCOS, ADICIONE ÁGUA DE COCO.

RECEITAS HIPERCALÓRICAS E HIPERPROTEICAS

- **CAFÉ COM LEITE 1,3 kcaL/mL (260 kcaL)**

  Ingredientes

  180 mL de leite semidesnatado morno ou quente

  1 sachê de café em pó

  1 colher de sopa cheia de maltodextrina

  2 colheres de sopa cheia de leite em pó integral

  1 colher de chá de açúcar

  Preparo

  Acrescente à xícara os ingredientes secos e misture. Adicione o leite quente aos poucos e misture até completa homogeneização.

- **ACHOCOLATADO 1,5 kcaL/mL (300 kcaL)**

  Ingredientes

  180 mL de leite semidesnatado

  2 colheres de sopa cheia de achocolatado em pó

  2 colheres de sopa cheia de leite em pó integral

  Preparo

  Acrescente à xícara os ingredientes secos e misture. Adicione o leite quente aos poucos e misture até completa homogeneização.

- **ACHOCOLATADO 2,0 kcaL/mL (400 kcaL)**

  Ingredientes

  180 mL de leite semidesnatado

  1 colher de sopa cheia de achocolatado em pó

  2 colheres de sopa cheia de leite em pó integral

  2 ½ colheres de sopa de maltodextrina

  Preparo

  Acrescente à xícara os ingredientes secos e misture. Adicione o leite quente aos poucos e misture até completa homogeneização.

- **MINGAU HIPER DE AVEIA**

  Ingredientes

  200 mL de leite semidesnatado

  1 colher de sopa de farinha de aveia

  2 colheres de sopa de leite em pó integral

  1 colher de sopa de maltodextrina

  1 colher de sopa de açúcar

  Preparo

  Misture os ingredientes e leve ao fogo baixo até ferver.

- **CREME DE MANDIOQUINHA HIPERCALÓRICO E HIPERPROTEICO (500 kcaL)**

  Ingredientes

  2 mandioquinhas médias

300 mL de água ou caldo de legumes

6 colheres de sopa de leite em pó desnatado + 150 mL de água para diluir

3 colheres de sopa de azeite de oliva

Preparo

Descasque as mandioquinhas e corte em cubos. Leve ao fogo para cozinhar com 300 mL de água. Cozinhe por 15 minutos e liquidifique com o auxílio do mixer. Dilua o leite em pó em 150 mL de água, acrescente o óleo e o sal e mexa até formar uma mistura homogênea. Desligue o fogo e sirva.

RECEITAS PASTOSAS

- **SUFLÊ DE QUEIJO**

Ingredientes

250 g de queijo branco picado e moído

2 copos grandes de leite desnatado

2 colheres de sopa cheias de farinha de trigo

2 claras em neve

Sal a gosto

Preparo

Ferva 1 copo de leite e acrescente sal. Ao outro copo de leite, separado, misture a farinha de trigo e leve ao fogo para engrossar. Junte o primeiro copo de leite com sal até a primeira fervura. Tire do fogo e junte o queijo, em seguida as claras em neve. Mexa delicadamente e leve ao forno médio-alto, em forma, por 40 min.

Obs.: legumes e verduras podem ser adicionados ao suflê.

- **PURÊ DE CENOURA**

Ingredientes

1 cenoura cozida

¼ de dente de alho

1 colher de sopa de cebola picada

1 fio de azeite de oliva

1 pitada de sal

Preparo

Liquidifique os ingredientes até obter a consistência de purê.

- **PURÊ DE BRÓCOLIS**

Ingredientes

½ unidade de brócolis

¼ de dente de alho

1 colher de sopa rasa de cebola

1 fio de azeite de oliva

1 pitada de sal

Preparo

Liquidifique até obter uma consistência de purê.

- ## PURÊ DE ABÓBORA COM SÁLVIA
  Ingredientes
  1 kg de abóbora japonesa sem casca
  ½ xícara de leite
  1 colher de chá de sal
  3 colheres de sopa de leite em pó desnatado
  Pimenta-do-reino a gosto
  1 colher de sopa de azeite de oliva
  4 folhas de sálvia picada
  2 dentes de alho picado
  100 g de ricota defumada ralada
  Preparo
  Cozinhe a abóbora e passe pelo espremedor. Misture o leite, o creme de leite, o sal, a pimenta, a metade do azeite e a sálvia ao purê obtido. Coloque a mistura em um refratário. Doure levemente o alho no restante do azeite. Espalhe o alho e a ricota sobre o purê e leve ao forno por 10 min. Retire do forno e decore com sálvia.

- ## CREME DE BRÓCOLIS
  Ingredientes
  2 colheres de sopa de óleo vegetal
  1 cebola média picada
  1 brócolis
  2 batatas grandes cozidas e passadas no espremedor
  Sal e noz-moscada
  Preparo
  Refogue o óleo e a cebola e coloque o brócolis. Junte as batatas e ½ xícara de chá de água. Deixe cozinhar, tempere e sirva.

- ## PASTA DE QUEIJO E ERVAS
  Ingredientes
  ½ xícara de queijo cottage
  1 colher de café de alecrim
  1 colher de café de manjericão picado
  1 colher de café de estragão seco picado
  1 colher de chá de salsa
  1 colher de chá de cebolinha
  1 colher de sopa de azeite
  Sal a gosto
  Preparo
  Misture bem todos os ingredientes e conserve na geladeira.

- ## MOUSSE DE ATUM
  Ingredientes
  2 latas de atum em água e sal
  1 xícara de chá de leite desnatado
  1 pacote de gelatina branca

Preparo

Bata no liquidificador o atum, desprezando a água, o leite e a gelatina dissolvida em água morna. Adicione também cheiro-verde e cebola. Coloque em forma e leve à geladeira.

- **SOPA DE CENOURA**

Ingredientes

½ colher de chá de óleo
1 cebola média picada
1 dente de alho amassado
6 cenouras médias descascadas
4 xícaras de água fervente
1 xícara de chá de suco de laranja
Uma pitada de tomilho (ou noz-moscada, ou sal)
Uma pitada de orégano (opcional)
Salsa e cebolinha seca para decorar

Preparo

Aqueça o óleo e doure a cebola e o alho, acrescente as cenouras picadas e refogue por 2 min. Adicione a água fervente e os temperos e deixe cozinhar por meia hora. Bata no liquidificador juntando o suco de laranja. Sirva quente. Acompanha legumes cozidos, batata cozida ou apenas pão. Experimente o pão de forma com aveia. A cenoura pode ser substituída pela abóbora, sem o uso do suco de laranja na receita.

- **CALDINHO DE FEIJÃO**

Ingredientes

1 xícara de feijão com caldo
1 xícara de caldo de legumes caseiro
½ cebola
1 rodela de pimentão vermelho
1 dente de alho
1 colher de café de sal (se necessário)
Pimenta-do-reino a gosto
1 colher de chá de óleo

Preparo

Pique a cebola, o alho e o pimentão. Em uma panela, aqueça o óleo e refogue a cebola até ficar dourada. Acrescente o alho e o pimentão. Acrescente o feijão e o caldo. Tempere com sal e pimenta e deixe ferver por 5 min. Desligue o fogo e bata até obter uma textura homogênea.

- **MINGAU DE BANANA**

Ingredientes

1 banana prata
150 mL de leite semidesnatado
2 colheres de leite em pó desnatado
2 colheres de sopa de farinha de aveia
1 colher de chá de adoçante culinário

Preparo

Liquidificar todos os ingredientes e levar ao micro-ondas por 2 min.

Obs.: para variar o sabor substitua a banana por mamão ou abacate.

Considerações finais

O aumento da expectativa de vida tem sido uma realidade nas últimas décadas. Diante do aumento do número de idosos e das mudanças fisiológicas do envelhecimento, a alimentação adequada a esta faixa etária se faz necessária diante das consequências da manutenção de maus hábitos alimentares com o avançar da idade. As doenças crônicas, que na idade adulta são mais facilmente controladas com medicamentos, na idade avançada causam complicações e distúrbios nutricionais, como a desnutrição e a obesidade. Esses distúrbios nutricionais podem levar a perda de funcionalidade, da independência física e da qualidade de vida.

Agradecimentos

Profa. Cristiana Pedrosa

Coordenadora do Laboratório DAFEE – Desenvolvimento de Alimentos para Fins Especiais e Educativos- Instituto de Nutrição Josué de Castro – Universidade Federal do Rio de Janeiro.

Profa. Margareth Xavier da Silva

Mestre em Nutrição pelo Instituto de Nutrição Josué de Castro – Universidade Federal do Rio de Janeiro.

Referências bibliográficas

Brasil. Ministério da Saúde. Guia Prático do Cuidador. Série A-Normas e Manuais Técnicos. 1. ed. Brasília-DF, 2008. Disponível em: http://bvsms.saude.gov.br/bvs/publicacoes/guia_pratico_cuidador. pdf. Acesso em: 15 agosto 2019.

Ross AC et al. Dietary reference intakes for calcium and vitamin D. Institute of Medicine (US) Committee to Review Dietary Reference Intakes for Vitamin D and Calcium; Washington (DC): National Academies Press (US); 2011.

Silva MLN, Marucci MFN, Roediger MA. Tratado de nutrição em gerontologia. 1. ed. Barieri-SP, Manole; 2016.

Bauer J et al. Evidence-based recommendations for optimal dietary protein intake in older people: a position paper from the PROT-AGE study group. J Am Med Dir Assoc. 2013; 14(8):542-59.

Stobart T. [tradução Carolina Afaro e Áurea Akemi Arata]. Ervas, temperos e condimentos de A a Z. Rio de Janeiro: Zahar; 2009.

Amarya S, Singh K, Sabharwal M. Health consequences of obesity in the elderly. Journal of Clinical Gerontology & Geriatrics. 2014; 5:63-67.

Brasil. Ministério da Saúde. Secretaria de Vigilância em Saúde. Departamento de Vigilância de Doenças e Agravos Não Transmissíveis e Promoção da Saúde. (2016). Vigitel Brasil 2016: vigilância de fatores de risco e proteção para doenças crônicas por inquérito telefônico: estimativas sobre frequência e distribuição sociodemográfica de fatores de risco e proteção para doenças crônicas nas capitais dos 26 estados brasileiros e no Distrito Federal em 2016 (1. ed.). Brasília-DF: Ministério da Saúde, 2016.

Alves MES, Carvalho AC. Receita para diabéticos e sua família, ANAD, Traço Editora, 1985.

Organização Pan-Americana da Saúde. Ministério da Saúde. Abordagem Nutricional em Diabetes Melito. Brasília, 2000, 155p.

Índice Remissivo

Obs.: números em *itálico* indicam figuras; números em **negrito** indicam quadros e tabelas.